経過別成人看護学❸

慢性期看護

メヂカルフレンド社

まえがき

　現代を生きる私たちにとって，生きること，老いること，病むこと，そして終焉を迎えることは，取り巻く環境がどのように変化したとしても，だれにとっても避けることのできない永遠のテーマであろう。人はだれでも病気になる可能性をもっており，病気はどのようなものでも慢性に移行する可能性がある。すなわち，私たちにとって，病気と共に生活することは，他のだれかの事柄ではなく，自分自身の事柄なのである。

　本書は，病気の慢性状況の特性（クロニシティ：慢性性）を踏まえ，そのなかで日々の生活を営むときに遭遇する事象，そして，それらの事象とともにある人々を支える看護のあり方について学ぶことができるように構成されている。また，その人らしく日々の生活を紡いでいる「生活者」という概念を基軸としている。

　わが国の医療においては，医療技術のめざましい進歩によって，生命維持装置などの医療機器が発達するとともに，多様な医薬品が続々と開発され，高度医療の発展という時代を迎えそれが続いている。生命の危機的状況の多くは克服されるようになり，医療技術の進歩から人々は多くの恩恵に預かった。しかしながら，生命の危機的状況を克服した人々がすべて元のその人の状態に回復するかといえば，必ずしもそうではなく，慢性状況に移行することが多いのもまた現実である。さらに，食事や身体活動などの生活様式に関連して発症する病気が増加し，人々は毎日の生活における病気の予防やコントロールを求められている。

　「家族のことで通院が難しくなりました。自分の治療どころではなくなったのです。でも，病院に行ってもそのことを話すことはできませんでした。事態が深刻であればあるほど，人にはなかなか話せない，相談できないのだということを知ってほしい」とＡさんは語る。

　また，Ｂさんは「暗いトンネルの中にいるような気がしていました。前後左右が真っ暗で，自分がどこにいるのかわからない，もがいているのです。今思うとつらかった。でもその時はつらいとは思いませんでした。自分ではまったくわからなかった。3年ほどが経過して，私はこれでしか生きられないと思った瞬間に，暗いところが急に明るくなったのです」と病気を診断された数年について語る。

　さらに，Ｃさんは「会社の人は病気のことを知っているのですが，どう具合が悪いのかがわからなかったみたいです。具合が悪いので少し休ませてくださいというと，どこがどのように具合が悪いのかと聞かれたのです。でも，どう説明していいのか。からだがだるいって言っても，仕事に行けないほどのだるさっていうのはわからないだろうなと」と語る。これらはいずれも慢性の病気と共に生活を続けてい

る人々の語りである。

　病気の急性状況は，急激あるいは劇的に発症し，経過に伴って生じる様々な徴候や症状を伴う。また，比較的短期間で終結し，回復や以前の活動状態への復帰，あるいは死という転帰をとる。その一方で，病気の慢性状況は不明瞭な状態が続くとともに，単一のパターンというものがない。突然発症したり，知らない間に進行したり，一時的に症状が増強したり，あるいは長期にわたって症状が見られず寛緩期が持続するなど多様である。また，急性状況を脱したという幸運を感謝するものとして考えられるなど，個人のアイデンティティの一部ともなる。

　現代社会においては，急性状況を脱するためのケアだけで十分ということはほとんどなく，慢性に経過する状況において，生活を踏まえた質の高いケアが求められている。そのためには，病気が慢性に経過するとはどのようなことか，私たち一人ひとりにとっての意味は何か，そしてどのように支えることが可能なのかを，深く考える必要がある。

　第1章では慢性期看護の対象となる人とその家族の特徴についての理解を深め，第2章では慢性期看護の基本となる機能や役割，理論について学ぶ。第3章では慢性期看護の一般的な展開として，健康学習支援を中心とした看護の展開，急性増悪の予防と症状緩和を中心とした看護の展開，および急性増悪の予防と精神的支援を中心とした看護の展開を概観する。そして，第4章では代表的な疾患を取り上げ，慢性期にある人とその家族への看護として，アセスメントから看護介入の方法について学ぶ。これら体系的な学びをとおして，病いとともにある人々の視点でクロニシティ（慢性性）を理解し，また地域に暮らす生活者の視点で人々とその生活をとらえることによって，人々が求める質の高い看護ケアに繋がることを期待する。本書が皆様の学びの一助となれば幸いである。

2021年11月

筆者を代表して　黒江ゆり子

▍執筆者一覧

編集

黒江ゆり子	前岐阜県立看護大学学長・理事長，甲南女子大学看護学研究科特任教授

執筆（執筆順）

黒江ゆり子	前岐阜県立看護大学学長・理事長，甲南女子大学看護学研究科特任教授
藤澤まこと	岐阜県立看護大学教授
柴田万智子	岐阜県立看護大学講師／慢性疾患看護専門看護師
奥村美奈子	岐阜県立看護大学教授
村瀬　智子	前日本赤十字豊田看護大学教授
野川　道子	北海道医療大学名誉教授
本庄　恵子	日本赤十字看護大学教授
星野　純子	名古屋大学大学院医学系研究科准教授
佐藤　隆平	神戸市看護大学准教授
北村　直子	岐阜県立看護大学教授
浅井　恵理	岐阜県立看護大学講師
布施　恵子	岐阜県立看護大学准教授
藤澤　陽子	千葉大学医学部附属病院看護師長／がん看護専門看護師
布谷　麻耶	武庫川女子大学看護学部・看護学研究科教授
中岡亜希子	神戸女子大学看護学部教授
森谷　利香	摂南大学看護学部教授
髙橋さつき	群馬大学大学院保健学研究科講師
岡　美智代	群馬大学大学院保健学研究科教授
麓　　真一	日高病院看護師長／慢性疾患看護専門看護師
任　　和子	京都大学大学院医学研究科教授
中原　英子	大阪行岡医療大学医療学部教授
房間　美恵	宝塚大学看護学部准教授
古川　直美	岐阜県立看護大学教授

目次

序章

慢性期の疾患を
抱える人と医療,
看護のあり方

はじめに

　私たち人間にとって生老病死は，社会がどのように変化したとしても，避けることのできない永遠のテーマであろう。人はだれでも病気になる可能性をもっており，病気はどのようなものでも慢性に移行する可能性がある。現代社会のなかで生活する私たちは，だれもが慢性の病気に遭遇する可能性があり，病気と共に生きることは，私たち一人ひとりが考えなければならない事柄なのである。

　1900年代後半における医療技術のめざましい進歩によって，生命維持装置などの医療機器が発達するとともに，多種類の医薬品が続々と開発され，高度医療の発展という時代を迎えるに至った。急性疾患に伴う生命の危機的状況の多くは克服されるようになり，医療技術の進歩から私たちは実に多くの恩恵に与った。しかしながら，生命の危機的状況を克服したすべての人々が元の状態に回復・治癒するかといえば，必ずしもそうではなく，慢性状況に移行することも多い。

　また，わが国においては，高齢化の進展や生活習慣の変化などに伴って**慢性疾患**に罹患する人々が増加している。2020（令和2）年の患者調査によれば，高血圧性疾患1511.1万人，糖尿病579.1万人，脳血管疾患174.2万人，および虚血性心疾患が128.2万人となり（傷病分類別総患者数），国民の15%以上がこれらの疾患に罹患していることになる。だからこそ，慢性の病いと共に私たちが毎日の生活をどのように送るかを考えることは，現代に生きる一人ひとりにとって，避けることのできない事柄となっている。本章では，病気の慢性状況の特性について考えるとともに，看護学としてどのような視点が求められているのかを探求する。

I 病いのクロニシティ（慢性性）とは何か

1. 急性から慢性へのパラダイムシフト

　医療技術の進歩によって急性疾患に伴う生命の危機的状況の多くが克服されるようになると，急性状況を脱することが注目され，急性状況を脱した後に人々がどのように生活しているかということは，あまり焦点が当てられてこなかった。

　急性疾患の多くは，急性あるいは劇的な発症であり，病気の経過に伴う特徴的な徴候や症状を伴う。また，集中的な治療により回復や以前の活動状態への復帰，あるいは死という転帰をとる。一方，慢性疾患は不明瞭な状態が続くとともに，単一のパターンというものがない。突然の発症，知らない間の進行，一時的な症状の増強，あるいは長期にわたって症状が見られない寛解期の持続など多様である。また，急性期を脱したという幸運を感

序

慢性期の疾患を抱える人
と医療 看護のあり方

慢性期にある人
と家族の理解

慢性期看護の
理解

慢性期看護の
展開

慢性期にある人・
家族への看護

謝するものとして考えられたり，病気が個人のアイデンティティの一部となることも多い[1]。

急性と慢性にこのような違いがあるとすれば，現代は，急性状況を脱するためのケアと共に，慢性に経過する状況における十分なケアが求められている。急性のパラダイムから慢性のパラダイムへと発展する必要があり，そのため，「慢性に経過する」とはどのようなことか，「長期にわたる」とは人間にとってどのような意味をもつか，あるいは病気と共にある人生をどのように支援するか，などを深く考えなければならない。

2. クロニックイルネス（慢性の病い）とクロニシティ（慢性性）

慢性とは，その性質上，決して完全に治るものではなく，また完全に予防できるものでもない。その程度を明らかにすることは，さらに複雑で難しい。慢性の状態を説明しようとすると，たとえば「持続的な医療を必要とする状態であり，社会的，経済的，および行動的に複雑な事態を伴い，それらは意味のある持続的な個人の参加あるいは専門職者のかかわりを必要とする」[2]や「医学的介入によって治癒しない状況であり，病気の程度を減少させ，セルフケアに対する個人の機能と責任を最大限に発揮するためには，定期的なモニタリングと支持的なケアが必要である」[3]などのように説明されている。これらの説明は，1950年代における慢性疾患についての説明，たとえば「正常からのあらゆる損傷あるいは逸脱であり，次の状態が1つ以上含まれる。それらは，永続性，機能障害の残存，不可逆的変化，リハビリテーションの必要性，および長期にわたる管理と観察とケアである」[4]などと比較すると，「持続的な個人の参加」や「セルフケアに対する個人の機能と責任」および「定期的なモニタリングと支持的なケア（supportive care）の必要性」などの重要な側面が含まれている[5]。

また，機能障害の程度は解剖生理学的な重症度によるばかりでなく，個人にとっての意味によって異なる。10歳代の若者の場合と高齢者の場合とでは，病気に伴う制約のとらえ方は異なるであろうし，また，どのような職業に就いているかによっても意味は異なる。

すなわち，病気による機能障害の程度やライフスタイルへの影響は，病気についての本人の知覚を含め，個々の状況によって大きく影響される。「人生は，私たちが最終的には屈服するところの慢性の病気という重荷の集積」[6]とも指摘され，それゆえ，急性疾患のような病態生理学的基盤で語ることはできない。また，慢性疾患ではなく，**慢性の病い**（chronic illness：クロニックイルネス）と表現し，その特性を「戻ることのない現存（presence）であり，疾患や障害の潜在あるいは集積である。それは，支持的ケアやセルフケア，身体機能の維持，さらなる障害の予防などのために個人に必要な環境を包摂するものである」[7]と示されるように環境が重要となる。

このような病気の慢性特性を**クロニシティ**（chronicity：**慢性性**）として示したのが，ジュリエット・M・コービン（Corbin, J. M.）とアンセルム・L・ストラウス（Strauss, A. L.）であった（表1）。彼らは病気の慢性状況を「クロニシティ（慢性性）」と名づけることができ

表1 病いのクロニシティ(慢性性)とは

著者	クロニシティ（慢性性）の概要
コービン&ストラウス『病みの軌跡』(1992)	慢性の病気は，長い時間をかけて多様に変化していく1つの行路（course）をもつ。病みの行路は，方向づけたり，かたち作ることができ，病気に随伴する症状を適切にコントロールすることによって安定を保つことが可能である。慢性の病気は病気に伴う症状や状態のみならず，その治療方法もまた個人の身体的安寧に影響を与え，かつ生活史上の満足や毎日の生活活動にも影響を与える。
ラブキン『クロニックイルネス』(2002)	不明瞭な状態が続き，単一パターンというものがない。突然発症するもの，知らない間に進行するもの，一時的に症状が増強するもの，長期にわたって症状が見られず寛解期が持続するものなど多様である。また，急性期を脱したという幸運を感謝するもの，あるいは個人のアイデンティティの一部となることも多い。

注）それぞれの著者の説明における主なる内容を踏まえ筆者が作成した。詳細は各文献を参照のこと。

るとして，「人は若者から高齢者まで，だれもが病気の慢性状況に苦しめられる可能性があり，人はこのような状況の予防を望み，それが不可能であれば慢性状況を管理しようとする。この予防と管理のためには，生涯にわたる毎日の活動が必要であり，その多くが家庭で行われるため，家庭がケアの中心となる」[8]と指摘している。

3. 病いと疾患

一般に「病い（illness）」と「疾患（disease）」は同じような意味をもつ言葉ととらえられているが，分けて考えることが可能である。

アイリーン・M・ラブキン（Lubkin, I. M.）らによれば，「病い」は症状や苦しみを伴う人間の体験であり，個人と家族が疾病をどのように感じているか，それと共にどのように生きているか，そしてどのように受けとめているかなどとかかわり，「疾患」は人体の構造と機能の変化のような生物学的モデルを基盤とした視点に立つ事柄とかかわるとしている[1]。慢性状況において生物医学的な側面を認識することはもちろん重要であるが，長期にわたるケアを提供しようとするときは，それ以上に「その人の病気に伴う経験」を理解することが重要となる。「慢性疾患（chronic disease）」ではなく「慢性の病い（chronic illness）」と表現するとき，それは特定の疾患の経過に焦点を当てるというより，病気と共にある個人および家族の「経験」に焦点を当てるものとなる。

また，アーサー・クラインマン（Kleinman, A.）によれば，「病い」という言葉は，人間に本質的な経験である症状や患うことの経験を思い浮かべさせ，病者やその家族メンバー，あるいはより広い社会的ネットワークの人々が，どのように症状や能力低下（disability）を認識し，それと共に生活し，それらに反応するのかということを示すとする[9]。これに対し，「疾患」は治療者の視点から見た問題であるとし，生物学的な構造・機能における1つの変化としてのみ再構成される。

さらに，得永によれば「一人の人間が病み始めたとき，その人に起こる出来事を書き記すと，そこには人が全身で知覚している「病気」と，患っている「疾患」，そしてそれらを契機として起こってくる存在の変化の経験，すなわち「病い」の三層が重なり合ってい

表2 病い（illness）と疾患（disease）

著者	ラブキンら 『クロニックイルネス』(2002)	得永 『「病い」の存在論』(1984)
病い (illness)	症状や苦しみを伴う人間の体験であり，個人と家族が疾病をどのように感じているか，それと共にどのように生きているか，そしてどのように受けとめているかなどとかかわる (p.4)。	「病い」は一人ひとりの病む人の経験の文脈においてそれぞれの意味をもつ。その点でまったく個人的経験である。同時に，どんな1人の人間が生きる「病い」の経験も，人間にとっての「病い」の根源的意味の表れであるという点で普遍的経験である (p.34)。
疾患 (disease)	人体の構造と機能の変化のような生物学的モデルを基盤とした視点に立つ事柄とかかわる (p.3)。	「疾患」は「病気」(知覚された全体としてのからだおよび意識の状態, p.37) を論理的・客観的に構造化した説明概念である (p.39)。

る」と指摘する[10]。「病い」は，一人ひとりの病む人の経験の文脈においてそれぞれの意味をもつという点で個人的経験であると同時に，どんな1人の人間が生きる「病い」の経験も，人間にとっての「病い」の根源的意味の表れであるという点で普遍的経験であるとされている（表2）。

いずれにおいても特徴的なのは，「病い」は人間の体験や経験，あるいは個人の経験であると表現される一方で，「疾患」は生物学的かつ客観的な事柄として表現されていることである[5]。

II 慢性期にある人々への看護のあり方：「生きる方策の発見」を支援すること

このように，病気の慢性状況・慢性期におけるケアの焦点は，治癒（cure）にあるのではなく「病気と共に生きること（living with illness）」にある。すなわち，クロニシティ（慢性性）における看護は，クライエントが病みの行路を方向づけることができ，同時に生活の質（quality of life：QOL）を維持できるように援助することにあるとコービンとストラウスは指摘する。このため，「クライエントがどこから来て，どこへ行こうとしているのかを常に心に留めておかなくてはならない」[8], [11]とされ，「慢性の病いにおけるケアの焦点は「病いと共に生きる方策を発見すること」にある」と指摘されている。

病気と共にある生活において，人は医療職から提示された養生法（therapeutic regimen）を自分の日常生活のなかに取り込み，それを1日24時間，1年365日という時間の流れのなかで続けることを期待される。職場や家庭そして地域における役割を果たしながらこれらの養生法を実施し，かつ長期間続けることは容易ではない。そのため，人は生活を続ける途上で様々な障壁にぶつかり，自分なりの方法でなんとか対応しようとする。慢性期は，長期にわたって続くというクロニシティの特性を有しているため，たとえ自分が養生法をもうやめたいと思っても，依然として病気はそこにあり続ける。短期間の努力だけで

十分に対応することは難しく，毎日少しずつ調整したり，病いと「折り合い」をつけたり，生活を「編みなおす」ことが必要となる。

　私たち看護職は，慢性の病気をもって生活する人々を支える役割を担っている。そのため，毎日の生活のなかで健康管理を続けるときにどのような障壁が実際にあるかを知らなければならず，また，障壁を前にしたとき人がどのような思いを抱くかに気づいていなければならない。さらに，慢性の病いにおいては「言いづらさ」があることも忘れてはならない [12]。「言いづらさ」を認識したうえで個人・家族の語りに耳を傾ける姿勢が重要となる。

　重要なことは，クロニシティにおける主要な関心事は治癒ではないということ，そして「病いと共に生きる方策を発見すること」が注目すべき事柄であることを十分に認識することである。その認識を基盤にすれば，病気に伴って本人と家族がどのような経験をしてきたのか，今どのような思いを抱いているのか，そしてこれからどのような人生を描いているのかをとらえ，将来に向かって歩むことを支えることが可能となる。

文献

1) Lubkin, I. M., Larsen, P. D. 著，黒江ゆり子監訳：クロニックイルネス；人と病いの新たなかかわり，医学書院，2007.
2) Feldman, D. T.：Chronic disabling illness；A holistic view, Journal of Chronic Diseases, 27 (6)：287-291, 1974.
3) Cluff, L. E.：Chronic disease, function and the quality of care, Journal of Chronic Diseases, 34 (7)：299-304, 1981.
4) Mayo, L.：Guides to action on chronic illness. Commission on Chronic Illness. New York：National Health Council, 1956.
5) 黒江ゆり子：病いのクロニシティ（慢性性）と生きることについての看護学的省察，日本慢性看護学会誌，1 (1)：3-9, 2007.
6) Emanuel, E.：We are all chronic patients, Journal of Chronic Diseases, 35 (7)：501-502, 1982.
7) Curtin, M., Lubkin, I.：What is chronicity? (Lubkin, I.（ed）.：Chronic illness；impact and interventions), 3rd edition, Jones & Bartlett, 1995, p.3-25.
8) Corbin, J. M., Strauss, A.：軌跡理論にもとづく慢性疾患管理の看護モデル〈Woog, P. 編，黒江ゆり子，他訳：慢性疾患の病みの軌跡〉，医学書院，1995，p.1-31.
9) アーサー・クラインマン著，江口重幸，他訳：病いの語り；慢性の病いをめぐる臨床人類学，誠信書房，1996，p.4-12.
10) 得永幸子：「病い」の存在論，地湧社，1984，p.36.
11) 黒江ゆり子，他：病いの慢性性（Chronicity）における「軌跡」について；人は軌跡をどのように予想し，編みなおすのか，岐阜県立看護大学紀要，4 (1)：154-160，2004.
12) 黒江ゆり子編：クロニックイルネスにおける「言いづらさ」と実践領域モデル，みらい，2022，p.1-243.

第 **1** 章

慢性期にある人と
家族の理解

この章では

● 慢性期における身体的側面の特徴を理解する。
● 慢性期における心理・社会的側面の特徴を理解する。
● 看護の対象を「生活者」としてとらえることの意義を理解する。

I 地域における生活者としての患者・家族の基本的理解

1. 「生活者」としての患者・家族

　慢性期における看護を考えるとき，本人・家族を**生活者**としてとらえることが重要となる。それは，慢性期におけるケアの焦点が「治癒（cure）」にあるのではなく，「病気と共に生きること（living with illness）」にあるからであり，看護職は本人・家族が「病いと共に生きる方策を発見すること」ができるように支援する役割を担っているためである。慢性期におけるケアの中心は，日々生活している場（家庭や職場など）にあることから，その場における生活がどのように営まれ，そのなかでどのように療養しているかをとらえること，すなわち，本人・家族を「生活者」としてとらえることがケアの基盤となる。

　わが国の看護学において，看護の対象を「生活者」としてとらえようとする努力は1990年代から行われてきた。たとえば，1994（平成6）年に開催されたシンポジウム「自立への支援を見直す：生活者の視点からセルフケアの過程を考える」では，21世紀の看護のために，患者を「病衣を着た人」としてではなく「家族があり，社会での地域があり，心配を抱え，生きがいをもった人」としてとらえることの重要性が指摘された[1]。これは看護において生活者と表現することの意味について考えるものでもあった[2,3]。

1　自明視されてきた生き方と「もう一つの」（オルタナティブな）生き方

　「生活者」とは，勤労者や消費者など行動の形態や属性ではなく，それを超えて特定の行動原理に立つ人々，あるいは立つことを目指す人々を指すとされている[4]。その行動原理は，一つ目には生産，消費，廃棄，環境など，生活が本来もっている全体性を自ら掌握することを目指す生活の主体者，二つ目には自立した個人として，ほかの「個」との共同により，それまで自明視されてきた生き方とは別の「もう一つの」（オルタナティブな）生き方を求める日常的な実践者のなかに現れるとされる。

　「生活者」が，それまで自明視されてきた生き方とは別の「オルタナティブな，もう一つの」生き方を包摂する言葉であるとすれば，看護学で用いられる「生活者」においても，自明視されてきた生き方と，オルタナティブなもう一つの生き方が考えられる[3]。

　「病気をもつ人」としての生き方が，看護学におけるこれまでの自明の生き方であるのに対して，「生活者」はそれに対置するものとして用いられる。「生活者」は，静的な状態を示すのではなく，悩みながらも自ら問題を見つけたり，長い時間のなかで培われた自分の価値観に基づいて行動したりしようとする姿を指しており，生活の全体性を把握する主体を示す用語として用いられている（表1-1）。看護職である私たちは，医療を提供する医療職と医療を受ける患者という一方的な関係性のなかで実践活動をするのではなく，それ

表1-1 「生活者」とオルタナティブな（もう一つの）生き方

オルタナティブな生き方：「生活者」	自明視された生き方
• 家族があり，社会での地位があり，心配を抱え，生きがいをもち，様々な思いをもつ人としての生き方 • 病いに悩む不安をもつ1人の人間としての生き方 • 生活史をもつ人としての生き方 • 強みや力，価値観や人生観をもつ人としての生き方 • 自己管理していくうえでの問題を見つけ出す人としての生き方	• 病衣を着た人としての生き方 • 病態をもつ人としての生き方 • 疾患をもつ人としての生き方

出典／黒江ゆり子：病いのクロニシティ（慢性性）と生きることについての看護学的省察，日本慢性看護学会誌，1（1）：6,
　　　 2007. 一部改変.

とは異なる新たな関係性のなかで実践活動をする重要性を見いだそうとしたのである[2]。

2 │ 差異性と「時間的流れ」

　そのようなときに求められたのが，「画一的」な援助ではなく，個々の状況に応じた**「差異性」のある援助**であった。そして，この差異性が人々の生活の場や生き方の独自性であった。看護学において「病衣を着た人」や「患者」と表現するとき，そこには画一的な対象理解の姿勢がつきまとう。しかし「生活者」と表現するとき，そこには対象を「一人ひとり」「それぞれ」と個別的にとらえようとする姿勢がある（表1-2）。

　「自分の中にある過去や経験を突き詰め，自分にとってそれがもつ意味を問うことにより思想を形成していく」のが生活者であるとすれば，生活者はそれぞれが個々の過去と経験をもっていることになり，それらは今の考え方や生き方につながり，そこから差異性と独自性が生まれる。時間の流れのなかでとらえられる対象としての「生活者」は，看護において言われ続けてきた「個別性」や「その人なり」につながりながらも，しかしそれ以上に自分の思想を経験のなかから見いだしていく一人ひとりの存在であるという認識が新たに加わったのである。

表1-2 「生活者」と対置語の特徴

	生活者	対置語	
		看護	他領域
用語	自分の中にある過去や経験を突き詰め，自分にとってそれがもつ意味を問うことにより思想を形成していく。	病衣を着た人 病気をもった人 患者	民衆，大衆 労働者，消費者
特徴	差異性	画一的	
	「一人ひとり」	集合表象	
	「それぞれ」	「みんな一緒」	

注）生活者は，それぞれが個々の過去と経験をもっており，それらは今の考え方や生き方につながり，そこから差異性と独自性が生まれる。

出典／黒江ゆり子：病いのクロニシティ（慢性性）と生きることについての看護学的省察，日本慢性看護学会誌，1（1）：7,2007.

2. 生活者としての体験，そして感情

1 | 生活者の語りから　その1：病気をやめたい

　慢性期にある人々は，それぞれの生活のなかでどのようなことに直面し，そこにはどのような感情が渦巻いているのだろうか。慢性性と共に長期にわたる生活を経験しているAさんは次のように語る。

> 　20歳代で結婚し，長男が生まれた。子連れ通院は大変で，病気をやめたいと思った。その子どもが思春期を迎えると，子どもの精神的問題で悩むようになった。私がかたわらにいないと不安を示すようになって，通院が難しくなった。自分の治療どころではなくなった。でも，病院に行ってもそのことを話すことができなかった。事態が深刻であればあるほど，人には話せない，相談できないということを知ってほしい。両親の死を経験し，今は人を介して患者会とつながっている。今後はチャンスがあれば若い人々の力になれればと思う[5]。

　また，Bさんは次のように語る。

> 　生活自体が結構むちゃくちゃになってしまって。入り直した大学が夜間部で，授業が終わるのが21時くらいでした。19時くらいにご飯を食べられたらいいけど，授業開始が17時くらいで，休み時間が10〜15分くらいしかない。1回生のときは働いていたので，仕事を19時くらいまでやって，それから学校に行っていたので，食べる時間がなくて。それで，生活が不規則だから4回法（インスリン製剤を1日4回注射する方法）のほうがいいと思って，受診したときに医師に「私は変えたいんです」と相談したんです。でも，全然取り合ってもらえなくて，「今のままでいけているからこれでいい」と。でもそれは，私にとってかなり無理をしていたのです。自分の生活は全部話しました。創作活動のことも。でも，取り合ってもらえなくて，インスリンはそのままで，そのような状態が半年続きました[5]。

2 | 生活者の語りから　その2：家族からの孤立感

　AさんとBさんの語りからわかることは，慢性期を生きるということは，単に病状をコントロールするということではなく，自分の周囲の人々との関係が崩壊・停滞したり，また絆を構築し直したり，あるいは，病いと共に生きることについて自分の考えを納得のいくものにするために，かなりのパワーを消費せざるを得ないということであろう。

　このような状況について，インタビューをとおして生活者へ先験的なアプローチを行ったドロテア・S・ハンドロン（Handron, D. S.）らは次のように指摘している[6]。糖尿病において人々が病気に関してどのような**心理的問題**を抱えているかについてインタビューを行った結果，4領域の問題（個人の内的経験，家庭内の出来事による影響，コーピング方略にかかわる問題，精神状態にかかわる問題）が示された。

　個人の内的経験では，家族からの孤立感，喪失と悲嘆などが見られ，家族からの孤立感では，食事制限や薬物療法が家族の通常のありようから本人を分離させ，この分離が本人のフラストレーションや孤独感につながる。また，活力や視力の鋭敏さの喪失，あるいは記憶力の低下など，多様な喪失とそれに伴う悲しみを抱いており，将来の解雇の不安ともつながっ

ていた。最も大きな喪失は「食の自由の喪失」であった。**家庭内の出来事による影響**では，家庭内に出来事が生じると，ケアニーズよりも家庭内の出来事に注意を向けなければならない事態となり，このような事態が多種多様に起こっていることが指摘されている。

また，**コーピング方略にかかわる問題**では，過剰な防衛機制としての否認が見られ，**精神面にかかわる問題**では，自尊感情の低減や病気になったことについての罪の意識，および価値がないという感情を抱いていることが指摘されている。

> 慢性状況の人々は自分の家族が自分のニーズをわかってくれないと愚痴をこぼすことがある。しかしながら，病気でない家族は病気である本人の心を読むことはできない。そこで，健康教育に携わる者は，本人が自分の特殊なニーズを家族に表現することができるように，コミュニケーションの方法を指導する必要がある。そして，本人と家族は自分たちの「怒り」や「フラストレーション」などの否定的な感情を表現する機会を許されるべきであろう[6), 7)]。

慢性期と共にある生活のなかで人々がどのような経験をし，どのような感情が渦巻いているのかについてはまだ知られていないことが多い。慢性期において長期にわたる療養生活を続けている人々に，1人でも多く自分の生活について語ってもらい，それらの語りを踏まえて，その先の人生に向けたケアを創生することが重要となる。

II 慢性期にある人々の理解

A 慢性期にある人の特徴

1. 慢性期における身体的側面の特徴

慢性期における身体的側面の特徴は，疾患により多様であり，たとえば生活習慣病の一つである糖尿病や脂質異常症などのように，病状が自覚されにくく検査値の異常のみが所見として取り上げられるような場合は，治療開始の遅れや治療中断につながることが多い。また，関節リウマチやパーキンソン病などのように神経筋系の症状を伴う場合は，疾患特有の症状による身体機能障害が日常生活行動に様々な影響をもたらす。さらに，慢性白血病などのように病期や重症度によって治療方法が異なり，薬物療法などの治療そのものがからだへの負荷となるような場合は，からだの脆弱化や抵抗力の低下などにより，急性増悪の高い危険性を有する。

1 症状の自覚されにくさによる治療開始の遅れと治療継続の困難さ

症状が自覚されにくい場合は，いつ発病したかさえ明確に認識することができず，早期の受診につながらないことがある。2型糖尿病では，高血糖の持続が大血管および細小血

管に影響を与えることにより，脳動脈疾患，冠動脈疾患，腎障害，網膜症，神経障害など多くの合併症を引き起こす可能性が高い。それにもかかわらず，発症初期ではほとんど症状が見られず，あるいは口渇感や尿量の増加，倦怠感や疲労感などの緩やかな全身症状しかないため，病気発症に気づかず，医療機関への受診が遅れたり，合併症発症後に初めて受診したりすることが生じる。

治療開始後においても，症状が自覚されにくいことにより，完治したと思い込んだり，治療はもう必要ないと感じたりすることによって治療継続が困難となる。特に，食事療法や運動療法，薬物療法などが必要な場合は，自分のこれまでの生活習慣の見直しと改善が求められ，日々の複雑な生活のなかでの継続に負担となることも多い。

また，慢性腎臓病（CKD）では，微量アルブミン尿や軽度たんぱく尿などの所見から始まり，自覚されないまま徐々に腎機能が低下すると末期腎不全に進行する。そのため，最近では，早期から腎臓病があることを認識することにより，腎機能低下の進行を防ぐことが極めて重要となっている。

これらの疾患においては，日々の生活の営みを具体的に確認しながら発症予防を支援すること，的確な**モニタリング**（継続観察）により早期発見すること，および長期にわたる病状コントロールを継続することができるように**健康学習を支援する**ことが重要となる。

2 │ 活動耐性の低下や身体機能障害に伴う日常生活行動への影響

病気に伴う症状が，歩く・動くなどの移動行動や，食事・排泄・更衣・入浴などの日常生活行動に影響を与える場合は，日々の生活を営もうとするときに，多大な困難さがもたらされる。心不全などでは呼吸困難，関節リウマチやパーキンソン病などでは，関節痛や関節拘縮，あるいは筋固縮などにより，発症以前にはできていた日常生活行動の一つひとつに時間がかかったり，苦痛を伴ったりすることが多い。

現在の身体機能をできるだけ長期にわたり維持することが重要となり，そのために，確実な治療の継続，薬物の効果発現時間などに基づく投与時間の調整などの工夫が求められる。自分のからだの状態を把握して，動くスピードや薬物を調整したり，自分では行えない動作に他者の介助を求めたりすることが必要となる。これらは転倒による外傷や骨折を予防するためにも重要である。

その一方で慢性期にある人々は，他者に迷惑をかけることへの懸念を抱き，なかなか自分のからだの状況を他者に伝えて援助を求めることができない「言いづらさ」を抱えている[8]〜[10]。看護職は，語りを聴く技を身につけるとともに，本人・家族が自分たちの病状や日常生活で困っていることを語ることができる環境を整えることが重要となる[5], [11], [12]。

3 │ 病状の安定と急性増悪の繰り返し

慢性期は長期にわたるため，状況によっては内部環境の恒常性を維持する能力が障害され，様々なストレス因子に対する耐容力の低下がもたらされる。細菌・ウイルス，手術・

外傷・薬物，暑さ・寒さ，妊娠・出産，人間関係などのストレス因子に対する抵抗力が低下し，予期しない環境の変化やライフイベントが生じると，からだに負荷がかかり感染などによって急性増悪(ぞうあく)を起こすことがある。

日常生活はストレスに満ちており，私たちはだれもが多様なストレスにさらされている。毎日の生活におけるストレスにどのように対処するかを考え，その人に適した対応が必要となる。また，本人・家族は薬物の管理を含め，必要な治療を中断することなく継続できるように，その必要性を十分に理解するとともに，困ったときは「だれに」あるいは「どこに」相談することができるかを知っておく必要がある。

的確なモニタリングを行い，病状の変化を早期に把握すると同時に，ストレス緩和について個別的な対応ができれば，その人なりの病状の安定を保つことが可能となる。環境の変化やライフイベントによるストレス負荷が一時的にかかったとしても，それぞれの状況への適切な対応により，その影響を最小限に抑え，安定した状態に再び戻ることができる。

4 | 長期にわたる経過のなかで出現する多様な合併症

慢性期には，どのような疾患でも，その経過が長期にわたるため，多様な合併症が出現する。合併症を発症すると，随伴する諸症状およびその治療によって，本人・家族の日常生活の質（quality of life：QOL）は著しく低下する。

たとえば，糖尿病の合併症には，大血管症（冠動脈疾患，脳血管障害など）や細小血管症（糖尿病網膜症，糖尿病性腎症，糖尿病性神経障害など）があり，冠動脈疾患や腎症の発症では活動耐性の低下，脳血管障害の発症では身体機能障害や嚥下(えんげ)障害，および言語障害などが加わり，積極的な合併症の治療が行われる。これらの諸症状とその治療は，本人の機能予後や生命予後に影響を与えるとともに，本人・家族のQOLの著しい低下にもつながる。

そのため，それぞれの疾患にはどのような合併症があり，そのリスク因子は何であるか，個々の病状において発症が予測される合併症は何であるかを的確にとらえ，合併症のリスク低減による発症の予防および早期発見に努める。

▎2. 慢性期における心理社会的側面の特徴

慢性疾患を診断されたとき，あるいは病気が慢性化したとき，人々は様々な感情を抱き，また，日々の生活に多様な影響がもたらされる。生活を営んでいる私たちが，慢性に経過する病状を自分のものとして受けとめることは，なかなか容易ではない。それは「慢性に経過する」ということが「人生の終焉(しゅうえん)まで，その病気と共に生きる」ことを意味すると解釈されるからであり，病気と共にある自分の人生にどのような意味があるのかと自問したり，自分が描いていた将来との違いにとまどったりするからである。慢性の病状を自分のこととして考えられるようになるには，診断から数か年という時間を要し，また，病気と生きる自分という新たなアイデンティティを築くには，途方もないエネルギーが必要となる。

病気を診断されることに伴う**心理的反応**は多様であり，衝撃の大きさは個々の状況によって異なる。慢性に経過する病気であるということが，一生治らない病気という意味となって影響を与えることが多いが，その病気に対してどのようなイメージをもっているかによっても左右される。このイメージは本人が診断される前からもっている場合もあれば，家族や職場など周囲の人々がもっているイメージが本人に影響を与える場合もある。

人は，「これから何が起こるのか」「どのくらいそれが続くのか」「自分はどうなるのか」「どのくらいかかってそうなるのか」「自分と家族にとってどのような意味があるのか」などの疑問を抱く[13]。

たとえば，妊娠や結婚ができない病気というイメージは，将来についてどのように考えたらよいかわからず，強い不安となる。また，下肢を失う病気というイメージは，合併症の発症に極度の恐れを抱き，自暴自棄になることがある。

病気の診断に伴う心理的反応にうまく対応することは，決して短期間でできることではない。実際に，心配事や悩み事は，その後も変わりなく存在し，それらは生涯を通じて対応しなければならない。

病気を診断されたとき，人は，今後に起こるかもしれない何らかの喪失を想像することもあれば，「なぜ私が」という怒りや悲しみを抱くこともある。これらの感情にうまく対応していくプロセスは，通常，「受けとめ（acceptance）」や「適応（adaptation）」とよばれる。ジュリー・エーデルウイッチ（Edelwich, J.）らによれば，そのプロセスには，「**否認**」「**怒りと抑うつ**」「**適応**」などの要素があるとされている。これらの段階はエリザベス・キューブラー＝ロス（Kübler-Ross, E.）による死に臨むときの順応の段階に共通しているが，慢性期では，変化する状況のもとでの「**生き続けること**」への適応であることに焦点が当てられている[14]。

病気の診断に引き続く時期には，合併症が発症する時期を含め，一連の正常な否定的反応を経験することが多い。人は，慢性の病気という診断，すなわち，完治することなく，長期にわたって，あるいは生涯にわたって，治療の継続と食事の管理や運動の管理を続けなければならない病気という診断との闘いから，充実した人生のためへの闘いへと，個人のエネルギーを方向転換する必要がある。もちろん，だれもが同じ順序でこれらの4つの要素を経るわけではなく，それらのうち2つか3つを同時に体験することもあるかもしれない。

このプロセスを歩んだ人の中には，「ある日，ふと思ったのです。自分はこれでしか生きられないのだ，と。そうしたら，急に明るいところに出たような気がしたのです……」と語った人がいる。そして，それには診断から3年がたっていた[5]。

病気を診断されることに伴う心理的反応を**表1-3**に示す。

表1-3　慢性の病気を診断されることに伴う心理的反応：「生きること」へのプロセス

状況		特徴
心の混乱：「なぜ，私が」	緩衝作用としての否認	診断を受け入れることを拒否したり，合併症の可能性を拒否したりする。直面している出来事が大き過ぎる場合の緩衝作用をもつ。
	怒りと抑うつの繰り返し	病気という現実が否認という防御の盾を突破し始めると怒りが生じる。「なぜ私が」「なぜ私の家族が」と問う。怒りは家族や医療職に向けられる。現実が知的かつ感情面で自覚されると抑うつが生じる。
自分なりに受けとめること：「私は私」		● 病気であることが抜き差しならない問題でなくなり，それが家族の心を占める支配的な存在でなくなり，日常生活の一つの日課になる。 ● 「病気をもたない人には，私たちのことを理解できない」という立場に至り，他者とのつながりを放棄することなく，自分自身を個人として見つめる。 ● たとえば「私は病気をもっています。それは，消え去ることはないでしょう。どういうしかたでかはわかりませんが，悪くなることもあるでしょう。病気と共に精いっぱい生きることはできますが，それは，あくまで一定の制限のなかでのことです。確かに，これまでの自分の生き方とは違うし，病気をもたない人々とも違います。でも "私は私です"」など。

出典／Edelwich, J., Brodsky, A. 著，黒江ゆり子，他訳：糖尿病のケアリング；語られた生活体験と感情，医学書院，2002. を基に作成.

❶心の混乱

（1）否認

　否認は意識的である場合（抑制）もあれば，無意識的である場合（抑圧）もある。病気と診断された人，あるいは病気の可能性を指摘された人は，診断を受け入れることを拒否し，「私は病気ではない」と思い込もうとするかもしれない。自分に要求されたことを忘れたり（健康診断で指摘され，受診を勧められても受診しない），あるいは悟りきったような，もしくは，過剰に心配するような行動をとることによって，病気の可能性について感じないようにするかもしれない。否認は，最初に病気を診断されたときのみならず，合併症の可能性に対して見られることもある。

（2）怒りと抑うつ

　病気という現実が，否認という防御の盾を突破し始めると怒りが生じる。この段階でだれもが尋ねる問いは，「なぜ，私が」あるいは「なぜ，私の家族が」である。中学生のときに病気を発症した人は，病気を診断されたときに，家族から「なぜ，こんな病気に」と言われたことが，その後何十年間も心の中で葛藤となった。もちろん，怒りは感情や言葉だけではなく，「隠れて食べる」などの行動として現れることもある。幼少期の子どもにとっての怒りの対象は，一般的に自分の親であるが，成人期では家族や同居者，あるいは医療職である。また，病気という現実が知的かつ感情面で自覚されるようになると，抑うつが生じる。

❷自分なりに受けとめること（適応）

　辞書で定義されているような「受容」が意味するのは，「喜んで受け入れること」「すすんで取り入れること」または「好んで認めること」であるが，それが慢性期の場合に当てはまることはほとんどない。

「病気をもたない人には，私たちが味わっていることを理解できない」という立場に立ったとき，人は他者とのつながりを放棄することなしに，自分自身をかけがえのない個人として―すなわち，病気を含め多くの点において特徴をもった個人として―見つめることができる。このような肯定的な意味での受けとめができたとき，その人は次のように語るであろう。

> 私にもどうにもならない思いのときがありました。暗いトンネルの中にいるようでした。でも，いつの日か，いつの瞬間か，自分はこれでしか生きられないのだと思ったのです。そのときから，気持ちが軽くなりました。今は大変かもしれませんが，そう思えるときが来ると思います[5]。

2 | 長期間にわたる病気管理を続けることの困難さ

❶病気に関する適切な情報の不足

　長期にわたって病気管理を続けようとするとき，周囲にいる人々（家族や職場の人々）や頼りにしたい人々（人生の先輩や同じ病気の人）に自分の病気の状況を伝える必要がある。

　しかしながら，自分がどのような病気なのかを十分に理解できない場合，あるいは指示された治療内容が十分に理解できない場合は，他者に「どのような言葉」を用いて「どのような方法で」伝えたらよいのかがわからない[15]。そうなると，病気管理のために行っている行動が周囲に理解されずに誤解を招いたり，あるいは支援してほしいことを伝えられないなどの状況に直面する。病気に関する事柄が理解できない状況は個々に異なるため，「なぜ」「どのようなことが」理解できないのかについて話し合う必要がある。

　また，インターネットやメディアなどで自分の病気について知ろうとする場合には，情報過多となり，信頼すべき情報がどれであるのかが判断できずにいっそう混乱することがある。本人・家族が，それぞれに自分の求める情報を適切に得ることが重要となる。

❷コンプライアンスとアドヒアランスの障壁

　長期にわたって病気管理を続けることの難しさにおいては，その療養法を日常生活にどの程度組み入れることができるのかが１つのポイントとなる。それに関する概念としてコンプライアンスとアドヒアランスがある（表1-4）。**コンプライアンス**とは，患者個人が医療職の指示をどの程度実行するかを示し，どちらかというと医療職主体で考えられた概念である。これに対して，**アドヒアランス**は個人が医療職の指示をどの程度実行しようとし

表1-4 コンプライアンスとアドヒアランス

コンプライアンス (compliance)	・指示された療養法（regimen）に従うこと。 ・他者に従う，あるいは言いなりになる傾向。 ・Patient's abilities to follow their prescribed regimen.
アドヒアランス (adherence)	・自分自身を支える責任を自分自身がもつこと。 ・自分を支えるためにたゆまず努力すること。 ・Responsibility on the patient to stick to or support oneself.

出典／黒江ゆり子：病いの慢性性 Chronicity と生活者という視点：コンプライアンスとアドヒアランスについて，看護研究，35（4）：5，2002．一部改変．

ているかを示す，個人主体で考えた概念である。病気の心理社会的側面においては，個人主体で考えるアドヒアランスの概念で考えられるようになっており，さらに最近はライフスタイルマネジメントとして考えられつつある[16), 17)]。

日常生活のなかで，医療職の助言に基づいて自分の日常生活を調整するために，どのような障壁があるかは，個々の状態によって異なる。たとえば，関節リウマチなどでは特定の薬が高額な場合は，経費の工面が障壁となる。そのほかにも，表1-5に示す事柄が関連すると考えられる。

表1-5 管理に影響する条件と日常生活における障壁

分類	管理に影響する条件	日常生活における障壁	
	コービン＆ストラウス（1992）	ストラウス（1984）	カルペニート（2017）
保健医療体制的要因	● 人的資源 ● 病みの軌跡の管理に携わっている者の間の「相互作用」「相互関係」（協力的か，対立的か） ● 家庭や医療施設などの「ケア環境」		● クライエントとケア提供者の関係が難しい ● ケア提供者のコミュニケーション技術が不十分 ● ケア提供者の教育技術が不十分 ● ケア提供者による継続ケアが不十分
ヘルスケア計画的要因	● 科学的技術の種類・量・期間 ● 随伴する副作用の数・種類	● 効果的でない ● 高額負担である ● 顕著な副作用がある ● 療養法の学習が難しい ● 療養法の実行が長期間にわたる	● 複雑な療養法 ● 経済的障壁 ● 高額の治療 ● 長期にわたる治療
個人的要因	● 知識と情報 ● 時間 ● 経済力 ● 医学的状態とその管理に伴う過去の「経験」 ● 必要なことを実行する「モチベーション」 ● ライフスタイルと信念 ● 病気の特性と身体的な影響の程度 ● 症状の性質	● 不快感・苦痛が多い ● 体力と気力を多く必要とする ● 人目に悪い	● 文化的な不一致 ● 健康信念（ヘルスビリーフ）に適合しない計画 ● 療養法についての知識が不十分 ● 療養法を遂行する技術が不十分 ● モチベーションが不十分 ● 価値観と計画の不一致
ネットワーク要因	● ソーシャルサポート	● 人に知られると忌み嫌われる ● 社会的疎外が助長される	● ソーシャルサポートが不十分 ● 重要他者の信念が計画と異なる ● 計画に対する社会的価値づけが低い

注）Corbin&Strauss（1992）において「管理に影響を与える条件」として示されているものを基軸に，Strauss（1984）において療養法の実行の困難さにかかわる因子として示されている内容，およびCarpenito（2017）においてノンコンプライアンスの関連因子として示されているもの（一部）を示した。Carpenito（2017）では，ケア提供者の資質の高さが求められている特徴がある。分類はCarpenitoの考えに基づく。

出典／Strauss, A. L., et al.：Chronic illness and the Quality of Life, 1984／Strauss, A., L. 他著，南裕子監訳：慢性疾患を生きる；ケアとクオリティ・ライフの接点，医学書院，1987，p.45-63．Corbin, J., et al.：A Nursing Model for Chronic Illness Management Based Upon the Trajectory Framework, 1991，Carpenito, L. J.：Handbook of Nursing Diagnosis, 15th edition., Wolters Kluwer, 2017 を基に作成．

❸将来についての不安：「仕事を失うことへの恐れ」

　慢性状況の多くは，長期の自己管理を必要とすることから，いつまでこの薬を飲み続けるのか，病気は自分の将来にどのような影響を及ぼすのかなどの不安が生じる。

　青年期あるいは青年期以前に発症した場合は，進学や就職の障壁となるのではないか，結婚や出産が困難になるのではないかなどの不安が生じ，また，成人期以降に発症した場合は，長生きができないのではないか，子どもの成長を見届けられないのではないか，合併症によって視力や下肢を失うのではないか，仕事を解雇されるのではないかなど，様々な不安が生じる。さらに，現代社会においては，いまだに慢性に経過する病気の特性が十分に理解されていない場合もあり，社会の偏見からスティグマを付与されたり，スティグマの内在化に伴うセルフスティグマにより，自尊感情が低減したり，あるいは学校・職場・家庭などで心理社会的トラウマを負うことがある[18], [19]。

　慢性期では，治療開始の時期においても治療継続の時期においても，本人と家族のQOLを低下させることなく，治療を継続することが極めて重要である。そのためには，病気を発症したことで仕事・学業をやめることがないように，仕事などを続けることがいかに重要かについて認識を深める必要がある。

　現代社会は，慢性期にある人々が，病気を発症する以前と同様に社会に期待され，社会において活躍できる環境には，まだ至っていないかもしれない。しかしながら，看護において，対象を「生活者」ととらえるのであれば，「生活者」は生産にも消費にもかかわりながら生きる存在である。自分の仕事をとおして様々な生産にかかわり，経済的基盤を整え，それによって多様な消費にかかわることができる。そしてそれは，家族においても同様である。そのような存在として考えることができれば，仕事・学業を続けながら治療を続けることのできる環境を十分に整えることの重要性がわかるであろう。

Ⅲ 慢性期にある人と家族の理解, 支援

　慢性期においては，本人・家族のQOLが低下することなく，必要な治療を継続することが最重要課題となる。全身の機能に及ぼす影響と障害を最小限にし，今ある機能を可能な限り維持することができるように，様々な方法が試みられる。看護は，それぞれの病気の特性と必要な治療の目的と副作用，および対象の身体的・心理的・社会的状態を十分にとらえて，ケアの方向を見きわめることが求められる。そこでは，慢性に経過する病気の特性についての専門的知識と「人が人を支える」という人間援助職としての高い見識が必要となる。

1 | 慢性期における家族を理解する

❶自責の念

慢性の病気を発症したとき，家族は「自分が悪かったのではないか」「自分が早く気づけばこうはならなかったのではないか」など，複雑な思いを抱く。自分の家族が発症した病気がどのような病気なのかがわからない場合は，社会の風評に左右されたり，メディアで紹介された治療法に安易に頼るなど，「自分は何をすればいいのか」「自分に何ができるのか」あるいは「この先どうなるのか」など，様々な問いに苦しめられる。

❷療養法の束縛

慢性期に必要な療養法が開始されると，その療養法のことで頭がいっぱいになり，負担感として重くのしかかることがある。たとえば，食事療法が必要になったときには，塩分制限，たんぱく質制限，糖質制限，エネルギー制限など多様な制限の範囲内で食事を作ったり，一緒に食べたりしなければならないと感じる。このような制限を感じる療養生活が長く続くと，自分たちがその病気に「支配」されているように感じることもある。そのような場合は，病気が家族の心のほとんどを占める支配的な存在ではなくなり，日常生活における日課の一つになる日が来るまで，看護職は継続的支援を提供する。

❸不安

さらに，病気管理を継続するなかで，症状が増強したり，合併症が出現したりすると，身体機能の低下が著しくなり，日常生活行動に介助が必要になる。「この先どうなるのか」という不安がいっそう増強し，「自分たちの力では対処できない」と無力感を抱く。その一方で，「だれに」「どこに」相談すればいいのかと迷うこともある。医療施設において看護職は，退院後の療養生活を入院時から視野に入れてケアをすることが重要である。入院初期からそれを行うことができれば，退院支援を含め，医療施設と地域の看護職などがつながり，本人と家族が自分たちらしい生活が継続できることを目指し，チームとして支援することが可能となる（第2章-I「慢性期看護の機能・役割・場」，II「慢性期にある人の療養支援における多職種連携と看護の役割」参照）。

2 | 身体的な側面への援助

❶身体的苦痛の緩和と身体機能障害への支援

慢性状況にある人々は，それぞれの症状が苦痛や機能障害を伴う場合とそうでない場合がある。継続的な注意深い観察を行うとともに，本人・家族の訴えに積極的に耳を傾ける。日常生活における苦痛や機能障害の程度を把握するためには，本人と共に家族の語りが重要となる。日常生活行動において「何がどのように困難なのか」「どのような介助が必要なのか」を明確に把握する。たとえば，入浴において浴槽に入ることができるか，からだを洗うときに上肢はどこまで上がるか，そして，どのような介助が必要かなどである。

注意深い観察と日常生活に関する本人・家族の語りから把握された苦痛や機能障害に対

しては，それぞれの状況に基づいて考え，今後の療養生活に地域支援が必要な場合は，可能な社会資源を積極的に活用することができるように支援する。

❷急性増悪の予防・早期発見・早期対処

慢性期においては，大きな外傷，妊娠，薬物の服用などが重大なストレス因子となって，病状の悪化や急性増悪（ぞうあく）をきたすことがある。重大なストレス因子は回避できるように支援する。

外科的治療などの避けられないストレス因子には，個々の身体的状態に応じて，事前の管理がなされるので，その必要性を本人・家族にわかりやすく説明する。また，緊急の外科的治療などで家族が付き添っている場合は，その家族が強い不安を抱いていることがある。症状のモニタリングを慎重に行いながら，家族に状況をわかりやすく説明し，不安へのケアを行う。さらに，妊娠・出産などについては，本人・家族の思いを把握し，その思いを医師に伝えることができるように支援し，身体状態を適切に管理する。

病気の慢性期においては，急性増悪を生じることがあるので，早期発見に努めるとともに，緊急時の対応について本人・家族に説明を行い，わからないことは何か，難しいことは何かを必ず確認する。

❸治療継続に対する援助

慢性期における各療法は，生涯にわたって行われることが多い。薬物療法では，服薬が不規則になったり中断したりすると，急性増悪をきたし，生命の危険を伴うことがあるため，本人・家族への十分な説明が不可欠である。薬物療法の必要性や方法，薬物の作用・副作用などについて，本人だけでなく家族にも説明して理解を促し，家族が自信をもってサポートできるように援助する。また，経済的な問題などを含め，困ったときの相談方法を伝える。さらに，各療法の効果を確認するために定期的な受診が重要であることを説明し，受診行動を日常生活のなかに組み込むことができるように援助するとともに，定期検査の結果を知ることの重要性についても説明する。

3 ┃ 心理社会的側面への援助

❶病気に伴う心理社会的反応へのケア

本人・家族は，病気の発症に伴うボディイメージの変化や自尊感情の低減，自己管理の継続の難しさ，あるいは社会的役割の修正などに関連する様々な心理社会的問題を抱えている。また，その病気がどのような年齢で発症したのか，どのような状況で発症したのかによって個々人の抱える心理社会的問題は多様である。

病気のことで悩んでいるのは自分たちだけなのではないか，なぜ自分の家族がこのような病気になったのかなどの思いを抱くこともある。まず，そのような思いを抱くのは，自分たちだけではないということを気づけるように支援する。

また，今後の治療について不安があれば，それについて話し合い，必要な説明を行う。同時に自己管理を続けることで，将来どのようなことを予防できるかを理解できるように

説明する。

　自分たちなりに病気を受けとめ，ライフスタイルを変更し，病気と共に意義ある生活ができるようになるのは，決して容易なプロセスではなく，多くの時間を必要とする。看護職は病気と共に生活することの大変さを十分に理解し，人々が自分たちなりの毎日が過ごせるようになるまで，時間をかけてサポートを続ける。

　看護職は，病気を診断されたときに抱きやすい心理社会的反応に関する知識をもち，他者の語りを聴く姿勢と技をもつことが重要である。そのうえで，話しやすい環境とはどのような環境であるのかを考え，工夫し，本人・家族が病気についての思いを自由に語ることができるように援助する[20), 21)]。病気を自分のこととして語ることができるようになれば，具体的にどのように自己管理をすればよいのかを一緒に考えることができる。自己管理に関する情報提供ばかりを急ぐと，期待される効果は得られないことが多い。常に，本人・家族の心理的状態を把握しながら，ケアを行う。

❷スティグマへの対応

　現代社会において，慢性の病いと共にある人々はスティグマを付与されることがある。私たちは，見知らぬ人に出会ったとき，その人から社会的アイデンティティを理解するための鍵を手に入れようとする。この社会的アイデンティティは，社会的活動，仕事上の役割，自己概念の3つを含み，病気や障がいによる身体機能低下のように，これらのうちのどれかが変化すると，その人のアイデンティティも変化するとされている。個人が社会的に受け入れられるために必要な資格の一部を失い，自分の特質が他人のそれとは異なっており，かつ好ましいものではなく，あるいはそのいずれかの理由で期待に応えることができないとき，その人は受け入れられた状態から無視された存在となり，スティグマが付与される[22)]。

　スティグマの付与は，社会的孤立，自己尊重の低減，社会関係の縮小および気分的な落ち込みなどにつながり，たとえば個人は，社会生活のなかで病気を隠したり，健康を装うために療養行動をとらなかったりすることがある。近年ではスティグマの内在化としてのセルフスティグマも論議されている。看護職は，本人・家族（クライエント）にスティグマによる影響がないかをとらえ，クライエントに苦悩がみられるときは，ていねいに話を聞くことを基盤にケアを提供する。

　ケアの目指すべきところは，次の4つである。

【ケアの目指すべきこと】
①クライエントは社会的に孤立していない。
②病気や身体症状があっても，クライエントは高い自己尊重を維持している。
③家族や友人および支援者との良好な関係が継続している。
④クライエントは気分的に落ち込んでいないし，他者との適切な交流ができている。

　このようなことを目指してケアをしようとすると，自分が慢性の病いについて抱いているスティグマに自ら気づく必要がある。

　長期あるいは生涯にわたって，病気や生活を自己管理しなければならない場合は，本人だけでなく家族や周囲の人々に対しても健康学習支援が必要となる。

❶臨床健康学習支援の視点

　臨床で行う健康学習支援においては，その対象となる本人・家族はそれぞれ自立した存在であり，生活経験の豊かな人々であるということを基盤とし，望ましい健康行動を生活の場で実行できるように，学習支援的にサポートすることが重要である。

　健康学習支援には，ヘルスプロモーションの支援（健康増進），1次予防のための支援（発症予防），2次予防のための支援（早期発見・早期治療），3次予防のための支援（悪化予防，合併症予防）が含まれる。

　ヘルスプロモーションの支援は，食習慣や運動習慣，そのほかの生活習慣および環境を改善することで，よりいっそうの健康的生活ができるようにするための学習支援である。

　1次予防のための支援は，病気の発症を予防するための学習支援であり，たとえば，糖尿病や脂質異常症を予防するための食生活のあり方，運動生活のあり方，およびストレス対応などについての学習支援が含まれる。

　また，**2次予防**のための支援は，病気の早期発見・早期治療のための学習支援であり，定期的健康診断の必要性や，その結果の把握・受診が必要な場合の受診行動の重要性などについての学習支援が含まれる。

　さらに，**3次予防**のための支援は，病気の悪化予防と合併症予防のための治療継続の意義と方法（モニタリング技術を含む）についての学習支援や，合併症予防のための定期検査の重要性についての学習支援が含まれる。

　どのような段階の健康学習支援においても，心理社会的アプローチの基盤の上に，認知領域，情意領域，精神運動領域の3領域のそれぞれに含まれる学習支援内容をバランス良く提供することが重要である（第3章-I-A「健康学習支援とは」参照）。すなわち，臨床健康学習支援で重要なことは，本人・家族の心理状態を把握したうえで，個々の状態に応じて働きかけることである。

❷臨床健康学習支援における本人・家族のニーズ

　臨床健康学習支援を行うために重要なことは，新たに必要となる健康情報に関して本人・家族がどのような状態にあるかを的確に把握することである。本人・家族が何を知りたいと思っているか，健康増進のためにはどのような知識が必要か，また，新たな知識を得ることに対する準備状態はどうかなどを明らかにする。

　本人・家族の知りたいことと健康増進のために必要な知識が一致している場合は，臨床健康学習支援は円滑に進むことが多い。しかし，それらが異なる場合には，医療職が一方的に健康学習支援を行っても，ほとんど効果を期待することはできない。そのような場合は，再度，本人・家族のニーズを確認し，症状のモニタリングを慎重に行いながら対応す

るが，ニーズの高いものから健康情報を提供し，さらに必要な情報に興味をもって取り組めるように計画する。そのため，過去にどのような健康学習支援を受けているか，これまでどのような工夫をしてきたか，健康についての価値観などについて話し合い，対象者が学習したいと思う方法を工夫する。

文献

1) 新藤京子，他：自立への支援を見直す；生活者の視点からセルフケアの過程を考える，看護，3月特別臨時増刊号；194-229，1995.
2) 黒江ゆり子，他：看護学における「生活者」という視点についての省察，看護研究，39（5）：3-9，2006.
3) 黒江ゆり子：病いのクロニシティ（慢性性）と生きることについての看護学的省察，日本慢性看護学会誌，1（1）：3-9，2007.
4) 天野正子：「生活者」とはだれか；自立的市民像の系譜，中公新書，1996，p.7-14.
5) 黒江ゆり子：クロニックイルネスにおける「二人して語ること」；病みの軌跡が成されるために，岐阜県立看護大学紀要，5（1）：125-131，2005.
6) Handron, D. S., et al.：Utilizing content analysis of counseling session to Identify psychosocial stressors among patients with type Ⅱ diabetes，The Diabetes Educator，20（6）：515-520，1994.
7) 黒江ゆり子：糖尿病におけるケアリング；生活体験と感情をふまえて，プラクティス，20（3）：302-308，2003.
8) 黒江ゆり子：慢性の病いにおける他者への「言いづらさ」に関する看護学的省察，看護研究，44（3）：227-236，2011.
9) 中岡亜希子，他：パーキンソン病者における病いについての他者への「言いづらさ」，大阪府立大学看護学紀要，19（1）：63-72，2013.
10) 黒江ゆり子編：クロニックイルネスにおける「言いづらさ」と実践領域モデル，みらい，2022.
11) 黒江ゆり子，他：クロニックイルネスと Motivational Interviewing；病いとともに生きる方策を発見するために，岐阜県立看護大学紀要，6（1）：63-70，2005.
12) 黒江ゆり子編：成人看護学①成人看護学概論 / 成人保健〈新体系看護学全書〉，メヂカルフレンド社，2014，p.173-183.
13) Corbin, J. M., Strauss, A.：軌跡理論にもとづく慢性疾患管理の看護モデル〈Woog, P. 編，黒江ゆり子，他訳：慢性疾患の病みの軌跡〉，医学書院，1995，p.1-31.
14) Edelwich, J., Brodsky, A. 著，黒江ゆり子，他訳：糖尿病のケアリング；語られた生活体験と感情，医学書院，2002，p.78-104.
15) 黒江ゆり子，他：7つのストーリーに描き出された他者への「言いづらさ」，看護研究，44（3）：298-304，2011.
16) 黒江ゆり子：慢性性におけるアドヒアランスの概念と測定方法；糖尿病の養生法と日常に焦点をあてて，大阪市立大学看護短期大学部紀要（2）：1-13，2000.
17) 黒江ゆり子：慢性の病いの慢性性 Chronicity と生活者という視点；コンプライアンスとアドヒアランスについて，看護研究，35（4）：3-17，2002.
18) 前掲書 14).
19) アイリーン・モロフ・ラブキン，パマラ D・ラーセン著，黒江ゆり子監訳：クロニックイルネス；人と病いの新たなかかわり，医学書院，2007，p.43-64.
20) 黒江ゆり子，北原保世：慢性の病いとともにある生活者を描く方法とライフストーリーインタビュー，看護研究，44（3）：247-256，2011.
21) 前掲書 10). p.233-240.
22) 黒江ゆり子：看護においてスティグマはどう考えられてきたか，糖尿病プラクティス，38（2）：175-182，2021.

第 2 章

慢性期看護の理解

- 慢性期にある人の療養生活に関連する地域包括ケアシステムについて理解する。
- 慢性期にある人への入退院支援の重要性とそのプロセス・支援内容を理解する。
- 回復期リハビリテーション病棟・地域包括ケア病棟の特徴を理解し，在宅療養移行に向けた支援の重要性と支援内容を理解する。
- 人生を揺るがす病気に苦悩し，希望を見いだし自己を再構築するプロセスと支援内容について理解する。
- 慢性期看護で用いられる理論について理解する。

I 慢性期看護の機能・役割・場

　少子高齢化が進み，医療提供体制が変化したなかで，医療サービス利用者である慢性期にある人が，療養の場が変わっても病気や障がいをもちながら生活者として自身の意思決定に基づく安心で安定した療養生活が送れるよう，入院時から退院後を見据えた計画的な支援が求められる。

　慢性期にある人とは，慢性疾患（糖尿病，高血圧症，心疾患，脳血管疾患など）により新たな自己管理が必要となる人，脳神経疾患などの発症により障がいをもちその後の生活の再構築が必要となる人，慢性疾患による療養生活の継続のなかでADL（日常生活動作）低下や意欲低下が起こっている人などが含まれる。いずれも慢性疾患や障がいにより身体的状況，心理社会的状況に多様な変化が生じ，その人のその後の人生に影響を与えることが多い。

　慢性の病気と共にある人々の人生のありようは，ストラウス（Strauss, A. L.）とコービン（Corbin, J. M.）により「病みの軌跡モデル」として表された。病みの軌跡モデルでは，慢性の病気は長い時間をかけて多様に変化していく一つの行路（cource）を示すと考えられ，病みの行路（illness course）は方向付けや管理が可能であり，行路は，延長させることもできるし，また安定を保つこともできる。さらに適切な管理をすれば随伴する症状をコントロールすることができ，安定を保つこともできると示されている[1]。病みの軌跡モデルでは，病気の慢性状況は，徴候や症状がみられない軌跡が始まる前の前軌跡期，徴候や症状がみられる軌跡発現期，病気や合併症の活動期であり，治療のため入院が必要となる急性期，生命が脅かされるクライシス期，病みの行路と症状がコントロールされている安定期，病みの行路と症状がコントロール困難となる不安定期，身体状態や心理的状態は進行性に悪化し症状の増大がみられる下降期，身体面の回復や心理的側面での折り合い，毎日の生活活動をコントロールしながら生活史を再び築くようになる立ちなおり期，および死に至る状況であり生活史のある人としての統合がなされる臨死期の局面があり，病気の進行や個々の状況によって局面は移行するとされ，軌跡の局面移行（trajectory phasing）といわれている（本章-III-E-1「病みの軌跡とは」，2「病みの軌跡には局面がある」参照）。

　したがって，慢性期の看護では，軌跡発現期から急性期を経た個人が，立ちなおり期を経て安定期に移行でき，今後の局面が上向きになれるよう支援する必要がある。慢性状況にあるケアの焦点は，治療にあるのではなく，「病気を管理しその病気と共に生きる方策を発見することにある」と示されており[2]，そのためには病みの行路の変化に伴い様々な状況に適応させるために何度も折り合いをつけ，一連の過程のなかでその人がそれまで編んできた人生や生活という糸を少しほどいてもう一度編みなおす，「編みなおし（reknitting）」を行うことができるよう支援することが求められているといえる。

　このように考えると，慢性期看護の場は，健康増進から人生の終焉までを含む幅広い看護が実践される多様な場となる。それらの場においては，保健師は地域で住民の健康状態

の維持・向上のための支援を行い，医療機関においては外来看護師・病棟看護師・退院調整看護師などがケアを提供し，また，訪問看護師は地域で療養している人にケアを提供している。

　そして慢性期にある人への支援は，その人のその後の人生のなかで長期にわたり継続されなければならない。したがって，地域包括ケアシステムの構築に伴い医療提供体制が変化するなかで，病気の局面が移行し療養の場が変わっても，生活者としてのニーズを基盤とした的確な支援が得られるような支援体制が必要となる。そこで，まずは医療提供体制の変化のなかでの療養支援に焦点を当てて慢性期看護の機能・役割について考える。

 ## 医療提供体制の現状

▌ 地域包括ケアシステム

　わが国では少子高齢化が急速に進展してきた。**高齢化率***は，1970（昭和45）年に7.1%であったものが，2013（平成25）年には25.1%になり（国民の4人に1人が高齢者），2021（令和3）年10月1日現在では28.9%となっている[3]。

　2025（令和7）年には，第1次ベビーブームの1947〜1949（昭和22〜24）年の3年間に出生した「団塊の世代」が75歳以上の**後期高齢者**となる。要介護認定率や認知症の発生率などが高い後期高齢者の増加に伴い，医療ニーズと介護ニーズを併せもつ高齢者の増加が見込まれる。そのなかで増加している国民医療費を抑制しつつ，持続可能な社会保障制度を構築するために，医療依存度が高くても在宅で療養できるよう，在宅医療・介護が連携したサービス提供体制の構築が必要となる。このような社会構造の変化や高齢者のニーズに応えるためのケア体制として，地域包括ケアシステムの構築が推進されている。**地域包括ケアシステム**とは，高齢者が重度の要介護状態となっても住み慣れた地域で自分らしい暮らしを人生の最後まで続けることができるよう，地域の事情に応じて医療，介護，予防，住まい，生活支援が一体的に提供される，日常生活圏（具体的には中学校区）を単位とした包括的なケア体制である[4]。

　地域包括ケアシステムの医療提供体制は，医療機関完結型から**地域完結型**へと移行しており，慢性期にある人々の療養の場も，医療機関での入院医療から，外来医療や地域における在宅医療へと移行している。地域包括ケアシステムにおける医療サービス利用者のニーズは，自身の意思決定に沿った療養生活が保障されることであり，医療機関から在宅療養へと切れ目のない継続した支援が求められる。

　2016（平成28）年度の診療報酬改定では，2025年に向けて，地域包括ケアシステムと効果的・効率的で質の高い医療提供体制の構築を図ること，地域包括ケアシステムの推進

---

* **高齢化率**：人口に占める65歳以上の高齢者の割合を示す。高齢化率が7〜14%未満の社会を**高齢化社会**，14〜21%未満の社会を**高齢社会**，21%以上の社会を**超高齢社会**という。

と医療機関の機能分化・強化，連携に関する充実などに取り組むことが示された。

　さらに2018（平成30）年度の診療報酬改定では，住み慣れた地域で継続して生活できるよう，患者の状態に応じた支援体制や地域との連携，外来部門と入院部門（病棟）との連携などを推進する観点からの評価を充実させた。誰でもが病気になり入院しても，住み慣れた地域で継続して生活できるよう，入院前からの支援を行ったときの評価として，「入院時支援加算（200点退院時1回）」が新設された。そして「退院支援加算」が「入退院支援加算」に名称が変更され，外来部門と病棟との連携強化による入院前から入院中，退院後の外来や在宅までの切れ目のない支援が提供され，外来での支援も強化されることとなった[5]。

Ⓑ 慢性期にある人への外来医療における看護

　慢性疾患の診断，治療導入期や安定・維持期の患者への継続医療は，外来または在宅で行われ，治療は，生涯にわたりあるいは繰り返し行われる。近年，在宅医療の推進，在院日数の短縮化と外来医療への移行など「病院完結型」から「地域完結型の医療」に変わりつつあるなかで，外来では医療依存度の高い患者が増加している。このような状況のなかで，自己管理が確立していない状態で退院する患者・家族に対し，外来医療では治療の継続と生活の両方の観点から一人ひとりの生活状況に合わせた相談対応や療養指導（自己管理教育/自己管理支援を含む）など専門的な支援を提供している。

1. 外来看護と看護外来

1 ｜ 「外来看護」の意味すること

　「外来看護」とは，「疾病をもちながら地域で療養・社会生活を営む患者やその家族などに対し，安全で・安心・信頼される診療が行われるように，また，生活が円滑に送れるように調整を図りながら看護職が診療の補助や療養上の世話を提供すること」をいう。次に紹介する看護外来における看護は，外来看護のなかに位置づけられる。

2 ｜ 「看護外来」の意味すること

　「看護外来」とは，「疾病をもちながら地域で療養・社会生活を営む患者やその家族などに対し，生活が円滑に送れるように，個々の患者やその家族などに応じた特定の専門領域においての診療の補助や療養上の世話を提供する場の外来」をいう。看護外来では一定の時間と場を確保し，生活に伴う症状の改善や自己管理の支援などを医師や多職種と連携して看護職が主導して行う。

2. 外来医療における看護の特性

慢性期における外来医療では，1992（平成4）年に初めて外来看護にかかわる診療報酬として在宅療養指導料が算定されるようになった。以降は，看護にかかわる診療報酬評価に沿って，看護師ができる糖尿病合併症管理料，医師や関連職種と看護師が協働してできる糖尿病透析予防指導管理料，生活習慣病管理料，喘息治療管理料，ニコチン依存症管理料など徐々に増え，専門的な看護の提供が求められるようになった。近年では，在宅酸素療法外来，糖尿病相談外来，フットケア外来，透析看護外来，生活習慣病外来，禁煙支援外来，慢性腎不全看護外来，認知症外来，高齢者看護外来，リエゾンナース外来などで専門的な看護が提供されている。

退院後や通院を続けているなかで，患者・家族が自身の生活を調整するには，画一的な方法でできるものではない。患者・家族の療法生活を支援する看護職には，個々の患者・家族のライフスタイルに合わせた指導・相談・調整の能力が求められる。そのため，患者・家族のために必要な時間を確保し，専門的な支援を提供する「看護外来」が増加してきた。看護外来では，専門性の高い知識・技術をもつ慢性疾患看護**専門看護師***，糖尿病看護**認定看護師***，慢性心不全看護認定看護師，慢性呼吸器疾患看護認定看護師などの特定の資格を有する看護職が相談対応や療養指導などを担い，継続的に支援している。専門性の高い看護師が療養生活を支援することによって，慢性期にある患者・家族のニーズに応えることが可能になっている。

3. 外来医療における看護の役割

これらの外来における看護の役割は，在宅などでの自己管理の支援，外来での治療・自己注射や自己導尿などの訓練の実施と管理，説明・情報提供および意思決定の支援である。在宅などでの自己管理の支援には，医療処置が外来で導入される場合の自己決定支援が含まれる。患者・家族に向けて医師から行われる説明を受けて，患者・家族の理解の状況を把握し，必要に応じて再度あるいはよりわかりやすく，患者・家族が理解できるように伝え，患者・家族が意思決定できるように支える。すでに医療処置が導入されている場合は，その医療処置に対する患者・家族の気持ちを把握し，何らかの負担感情がある場合にはそれを軽減する策を患者・家族と一緒に考え，工夫する。

外来での治療・自己注射や自己導尿などの訓練の実施と管理に関する支援では，在宅等の自己管理において，緊急時の相談や支援が受けられるように必要な調整を含めて行う。

---

* **専門看護師**：専門看護師（CNS）とは，高度実践看護師の一つである。高度実践看護師は，対象のQOL向上を目的とし，個人，家族および集団に対して，ケアとキュアの統合による高度な看護学の知識技術を駆使して，疾病の予防および治療・療養・生活過程の全般を統合・管理し，卓越した看護ケアを提供する者をいう。実践，教育，相談，調整，研究，倫理の6つの役割を担う。教育は看護系大学院修士課程で行われる。

* **認定看護師**：認定看護師（CN）とは，ある特定の分野において，熟練した看護技術と知識を有することが認められた者をいう。実践，指導，相談の3つの役割を担う。教育期間は1年以内である。

訪問看護師や社会サービスを利用する場合は，それらの専門職と連携・情報共有を行い，重症化予防や急性増悪の予防につなげる。

　説明・情報提供，および意思決定支援にかかわるものでは，外来医療の高度化の進展に伴い治療の選択肢が拡大している状況があることから，患者・家族が抱いている思いを踏まえ，必要かつ十分な情報提供を行い，患者・家族の選択あるいは決定を支える。

　慢性期における外来看護は，生活と医療をつなぐ要として，地域包括ケアシステムのなかで地域とも連携をとり，切れ目のない医療・看護サービスを提供することが求められている。これらの看護活動において重要なことは，対象を生活者として，広く全体的にとらえ，対象のニーズを明確にし，対象者が医療職者と協働することで，もてる力を十分に発揮し，自らの健康を管理しながらその人らしく生きていくことを支える看護を提供することである。

▌4. 外来医療における事例から考える

> 【糖尿病と共にある人が食道がんの外科的治療を受けたケースにおける支援】
> 　Aさん（70歳代男性）は，60歳代より2型糖尿病があり，定期的に受診を行い，内服治療を継続していた。3週間前に食道がんを指摘され，外科的治療を受けたところ，術後に狭窄が生じ，腸瘻からの栄養注入が必要となった。インスリン療法による血糖コントロールと栄養注入について患者と妻が指導を受け，在宅療養が開始となった。退院時のHbA1cは7.4％で，この状況における血糖コントロール状態は安定していた。
> 　初回の外来受診時に，外来看護師が在宅療養生活の様子を尋ねると，Aさんは「手術が終わったらインスリン治療も終わると思っていたし，口から食べられると思っていた。家に帰ってもなんの楽しみもない。血糖測定や注射は痛いし，毎日がつらい」と，抱えているつらさを語り始めた。外来看護師は，その話に耳を傾けた後，Aさんの抱えるつらさを医師と共有し，医師と看護師が協働でAさんのつらさを軽減するための支援を開始することになった。医師からは「口から食べられること」や「内服治療への変更」の見通しについて，理解できるよう具体的な説明が行われた。看護師は，血糖測定やインスリン注射時の穿刺痛に対して，針や器具の変更や穿刺方法の工夫など検討を行った。Aさんは「これなら針の痛みもがまんできそう。からだが回復するのも待てそう。気持ちが楽になったよ」と話し，良好な在宅療養を継続することができるようになった。

　このように外来医療における看護職は，慢性期にある人の思いに十分に耳を傾けると同時に身体状態を的確に把握し，必要な支援を必要な時に提供するのである。

Ⓒ 慢性期にある人への入退院支援

▌1. 慢性期にある人の退院後の療養生活を視野に入れた入退院支援

　慢性期にある人の入退院支援においては，個人・家族を生活者としてとらえ，入退院支援におけるニーズを明確にする必要がある。在院日数が短縮化されたなかで，個人・家族の退院後の療養生活の安心・安定を保障するためには，入院早期から入院前の生活状況を

把握し，退院後の生活を視野に入れて，個人・家族の意向を確認しながら計画的にケア・教育支援に取り組むことが求められる。

1 入退院支援とは

医療機関完結型から地域完結型へと移行した医療提供体制のなかで，慢性期にある人々は病気や障がいをもちながらも，自身の望む場所で，望む生活を送りたいとの意向をもつ。在院日数が短縮化され，限られた入院期間のなかで，入院中の療養生活から在宅療養へと移行するには，入院前の生活を把握したうえで退院後の生活を視野に入れた療養生活上の支援や，在宅で提供される医療・介護サービスとの円滑な連携が望まれる。そこで重要となるのが退院後の療養生活を視野に入れた**入退院支援**である。入退院支援とは，個人と家族の意向などの療養生活上のニーズを基盤とし，入院前から退院後も継続する「その人らしく生きる」ことへの支援である。そして，病気の発症や悪化によって，これまでの生き方からの変更を余儀なくされるなかで，病気や障がいをもちながら自分らしく生きる人生へと編みなおしをするための支援である。そこには，個人・家族の意向に基づく意思決定支援，退院後の病状管理への支援／セルフケア自立に向けた支援，患者・家族への健康学習支援／教育支援，社会資源の適切な活用への支援が含まれる。

2 個人・家族の療養生活に向けた入退院支援プログラム

退院後の療養生活に向けた入退院支援の具体的な取り組みとしては，入院前の生活を把握し，病状の変化に伴う退院後の生活状況を判断する**入院時アセスメント**を行い，そのアセスメントに基づき退院後の療養生活に向けた計画的準備のための**退院支援計画**を立案する。また，退院後の生活に向けて多職種で退院時目標を検討・共有するために，多職種参加の入院時カンファレンスを行い，看護職間で入院時カンファレンスの内容を共有し，退院支援計画実現のために定期的な**退院支援カンファレンス**を行う。さらに，退院後の生活を見通して個人・家族への具体的なケアや自己管理に向けた健康学習支援を行う。看護師が，リハビリテーションスタッフなどと共に退院前に自宅を訪問して，療養環境を把握し評価する**退院前訪問**や，本人が自宅に試験外泊してみることなどで，生活における具体的な課題が明確となり，課題解決に向けた具体的なケアにつながる。また，退院後の療養生活の安心・安定に向け，本人・家族，院内および地域の専門職が参加する**退院前カンファレンス**により，本人・家族の意向に沿った療養生活に向けた社会資源の活用などを検討する。そして，退院後の生活状況を把握し，必要時支援を行う**退院後訪問**や外来との連携，地域の専門職との連携なども重要となる（図2-1）。

3 退院後の生活を見据えた入院時アセスメント・看護実践

入退院支援においては，本人・家族の入院前の生活状況，病状，社会資源の利用状況，退院困難な要因の有無などが把握される。それらの情報を基に，本人・家族を生活者とと

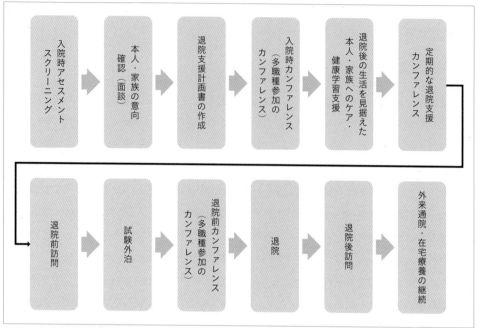

図2-1 入退院支援プロセス

らえ，退院後の生活への意思，病状や治療などをアセスメントし，退院後の生活を見据え
た目標設定・計画立案に結びつける。退院後のその人らしい生活に向けた支援を多職種と
協働で取り組む。具体的には本人・家族の思いに基づく意思決定支援，その人らしい生活
に向けた本人・家族への支援・健康学習支援，社会資源の調整に向けた多職種連携による
支援などである。

❶入院前の外来部門での支援

2018（平成30）年度の診療報酬改定では，外来部門における入院前からの支援が強化さ
れた。具体的には，入院の予定が決まった患者に対して外来部門で，身体的・社会的・精
神的背景を含めた患者情報の把握，入院前に利用していた介護サービス・福祉サービスの
把握などを行い，入院中の看護や栄養管理などにかかる療養支援計画の立案，患者および
入院予定先の職員との共有により，入院時支援加算（200点退院時1回）が算定できること
になった。

情報収集は外来部門や入退院支援部門の看護職者によって行われ，必ず入院病棟の看護
職者と情報共有される。医療機関によっては，外来部門で療養支援計画が立案される場合
もある。これらの入退院支援が推進されることで，入院を予定している患者が，入院前か
ら入院生活や入院後にどのような治療過程を経るのかをイメージでき，安心して入院医療
を受けることができる。

❷入院時スクリーニング・入院時アセスメント・看護計画立案

入退院支援体制が整備されている医療機関の場合は，入院前に入退院支援が必要な患者
のスクリーニングが行われている場合もある。入院病棟の看護師は，入院時にその情報を

基に改めて本人・家族を生活者ととらえ，退院後のその人らしい生活を見据えたアセスメントを行い，ニーズを明確にする。そのニーズを充足するための看護計画を立案し，本人・家族の思いに基づく意思決定支援，退院後のその人らしい生活に向けた本人・家族へのケア・教育支援，社会資源の活用に向けた多職種連携による支援などを行う。

4 退院後の生活に向けた多職種によるカンファレンス

個人・家族の退院後の療養生活を支えるためには，多職種それぞれの専門性を生かしたチームアプローチが不可欠であり，同じ方向性で支援を進めるためには退院後の生活に向けた多職種カンファレンスの確実な実施が必要となる。

入院時の多職種によるカンファレンスは，入院 7 日以内に本人・家族，病棟看護師，医師，リハビリテーションスタッフ（理学療法士，作業療法士，言語聴覚士），MSW，薬剤師，管理栄養士などの多職種が参加して開催される。医師から病状・治療方針が説明され，看護師が患者・家族の意思や ADL の状況，看護計画などを示し，リハビリテーションスタッフからリハビリテーションの計画が示され，管理栄養士や薬剤師などの介入内容も共有される。本人・家族，多職種が同じ方向性で退院時目標を設定し，その目標に向けて多職種が協働して支援を行うことが可能になる。

退院前カンファレンスは，本人・家族，院内の多職種，退院調整看護師に加えて地域の専門職（在宅支援診療所医師，訪問看護師，ケアマネージャー，通所介護の看護職など）も参加して行われる合同カンファレンスである。そこでは，在宅における支援の継続に向けた情報共有や，在宅生活上の課題について検討が行われ，サービス利用などの具体的な支援が検討される。本人・家族にとっても退院後の生活に対する不安が表出できることにより，解決策の検討につながる。多職種による在宅での具体的な支援内容が確認できることにより，在宅での生活のイメージ化にもつながる。

5 退院後の療養生活を見据えた看護実践

退院後の療養生活を見据えた看護実践として，個人・家族の思いをとらえた意思決定支援，退院後のその人らしい生活に向けた本人・家族へのケア・教育支援，社会資源の活用に向けた多職種連携による支援など（社会資源については本章 -II「慢性期にある人の療養支援における多職種連携と看護の役割」参照）を行う。

入退院支援における**意思決定支援**とは，病いや障がいと共に生きる状況で，患者・家族がどのようにそれを受けとめ理解しているのか，どのように生活していきたい，生きていきたいと思っているのかを共にたどりながら，本人と家族の思いをとらえ，今後の療養場所や療養方法の一つひとつを患者と家族が共に意思決定できるように支援していくことである [6]。それは，病気をもちながらの生活の編みなおしに向けた支援ともいえる。

意思決定支援においては，これから先の生き方を選択して自己決定していけるよう，その人に合わせた療養方法や，療養場所などの情報を提供する。本人や家族のこれまで生き

てきた過程に関心を向け，その思いを聴くことから始める。その人のこれまでの生活史を共にたどり，本人の生活スタイルや価値観，今後生きていくうえでの希望などをとらえることが重要になる。病気をもち生活の編みなおしをする本人が，納得してその後の生き方を選択できるような支援が求められる。

意思決定においては，本人と家族の意向が異なる場合が起こる。その際にも本人の意思を尊重し，家族の意向も十分に把握し，本人と家族が実際に話し合って折り合いがつけられるように支援する。

6 │ 退院後の生活を視野に入れた個人・家族への支援

入院時アセスメントや入院時カンファレンス，本人・家族の意向の確認により，退院に向けた目標が設定され，療養生活に向けた支援が明確となる。退院後の生活に向けた支援内容としては，本人の日常生活動作（ADL）の維持・向上に向けたケア，本人・家族への医療的管理（胃瘻管理，インスリン注射，吸引，人工呼吸器の管理など）に向けた教育支援，在宅での自己管理に向けた健康学習支援などを行う必要がある。

脳神経疾患の発症や慢性疾患の増悪により，医療依存度が高いまま在宅での生活に移行する場合は，本人のADLの自立の程度，家族の介護力などをアセスメントし，療養指導のなかで習得可能な技術と，習得困難な技術を明確にする。

習得可能なことについては，在宅での医療的処置の場面をイメージできるように工夫する。そして，日々の習得度を確認しながら療養指導を進めていく。

本人・家族と共に在宅での生活をイメージしながら，具体的な方法を検討する。たとえば，食事ケアでは，だれが買い物に行き，食事を作り，どのような状況でだれが食事介助を行うのかを本人・家族と話し合い，具体的な方法を検討する。また，歩行や車椅子移乗に向けた支援などは，理学療法士と共に，退院後の生活状況を考慮しながら方法を検討する。

退院後の生活を視野に入れた本人・家族への療養指導においては，在宅では病院と同じ方法で行うことは難しいことを理解し，訪問看護師とも連携をとりながら，本人・家族が無理なくできる方法を検討することが重要となる。

7 │ 退院後の生活状況の把握・評価のための取り組み

退院後の生活状況の把握・評価のための取り組みとして，退院後訪問の実施や外来での確認，訪問事例の事例検討による退院支援の評価がある。

退院後訪問は，病棟看護師が退院後に自宅に訪問することで，本人・家族にとっては退院後の療養生活上の不安の軽減につながる。また病棟看護師にとっても，実際に自宅に出向くことで在宅生活のイメージ化につながるとともに，本人・家族の思いを直接聴くことで，入退院支援の重要性の認識の向上につながる。また，病棟看護師と訪問看護師が同行訪問することにより，本人・家族のその人らしい生活に向けた病棟での支援が在宅療養へ

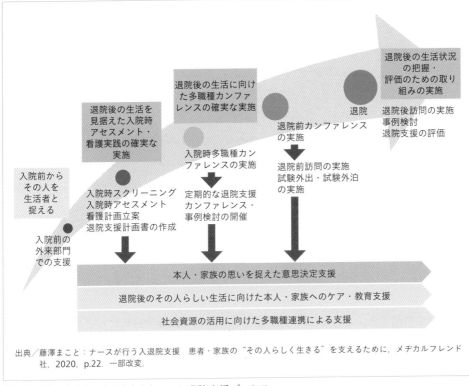

入院前からその人を生活者と捉える

入院前の外来部門での支援

退院後の生活を見据えた入院時アセスメント・看護実践の確実な実施

入院時スクリーニング　入院時アセスメント　看護計画立案　退院支援計画書の作成

退院後の生活に向けた多職種カンファレンスの確実な実施

入院時多職種カンファレンスの実施

定期的な退院支援カンファレンス・事例検討の開催

退院前カンファレンスの実施

退院前訪問の実施　試験外出・試験外泊の実施

退院後の生活状況の把握・評価のための取り組みの実施

退院

退院後訪問の実施　事例検討　退院支援の評価

本人・家族の思いを捉えた意思決定支援

退院後のその人らしい生活に向けた本人・家族へのケア・教育支援

社会資源の活用に向けた多職種連携による支援

出典／藤澤まこと：ナースが行う入退院支援　患者・家族の"その人らしく生きる"を支えるために，メヂカルフレンド社，2020，p.22．一部改変．

図2-2 「その人らしく生きる」を支える入退院支援プロセス

と継続され，在宅での生活に合わせて改善される契機となっている。

　訪問事例の退院後の生活状況や患者・家族の思いを含めた**事例検討**を行うことで，入院中の退院支援の振り返りおよび評価が可能となる。また，退院後の外来受診時に生活状況を聴いたり，訪問看護師や施設の看護職者と連携して退院後の生活状況を把握し，事例検討を行い，入院時から退院後までの支援内容を振り返ることで退院支援の評価につながる。

　入退院支援プロセスに沿った取り組みが確実に行われることにより，本人・家族の意思決定に沿った生活の編みなおしへの支援につながると考える (図2-2)。

2. 入退院支援の場の例

1 回復期リハビリテーション病棟から在宅療養への移行に向けた支援

　脳血管疾患の発症により片麻痺や高次脳機能障害などの障がいが残る場合や，慢性疾患の急性増悪により床上の生活が長期化したことで生活不活発病（廃用症候群）を併発する場合などは，大幅な生活の変化を余儀なくされる。そのなかでも早期から集中的なリハビリテーションを行うことで，身体機能の向上がみられ，ADLの低下も最小限に抑えられ，その人の望む生き方の実現が可能となる。そのため，急性期症状が安定した早期の段階で，回復期リハビリテーション病棟に転入（または入院）し，本人・家族の意向に沿った退院後

の生活に向けた支援が行われることも多い。そこで、慢性期にある人の回復期リハビリテーション病棟から在宅療養へ移行する場合の退院支援について次に述べる。

❶回復期リハビリテーション病棟の入院対象者

2000（平成12）年の診療報酬改定においては、医療保険制度の抜本改革の一環として医療の質向上と効率化を図るため診療報酬体系が見直された。そのなかで、患者サービスの向上として回復期リハビリテーションの充実のため、特定入院料として回復期リハビリテーション病棟入院料が新設された。**回復期リハビリテーション病棟**は、脳血管疾患や大腿骨頸部骨折などの人を対象として、多くの医療専門職がチームを組んで集中的なリハビリテーションと医学的管理を行い、ADLの向上により寝たきりを防止し、自宅や社会に復帰することを目的とした病棟である。疾病、受傷部位などにより身体機能やADLの改善が見込める期間が予測できるため、各疾患により発症から入院までの期間や、回復期リハビリテーション病棟に入院できる期間もそれぞれ定められている（表2-1）。

❷回復期リハビリテーション病棟から在宅への移行に向けた支援

支援においては、まずは回復期リハビリテーション病棟に転入（入院）する人やその家族の特徴を理解する。たとえば、脳神経疾患の人は、急激な発症によって運動障害や感覚障害をもつ場合や、言語障害、構音障害、嚥下障害、記憶や注意などの障がいである高次脳機能障害、自律神経障害などをもつことになり、また、慢性疾患が急性増悪した人は、安静臥床によって廃用症候群（筋萎縮、関節拘縮、心機能低下、起立性低血圧、誤嚥性肺炎、褥瘡、うつ状態など）が起こる。これら機能障害や活動制限によって食事や排泄などのADLが低下し、同時に、急激な発症や受傷による喪失感、抑うつ、意欲低下など、精神活動の低下が生じる。また、本人の発症によって生活が一変した家族も、現状が受け入れられない状況となる。

入院時アセスメントでは、医療管理の視点として病状経過・治療、現在の病態、機能障害の状況、医療処置などを急性期病棟での情報も含めて情報収集し、今後の病状予測など

表2-1 回復期リハビリテーションを要する状態および算定上限日数

疾患	算定上限日数
1 脳血管疾患、脊髄損傷、頭部外傷、くも膜下出血のシャント手術後、脳腫瘍、脳炎、急性脳症、脊髄炎、多発性神経炎、多発性硬化症、腕神経叢損傷等の発生後もしくは手術後の状態または義肢装着訓練を要する状態	150日以内*
2 大腿骨、骨盤、脊椎、股関節もしくは膝関節の骨折または二肢以上の多発骨折の発症後または手術後の状態	90日以内
3 外科手術または肺炎等の治療時の安静により廃用症候群を有しており、手術後または発症後の状態	90日以内
4 大腿骨、骨盤、脊椎、股関節または膝関節の神経、筋または靱帯損傷後の状態	60日以内
5 股関節または膝関節の置換術後の状態	90日以内
6 急性心筋梗塞、狭心症発作その他急性発症した心大血管疾患または手術後の状態	90日以内

＊高次脳機能障害を伴った重症脳血管障害、重度の頸髄損傷および頭部外傷を含む多部位外傷の場合は、算定開始日から起算して180日以内

資料／厚生労働省：令和4年度診療報酬改定の概要　入院II（回復期・慢性期入院医療）、令和4年3月4日版.

を含めてアセスメントする。生活状況の把握としては，急性期病棟入院前の生活や社会活動の状況，家族構成，社会資源の利用状況，急性期病棟でのADLを情報収集し，入院時のADLを評価する。また，本人・家族と面談を行い，本人・家族の思いや退院後の生活に向けた意向などを聴き，本人・家族の意向に沿った退院後の生活に向け包括的にアセスメントする。

入院時カンファレンスでは，多職種チームの協働による支援として，入院時初期に本人・家族，多職種参加のカンファレンスを開催する。病状や今後の病状管理についての説明が医師から行われ，本人・家族の意向を踏まえながら退院時までのリハビリテーションの目標を設定し，各職種の支援目標について検討する。その際，家族に居宅の写真などを持参してもらい，具体的な構造を念頭に置き，住宅改修の必要性を含めて検討する。

看護職は病状管理を行いながら，本人の退院後のADL向上に向けた支援，医療的管理・服薬管理などの自己管理に向けた療養指導，本人への心理的サポート，家族への療養指導・不安への対応などを行う。

脳血管疾患などの場合，急性期症状は治まり病状は安定していても再発のリスクは高い状態であるため，異常の早期発見のためのバイタルサインの管理や観察は重要である。ADLの支援では，入院中の生活支援からリハビリテーションスタッフと協働しながら，退院後の生活を見据えた支援が必要となる。たとえば，排泄自立に向けた支援では，自宅のトイレまでの距離を考慮に入れた移動動作や，排泄時のズボンの上げ下げができるような動作の確立など，具体的な支援が求められる。自立に向け支援するなかでも身体機能障害による転倒のリスクがあるため，見守りも重要な支援となる。

回復期リハビリテーション病棟における**退院前訪問指導**は，理学療法士や看護師などが本人と共に居宅に出向き，在宅療養に合わせた具体的な支援や，手すりなどの福祉用具の必要性の検討を行う。そして，たとえば家に段差がある場合は，段差に対応できるよう，その後のリハビリテーションに階段の昇降を取り入れるなど，退院に向けた具体的な支援につなげる。

退院前に本人・家族，院内の多職種，地域の関連職種が参加して，退院前カンファレンスを行い，退院後の多職種による具体的な支援体制について検討する。たとえば退院後の診療体制として**かかりつけ医**にも参加を依頼し，医療の継続を図る。また退院後の療養生活に向けた準備状況を共有し，社会資源の活用を含め，本人・家族の不安に対応できるように，具体的な検討を行う。訪問看護を利用する場合には，訪問看護師と共に療養指導の内容を共有し，在宅療養でのケアの継続を依頼する。

2 　地域包括ケア病棟から在宅療養（外来通院・訪問看護）への移行に向けた支援

❶ 地域包括ケア病棟とは

地域包括ケアシステムのなかで「医療」を担う医療機関としては，急性期から円滑な在宅移行を図るための退院支援の充実が求められる。そのため，地域包括ケア病棟入院料（入

院医療管理料）が設けられており，医療機関では地域包括ケア病棟としてその機能・役割を果たしている[7]。

❷ 地域包括ケア病棟における入退院支援

　地域包括ケア病棟は，高齢者が住み慣れた場所で生活するために，地域の在宅医療を支える病棟として，①急性期治療を経過した患者の受け入れ，②在宅で療養を行っている患者などの受け入れ，③在宅復帰支援の役割・機能を担う。2022（令和4）年度の診療報酬改定では，自宅などからの入院受け入れを推進する（2割以上）ことや適切な意思決定支援に関する指針を定めていることが要件に加えられた[8]。

　地域包括ケア病棟の対象者は，自宅や施設の急性期病床から入棟し，退院先は自宅や介護老人保健施設（在宅強化型）などとなり，在宅復帰率72.5％以上の要件が定められている。2014（平成26）年度の疾患別の患者割合では，**骨折・外傷**が最も多く，以下，慢性疾患である肺炎，脳梗塞，悪性腫瘍，心不全（高度非代償性），尿路感染症，脳出血，片麻痺，慢性閉塞性肺疾患（COPD），パーキンソン病関連疾患などでの入院となっている。退院に向け，病態の安定，疾病の治癒・軽快，リハビリテーションによる退院後の生活への準備などを目指している[9]。

　慢性疾患の急性増悪の場合，急性期病棟から地域包括ケア病棟に入棟し，本人・家族の意思決定に沿った在宅での療養生活への移行を目指すことが多い。退院後の生活を視野に入れた支援については，前述の回復期リハビリテーション病棟からの在宅移行支援と同様に，入棟時早期より，退院後の生活に向けた，意思決定支援，セルフケア自立に向けた支援，医学的管理に向けた本人・家族への療養指導などが行われる。

　入院時アセスメントでは，急性期病棟からの看護サマリーなどを活用しながら，再度，医療的管理，生活状況の視点からアセスメントを行う。当該病棟では重症度，医療・看護必要度Ⅰの患者が12％，または重症度，医療・看護必要度Ⅱが8％以上含まれることが要件となっており，医療依存度が高いまま入棟する場合がある。また，多岐にわたる診療科から多様な疾患の人が入院してくるため，病態把握や今後の病状予測なども含めたアセスメントが求められる。入棟時のADLの評価，面談による本人・家族の意向の把握，社会的側面の把握による情報を踏まえ，個人を生活者として包括的にアセスメントする。

　多職種による入院時カンファレンスでは，入棟7日以内にカンファレンスを開催し，医師，看護師，在宅復帰支援担当者，そのほか関連職種が協働して新たに診療計画（退院に向けた指導・計画などを含む）を作成し，文書により病状，症状，治療計画，推定される入院期間などを本人に説明する。看護師は，本人・家族の病状などの理解度を確認し，病状を理解したうえで今後の生活に向けた意思決定ができるよう支援する。

　地域包括ケア病棟においては，医療依存度が高く，病状悪化のリスクが高い人も多く入院している。誤嚥性肺炎による頻回の吸引が必要な人，嚥下障害による胃瘻造設やがんによるストーマ造設をした人など，医療依存度が高い状態のまま在宅に移行することもある。その場合は，在宅での生活状況に合わせた医療的管理の方法を検討し，本人・家族への療

養指導を行う。

退院前カンファレンスでは，退院前に，本人・家族，院内の多職種，地域の関連職種が参加し，退院後の療養生活に向けた環境を調整する。具体的には，退院後の診療体制の確認や，療養生活に必要な社会資源の活用に向けた検討，本人・家族へのケアの継続に向けた検討を行う。

退院後訪問では，退院後に自宅などを訪問し，本人・家族の医療管理も含めた生活状況を確認し，必要時療養指導を行うことが，本人・家族の安心・安定した療養生活につながる。また，訪問看護師との同行訪問に加算が取れるようになったことにより，医療機関の病棟看護師や退院調整看護師が自宅に出向く退院後訪問が行われることで，病棟での療養支援が在宅療養へと円滑に移行できると同時に，入院中の支援の評価にもつながる。

なお，退院後に本人が外来を受診する場合には，外来看護師と連携をとり，受診の際の医療的管理や生活状況の確認・支援を依頼することで，安心・安定した療養生活の継続を図る。また，地域包括ケア病棟から自宅への退院ではなく，居宅とみなされる施設に退院した場合には，施設の看護職などと連携しながらケアの継続を図る必要がある。

在宅からの入院では，要介護状態で医療依存度の高い利用者（要介護者）の家族に対するレスパイトケアとして病院に入院する場合がある。**レスパイトケア**とは，介護者が介護から一時的に解放されることにより，家族の介護負担の軽減を目指すものであり，地域包括ケア病棟はその入院受け入れの役割を担う。

3. 訪問看護から急性期病棟へのケアの継続

慢性疾患や障がいをもちながら在宅で療養生活を送るうえで，訪問看護の果たす役割は大きい。訪問看護では，慢性期にある人を患者ではなくサービス利用者ととらえ，利用者の希望どおりの療養生活や家族の介護生活が支障なく送れるよう，利用者と家族それぞれの生活の質（quality of life：QOL）の向上を目指して，看護サービスを提供している。

また，地域包括ケアシステムのなかで在宅医療を推進するため，常勤の看護職員を4人以上（機能強化型3），5人以上（機能強化型2）または7人以上（機能強化型1）配置する**機能強化型訪問看護ステーション**が設けられている。機能強化型訪問看護ステーションに求められる機能は，①24時間対応体制により安定的にサービスが提供されること，②在宅でのターミナルケアに対応できること，③重症度の高い利用者に対応できることなどがある。また，居宅介護支援事業所をステーションと同じ敷地内に設置すること，医療ニーズの高い利用者のケアプランを策定していることが要件になっていることから，医療・介護ニーズを併せもつ利用者に対応できる。

医療依存度が高い状態で退院した人は，在宅療養のなかで人工呼吸器装着中の呼吸状態の悪化，心不全の悪化，誤嚥性肺炎，褥瘡の悪化，糖尿病の合併症などの急性増悪により，急性期病棟への緊急入院が必要となる。24時間対応の体制をとる訪問看護ステーションであれば，本人・家族から訪問看護師に連絡が入り，訪問看護師・在宅医の判断により救

急搬送され入院となることもある。入院中に訪問看護師が急性期病棟に出向いて，病棟看護師に在宅での療養生活の状況が情報提供され，退院後の療養生活を視野に入れたケアが検討されると，退院後もケアが継続される。

Ⅱ 慢性期にある人の療養支援における多職種連携と看護の役割

A 慢性期にある人の療養生活にかかわる多職種

慢性期にある人が，病気や障がいをもちながら意思決定に沿った生活を送るためには，多職種による支援を必要とする。機能障害の回復，慢性疾患の症状の安定に向け，院内の多職種としては病棟看護師，退院調整看護師，外来看護師，医師，理学療法士（PT），作業療法士（OT），言語聴覚士（ST），MSW，薬剤師，管理栄養士などがかかわり，退院後の療養生活を視野に入れた支援を行う。また，地域での療養生活を支援する多職種として，訪問看護師，保健師，訪問介護士（介護福祉士），介護支援専門員（ケアマネジャー），訪問リハビリテーション担当者（PT，OT，ST），在宅医，歯科医，歯科衛生士，薬剤師，通所施設看護師，市町村福祉担当者などがかかわり支援している。

B 多職種連携の必要性

慢性期にある人の療養支援においては，看護職の支援のみで完結されるものではなく，本人・家族を中心に，多職種が連携・協働し，チームで支援する必要があり，医療機関内，および地域の複数の専門職が互いの専門性を発揮しながら，力を合わせて目標に向かって取り組むことが求められる。

入退院支援においては，入院早期より多職種参加のカンファレンスが開催されることによって，本人・家族を中心としたチームが組まれ，意思決定を支援しながら，退院時の目標や退院後の望む生活に向けて，専門職が協働で専門性を生かして取り組むことが求められる。

また，入院日数がますます短縮されている現状では，慢性期にある人の急性増悪による入院であっても急性期症状の軽減と同時に地域包括ケア病棟，回復期リハビリテーション病棟へと治療・療養の場を移す場合が多い。また，退院に向けて退院調整看護師の支援を得る場合や，当該医療機関の外来で治療を継続する場合も多くあり，退院後の療養生活では訪問看護師などの支援を受けることも多い。そこで重要となるのは看護職間の連携・協働である。生活者の視点でとらえた看護サマリーなどの活用や，急性期病棟看護師，回復

期リハビリテーション病棟看護師，地域包括ケア病棟看護師，退院調整看護師，外来看護師，訪問看護師参加のカンファレンスなどの機会をもち，情報共有のみでなく本人・家族の望む療養生活に向けて検討することが重要である。

C 社会資源の活用

　慢性期にある人とその家族が，病気や障がいをもちながらも自身の意向に沿った療養生活を送るためには，多方面から多様なサポートが必要となる。看護職は，本人・家族が療養生活の安心・安定に向けた適切な社会資源を利用できるよう支援する必要がある。

　社会資源とは，利用者がニーズを充足したり，問題解決するために活用される制度，施設，機関，設備，資金，物資，法律，情報，集団・個人の有する知識や技術などを統称していう[10]。社会資源には，行政，社会福祉法人，医療法人，企業などの，公的機関や専門職による制度に基づく支援である**フォーマルサービス**と，家族，近隣，友人，民生委員，ボランティアなどの，制度に基づかない**インフォーマルサービス**がある。中間的なものとして，非営利団体（NPO）や地域団体などの組織も含まれる。慢性期にある人・家族の療養生活に関連する社会資源として，主に介護保険法や障害者総合支援法に基づくサービスなどがある。

D 慢性期にある人の療養支援における看護の役割

　慢性期にある人の病気の慢性状況が，病みの軌跡で示された前軌跡期，軌跡発現期，クライシス期，急性期，安定期，不安定期，下降期，立ちなおり期，および臨死期とよばれるそれぞれの局面を移行していくなかで，慢性期看護の場やその役割も変化する。したがって療養支援においては，その人がどの局面を移行しているのかを判断することが重要である。そして個人を病気の悪化や障がいをもつことによる急激な変化で揺れ動く思いをもち，変化の可能性をもつ生活者としてとらえることが重要である。看護職は本人の病態を理解し，入院前の生活状況も把握したうえで，生活上の変化を的確に判断し，現状に合わせた生活の編みなおしへの支援を行う必要がある。その際には，退院後の生活に向けた本人・家族の意思，退院後の環境整備の必要性などを把握し，家族背景や社会資源の活用なども含めた包括的なアセスメントを行い，その後の生活に向けた**意思決定**を支援することが重要である。それは，慢性期にある人を，過去の経験をもち，そこから今の考え方や生き方につながり，今後の自分の生き方についても意思決定しながら生きていく一人ひとりの存在ととらえることでもある。

　入院期間は人生の一部分であるが，病気や障がいにより変化した生活に適応するための支援は，その後の本人・家族の人生に大きく影響する。それゆえ，個々の看護職が入院時から退院後の療養生活を視野に入れた退院支援の重要性を理解し，個人を生活者ととらえ，

常に思いを聴きながら寄り添い，病気をもちながらの生活の編みなおしに向けて支援することが重要である。具体的には，①個人の尊厳を尊重し，意思決定への支援を行う，②自身の意思決定に沿った安定した療養生活が送れるよう生活の編みなおしを支援する，③多職種と協働しながらの療養生活の支援体制を構築する，④本人と共に療養生活を支える家族を支援することなどが求められ，それらの利用者ニーズを基盤に，慢性期にある人の望む療養生活を継続的に支援することが看護職の役割と考える。

III 慢性期看護で用いられる理論

A 危機理論（クライシス理論）

　慢性の病いと共に生きる人とその家族は，長い行路の過程で危機に直面することがある。それは，生涯にわたる療養の必要性や進行性の病気の告知を受けること，安定していた病状の悪化や長い療養生活の末に死と向き合うときなど，様々な状況が考えられる。危機理論を学ぶことは，本人や家族が置かれている状況や問題を深く理解し，苦悩に直面している本人や家族に対する支援の手がかりを得ることにつながる。

1. 危機状態とは

　ジェラルド・キャプラン（Caplan, G.）は，**危機**を「人生における重要な目的が達成されるのを妨げられる事態に直面したとき，習慣的な課題解決方法をまず初めに用いてその事態を回避しようとするが，それでも克服することができない結果発生する状態」[11]と定義している。そして，危機とは不安の強い状態で，喪失に対する脅威を感じるとき，あるいは喪失という困難に直面してそれに対処するには自分のレパートリーが不十分で，そのストレスへの対処としてすぐに使える方法をもっていないときに経験するものであると説明している。つまり，人は大切な何かを失うかもしれない，または，すでに失うという困難な出来事に直面したとき，これまで安定していた心の状態が大きく揺さぶられる。ただ，この段階ですべての人が危機に陥るわけではなく，これまでの人生で培ってきた問題解決方法を駆使して心のバランスを保とうとする。そして，これまでの方法で問題が解決されるときは，危機を回避することができるが，その人が有している解決方法のレパートリーが不十分な場合は，状況が改善されず，万策尽きて危機状態に陥るのである（図2-3）。

　危機状態に陥ると，しばらくの間は混乱と動揺の時期が続く。危機状態に陥っている人は，不安，恐れ，怒り，悲しみ，無気力，それに伴う抑うつなどの心理的反応や，食欲不振，不眠，また動悸や過呼吸などの身体反応を示し，思考が混乱し判断することが困難となる。このような混乱と動揺のただなかで，人はこれまでに使ったことがない新しい対処

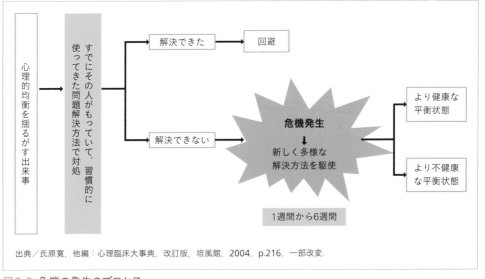

出典／氏原寛, 他編：心理臨床大事典, 改訂版, 培風館, 2004, p.216, 一部改変.

図2-3 危機の発生のプロセス

方法を用いながら状況の打開を試み, 不安定な状況から脱却して心の平衡を取り戻そうとする。これは, からだのホメオスタシス（恒常性）と同様に, 人の心の状態においても恒常性を保とうとする働きが備わっているからである。また, 危機状況にある人は, これまで身につけてきた問題解決方法が役立たず, 必死に新しい問題解決法を見つけ出そうとしているため, 他者からの助言や影響を受けやすい状況にもある。

　危機状態は長く続くことはなく, 約1〜6週間とされ, 結果として一定の心の平衡状態を取り戻す。しかし, その人がどのような解決策を用いたかで, 危機の結末も異なる。適切な問題解決方法を用いたときは, その方法が, その人にとって困難な状況を解決する新しい方法として取り入れられ, 危機の体験が成長の機会となる。しかし, それほど適切ではない方法が用いられた場合は, いったんは心の平衡を取り戻しても, 後になって未解決な問題が噴出したり葛藤を抱え続けたりするなど, 不健康な心理状態となる。このように, 危機は, ①危機を促進するようなはっきりとわかる出来事がある, ②危機は通過していくもので, 必然的に時間の制限がある, ③危機の間, 自己防衛の機能が弱いため, ほかからの影響を受けやすい, といった特徴をもつ。

2. 危機を体験することの意味

　「危機」という言葉は, 人にとって良くないことを連想させ, 避けたいこととして受け取られがちである。一方, 英語のcrisisには「危機」のほかに「重大な分かれ目, 転換期」[12]といった意味がある。また, 「危」は人が崖にいて跪く様子を示しており[13], 不安定さや不安な様子を示しているが, 「機」には「物事のおこるきっかけ, はずみ」[14]という意味があり, 不安定で危うい状況でありながらも, 何かが変わっていく分かれ目としてとらえることができる。

また，危機には，成長・発達していくうえで避けることができない発達的危機（developmental crisis）と，人生において偶発的に発生する状況的危機（accidental crisis）がある。**発達的危機**は，エリク・H・エリクソン（Erikson, E. H.）の発達理論に基づいており，第二次性徴，受験，就職，結婚，更年期，定年など，人が成長・発達する過程で必ず直面する課題であり，それを乗り越えていくことで人として成長していく。一方，**状況的危機**は，病気や事故，愛する人の死など，予期できないこととして遭遇することが多い。

危機を体験することは，その人にとって苦しく，つらい体験であり，時には心理的な破綻や命の危険を招くことにもなりかねない。一方，危機状態はその人がこれまでもっていた解決方法を使い切り，新しい方法を手に入れることを希求している状況でもある。それは，その人が大きく変革・成長していく好機であるといえる。看護職は，危機が好機になり得ることを理解し，危機からの回復を支援する人たちと連携して，危機の体験が成長につながるよう援助することが重要である。

■ 3. 危機モデルの活用

危機理論を看護実践の場で活用するときには，**危機モデル**を使用する。

> 危機モデルは，危機のたどる経過や危機の構造を示し，その考え方を具体化したもので，危機介入に対する考え方や必要な介入を全体的にわかるように示している。そのため，危機モデルを活用することで，危機状態にある人への支援を焦点化して考えることができる[15]。

危機モデルには危機に至る（または回避する）過程に焦点を当てたものと，危機に陥った人がたどる回復の過程に焦点を当てたものがある。ここでは，前者の例ととしてドナ・C・アギュララ（Aguilera, D. C.）とジャニス・M・メズイック（Messick, J. M.）のモデルを，後者の例としてステファン・L・フィンク（Fink, S. L.）のモデルを紹介する。

1 | アギュララとメズイックのモデル

アギュララとメズイックの危機モデルは，**危機に至る**（または回避する）**過程**に焦点を当てたものである。

まず，人はストレスの多い出来事に遭遇すると，心理的に動揺し，不均衡状態となる。そのため，なんとか心理的均衡を回復したいという切実なニードをもつ。均衡状態の回復には「決定要因」の有無が影響しており，これらの要因が存在し，適切に働くと図 **2-4** のⒶのように危機は回避される。一方，Ⓑで示すように，これらの要因が 1 つかそれ以上欠けている場合は危機に陥る[16]。

危機介入を行う看護師は，危機を招いた出来事は何かをとらえ，個人の 3 つの決定要因に着目し，それぞれが適切に機能しているかアセスメントして，問題解決に向けて支援することが重要である。

このような特徴から，この危機モデルは，衝撃的な出来事に遭遇し，心理的不均衡の状

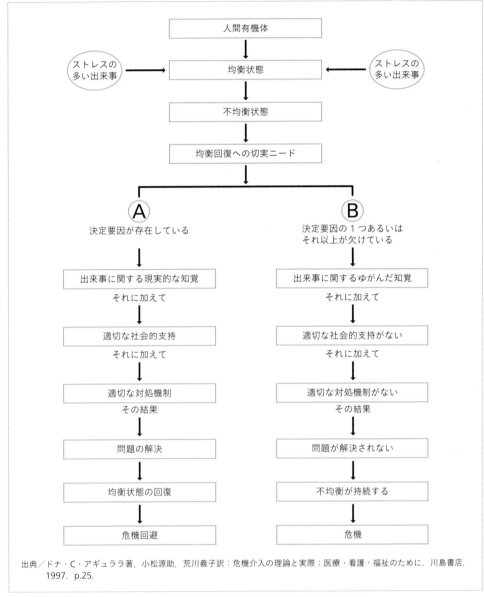

出典／ドナ・C・アギュララ著，小松源助，荒川義子訳：危機介入の理論と実際；医療・看護・福祉のために，川島書店，1997，p.25.

図2-4　ストレスの多い出来事における問題解決決定要因の影響

態にある人が危機に陥るのを防ぐための予防策や，危機に陥った人の問題解決方法を考えるうえで有効である。

❶3つの決定要因

①出来事の知覚：ストレスの多い出来事を知覚することである。出来事に対して正しく，現実的に知覚されていれば，その出来事とそれによってもたらされた感情との関係が認識されて問題解決を促進させる。しかし，ゆがんで知覚される場合は，ストレス源を認識するには至らず，問題は解決されない。

②社会的支持：問題を解決するために，身近で頼ることができ，支援してくれる人を意味

表2-2 フィンクの危機モデル─各段階の特徴と介入

段階		特徴	介入	
衝撃の段階	最初の心理的ショックの時期	• 突然の衝撃的な出来事に，従来の方法では対処できない脅威を感じている。 • 強烈なパニック，無気力状態，思考の混乱，計画や判断理解ができない。 • 胸苦しさ，頭痛，吐き気などの急性の身体症状を伴う。	• 自己の存在が直接的な脅威にさらされているため，安全に対するあらゆる手段を考えて支援する。 • 混乱状態にあり急性の身体状況を示すことにも留意し，危険から保護する。 • 温かい誠実で思いやりのある態度や静かに見守ることも大切である。 • 必要に応じて薬物での鎮静や安楽を図ることもある。	安全のニーズの充足
防衛的退行の段階	危機を意味するものに対して，自らを守る時期	• 危機や脅威を感じさせる状況に直接的，現実的に直面するにはあまりに恐ろしく圧倒的なため，「自分はこれまでとは変わらない」と現実を否認して自分を安心させ，現実逃避をすることで自分を守ろうとする。このような防衛機制によって，精神的に安定し非現実的な幸福感を示す。 • 自分を守ろうとしている状況を妨げたりする人やものは，自分にとっても脅威として知覚され，敵意をもって反応する。 • とりあえず心理的な平衡状態にあるため，身体症状は軽減する。 • 自分を守り，現実の脅威に立ち向かうためのエネルギーを蓄えている時期でもある。	• 防衛的退行の結果として生じる言動は，一見理解し難いこともあるが，これらの反応は圧倒的な脅威から身を守っている結果であると理解することが重要である。 • 現実に目を向けさせようとしたり，励ましたりすることは，自分を必死で守ろうとしている人にとっては脅威であり，安全のニーズを阻害することになる。その人のありのままを受け入れ，温かい誠実な態度で接することが大切である。	
承認の段階	危機の現実に直面する時期	• 現実に直面し，変化した自分自身に気づき，失ったものが戻ってこないことを徐々に受け入れていく。現実を吟味し始め，変化に抵抗できないことを悟り，自己イメージの喪失を体験する。 • いったん安定していた心の状態は再度大きく動揺し，深い悲しみ，苦しみ，強度な不安，抑うつなどを体験する。衝撃の段階のように，激しい動揺を体験するが，しだいに新しい現実を知覚し，現実に向き合い，受け入れていこうとする。 • 変化した状況を受け入れることがあまりにも圧倒的過ぎると，絶望し，自らの命を絶つ危険性もある。	• この時期は援助のサポートが最も重要となる時期である。 • 現実を受け入れていくことは苦しく，容易なことではない。安全が脅かされ，また自らを守ろうと防衛的退行の段階に戻ることもある。援助者は安全のニーズを充足することを基盤として，適切な情報提供や誠実な支援と励ましで，失ったなかにも残されているものがあることに気づき，また現実を深く洞察できるように支援することが重要である。	
適応の段階	建設的な方法で積極的に状況に対処する時期	• 新しい自己イメージや価値観を築く過程。 • 現在の能力や資源で満足いく経験が増え，しだいに不安や抑うつが軽減する。	• この時期は，現実的な自己評価ができ，現在の保持している能力や資源を活用して，満足が得られる経験ができるよう支援し，成長に対する動機付けや強化を行う。	成長のニーズの促進

出典／小島操子：看護における危機理論・危機介入：フィンク／コーン／アグィレラ／ムース／家族の危機モデルから学ぶ，改訂3版，金芳堂，2013，p.50-72を基に作成．

している。適切な社会的支持を得られることは，ストレスが緩和され，問題解決能力を高めることにつながる。

③対処機制：ストレスを緩和するために，日々の生活のなかで習慣的に用いている方策である。人は日常の経験を通じて，不安に対処し，緊張を軽減する方法を身につけてきている。強いストレスのなかでは，この対処機制が多いほど効果的であるが，対処機制がなかったり，不適切な対処機制しかもち得なかったりしたときは，緊張が持続する。

2 | フィンクの危機モデル

フィンクの危機モデルは，**危機に陥った人がたどる回復の過程**に焦点を当てたものである。フィンクは，危機を個人のもっている通常の対処能力が，その状況を処理するに不十分であるとみなした混乱した状態[17]であると説明している。

その過程は，衝撃の段階，防衛的退行の段階，承認の段階，適応の段階の4段階で表し，危機への介入を説明している（表2-2）。危機への介入は，アブラハム・H・マズロー（Maslow, A. H.）の動機づけ理論（ニード論）に基づいており，衝撃の段階，防衛的退行の段階，承認の段階で示される最初の3段階は安全のニードが満たされるように，また，最後の適応の段階は成長のニードが充足される方向で行われる[17]。

フィンクの危機モデルは，突然，衝撃的な出来事に遭遇し，危機に陥った人の理解と回復への支援を考えるうえで有効である。

B セルフケア理論（オレム・アンダーウッド理論）

1. 看護理論を用いる意義とセルフケア理論

看護理論は，看護現象間の関係を統一的に意味づけて説明できる思考の構造である[18]。私たちは，目の前の様々な現象を捉える際，自らの学習や経験に影響を受け，それらを判断基準としている。そのために，看護現象の判断基準も一人ひとり異なっている。そこで，看護の対象者の言動が理解できないときや，看護実践の根拠や方向性が見えないときに，看護理論という共通の枠組みを用いることが必要になるのである。共通の枠組みを用いることで，チーム医療のなかで看護の方向性を共有することが可能となる。しかし，理論には限界もある。理論を用いる際には，理論の適用範囲を十分理解したうえで活用することが求められる。

セルフケアの観点から看護理論を構築したのは，ドロセア・E・オレム（Orem, D. E.）である。その後，パトリシア・R・アンダーウッド（Underwood, P. R.）が精神看護を含む慢性疾患に適用するためにオレム理論に基づき修正を加えた。以下に，オレムによるセルフケア不足理論とオレム・アンダーウッド理論について，その概要を述べる。

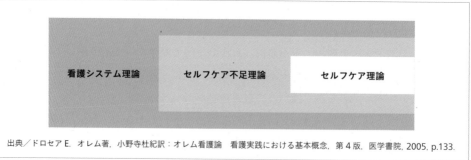

出典／ドロセア E. オレム著，小野寺杜紀訳：オレム看護論　看護実践における基本概念，第 4 版，医学書院，2005，p.133．

図2-5　オレムのセルフケア不足理論の理論構成

1 ｜ オレムのセルフケア不足理論とオレム・アンダーウッド理論

　オレム理論は，セルフケア行動という側面から看護援助の方向性を導き出そうとする理論であり，セルフケアについて「個人の生命と健康な機能，持続的な個人的成長および安寧を促進するために自分自身で開始し，遂行する諸活動の実践」[19] と定義している。このなかで，セルフ（self）は「自己」を，ケア（care）は関心，気遣い，世話などを指している。オレム理論は，「セルフケア理論」を中核に，セルフケア理論に照らしてセルフケア不足をアセスメントする「セルフケア不足理論」，セルフケア不足に対して援助方法や援助形態および患者－看護師関係のあり方について説明する「看護システム理論」の 3 つの理論から構成されている（図 2-5）。3 つの理論は相互に関係しており，これらの理論の組み合わせによってセルフケア能力をアセスメントし，看護援助を行うのである。

　また，看護理論のメタパラダイムである「人間」「健康」「環境」「看護」の 4 つの主要概念については，以下のように定義している。

- 人間：本来，自立した存在で，セルフケアを主体的に行動できる。そのため，何らかの疾患や障がいのためにセルフケアを主体的に行動できない状況になったときに，看護の対象者となり，自立へ向けた看護ケアが必要となると考える。
- 健康：身体的な面だけでなく，精神的・社会的側面をも含めた全体的なものである。
- 環境：その人のセルフケアに影響を及ぼすもので，人間を取り巻く文化または物理的環境・資源である。
- 看護：対象のセルフケア不足の場合，直接的に行われる専門的なサービスである。

　看護システムには，全代償，部分代償，支持・教育システムがある。

　オレムによれば，セルフケアは意図的な行為過程であり，セルフケア要件は普遍的セルフケア要件，発達的セルフケア要件，健康逸脱に関するセルフケア要件から構成される。セルフケア能力とセルフケア要件の関係は，図 2-6 に示すとおりである。セルフケア能力とセルフケア要件がイコールであれば，シーソーはバランスが保たれる。一方，セルフケア能力よりもセルフケア要件が大きくなったときは，セルフケア能力を支援する看護行為を行うことで，シーソーはバランスを取り戻す。

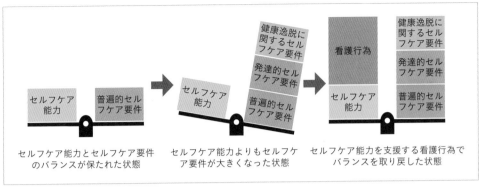

図2-6 セルフケア能力とセルフケア要件の関係

❶オレム‐アンダーウッド理論

オレム‐アンダーウッド理論[20]は，アンダーウッドが，自分自身の看護経験から，オレムのセルフケア不足理論のなかで，特に普遍的セルフケア要件に着目し，修正を加えたものである。そして，発達的セルフケア要件と健康逸脱に関するセルフケア要件を除外する代わりに「基本的条件づけの要素」を重要視した。「基本的条件づけの要素」とは，年齢，性別，社会・文化的オリエンテーション（どのような社会・文化的背景のなかで生活してきたか），ソーシャルサポートシステム，ライフスタイル，健康状態である。なぜなら，セルフケア行動には，これまでの生活背景や経験のなかで培われた信念や価値観が関係するからである。また，オレム‐アンダーウッド理論では，「セルフケア」を「個人の健康，安寧を維持し得るための自己決定を前提とした意図的行動」と定義し，看護は，対象者の普遍的セルフケア要件におけるニードをとらえ，セルフケアへの目標達成に向けた行動の選択肢を提示する。提示された行動の選択肢のなかから，対象者自身が行動を選択・決定することでセルフケア行動が主体的に行えることを目指すのである。ここでは，オレム‐アンダーウッド理論の普遍的セルフケア要件の主な観察ポイントを説明する（表2-3）。

①空気・水分・食物（薬を含む）の十分な摂取：食事量だけでなく，食習慣，食行動，食欲，間食・盗食，異食，拒食，過食などを観察する。また，食事を全量摂取しているにもかかわらず極端なやせが目立つか，逆に過食や薬物の副反応，運動不足による肥満も特徴的である。さらに，食が偏ることによる栄養状態の低下，水中毒や口渇による多飲水行動，飲酒などの依存行動，拒薬行動などの観察がポイントである。

②排泄・排泄のプロセスに関するケア：排泄は，便や尿の回数だけでなく，これまでの排泄習慣を確認したうえで，排泄時の衣類の着脱や後始末などの排泄行動も観察する。下剤を服用していることも多いが，腹痛を訴える場合は，イレウスを発症している可能性もあるので，腹部の聴診などのフィジカルアセスメントも必要である。また，逆に下痢が続くことで脱水になるリスクもある。摂取と排泄のバランスを観察することがポイントである。

③活動と休息のバランスの維持：慢性疾患をもつ人は，病いの受容過程において抑うつ状

表2-3 オレム−アンダーウッド理論の普遍的セルフケア要件の主な観察ポイント

セルフケア要件	主な観察ポイント
①空気・水分・食物（薬）の十分な摂取	食習慣，食行動，食欲，偏食，間食・盗食，異食，拒食，過食 極端なやせ，肥満（体重増減，BMI 値） 栄養状態（貧血，低たんぱく血症，低アルブミン血症など） 水分摂取量・水分摂取行動（水中毒など） 口渇（向精神薬の副作用，糖尿病など）・嚥下困難，飲酒，喫煙，薬物乱用 拒薬，服薬状況（ナース管理，自己管理など） 服薬に対する気持ち（病識，病感との関係）
②排泄・排泄のプロセスに関するケア	排泄習慣，排泄行動・便秘（便秘の自覚，腹痛，下剤の服用，予防法） 下痢（回数，下剤の調節，腹痛などの訴え，予防法，水分補給） 頻尿，失禁（尿，便）・尿閉（向精神薬の副作用など） 月経（周期，月経不順，最終月経，月経痛，閉経年など）・妊娠，出産経験
③活動と休息のバランスの維持	無為，自閉・過活動（多弁，多動），過干渉 睡眠障害（入眠困難，早朝覚醒，中途覚醒，熟眠感，薬剤の使用，昼夜逆転など） 就寝時間，起床時間，日中の活動状況 規則的な生活，一週間のスケジュール，余暇活動（趣味，特技など） 強迫的（儀式的）な行為，金銭管理（ナース管理，自己管理），作業能力，家事能力，就労能力，将来への希望や見通し
④孤独と社会的相互作用のバランスの維持	周囲の刺激に過敏か，現実検討能力，自他のプライバシー保持能力 他者との関係（被害的，依存的，操作的，コミュニケーション障害，人による態度の変更など），家族関係・家族内での役割 閉じこもり傾向（一人で過ごすことが多いかなど） 仲の良い友人，グループをつくっているか 特定の人に敵意や好意をもっているか，異性との付き合い
⑤体温と個人衛生の維持	発熱（悪性症候群の症状の一つ） 清潔習慣と清潔行動（更衣，入浴，洗面，髭剃り，化粧などの回数，方法） 衣類の調節（季節感，気温に適した衣類の選択や組み合わせなど） 洗濯，身辺整理，掃除 不潔恐怖に伴う強迫行為
⑥安全を守る能力	意識レベル（見当識障害）・注意力の低下 自殺企図，希死念慮（絶望感，無力感）・自傷行為 自己コントロール感（衝動行為，させられ体験） 不穏な行動（暴言，怒声など） 暴力，器物破損行為・火の始末・ふらつき（向精神薬の副作用） 自分についての表現（自尊感情，自己の過剰評価，過小評価など） 性的逸脱行為

態を呈することが多い。そのために，入眠困難，早朝覚醒，中途覚醒，熟眠感のなさ，昼夜逆転などの睡眠障害も多く観察される。睡眠障害は日中の活動に影響を与えるため，睡眠時間だけでなく，睡眠の深さや眠剤の使用状況の変化についても観察が必要である。活動では，将来の人生の希望に向けた生活スタイルを一緒に考え，趣味や特技といったその人の強み（ストレングス）を生かしながら一日の生活を過ごすことができるよう支援する。

④孤独と社会的相互作用のバランスの維持：他者との関係形成の様子を観察する。たとえば，一人で過ごすことが多いか，仲の良い友人はいるか，家族との関係性はどうかなどが観察ポイントとなる。病状によっては，周囲の刺激が不安を増強させることにもなる

ため，一人で過ごすことを好むこともある。その場合は，無理をせず，必要なときはいつでも支援できるというメッセージを伝え続けながら声をかけ，見守っていく。その過程で，関心が少しずつ外に向いてくる。そのときのタイミングをはずさずに，不安な思いを傾聴し，対話（ダイアローグ）を大切にして支援を行う。

⑤体温と個人衛生の維持：心身はつながっているので，慢性疾患をもつ人の心身両面の観察や看護ケアが重要である。特に体温上昇は，体内の炎症に対してからだを守る生体反応である。したがって，日頃からバイタルサインを観察し，小さな変化を察知することが必要である。

⑥安全を守る能力：看護者は，慢性疾患をもつ人の生命の安全を守ることを第一に，つらい思いを安心して言語化できる人的環境となることが必要である。また，言動の意味について，慢性疾患をもつ人の立場に立って考え，理解することが大切である。

❷オレム理論とオレム–アンダーウッド理論の看護システムの比較

看護システムとは，セルフケアレベルの評価をすることで，援助方法，援助形態，患者－看護師関係のあり方を考えることである。オレム理論とオレム–アンダーウッド理論の看護システムを比較してみると表2-4のとおりとなる。

つまり，看護師が看護の対象者に代わってすべてのセルフケアを援助するのか，看護師が一部のケアを対象者に代わって行いながら患者と共にケアを行うのか，患者が主としてセルフケアを行い看護師は見守りや声かけを行うのかについてアセスメントするのである。この過程で，看護師は社会的関係，技術的関係，相互作用的関係としてかかわる。看護システムは病状の経過によって変化するので，いつの時点での看護システムの評価であるのかという日時を記録しておくことが必要であり，その人の過去最高レベルのシステムについて情報収集しておくことも必要である。看護システムをアセスメントすることは最終目標ではない。看護システムをアセスメントする過程でセルフケア行動の見直しを行い，セルフケアレベルを評価することが大切なのである。

表2-4 オレム理論とオレム–アンダーウッド理論の看護システムの比較

オレム理論	オレム–アンダーウッド理論	各レベルに応じた看護者と慢性疾患をもつ人の行為
全代償システム	レベルⅠ	看護者は，治療的セルフケアを達成できるよう援助し，慢性疾患をもつ人が行えないセルフケアを代わって行いながら，保護的に支援する。
一部代償システム	レベルⅡ	看護者は，慢性疾患をもつ人のセルフケアの限界を補いながら，求めに応じて支援する。慢性疾患をもつ人は，自らのセルフケア能力を活用し，看護者からの支援を受け入れながら，できる範囲でセルフケアを行う。
支持・教育システム	レベルⅢ	看護者は，セルフケア能力を促進するために訓練計画を立案し，慢性疾患をもつ人のがんばりを認めて支援する。慢性疾患をもつ人は，自らのセルフケア能力を訓練することで，セルフケアを達成することに努める。
自立	レベルⅣ	慢性疾患をもつ人自身が，セルフケアを行う。

Bさん，50歳代前半，女性
診断名：2型糖尿病，精神遅滞

　両親と3人暮らし。3歳年上の兄がいる。会社勤めの父はすでに退職している。Bさんは，子ども
の頃からおとなしく，対人関係が苦手なためにいじめを受けた。学校を休みがちになったが，何とか
中学校は卒業し，近くの工場に就職した。しかし，就職先でも同僚からのいじめが続き，眠れない状
態が続いたため，1年間で仕事を辞めた。その後は，自宅に引きこもりがちとなり，家事を手伝いな
がら生活していた。甘い菓子類が好物で，頻尿傾向であった。
　健康診断で高血糖を指摘され，2型糖尿病の診断を受けて近医で治療を続けていたが改善せず，イ
ンスリン自己注射の手技獲得による血糖コントロール目的で入院。しかし，精神遅滞があるため手技
の理解が難しい状態であった。看護の方向性を再検討する目的でカンファレンスを行った。カンファ
レンスでは，看護上の問題点をあげるのではなく，Bさんの好きなことや得意なことに関する情報を
集めてみた。すると，自宅で犬を飼っており，病棟でも犬の写真や絵本を見ながら療養していること
や，塗り絵や絵を描くことを好むことがわかった。そこで，Bさんのためのインスリン自己注射の手
技に関するオリジナル絵本作りを目標に援助することにした。受持ち看護師がBさんと一緒に好き
な犬の写真を選び，インスリン自己注射の手技を1動作ずつ1ページに図示しながら，犬の写真を
配置しつつ，Bさんが描いた絵を挿入していった。オリジナル絵本が完成すると，Bさんはうれしそ
うに毎日絵本を読み，最終的にインスリン自己注射の手技を獲得し，退院することができた。

入院時のBさんのセルフケアレベルをアセスメントすると，次のようになる。

①空気・水・食物（薬を含む）の十分な摂取：食事量や水分摂取量についての情報はないが，
　甘い菓子類が好物で，高血糖が指摘されている→レベルI

②排泄・排泄のプロセスの維持：頻尿傾向以外の排泄・月経に関する情報はない→レベルII

③活動と休息のバランスの維持：自宅に引きこもりがちで家事手伝いをしながら生活して
　いるという情報があり，運動量が不足していることが予測される。また，過去に睡眠障
　害があったという情報があるので，活動と休息のバランスは維持できていないと考えら
　れる→レベルII

④孤独と社会的相互作用のバランスの維持：子どもの頃からいじめを受けた経験があり，
　就職後も同様の状態が続いて仕事を辞めている。現在のBさんにとっての居場所は家
　族であると考えられるが，家族関係や友人関係などについての情報はない→レベルII

⑤体温と個人衛生の維持：体温および衛生面の情報はない→レベルIII

⑥安全を保つ能力：高血糖であるが，精神遅滞があるため，インスリン自己注射の手技の
　理解が困難なままでは自ら安全を保つことができない→レベルII

　慢性疾患をもつ人の多くは，病いと共存しながら自分の人生を再構築し生きることを望
む。つまり，慢性疾患をもつ人自身が，「私は慢性疾患患者である」という認識から，「私
は慢性疾患をもっている」という認識にとらえ方を変えてセルフ（自己）を取り戻し，自
分の人生を主体的に歩む自己決定（ケア）を行うのである。このことこそがセルフケアの
原点である。
　看護者は，「すべての病気は，その経過のどの時期をとっても，程度の差こそあれ，そ

の性質は回復過程」[21] であるというナイチンゲールの言葉を深く受けとめ，療養環境・治療環境を整えることで，回復過程を支援していくことが大切である。

C モースの病気体験における希望と苦悩の理論

1. 理論の成り立ち

ジャニス・M・モース（Morse, J. M.）は質的研究を推進する看護の研究者であり，事例分析により，概念を洗練させるという方法を提示している。モースは，特に深刻な病気や障がいに見舞われた人が，その状況に耐え，苦しみつつ希望を見いだして生きるという病気体験に注目しており，実際の患者の体験を基に「希望」「苦悩」という概念の明確化を図ったうえで，これらの関連を説明している。

モース自身が希望と苦悩の理論と名づけているわけではないが，モースらの論文「希望の概念の生成」[22] と「関連概念としてのもちこたえ，不確かさ，苦悩と希望」[23] などは，病気や障がいに圧倒されながらも自分らしく生きようとする人々の病気体験を説明しているため，筆者は臨床の看護実践に有用であると考えて，論文の内容を統合し，**モースの病気体験における希望と苦悩の理論**と名づけて活用している。

2. 希望に影響する7つの普遍的要素

モースらは，赤ちゃんを連れた若い夫婦が山でブリザードに阻まれ遭難し，救出されるまでの実話を基に制作されたテレビ映画を題材に，希望に影響する**7つの普遍的要素**を質的方法により抽出した（表2-5）。

希望に影響する7つの普遍的要素はすべての状況に共通するが，病気や障がい，またはそれぞれが置かれた状況で特徴的なパターンを示すことがわかっている。

表2-6に，心臓移植待機者，脊髄損傷者，乳がんサバイバー，母乳栄養と仕事との両立を図る母親，の4つのグループで観察された**希望のパターン**を示す。

3. 病気・障がい体験に特徴的な4つの概念とその関係

前述のように，希望に影響する普遍的要素，希望を見いだす過程とそれぞれの患者集団で希望には特徴的なパターンがあることがわかった。しかし，絶望がどうして希望の引き金になるのか，人はネガティブな結果に直面してなぜあるときは希望を抱き，あるときは絶望するのかという疑問に答えるために，モースらは病い体験のなかで現れる「もちこたえ（enduring）」「不確かさ（uncertainty）」「苦悩（suffering）」そして「希望（hope）」という4つの概念の特性（表2-7）を検討し，概念間の循環的関係を図2-7のようなモデルとして提示した。その結果，病気体験のなかで，もちこたえから希望へと，順に知ることのレベルが高くなっていくことが明らかになった[23]。

表2-5 希望に影響する7つの普遍的要素

❶ **苦境や脅威に対する現実的な初期評価**
脅威を認識して，その深刻さやそれに含まれている意味に気づく。

❷ **代替案の想定とゴールの設定**
考えられるあらゆる解決策や，苦境から脱出するための方法を確認する。

❸ **悪い結果への備え**
悪い結果が現実となる可能性を考えるが，それによる脅威がその人の行動の原動力となり希望を強化する。

❹ **内的または外的資源の現実的評価**
悪い結果が起こる可能性を否定できないので，自分の内外にある資源を現実的に評価する。

❺ **相互に支え合う関係の追求**
積極的に希望を抱くようになり，互いに支え合える関係を追求する。たとえば，家族の1人がダウンすると，ほかのメンバーが元気を出して希望を強化するなどである。

❻ **選んだゴールの正当性を示す徴候を継続的に評価**
その人が正しい選択をしたことを示す徴候が出てくるのを継続的に探し求める。しばしば迷信めいた徴候を探すこともある。その過程でゴールにたどり着くための手段やゴールそのものを変更することもある。

❼ **もちこたえるための決意**
希望の維持には，その状況を切り抜け，かつゴールにたどり着くための集中的なエネルギーが必要となる。そのため，ネガティブな考えを自分の頭から閉め出して，もちこたえるために全力を注ぐことを決意する。

出典／ Morse, J. M., Doberneck, B. M.：Delineating the concept of hope, the Journal of Nursing Scholarship, 27(4)：278, 1995.を基に作成.

表2-6 4つのグループで観察された希望のパターン

	❶ **心臓移植待機者** **一縷の望みに賭ける** (hoping for a chance for a chance) 心臓移植を待っている患者は，心機能が悪化の一途をたどるのを自覚しており，心臓移植か死かという状況に置かれている。そのため，心臓移植というめったにないチャンスに一縷の望みを賭ける。
	❷ **脊髄損傷者** **段階的に積み上げる希望** (incremental hope) 脊髄損傷者は，できることを少しずつ増やして希望をかなえようとする。たとえば，自分の足で歩くという希望では，今日は平行棒につかまって立てたから，明日は足を1歩前に踏み出すなど，小さなゴールを設定しながら段階的に希望へ近づいていく。
	❸ **乳がんサバイバー** **はかない希望をつなぐ** (hoping against hope) 乳がんサバイバーは，ネガティブな考えを閉め出すために闘い続けるという病い体験をもっている。たとえば，乳がん疑いでバイオプシー検査を受ける患者は良性腫瘍であることを望み，乳がんと診断された患者は乳房が残ることを望み，一とおりの治療を終えると今度は再発しないことを望むなど，次々と形を変えては立ちはだかる障壁を前に，そのつどはかない希望を抱く。
	❹ **母乳栄養と仕事との両立を図る母親** **一時的な希望** (provisional hope) 母乳を与えながら仕事に復帰する母親には，仕事や赤ちゃんからの要求のほかに，上の子どもの世話，家事，食事の支度など，競合する役割がいくつもある。これら複数の役割をどのタイミングで行ったらよいかがわかると，手伝ってくれる人を何人か準備するなど，複数の代替案をもった計画を立てることができ，状況をよりうまく切り抜けることができる。

出典／ Morse, J.M., Doberneck, B. M.：Delineating the concept of hope, the Journal of Nursing Scholarship, 27（4）：277-285, 1995. 一部改変.

表2-7　もちこたえ，不確かさ，苦悩，希望の特性

概念	知るレベル	一時的な観点	ゴールの設定	ゴールへの道筋
もちこたえ	気づき	現在に関心が集中しており，過去と将来を消し去っている	ない	見えない
不確かさ	認識	先が見えず落ち着かない状態	ある	見えない
苦悩	承認	過去や変化した将来に圧倒されており，今が耐え難い	ない	見えない
希望	受容	現実的な将来を描くことで今がしのげる	ある	見えている

出典／Morse, J.M., Penrod,J.: Linking concepts of enduring, uncertainty, suffering, and hope, the Journal of Nursing Scholarship, 31（2）: 147, 1999. 一部改変.

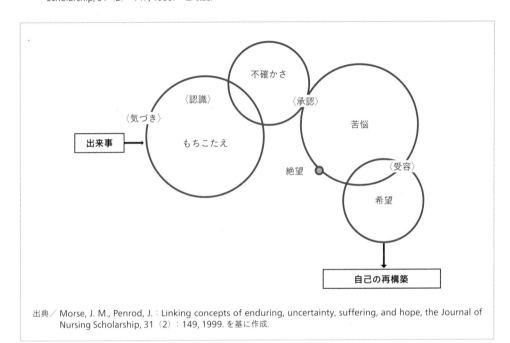

出典／Morse, J. M., Penrod, J.: Linking concepts of enduring, uncertainty, suffering, and hope, the Journal of Nursing Scholarship, 31（2）: 149, 1999. を基に作成.

図2-7　概念間の循環的関係

❶もちこたえ

「**もちこたえ**」は，情緒的反応を抑えた状態であり，恐怖を遮断するために現在に関心を集中させて困難な状況をしのごうとする。知ることのレベルは，出来事の一部に気づきが限定されており，全体的には理解していない。なお，もちこたえには3つのタイプがある。①生存に向けてのもちこたえ（急激で深刻な身体的な脅威に直面するときに生じる），②生活に向けてのもちこたえ（受け入れ難い生活状況に直面するときに生じる），③死に向けてのもちこたえ（死に身をゆだねる前に，自分に課題を課すなどして今を生きることに集中する）である。

❷不確かさ

「**不確かさ**」は，不確かさのなかに置かれて，1つのゴールへの期待はあるが，そこにたどり着く道筋や方法がわからない状態である。現実的な評価によりその出来事が過去・現在に及ぼした影響や，将来を変化させたことは認識できている。たとえば，乳がん患者は乳房の変形が最小の状態で生存していたいというゴール設定は明確であるが，そこに到

達するためにどのような治療を選択したり，組み合わせたりしたらよいかという道筋は見えていない。知ることのレベルは認識であり，頭では理解しているが心では感じていない。

❸苦悩

「**苦悩**」は情緒的反応を伴う状態である。視野が拡大し，過去・変化した現在，そして予期される将来にも目が向けられるが，そのことに圧倒され，将来に向けてのゴール設定ができず，ゴールへ至る道筋も見えない。知ることのレベルは承認であり，頭で理解し，かつ，心でも感じている。人は時間がたつにつれて状況を把握し，現実に起こったことを承認できるようになる。承認は，その出来事がその人の過去・現在・将来に及ぼす影響を現実的に評価することにより生じる。そのため，不確かさのなかで一時的に設定したゴールを見失い，もはや困難な状況から抜け出ことができず苦悩する。苦悩の強い状態は「絶望（despair）」である。

❹希望

「**希望**」は出来事を受容し，苦悩することから生まれてくる。なぜならば，苦悩することにより脅威や困難な状況に対する現実的な評価が始まるためである。受容すると，人はその出来事が過去・現在・将来を変化させるほど深刻であることがわかる。また，変化した将来も受け入れ難いものではなくなる。そして，到達できそうなゴールも設定でき，そこにたどり着く道筋がまがりなりにも見える。それはトンネルのむこうに光を見いだすような状態である。希望は期待の一つであり，その結果は定かではないがゴールとそこに至る道筋はわかる。ここにきて人々は将来を志向し，想定できる新しい可能性を検討する。

4. 4つの概念の循環的関係

1つの状態からほかの状態への移動は直線的に見えるが，実際はそれぞれの状態を行きつ戻りつしながら進む。それは，その人が獲得した知るレベル（**気づき，認識，承認，受容**）と関係している。まず，出来事に気づくという知るレベルがあって，初めて「もちこたえ」の状態が現れる。しかし，気づきは出来事の一部に限定されており，全体的に理解してはいない。次に，人が出来事を頭で全体的に認識できるようになると「不確かさ」へと移行する。また，出来事の重大さを心でも感じとって承認するようになると，「苦悩」という情緒的に高ぶる状態に陥る。出来事を認識・承認することは，その出来事を受容することの前兆でもある。

なお，「もちこたえ」や「苦悩」はその状況に対する反射的な反応であり，その人が選んだ方略ではない。しかし，希望を抱くということは反射的な反応ではなく，希望をかなえるための方略がその人によって注意深く検討され，選択される。1つの道筋をよく考えて選択することは希望の重要な特徴であり，「もちこたえ」や「苦悩」とは異なる点である。

なお，「不確かさ」の状態には「もちこたえ」と「苦悩」が含まれており，両者の間を行きつ戻りつしながら激しく移動する。そのため，不確かさの状態は情緒的に不安定であるという特徴をもっている。つまり，その人は現在をもちこたえ，苦境を脱すること がで

きず苦悩する。この状態では希望は停止しており，その人も停止したままである。しかし，出来事を承認できると，初めて苦悩に移行でき，苦悩することにより苦悩や絶望を切り抜け「希望」へと至ることができる。

5. 看護実践における理論の活用

ジャニス・ペンロッド（Penrod, J.）とモースは希望をアセスメントし，支援するためのツールとして，希望に影響する7つの普遍的要素を基に，6つにまとめた**希望のアセスメントガイド**を提示している[24]。それを参考にしながら，次のような手順で，アセスメントと援助を検討する。

❶自己の再構築に至る段階の特定
個人が病気の気づきから，希望を見いだして病気を受容し，自己の再構築に至る，どの段階にいるかを表2-7，図2-7に照らして定める。

❷アセスメント
「希望のアセスメントガイド」に照らして，個人がどのような状況にあるかをアセスメントする。

❸方略
アセスメントの内容を基に，個人の希望や自己の再構築に対する取り組みを支援するための方略を考え，援助に生かす。

❹評価
援助の結果，苦悩の体験をとおして，希望が描け，それが持続できているかを評価する。

6. 臨床での活用の実際

ここでは，慢性腎臓病（CKD）の進行により透析療法を余儀なくされて，生きがいであった仕事を断念し，人生に対する目標を失い，苦悩し絶望する日々を経て，新たな希望を見いだして歩み出したCさんの事例を基に，アセスメントを行い，それに基づいた方略や援助計画について述べる（表2-8）。

> **事例紹介**
>
> Cさん，30歳代後半の男性，独身。
> 料理専門学校を卒業後，有名ホテルのレストランなどで14年間修業した。その間，健康診断でたんぱく尿を指摘されたことがあったが，無症状なので大丈夫だろうと思い，放置していた。その後，従業員5人を雇用して洋食のレストランを開いた。2年後，CKD3期の診断を受け，近いうちに透析療法の導入が必要になると言われたが，突然のことで受け入れられず，治療を引き延ばしているうちに尿毒症が悪化した。急激な体調不良から透析療法を受けることになり，やむなくレストランを閉じた。
> その後，生きる気力を失い，透析日以外は家に閉じこもり，食事も不規則となった。体重減少が続き，管理栄養士から食事指導を受けたことをきっかけに，腎臓食を作ることに関心が向くようになった。腎臓病の患者会に参加し，腎臓食の実演などを手伝ううちに，同病者との交流が始まった。また，同病者からの，透析患者が気軽に入れるレストランが欲しいという言葉にヒントを得て，食事制限が

表2-8 「希望のアセスメントガイド」を活用したCさんのアセスメント

	希望に至る段階 (普遍的要素)	看護アセスメント	Cさんの状態
1	脅威の認識 (苦境や脅威に対する現実的な初期評価)	その出来事の衝撃が浸透しているか？	●健康診断で尿たんぱくがあり受診を勧められたが軽視し，レストラン経営という人生目標に邁進していたことから，健康への過信があったと考えられる。 ●CKDによる苦痛症状を体験して初めて受診し，透析療法の必要性を告げられたが，仕事を続けることを優先した。 ●急激な病状悪化により，透析療法をやむなく受け入れ，だれにも相談せず，レストラン経営を断念していることから，透析療法導入後は，人生の目標を見失って，苦悩，絶望している。
2	計画の立案 (代替案の想定とゴールの設定／悪い結果への備え)	計画はあるのか？ 本人は最悪の結果に対する準備ができているのか？	●Cさんは，自分1人で対処しようと考え，心配して電話をかけてくる母親にも気持ちを吐露していない。何事も人に頼らず，自分で対処できるという自己像があるが，透析療法を否定的にとらえ，生きる気力を失っている。 ●Cさんが大切にしている自己像を尊重しながら，透析療法と両立できる生き方を検討する必要がある。
3	資源の評価 (内的・外的資源と現実的評価)	本人はどんな資源があると特定できているのか？	●料理人またはレストラン経営者という専門的知識・技術があるが，透析療法になったことで心理的に圧倒され，それらすべてを失ったという否定的な自己評価に至っている。 ●自立的で責任感が強いため，すべて自分で背負おうとする傾向がある。 ●従業員，家族，友人および医療従事者など周囲の人の力を借り，活用することが，自身が求める目標に近づくためには必要であると気づくことが必要である。
4	支援の求め (相互に支え合う関係の追求)	適切なサポートがあるか？	●自分自身から支援を求めることはないが，管理栄養士から力を貸してほしいと依頼されたことには応じており，それがきっかけとなって同病者を含む他者との交流が始まり，周囲の力を借りてレストラン経営再開という目標を見いだすことができた。
5	徴候の探索 (選んだゴールの正当性を示す徴候を継続的に評価)	どんな徴候が出ているか？	●患者会での腎臓食の実演と紹介，それに対する好意的な反応を実感し，制限食がある人にランチを提供する店を開くことの可能性について，同病者とも相談しながら探っている。
6	もちこたえ (もちこたえるための決意)	この人にはスタミナと意志力があるか？	●同病者の期待に応えて食事制限のある人が利用できるレストランを営業するという希望を見いだし，他者の力も借りながら，体調管理に努め，皆に喜んでもらえるレストランというゴールに向かって進むという，人生における新しい見方を獲得し，着実に歩み出している。

表2-8（つづき）

方略

教育・相談
- 教育・相談は本人の体調や心理状態を考慮し，落ち着いたときに行う。
- CKDと透析療法に関する正確な情報の提供と理解度を確認する。
- 日常生活においてセルフケア（食事療法，薬物療法，水分制限，体重管理など）を適切に行う方法について話し合い，相談に乗る。

感情に応答する
- レストラン経営者としての責任感の強さが病状に対する現実的な認知を妨げている可能性があるので，落ち着ける時間と場所の提供によりCさんが心情を吐露することにより，気持ちの整理ができるよう助ける。

選択肢を探す
- 透析療法のメリットについて目を向けることができるよう話し合う。
- 透析療法により身体状態が安定すれば，時間や環境調整などで仕事復帰が可能となることを伝える。

つながりをつくる
- 透析療法と上手に付き合いながら生活している同病者を紹介する。
- 患者会などを紹介し，視野を広げることを支援する。

計画の共有
- 週3回の透析を受ける。1週間を1つのサイクルとしてとらえ，そのサイクルをうまく自分の生活に組み込む方法を相談し，共有する。
- 透析療法で体調を整えながら，Cさんの専門的技術を生かす方法について話し合う。

サポート資源の確認
- 家族，従業員，友人，同病者など周囲の人々の存在に注目することを支援する。
- 専門職（医師，透析看護認定看護師，医療ソーシャルワーカー，臨床工学技士，管理栄養士など）との信頼関係を構築し，それぞれの職種の力やアドバイスを活用できるよう助ける。

サポーティブな場の設定
- 同病者との交流の場を紹介したり，場を設定する。

必要とされるならその場にいる
- 患者会などにCさんと共に参加し，情報交換や交流の機会を設ける。

透析療法を活用して体調管理する方法を身につける
- 日々の食事や活動での体調変化を把握し，望ましい方法を獲得する。
- 透析日と中日の体調に合わせて，生活のしかたを変更する。

ゴールの修正や計画の変更の自己決定を支援する
- ゴールや計画を適切に評価し，実現可能な計画に変更する。

エネルギーレベルを観察する
- 新しい仕事に必要なエネルギーが十分か，休息が十分とれているかを確認する。

もちこたえることを支援する
- 食事制限のある人のためのレストラン経営という趣旨に賛同し，勇気づける。

ある人が利用できるレストラン経営の可能性を探るようになった。透析時刻を日中から夜間に変更し，患者仲間に従業員になってもらうことで，ランチを提供するレストランを開店し，慢性腎不全や透析療法とうまく折り合いながら，希望に向かって前進している。

1 ┃ 活用例

❶ 自己の再構築に至る段階の特定

　Cさんが自己の再構築に至った段階を特定するために，病気体験のプロセスにおいて，どのように「もちこたえ」「不確かさ」「苦悩」「希望」の段階を経てきたかを，Cさんの語りをもとに整理した。その過程を図2-8に示す。

（1）もちこたえ

　「CKD 3期により透析療法が必要な状態である」と医師から告げられ，脅威を感じているが，透析療法や治療を受けながらの生活がイメージできず，病気のことは頭から閉め出して，仕事に没頭することで今をしのごうとしている（からだの異変に脅威を感じているが，全体的には理解できておらず，目の前の仕事に集中して，生存・生活に向けてもちこたえようとしている）。

> **Cさんの語り**
>
> 　レストランでの下積みを終えて，夢だった自分のレストランを開いて，2年目でやっと順調に回り出したときに，無性にからだがだるく，夜は足がつって眠れなくなりました。症状が治らないので受診したら，CKDの3期と診断され，近々，透析療法が必要になるだろうと言われました。薬が出され，食事療法のパンフレットを渡されました。5年前の健康診断で，たんぱく尿があると言われたことがありますが，まさか何かの間違いではないかと思い，突然後ろから鈍器で頭を殴られたような気持ちでした。自分はともかく，従業員の生活を守るために，なんとしてもレストランは続けたい。からだはなんとか薬でしのいで，仕事に没頭して先のことは考えないようにしようと思い，だれにも相談しませんでした。

（2）不確かさ

　慢性腎不全の深刻さと透析療法の必要性は認識しているが，今後の生活への影響については不確かで，病いと共存しながらレストラン経営を続けるにはどうしたらよいかわからない（病気の深刻さは認識できている，仕事を続けたいが今後に対する不確かさがあり，ゴールまでの道筋が見えない）。

> **Cさんの語り**
>
> 　そのうち，薬を飲んでいても顔がパンパンに腫れて，夜中のこむら返りも激しくなり，再受診しました。医師からは「血清クレアチニン値が透析療法の基準である8mg/dLを超えたので，透析療法がすぐ必要であり，放置すれば命の保証はできない」と言われました。でも，そのときは決められず，家に帰りました。
>
> 　だるいし，痛いし，吐き気があるので，観念して透析を受けるしかないのかなと思いましたが，週3回，3〜4時間の透析療法とレストラン経営の両立ができるか考えると，堂々巡りで頭が混乱して眠れない日が続きました。従業員からも「顔色が悪い，つらそうに見えるけど大丈夫？」と聞かれる

ようになりました。従業員に迷惑をかけないためには，借金がない今のうちにレストランを閉めるしかないと思うようになり，思い切って病気のことや店を閉めることを従業員に話しました。従業員の新しい働き口を探して，店を整理して，自宅近くのクリニックで透析を受けることにしました。

（3）苦悩

　体調不良から病状の深刻さを実感し，先が見えないことからレストラン経営を断念する。一度は透析療法を受け入れたものの，生きがいや目標を見失い，生きる気力を失う（透析が必要なからだであることは，頭と心で実感して受け入れたものの，仕事ができる自分という自己像を失い，苦悩し続ける）。

Cさんの語り

　透析を受けて家に帰ると，からだはだるいし，何もできないし，することもないので，もう生きていてもしょうがないと思って，明かりもつけないで落ち込んでいました。田舎の母親が心配して電話をくれていましたが，正直，電話に出るのも面倒でした。
　食欲はなく，いよいよおなかがすいたら，コンビニで買ったパンをかじっていました。食事らしい食事は，週3回，クリニックで用意される腎臓食でした。それも，味気がないと思って食べていました。

（4）希望

　管理栄養士との出会いにより，腎臓食を作ることに関心が向き始める。同病者や他者との交流が始まり，食事制限がある人が利用できるレストランを開くという1つのゴールが定められ，同病者に手伝ってもらうことで実現し，自己の再構築に向かって歩んでいる（苦悩のなかで他者との交流に支えられながら，希望へ続くゴールを定めて歩み出した）。

Cさんの語り

　体重は，透析前には70kgあったのに50kgまで減ってしまいました。身長170cmにしてはやせ過ぎだということで，担当の先生や看護師さんが心配して，管理栄養士のDさんから食事指導を受けることになりました。そのとき，Dさんから「腎臓食は低塩，低たんぱく，高エネルギーという制約があり，献立がワンパターンになってしまう。もっと喜んでもらえる食事を作りたいので，Cさんも一緒に考えてくれないかしら」と言われましたが，病人食を作る自信はありませんでした。
　けれど，その日の帰りに，スーパーマーケットで食材を買い込んでいる自分がいました。家に帰り，Dさんにもらった腎臓食のパンフレットを参考に，キノコをふんだんに使った春巻きと揚げた野菜を添えたドライカレーを作りました。それをスマホで撮ってDさんに見せたら，クリニックの腎臓食に何回か採用され，一緒に透析を受けている人が「うまい」とほめてくれ，挨拶をするようになりました。
　その後，Dさんから腎臓病の患者会に誘われるようになりました。腎臓食の料理を実演したり，パンフレットを作って紹介したりするうちに，悩みを相談できる患者仲間もできました。そして「透析患者が気軽に入れるレストランがあったらいいな」という声を聞き，食事制限がある人にランチを提供できる店を開きたいと思うようになりました。そのうち，元料理人や元会計係だった透析仲間が「手伝ってもいいよ」と言ってくれたので，夜間の透析に変更してもらって，1年前に店を開きました。昼間営業の小さな店ですが，一般の人も食べにきてくれるようになって，なんとか軌道に乗りました。母も店を見にきてくれて，仲間にも会い，安心したと言ってくれました。今は，体調を整えながら，仲間と一緒にこの店を長く続けていこうと思っています。

❷ Cさんが置かれている段階の特定

Cさんの語りから，Cさんの病気体験のプロセスを描くことができたことから（図2-8参照），Cさんは「不確かさ」と「苦悩と絶望の行き来」を経て，他者との相互交流に支えられながら到達可能なゴールを定め，「希望」へと歩みを進めている段階であると考えた。

❸ Cさんの病気体験における希望のパターン

Cさんの語りから図2-9のような希望のパターンを描くことができた。Cさんは病いに対する脅威が，急激な身体症状の悪化と透析療法という形で現実のものとなり，生きがいであった仕事を断念後，病いに圧倒され苦悩と絶望を行き来するが，他者との出会いにより，新たなゴールを定めて，実現可能性を探りながら希望に向かって歩んでいる姿をイメージしている。

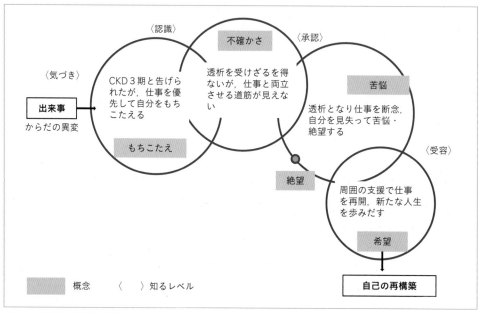

図2-8 Cさんの病気体験

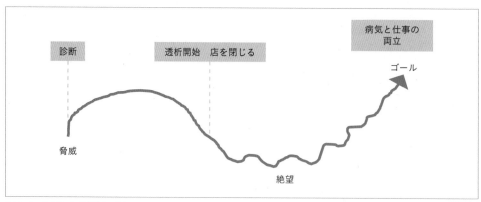

図2-9 Cさんの希望のパターン

2 ｜ アセスメントと方略

「希望のアセスメントガイド」に沿って，Cさんがどのような状況にあるかをアセスメントし（表2-8参照），その内容を基にCさんの希望や自己の再構築に対する取り組みを支援するための方略を考えた。

3 ｜ 援助計画

Cさんの援助計画は「希望のアセスメントガイド」の方略においても記述しているが，大きく援助目標を3つあげ（①CさんのCKDや透析療法に関する理解を深め，CKDを管理して生活できるように支える，②希望を維持，見いだすためにCKDや透析療法と折り合えるよう支える，③適切なゴールを設定し，それに向けて着実に歩めるように支える），それに沿った援助計画を表2-9に示した。

表2-9 Cさんの援助計画

援助目標と具体的支援
1. CさんのCKDや透析療法に関する理解を深め，CKDを管理して生活できるように支える
①CさんのCKDや透析療法に対するとらえ方を確認する。 　信頼関係を築くために担当看護師を決め，多職種連携によりかかわれる体制をつくる 　体調や心理状態に配慮して，時間をかけてCさんの理解度を確認する 　Cさんのとらえ方に沿って，Cさんの疑問や懸念に答える形でCKDや透析療法と症状やからだの状態との関連をわかりやすく説明する ②透析療法を活用し，CKDを管理するために必要なセルフケアを実践できるよう支える 　週3回の透析からなる1週間を1つのサイクルとして，食事療法，薬物療法，水分制限，体重管理，異常の発見などのセルフケアを日常生活に組み込めるよう相談に乗る
2. 希望を維持，見いだすためにCKDや透析療法と折り合えるよう支える
①CKDや透析療法と折り合っての生活がイメージできるよう支える 　透析患者でCKDを管理して，生活や人生を楽しめている人を紹介する 　同病者の手記やブログなどを紹介する 　患者会を紹介，参加できるきっかけをつくる ②活動の変化に合わせて，生活を調整できるよう支える 　社会活動や趣味などでの活動の変化に合わせて食事や水分摂取，休息のとり方などを調整する ③新たに定めたゴールの適切性や実現可能性，危険性などについて評価することを支える 　食事制限のある人のレストランを開くという新たなゴールの実現可能性，またはからだへのリスクなどについて話し合い，病気と仕事の両立に必要な準備を整える ④他者との相互交流により視野を広め，生活を充実させることを支える 　家族，友人，同病者などとの相互交流により互いに助け合う関係づくりに目を向けてもらう 　専門職（医師，看護師，薬剤師，医療ソーシャルワーカー，管理栄養士など）に相談，活用しながらCKDを管理できるよう，透析時に相談に応じる体制を整えておく
3. 適切なゴールを設定し，それに向けて着実に歩めるように支える
①今できることに着目し，現実的なゴール設定を促す ②ゴールへの道程は行きつ戻りつであり，早急に結果を求めないよう伝える ③長いスパンで多職種が連携して支援できる体制を整え，支える

D 変化ステージモデル

1. 変化ステージモデルの開発・研究

変化ステージモデル（stages of change model）は，プロチャスカ（Prochaska）らによって開発されたモデルである。このモデルは，代表的な心理療法システムのそれぞれがもつ優れた技法を統合しようとする比較による分析から生まれており[25]，「トランスセオレティカルモデル」「多理論統合モデル」ともいわれる[25]～[29]。また，この変化ステージモデルは，プロチャスカ，ノークロス（Norcross），ディクレメンテ（Diclemente）の3人が，「人がいかに自発的に変わっていくか」という研究に，13年以上の間，携わり，それが反映されている[26]。

2. 変化のステージと変化のプロセス

変化ステージモデルには，変化のステージ（stage of change），変化のプロセス（processes of change），意思決定バランス（decisional balance），自己効力感（self-efficacy）という概念が含まれる。

1 | 変化のステージ

❶5つのステージ

変化のステージは，表2-10に示した5つの段階がある。行動変容は，前熟考期（precontemplation），熟考期（contemplation），準備期（preparation），実行期（action），維持期（maintenance）という5つのステージを移行する。以下に各ステージの例を示す。

前熟考期は，「喫煙はストレス発散に役立っている。禁煙するつもりはない」という喫煙者のように，6か月以内に禁煙しようとする意思がない時期である。

表2-10 変化のステージ

ステージ	変化のステージ	例
前熟考期	6か月以内には，行動変容する意思がない段階。問題を抱えていることも否定する時期。	6か月以内に禁煙しようとする意思がない段階。
熟考期	6か月以内には，行動変容する意思があるが，実際には行動していない段階。問題があることに気づき，問題を克服しようとする時期。	6か月以内には禁煙する意思があるが，まだ実施できていない段階。
準備期	1か月以内に行動変容する意思があり，行動変容前の最後の調整を行っている段階。	1か月以内には禁煙をする意思がある。そのための準備をしている段階。
実行期	健康行動を実行し始めた段階（行動変容して6か月未満）。	禁煙を開始して，6か月未満の段階。
維持期	健康行動を継続している段階（行動変容して6か月以上）。このステージでは，逆戻りを防ぎ，実行期に獲得した行動を強固なものにする。	禁煙を，6か月以上継続している段階。

熟考期は，喫煙習慣のある人が，受動喫煙に関する家族への影響などに気づき，6か月以内には禁煙をしなくてはいけないと気づくが，まだ実施できていない段階である。

準備期は，たとえば，家族のためにも1か月以内には禁煙しようと考えた人が，通院しやすそうな禁煙外来の情報収集を行うなどがこの時期にあたるだろう。

実行期は，たとえば，禁煙外来を活用して，禁煙を開始し始めた時期などがこの段階にあたる。

禁煙を開始した人が6か月以上継続している場合には，維持期の段階にあるといえる。このステージは，行動変化を維持する時期であり，逆戻りを防ぎ，実行期に獲得した行動を強固なものにすることが大切である。

❷ 逆戻り（relapse）と 繰り返し（recycling）

5つのステージを，スムーズに移行できる人は多くはない。失敗もなく逆戻りもしないで行動変容するケースは，むしろ少ない。

喫煙者で逆戻りした人たちの85%は，前熟考期まで戻ってしまうのではなく，熟考期の状態に戻っていて，自分の経験から学んだことを再確認して，すぐに次にとるべき行動について計画を立てていた[26]。

逆戻りや繰り返しは，行動変容においてよくみられるものである。変化モデルは直線的に進行するものではなく，むしろ，逆戻りや繰り返しを含む，らせん的に進むとされている。人は失敗したとしても，そこから学び，次にとる行動を考えて進むのである。

2 | 変化のプロセス

行動変容の過程で，人々が使用する認知的あるいは行動的活動として，10の変化のプロセスがあげられている。

❶ 変化のプロセス

▶ 意識の高揚（consciousness raising）　行動変容に役立つ新しい情報や方法を探すことである。たとえば，禁煙に向けて意識を高め，情報収集することなどがあげられる。

▶ 情動的喚起（emotional arousal）／感情体験（dramatic relief）　行動変容しないことによるマイナス面の影響について，種々の感情を経験することである。たとえば，禁煙しないことでのマイナス面の影響を知り，種々の感情を体験することがあげられる。

▶ 環境の再評価（environmental reevaluation）　問題行動を続けることや健康行動を実践することが周囲にどのような影響を及ぼすのか理解することである。たとえば，禁煙しないこと／禁煙することによる周囲の影響を考えることなどが含まれる。

▶ 自己の再評価（self-reevaluation）　問題行動を続けることや健康行動を実践することが自分にとってどのような影響を及ぼすのかを理解することである。たとえば，禁煙する自分や禁煙しない自分をイメージすることなどがあげられる。

▶ コミットメント（commitment）／自己の解放（self-liberation）　行動変容を強く決意し，表明することである。たとえば，禁煙することを決意しそれを周囲に宣言することなどが

あげられる。

▶ 褒美（rewards）／強化マネジメント（reinforcement management）　自分自身や周囲の人からの褒美を用いて，健康行動の強化を行うことである。たとえば，禁煙を続けている自分を信頼できる人にほめてもらうことなどがあげられる。

▶ 援助的関係の利用（helping relationships）　行動変容をするときに社会的な支援を求めて利用することなどがある。たとえば，禁煙しようとしたときに，同じく禁煙しようとしている人々のサポートグループを利用することなどがあげられる。

▶ 逆条件づけ（countering）／拮抗条件づけ（counter conditioning）　問題行動の代わりとなる新しい行動や考えを取り入れて，問題行動と置き換えることである。たとえば，喫煙の誘惑に負けそうになった時には深呼吸するなどして，置き換えることがあげられる。

▶ 環境統制（environment control）／刺激統制（stimulus control）　問題行動のきっかけになる刺激を避け，健康行動をとるきっかけになる刺激を増やすことである。たとえば，職場の喫煙コーナーのそばを通らないというようなことがあげられる。

▶ 社会的解放（social liberation）　行動変容を後押しする方向で社会が変わりつつあることに気づくことである。たとえば，受動喫煙防止対策が義務づけられるなど，社会が禁煙に取り組んでいることに気づくことなどがあげられる。

❷変化のステージと変化のプロセス

これらの各行動変化のプロセスが強調される変化のステージがあるという。

前熟考期から熟考期に進むために役立つのが，**意識の高揚，情動的喚起／感情体験，**であるという。熟考期では，**環境の再評価，自己の再評価**が用いられる。

実行期に向かうときには，対象者がコミットメント／自己の解放に基づいて行動することが大事であるといわれている。

実行期から維持期に向かうときには，逆戻りを強いるような状況に対応するために，**逆条件づけ／拮抗条件づけ，環境統制／刺激統制**が用いられる。また，**褒美／強化マネジメントや援助的関係の利用**（**Helping relationships**）も大切となる。

3 ｜ 意思決定のバランス

行動変容に伴い，個人が自覚する良い面（pros）と悪い面（cons）のバランスをどのように考えるかを指す。

変化ステージの低い段階では，行動変容の良い面より悪い面を強く感じるという。ステージが進むにつれて，悪い面よりも良い面を強く感じるようになる。準備期あたりで，悪い面と良い面が逆転するといわれている。

4 ｜ 自己効力感（self-efficacy）

自己効力感（セルフエフィカシー）は，バンデューラ[30]により提唱されたものであり，行動をうまく行うことができるという自信のことである。困難な状況においても逆戻りする

ことなく，健康行動を継続して行うことができるという感覚である。自己効力感の構成要素として，困難な状況に直面しているときに，健康行動を保ち続けることができる「自信」と，問題行動に駆り立てる「誘惑」があげられている。達成可能な目標を設定して，成功体験ができるようにするなど，自己効力感を高める支援が大切となる。自己効力感は，一般に変化ステージの低い段階では低く，変化ステージが進むにつれて高くなるとされている。

3. 変化ステージモデルの活用

変化ステージモデルは，人々の行動変容に関する理解と支援に活用できる，実践的なモデルである。ここには，前熟考期や熟考期なども含まれている。つまり，行動変容に取り組む人のみならず，行動を変える気持ちがない人や，行動変容をしたいと思っていてもなかなか行動できずにいる人たちへの理解と支援にも役立つモデルといえる。禁煙などの行動変容にも効果があるという [31]。

このモデルは，私たち医療者に，行動の変化のみに目を向けるのではなく，行動変容を起こそうとするその人の気持ちの変化にも目を向けることの大切さを教えてくれる。そして，直線的に進行するものではなく，逆戻りや繰り返しを含む，らせん的に進むモデルであるという。このモデルは，人々を「失敗したとしても，そこから学び，次にとる行動を考えて進む存在」としてとらえ，支援することの大切さも教えてくれているようである。

たとえば，禁煙の誓いを立てて，3か月程度禁煙を実施していた（実行期）Dさんは，仕事のストレスが高まった時期（4か月目）に喫煙をし，準備期に逆戻りしてしまい，この失敗を恥ずかしく思っているかもしれない。逆戻りした理由やストレスを緩和する喫煙以外の方法を共に考え，再び実行期や維持期に迎えるような支援が大切となる。

E 病みの軌跡モデル

1. 病みの軌跡とは

病みの軌跡モデルは，慢性の病気と共にある人々の人生のありようを描こうとしたストラウスとコービンが，慢性の病気と共に生活している個人とその家族へのインタビューを重ね，語られた内容から慢性の病気のある生活の特性を導き，病みの軌跡モデルとして著したものである。

病みの軌跡モデルでは，慢性の病気は長い時間をかけて多様に変化していく1つの行路をもつと考えられている。この行路は，方向づけたり形作ったり，あるいは調整することができ，病気に随伴する症状を適切にコントロールすることによって行路を延ばすことや安定を保つことが可能である。病みの行路が過去になったときに，それは「病みの軌跡」となり，軌跡には病気に伴う個人の多様な体験が包摂される。

慢性の病気は病気に伴う症状や状態のみならず，その治療方法もまた個人の安寧<ruby>安寧<rt>あんねい</rt></ruby>に影響を与え，かつ，生活史上の満足や毎日の生活活動にも影響を与える。慢性の病気と共にある生活が長期にわたるということは，その間に多彩なライフイベントが生じることが多い。そのようなとき，生活者である私たちはそのライフイベントに伴う事柄に集中するため，自分の健康に必要な食事や運動への注目が途切れることが多く，それが治療効果にも影響を与え，結果的に行路に影響を与える[1), 32) ~ 34)]。

すなわち，「**病みの軌跡**」とは，慢性の病いと共に生きている個人・家族が，人生におけるその時々にどのような体験をし，どのような感情の渦に巻き込まれ，どのように自らを奮い立たせ，あるいは迷い，そして現在に至っているかを描いたものと考えることができ，そこに「生活者」としての個人・家族の姿を見ることができる。そして，生活者としての姿をとらえることができれば，支援方法の幅は豊かなものとなる[33), 35)]。

このような病みの軌跡モデルには，軌跡の局面移行や軌跡の予想，全体計画や管理に影響する条件，そして折り合いをつけることや編みなおしなどの重要な概念がある。

2. 病みの軌跡には局面がある

病みの軌跡は，慢性の病気と共にある個人の経験が包摂されるため，様々に変化する様相を呈する。その変化の様相を表現したものが「軌跡の局面」と「局面移行」である。

局面（フェーズ：phase）には，軌跡が始まる前の**前軌跡期**，軌跡が始まる**軌跡発現期**，治療のために入院などが必要になる**急性期**，病気のコントロールが安定する**安定期**，コントロールが困難になる**不安定期**，身体的にも心理的にも状態が悪化する**下降期**，生命が脅かされる**クライシス期**，再び少しずつ病気のコントロールが可能になる**立ちなおり期**，あるいは自分の人生の終焉<ruby>終焉<rt>しゅうえん</rt></ruby>を迎える**臨死期**などがある（表2-11）。これらは，一定の順序で現れるものではなく，個々の状況によって異なり，これらの諸局面を移っていく動的な状況を局面移行という。

軌跡全体は，上に向かうとき（立ちなおり期）と下に向かうとき（下降期あるいは臨死期），そして同じ状態を保つとき（プラトー現象，安定期）などがあり，全体として「曲線」を描くように移行する。どの局面にあっても，プラトー現象や上昇・下降現象などで特徴づけられる数週間や数か月の期間があるとされている。

3. 私たちはだれもが独自に軌跡を予想する

「軌跡の予想」は病気の今後に関する見通しを意味し，病気の意味や症状，生活史，時間が含まれる。慢性の病気と共にある人生・生活が始まると，人々は「これから何が起こるのか」「どのくらいそれが続くのか」「自分はどうなるのか」「どのくらいの費用が必要なのか」「自分と自分の家族にとっての意味は何か」といった疑問を抱く。軌跡の予想には，これらの疑問が含まれる。たとえば，病気の診断を受けた人のなかには，その病気が将来の人工透析を意味することもある。この場合「家族のために透析を受けながら生き続ける

表2-11　軌跡の諸局面の特性と主な目標

局面（phase）	特性	目標
前軌跡期 （pretrajectory phase）	病みの行路が始まる前。予防的段階，徴候や症状が見られない状況。	慢性の病気の発症を予防する。
軌跡発現期 （trajectory onset phase）	徴候や症状が見られる。診断の期間が含まれる。	適切な軌跡の予想に基づき，全体的な計画を立てる。
急性期 （acute phase）	病気や合併症の活動期。その管理のために入院が必要となる状況。	病気をコントロールのもとに置くことで，今までの生活史と毎日の生活活動を再び開始する。
安定期 （stable phase）	病みの行路と症状がコントロールされている状況。	安定した病状のもとで生活史への影響に対応しながら毎日の生活活動を維持する。
不安定期 （unstable phase）	病みの行路と症状がコントロールされていない状況。	安定した状態に戻る。
下降期 （downward phase）	身体状態や心理的状態は進行性に悪化し，症状の増大がみられる状況。	症状や機能障害の増加に対応する。
クライシス期 （crisis phase）	生命が脅かされる状況。	生命への脅威を取り去る。
立ちなおり期^{注1)} （comeback phase）	障がいや病気の制限の範囲内で受けとめられる生活のありように徐々に戻る状況。身体面の回復，リハビリテーションによる機能障害の軽減，心理的側面での折り合い，毎日の生活活動を調整しながら生活史を再び築くこと（「編みなおし」^{注2)}）などが含まれる。	行動を開始し，軌跡の予想および全体的な計画を進める。 その人の制限の範囲内で以前のような生産的で満足できる生活が送れるようになる。
臨死期 （dying phase）	数週間，数日，数時間で死に至る状況。生活史のある人としての統合がなされる。	人としての統合，平和な終結，解き放ち。

注1)　立ちなおり期（comeback phase）は，1992年にストラウスが提示したときは下位局面の一つであったが，2001年にコービンが局面に追加した。
注2)　ストラウスの病みの軌跡における重要な概念の一つである。慢性の病いのある生活において病気のコントロールがうまくいかないことは珍しくない。その場合には，うまくいかなくなったところまで糸をほどいて，そこから再びていねいに糸を編み始めることを意味する。このためには，編みなおしを支える人の存在が必要なことが多い。

出典／ピエール・ウグ編，黒江ゆり子，他訳：慢性疾患の病みの軌跡：コービンとストラウスによる看護モデル，医学書院，1995，p.12-28．を基に作成．

人生」として予想されることもあれば，「社会参加ができない人生」と予想されることもある。また，将来，関節が変形し，機能障害に到ることを意味することもある。この場合，「介助を受けながら日常生活を送る」と予想されることもある。病気のコントロールにかかわる医師や看護師，個人・家族は，それぞれが独自に軌跡の予想を行い，どのように方向づけるべきかという考えをもつ。しかし，それらは各個人の知識や経験，信念によって異なる。重要なことは，個人や家族が描く予想と，医療職が描く予想は必ずしも同一ではないということである。また，医療職（たとえば医師や看護師）のなかでも予想は異なることがあるため，確認を忘れてはならない。そして，風評などで軌跡を予想している場合などは，現在の医療における正しい情報を提供することで本人が自ら描きなおすことができるように十分に支援する。

■ 4. 病気の管理に影響する条件とは何か

　病気の管理の全体的計画が「どのように」「どの程度」遂行（すいこう）されるかは，数多くの条件によって異なる。病気の管理に影響を与える条件には，人的資源や社会的支援，医学的状態とその管理に伴う過去の経験，ケア環境とその適切性，軌跡の管理にかかわる人々の人間関係などがある（表2-12）。重要なことは，個々の状況における管理を促進する条件と，目標に到達する能力の妨げとなる条件を明らかにすることである。

■ 5. 病みの軌跡に基づく支援プロセス

1 ｜ 個人・家族の「位置づけ」―ファースト・ステップ

　支援プロセスのファースト・ステップは，個人・家族の位置づけおよび目標設定である。「位置づけ」には，過去から現在までの軌跡の局面と局面移行，現在の局面において経験されているすべての症状や障がい，管理のプロセスに参加している人々の軌跡の予想などがかかわる（表2-13）。

　「位置づけ」のためには，慢性の病気と共にある生活の状況について個人・家族が自らの経験を語ることが重要となる。しかしながら，慢性の病気と共に人生を生きている人々は，自らの病気に関することを他者に語っても理解されなかった経験を有していることもあり，どのように思われるか懸念するなど，多様な「言いづらさ」を感じている[46]。そのため，個人・家族が，安らげる雰囲気のなかで自由に語ることができるように支援する必要がある。同時に，その語りを聴く看護職は，他者の語りを聴くことに必要な知識と技（わざ）

表2-12 病気の管理に影響を与える条件

- 資源：人的資源，社会的支援，知識と情報，時間，および経済力など
- 医学的状態とその管理に伴う過去の経験
- 必要なことを実施する動機づけ
- ケア環境とその適切性：家庭・医療施設が特定の局面にある個人や家族のニーズ充足に適切か
- ライフスタイルや信念
- 病気の管理に携わっている人々の相互作用や相互関係：協力的か衝突的か
- 病気のタイプと生理学的状態の程度や症状の性質
- 保健医療にかかわる法的・経済的環境

表2-13 個人・家族の「位置づけ」にかかわる内容

- 過去から現在までの軌跡の局面と局面移行
- 現在の局面において経験されているすべての症状や障がい
- 管理のプロセスに参加している人々の「軌跡の予想」
- 医学的療養法と選択可能なケアを含む軌跡管理の全体計画と遂行状況
- 「折り合い」をつけるために家族の各人はそれぞれどこでかかわっているか
- 日常生活活動を遂行するための調整

を高めていることが求められる^{36) 〜 40)}。

　位置づけができれば目標を設定する。個人と家族は管理プロセスの中心であることから目標設定は協働で行い，設定する前に十分な情報提供が必要である。また，目標はそれぞれの局面に適したものでなければならない（表 2-11 参照）。

2 管理に影響を与える条件のアセスメント—セカンド・ステップ

　セカンド・ステップは，管理に影響を与える条件のアセスメントである。その個人・家族における管理を促進する条件や，目標に到達する能力の妨げとなる条件を明らかにする（表 2-12）。

3 介入の焦点を定める—サード・ステップ

　サード・ステップは，介入の焦点，すなわち望ましい目標に到達するために操作する条件を明らかにする。軌跡の予想が不正確である場合は，情報提供などにより，描きなおすことを支援することが可能である。

4 管理の条件の操作—フォース・ステップ

　フォース・ステップは，目標に到達する能力の妨げとなっている条件を操作する段階で，直接的ケアやカウンセリング，教育，および調整（コーディネーション）などが行われる。

5 介入の効果の確認—フィフス・ステップ

　フィフス・ステップは，介入の効果の評価である。ここで重要なのは，目標に到達できたかどうかという単一な評価ではなく，新たな調整やコーピングが必要なときに，その人はどのように対処できているのか，あるいは，新たな状況のなかでどのように懸命に努力しているのか，感情的・身体的にも動き出そうとするような変わり目にあるのかなどを見きわめることである。それらを見きわめ，その後の支援につなげる。

　これら 5 つのプロセスをまとめると表 2-14 のようになる。

　ストラウスとコービンは，病みの軌跡に関する論述で，慢性におけるケアの焦点はキュア（治癒）にあるのではなく，「病いと共に生きる方策」を発見することにあると指摘して

「折り合い」をつけるということ

　慢性の病気と生きていくとき，人は病気に伴う様々な状況と「折り合い」（coming to terms）をつけて生活する。折り合いをつけるためには，アイデンティティの適応のプロセスが必要になる。アイデンティティの適応は，病みの行路の変化に伴って何度も行わなければならないため，最終的な状態というより 1 つのプロセスと考えられている。

表2-14 病みの軌跡における支援のプロセス

支援のプロセス		概要
ファースト・ステップ	個人・家族の「位置づけ」	下記の要素に基づき位置づけを行う。 ● 過去から現在までの軌跡の局面と局面移行 ● 現在の局面で経験されている症状や障がい ● 人々の軌跡の予想 ● 病気管理の全体的計画 ●「折り合い」をつけるために家族などの個人はそれぞれどこでかかわっているか
セカンド・ステップ	管理に影響を与える条件のアセスメント	管理を促進する条件と目標に到達する能力の妨げとなる条件を見きわめる。
サード・ステップ	介入の焦点を定める	望ましい目標に到達するためには，どのような条件を操作しなければならないかを明らかにする。また，軌跡の予想が不正確である場合は，描きなおす。
フォース・ステップ	管理の条件の操作	直接的ケア，カウンセリング，教育／学習支援，および調整（コーディネーション）を行う。
フィフス・ステップ	介入の効果の評価	新たな調整やコーピングが必要なときに，「その人はどのように対処できているのか，新たな状況のなかで懸命に努力しているのか，感情的にも身体的にも動き出そうとするような変わり目にあるのか」を見きわめる。

いる。それは「個人・家族の生活がどのようであるか」「個人・家族がどのように生きようとしているか」を把握することによって可能となる[1), 40)]。それゆえ，病みの軌跡モデルが効果的に用いられるとき，それは個人の内面に呼びかけるものとなり，「病いと共に生きる方策」が見つけられる可能性が高くなる。

　慢性の病気と共に生きている人々は，自分の病気にかかわる事柄を他者に伝えようとしても，なかなか伝えることができない「言いづらさ」[37),38),46)]を感じていることが多い。「語り合える人との出会い」を看護職から得ることができれば，人々は慢性の病気と共にある生活のなかで「なんとかしようと思っていてもできない自分」について語ることができ，そこから自分なりの方策を探すことができる。

6. 事例で考える「病みの軌跡」

　事例紹介

Eさん，40歳代男性，母親と弟の3人暮らし。スーパーマーケットのパート勤務を3か所掛けもちしている。食品の配送や商品陳列が主な仕事である。30歳代から2型糖尿病を指摘されていたが，治療を開始することなく放置していた。4年前に高血糖で受診し，インスリン治療を開始した。高血糖症状には気づいていたが，失業したため治療どころではなく，定期的な受診は難しかった。インスリン注射をしても時間がないと欠食することがあり，低血糖を起こしてからパンなどを食べている。3年前に心筋梗塞が疑われ治療が開始されたが，心室頻拍となりペースメーカーを留置している。

　Eさんは，入院後，病気について説明しようとした看護師に次のように語った。

　「どうせ良くならないんだし，今さら何をやっても一緒だ。何を話されても言うことを

聞くつもりはない。親父も祖父も糖尿病で死んだ。自分のせいではなく遺伝のせいで，自分の力ではなんともならない。同じように早死にするんだから，何もやるつもりはない。俺も心臓が悪くなって，どうせ長くは生きられない。倒れてそのまま死ねたらよかったのに，勝手に機器を埋め込まれてしまった。何を言われても一緒。仕事も変えられないし，インスリン量が増えたし，体重は簡単に減らない。指導はもう受けない」。

その後も，療養行動に変化はみられず，糖尿病腎症は4期へ悪化した。看護師は「なぜわかってくれないのか。まだ，若いし，早く気づいて生活を変えてくれればいいんだけれど，このままだと透析になってしまう。どうかかわったらよいのかわからない」と悩んだ。

そこで，看護師から相談を受けた糖尿病ケアチーム看護師がEさんを訪ね，「病気の調整をしながらの生活では，これまでいろいろなことがあったと思いますが，少しお話をしていただけますか？」と話しかけ，Eさんの語りに耳を傾けた。Eさんの語りには次のような内容が含まれていた。

Eさんの軌跡

Eさんは30歳代で2型糖尿病と診断され，内服治療を開始した。このとき，食事療法の説明を受けた（軌跡発現期）。その後，仕事を解雇され，治療どころではなく，通院や食事療法を続けることができずにいた（不安定期）。40歳になると口渇などの高血糖症状が強くなったため入院となり，インスリン治療を開始した（下降期-急性期）。インスリン注射の説明を受け，退院後はインスリン治療，食事，運動に気をつけた規則正しい生活を心がけた結果，しばらくは状態が安定していた（立ちなおり期-安定期）。

その後，収入を増やしたいと思い，仕事を掛けもつようになったところ，忙しさから生活が不規則になり，通院せず，インスリン注射もしたりしなかったりという生活を送っていた（不安定期）。約2年後，息苦しさで仕事ができなくなったため受診し，緊急入院となった（下降期-クライシス期）。治療のため，ペースメーカー埋め込み術が施行されたが，十分な説明を受けたという思いはない。循環器系の薬物療法が開始され，糖尿病教育を再び受けた。糖尿病教育の内容は以前と同様だったが，退院後は，食事に気をつけ，定期的に通院を続けた（立ちなおり期-安定期）。退院後1年が経過する頃より，再び仕事が多忙となり，通院ができなくなった。そのうち息切れがするようになり，家族が心配し，自分でもどうすることもできないと感じ受診し，入院となった（不安定期-下降期）。

Eさんの語りを聴いた看護師は病棟師長と相談し，Eさんのこれまでの経験と現在の局面について理解を深める機会とするために事例検討会を開催した。検討会において，Eさんは「急性期」「安定期」「不安定期」「下降期」「クライシス期」「立ちなおり期」「安定期」「不安定期」の局面移行を繰り返しており，今回の入院時の局面は下降期-急性期にあること（図2-10），また，身体的・心理的状況が共に悪化していること，悪化している状況を自分でコントロールできないという感情（無力感）が高まっていること，さらに，家族と同じように早死にする人生として軌跡を予想していることなどが話し合われた（位置づけ）。そこで，Eさんにとっての管理を促進する条件と，目標に到達する能力の妨げとなっている条件に目を向けながらEさんの話を聴く機会をさらにもつようにした（管理に影響を与える条件のアセスメント）。

ここでは，Eさんがインスリン治療，食事，運動に気をつけた規則正しい生活を心がけることによる安定期を経験していることおよび緊急入院後にも立ちなおり期から安定期を

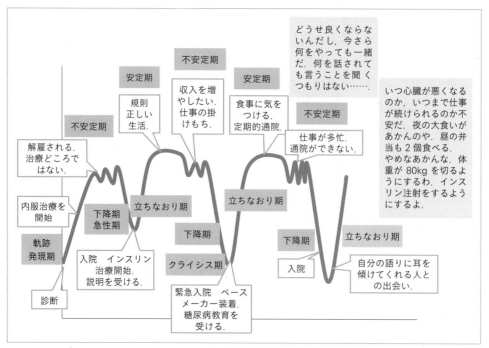

図2-10 Eさんの病みの軌跡

経験していることにも注目する。これらは，Eさんが本来もっている力を示す重要なポイントとなる。このように，人はだれでも自分のからだを大切に思う気持ちをもち，そのためにできる限りの努力をしているのである。そのことに看護職者は十分に気づいたうえでその人の語りに耳を傾けることを忘れてはならない。

目標に到達する能力の妨げとなっている条件として，次の内容が把握された。

（1）複数の喪失体験

失業によって減収したため，複数の仕事を掛けもちしなければならなくなったこと，心疾患を発症してペースメーカー埋め込み術を受けたこと，父親との死別を経験したことなどから，減収，身体障害，身近な人の死，QOLの低下など，無力感を生じさせる多くの喪失を体験している。

（2）病気が悪化することへの無力感

腎機能障害と網膜症，および神経障害などの合併症が進行し，病気の悪化が恐怖や不安をもたらしているとともに，将来の予測ができない状況にある。また，早死にするという軌跡の予想とつながり，自分ではどうすることもできないという無力感を感じている。

（3）病気に関する理解の不十分さ

シックデイで高血糖になったときの対処方法を確認すると，基礎インスリンの使用などの対処方法の理解が十分ではなかった。また，血糖の日内変動や腎機能に関するデータの意味など知らないことが多い。入院時に病気についての教育は受けているが，糖尿病と心疾患のどちらも知識が不十分で，生活において活用できる十分な理解に至っていない。

（4）社会的困難さ

糖尿病や心疾患の発症によって失業し，収入が不安定な仕事に就かなければならなくなった。定期受診や体調不良による受診で休みが多いと，上司や同僚から期待されなくなり，評価も低かった。また，糖尿病を知られたくない，偏見をもたれたくないという気持ちがあり，周りの人にはわからないようにインスリン注射をしていた。このような状況から，自己価値観が低下し，アイデンティティが不安定である。

（5）資源の不足

体調不良で休みたくても上司や同僚に相談できないこと，多忙のため家族（母親・弟）と一緒に食事を摂ったことがないなど，社会的サポートが得られていない。また，心疾患と糖尿病の治療を別々の病院で受けていること，透析予防指導を担当する看護師が毎月交替するなど，医療職とのラポールが形成されていない状況である。

これらの条件を踏まえ，次のような看護支援を計画し，実施した（介入の焦点を定め，管理の条件を操作する）。

①ラポールを築くことを第一優先とし，1人の看護師が継続的にかかわる。慢性の病いにおける「言いづらさ」を踏まえ，自身の思いを語ることができるように支援する。

②医師の診察に同席し，医師との関係，本人の治療の理解，医師の治療方針と説明内容を把握する。必要に応じて，Eさんが自分の思いを話すことができるように支援する。

③看護師は指示をせず，Eさんが困難と感じること，どのように対処しているか，どのように努力しているかなど，これまでのことやこれからのことについて時間をかけて語ることができるように支援する。

看護支援計画に沿って看護を続けたところ，Eさんはこれまでの生活についての思いなど，いろいろなことを看護師に語るようになった。数日後には「いつ心臓が悪くなるのか，いつまで仕事を続けられるのか不安だ。夜の大食いがあかんのや。昼の弁当も2個食べる。やめなあかんな。体重が80kgを切るようにするわ。インスリン注射をするようにするよ」と具体的な内容について話すようになった。看護師は，インスリン注射をどこでどのように実施するかなどについてEさんと話し合った。さらに，Eさんは生活上で困っていることや取り組みたいこと，そして不安なことなどについて看護師や管理栄養士，医師と相談する機会をもつことができた。病状が安定したため退院となり，退院後は低塩食弁当の購入および受診などを継続している（介入の効果の評価）。今後は，外来での支援が続けられる。

病みの軌跡を用いてEさんの体験や生活史に関心をもつことで，様々な資源が不足する生活状況や，多様な喪失を体験し，糖尿病や心疾患を管理していくことが困難な状況を理解し，支援的に援助すること（supportive assistant）が可能となった。Eさんと看護師にラポールが形成され，Eさんは抱えている不安や思いなどの感情を表出するにつれて，自分の問題に向き合い，自身の生活の改善に取り組むようになった。これまでを振り返り，今後の人生へ前向きに「編みなおし」を行い，立ちなおり期という局面につながった。

F ライフストーリーの理論

慢性の病いにおいて対象者を深く理解し，個別的なケアを創るためには，対象者がどのような経験を重ねて現在に至っているか，これまでの経験をとおしてどのような感情を抱いているか，そして自分の人生をどのようにしていこうとしているかなどを知ることが重要となる。

現代に生きる私たちは，日常生活において様々な体験をし，多様な感情を抱くが，それらを他者に語っているかというと必ずしもそうではない。特に，近年においては語る機会が得られないこともあり，本人でさえ自分がどのような経験を重ねて，どのように思っているのかがわからない場合がある。

そこで，本項では，私たち人間にとって語りとは何か，人はどのように語るのか，語ることで何が生まれるのか，人は人にどのように支えられているのか，そして「慢性の病いと共にある人々を支援するときに重要なことは何か」について，ライフストーリーという視点から，ロバート・アトキンソン（Atkinson, R.）の考え方 [41]〜[44] に基づいて考えてみよう。

1. 私たちとライフストーリー

1 | 人間にとって「語る」ということ

昔の伝統的な社会において，ストーリー（物語）は，人々の生活の中心的な役割を果たしていた。私たち人間は，だれもが自分の経験を他者に語り，他者の経験の語りを聴くことによって自分たちの過去や現在を知り，未来に思いを馳せて生きてきた。それは，日常生活において，ごく自然の事柄として続けられてきた行為であった。長い間にわたって語り続けられたいくつかのストーリーは，人生における知恵や普遍的な価値観が包摂されている。

2 | ライフストーリーとは

ライフストーリーとは，アトキンソンによれば，個人が人生で経験したことについての語りであり，生きてきた人生を語ることを選択した人が，できる限り完全に，かつ率直に語った物語である。多くは，それを思い出すこと，およびそれを語ることのために他者によって支えられたインタビューの結果として現れる。

それゆえ，人はライフストーリーをとおして，時間をかけて自分の人生を経験し，理解することができる。また，自分の人生のある部分とある部分をつなぎ合わせ，子どもの時代と大人の時代をつなぎ合わせることができたりする。

また，山田によれば，ライフストーリーは，個人が歩んできた自分の人生（ライフ）についての物語（ストーリー）である等説明している [45]（表 2-15）。いずれにしても，ライフス

表2-15 ライフストーリーとは

	ライフストーリーとは	特性
アトキンソン (2001)	個人が人生で経験したことについての語りである。生きてきた人生を語ることを選択した人が，できる限り完全に，かつ率直に語ったものであり，多くはそれを思い出すこと，およびそれを語ることのために他者によってガイドされたインタビューの結果として現れる。	ライフストーリーはその人に起こったことの語りによる本質である。すなわち，誕生から現在まで，あるいは，ある時点の前後を網羅することが可能である。人はライフストーリーをとおして時間をかけて自分の人生を経験し，理解することができる。
山田 (2005)	個人が歩んできた自分の人生（ライフ）についての物語（ストーリー）である。人は自分の人生を最初から最後まで完全に語ることはできない。意味があると思っていることについて選択的に語る。	人々の人生・生活のなかで，ストーリーはコミュニケーションの中心的な役割を果たしてきた。ライフストーリーは，自分の人生・生活経験を表現するのに最も日常的に行われるコミュニケーション形態である。

トーリーは，個人が歩んできた自分の人生・生活についてのその人自身の「語り」としてとらえることができる。

2. ライフストーリーの4つの機能

ライフストーリーには4つの機能があるとされている。①自分の体験に気づく機能，②他者との絆を知る機能，③身の回りの神秘性を認識する機能，④世界観を表現する機能である。

1 自分の体験に気づく

人々は，ライフストーリーをとおして自分の体験を明確に理解し，体験についての感情を知り，自分にとっての意味に気づき，自分自身を中心に据えて統合することができる。人生・生活についていくつかの物語を語ることによって，体験は秩序づけられ，自分の人生・生活を主観的かつ客観的に見ることができ，アイデンティティの確立が助けられる。

2 他者との絆を知る

人々は，ライフストーリーをとおして自分の体験を社会において確認し価値づけ，自分の周りの人々との関係を明確にする。いくつかの物語によって，他者との共通点や相違点を知り，他者との絆を理解することができる。それゆえ，物語は社会的共同体の意識を高める。

3 身の回りの神秘性を認識する

人々は，ライフストーリーをとおして生きていることの不思議さや身の回りの神秘性を認識し，畏怖や驚異，尊敬や感謝の感情などがよび起こされる。人々は，これらの感情によって生命の神秘性へと誘われ，物語は「いま，ここ」を超えるものとなる。

4 | 世界観を表現する

人々は，ライフストーリーをとおして自分が世界の一部であることを知り，それとどのように適合しようとしているかに気づく。

┃ 3. ライフストーリーを描くためのインタビュー法

ライフストーリーがどのように描かれるのかについて考えてみよう。

1 | 基本的な考え方：「語りを聴く」こと

他者の人生や，その人と周りの人々との関係についての体験を理解するには，その人々の声に耳を傾け，その人々自身のことを自身のために語ってもらうことが重要である。個人の独自の認識について知りたいと思うなら，その人自身の「声」以上に良い方法はない。また，自分の人生を全体的に眺望することのできる視点から物語を語ってもらうことは，時を越えて主観的に理解することにつながる。「語りを聴く」には聴く技が必要となる（本章-Ⅲ-E-5-1「個人・家族の「位置づけ」—ファースト・ステップ」参照）。

2 | ライフストーリー・インタビュー

ライフストーリーを描くためのインタビュー法が，ライフストーリー・インタビューである。人生を総体的にとらえる方法，あるいは個人の人生について深くとらえる方法として比類ないものであり，個人の人生を詳細に理解するときや，個人が社会においていかに多様な役割を果たしているかを理解するときに用いられる。

この手法はインタビュアー（聴き者）とインタビュイー（語り者）との間に協力関係を築き上げる。ここにおけるアトキンソンのアプローチは，自然主義的な立場と**パーソン・センタード**（person centred）の観点に立ち，30 年以上も前に端を発する。

私たちは，物語ることによって体験を記憶にとどめ，積み上がった価値を生きた形でとどめておく。ライフストーリー・インタビューでは，インタビューを受ける人は自分の人生の物語の語り者である。他方，聴き者は「ガイド」であり，両者は協力関係にあり，語り者が豊かに語ることによって物語が構築されていく。

インタビューは，オープンエンドなプロセスで進められ，聴き者は，実際に語られる物語を支配しようとしてはならない。語り者は，短くかつ感情を表さずに語ることがあり，それは，実際に起きた事実の短い語りとなる。その一方，聴き者が働きかけることによって，語り者は自分の物語を感情豊かに語ることができる。

4. 慢性の病いと共に生きることをライフストーリーが支える

1 | 慢性の病いにおけるライフストーリーの意味

　慢性の病いと共にある人生・生活の「始まり」において，人々は「なぜ私がこの病気に」あるいは「慢性の病いと生きる私とはどのような存在なのか」などと自問自答することがある。これらの問いには，当然ながら正答があるわけではなく，一人ひとりが自分で見つけていかなければならない。

　ライフストーリーを語ることは，「私はだれなのか」という問いに対して応えることのできる断固たる方法の一つとなる。ストーリー（物語）がその人をどう語るか，語られたストーリー（物語）にどのような感情が包摂されているか，アイデンティティがどのように説明されているかなどに気づくことができる。語ることは，以前は理解できなかった物事を明確にすることに役立つ場合が多く，ライフストーリーの語りを支えることは，「物語ること」や「語りなおすこと」，あるいは新たな語りや開放的な語りの創造のプロセスとなる。

　ライフストーリーには，共同社会に存在する自分の役割の範囲が含まれることがある。それらは社会組織における個人の位置を明確にし，与えられた状況での道徳的・倫理的・社会的な背景をとおして経験を語ることを可能にする。また，個人的価値観，個人的哲学，および人生とはいかに生きるべきかといったような見方が含まれる。語られたライフストーリーによって，語り者は生きる世界について自分がどんなにつじつまを合わせているか，時間を越えたつながりの「厚み」がどれほどのものかなど，今まで気にも留めていなかったことを新たに知ることにもなる。それは，「私は何者なのか」「私はどのようであるか」「なぜ私なのか」という問いに応えることでもあり，自分にとっての意味，すなわち，慢性の病いと生きている自分の存在の意味につながる。

　もし，慢性の病いと共にある自分について語ることができなければ，自分にとっての新たなアイデンティティの形成ができないのである。

2 | ライフストーリーを共有することで私たちは変化する

　ライフストーリーは多様な状況で語られる。実際に，私たちは「自分がだれで」「何者なのか」を絶えず語り続けている。私たちは日常の雑然とした事柄や人生のあらゆる局面をとおして多くの人々と接するが，その人々と自分を共有することになる。私たちは，日常におけるいろいろな活動・行動・創造のなかに生きており，それらについて物語る言葉のなかに，再び生きているのである。

　他者のライフストーリーを目の当たりにすること，すなわち，意見や判断をもたずに，ただ本当に耳を傾け，理解し，受けとめるというそのことが，人々に変化をもたらす。ライフストーリー・インタビューは「個人が自分の人生のある時点で自分をどのように見ているか」「他者にどのように見てもらいたいか」を浮かび上がらせ，人の隠れた資質や特

表2-16 ライフストーリーの共有がもたらすもの

> - 個人的な経験と感情について，いっそう明確な視点を得ることができる。それは私たちの人生にとって大きな意味をもたらす。
> - 自己認識，自己像，自尊心を得る。
> - 貴重な体験や洞察をほかの人々と共有する。
> - 楽しく満足いくときを過ごし，心に安寧をもたらす。
> - ある種の重荷を解き放ち，自分の体験を認証する。それは，回復プロセスの中核となる。
> - 自分が思っているよりも他者と共通する部分が多いことに気づく。
> - ほかの人々が自分の人生を明確な方法あるいは異なった方法で見ることを手助けする。その人の人生における否定的な事柄を変革させるよう鼓舞する。
> - 他者がそれまで経験したことのない方法で，私たちをよく知り，理解することに気づく。
> - 自分たちの物語をいかに終わらせたいか，あるいは私たちの望む「良い」終わりについての自覚を得る。過去と現在を理解することで，未来の目標に対する明瞭な見方を得る。

出典／R. Atkinson 著，黒江ゆり子，北原保世訳：ライフストーリーインタヴュー，看護研究，39（5）：415-434，2006．を基に作成．

性を垣間見る機会になる。

　多くの人々は，自分のライフストーリーを他者と共有したいと思っている。現代の人々が必要とするのは，物語を聞いてくれる人であり，物語に関心を示す人である。ライフストーリーを共有することが私たちに何をもたらすかについて，アトキンソンは表2-16のように示している[43), 44)]。

▌5. 慢性の病いにおける他者への「言いづらさ」

　慢性の病いにおいては，自分の病気をどのように説明していいのかがわからなかったり，他者に話をしても理解されなかったという体験をしていたりすることも多く，多様な「言いづらさ」が存在している。そのため，ケアに携わる者は，人々が自分の体験について自由に語ることができるように支援する必要がある。

　慢性の病いにおける他者への「言いづらさ」をライフストーリー・インタビューで描いた一部を次に紹介する。「言いづらさ」が，「苦悩」「葛藤」「帰還」を経ていることがわかるであろう[37), 46)]。

「言いづらさ」のストーリー

　Fさんが病気を診断されたのは，入社して数年目であった。数か月前から症状に気づいていたが，仕事が忙しく，なかなか病院に行くことができなかった。家族に促されてようやく病院に足を運んだ。病気を診断されたときに「何それ？　治るんだよね？」と思い，どのような病気なのか十分に理解することができなかった。そのため，職場の人々にうまく説明することができず，少し説明すると根掘り葉掘り聞かれるので，煩わしく思うようにもなった。

　体調不良で入退院を繰り返し，仕事を休むことが続き，しだいに職場に居づらくなった。精神的・身体的に不安定となり，1年後には退職を決意した。その後はしばらくアルバイトをして過ごした。親しくしていた友人から，付き合っていたのは半分は同情からだったと言われ，そのときから病気のことを他者に話すことがまったくできなくなった。アルバイト先では，病気の話は一切しなかった。

　ある日，病院の医療職が同じ病気であることを知り，初めて他者と病気について語り合った。それまでFさんは同じ病気の人と話をしたことがなく，「自分だけこんな思いをしている」と感じていた。いろいろな話をするなかで，同じ体験をしていると思った。その人が「話したいと思う人には病気のこと

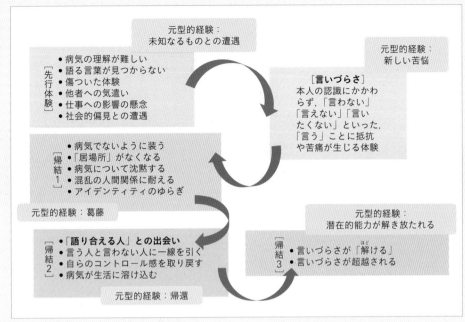

図2-11　言いづらさの先行体験と帰結

を話すけれど，それ以外の人は職場の人にも話していない」と語ったとき，「そうか。そうなんだ」と思った。それまでは，親しい友人に病気のことを話していないことを後ろめたいと思っていた自分がいた。
　その後，Fさんは再就職した。今回は，苦しい・恐いと感じることはなかった。しだいに，自分が話そうと思う人に病気の話をするようになり，自分のことだけでなく，同じ病気のほかの人々を気遣うようになった。そして，Fさんは人々と新たな関係を構築し，新たな生活を始めた（図2-11）。

　このように，慢性の病気と共にある人生・生活には「言いづらさ」が伴うことがある。「言いづらさ」は，自分が話すことで相手の重荷になるのではないかという「他者への気遣い」，あるいは話すことで過去につらい思いをしたという「傷ついた体験」，知られることで仕事を失うかもしれないと思う「仕事への影響の懸念」，知られることで社会的偏見を受けるのではないかという「社会的偏見との遭遇」，さらには自分の病気のことがよくわからずに他者に「語る言葉が見つからない」などの体験が言いづらさにつながる。そのようななかで「語り合える人との出会い」があると自らのコントロール感を取り戻し，言いづらさが解ける方向に動き出す。

　ケアに携わる者は，まず，このことを知っていなければならない。そのうえで，個人・家族が自分の人生・生活について自由に語ることができる場は，どのような場なのかを考

Column　慢性の病いにおける「言いづらさ」とは

　　本人の認識にかかわらず，「言わない」「言えない」「言いたくない」といった「言う」ことに抵抗や苦痛が生じる体験。

え，整える必要がある。自由に語ることのできる場には，ケア提供者自身も含まれるため，看護職は，語りを聴く「姿勢」と「技」を十分に身につけていることが重要となる。さらに，この「姿勢」と「技」を高めていくためには，自分自身についての気づきを深めることが不可欠となる。

文献

1) Woog, P., 編著, 黒江ゆり子, 他訳：慢性疾患の病みの軌跡；コービンとストラウスによる看護モデル, 医学書院, 2012, p.1-31.
2) 前掲書 1) p.18.
3) 内閣府：令和 4 年度版高齢社会白書. https://www8.cao.go.jp/kourei/whitepaper/w-2022/zenbun/pdf_1s1s_01.pdf（最終アクセス日：2022/10/7）
4) 厚生労働省：福祉・介護, 地域包括ケアシステム. http://www.mhlw.go.jp/stf/seisakunitsuite/bunya/hukushi_kaigo/kaigo_koureisha/chiiki-houkatsu/（最終アクセス日：2021/9/24）
5) 厚生労働省：平成 30 年度診療報酬改定の概要. https://www.mhlw.go.jp/file/06-Seisakujouhou-12400000-Hokenkyoku/0000197979.pdf（最終アクセス日：2021/5/5）
6) 加藤由香里：患者・家族への意思決定支援〈藤澤まこと編著：ナースが行う入退院支援　患者・家族の"その人らしく生きる"を支えるために〉, メヂカルフレンド社, 2020, p.47.
7) 厚生労働省：平成 26 年度診療報酬改定の概要. https://www.mhlw.go.jp/file/06-Seisakujouhou-12400000-Hokenkyoku/0000039378.pdf（最終アクセス日：2021/5/19）
8) 厚生労働省：令和 4 年度診療報酬改定の概要. https://www.mhlw.go.jp/content/12400000/000906904.pdf（最終アクセス日：2022/10/7）
9) 厚生労働省：平成 27 年度第 6 回入院医療等の調査・評価分科会議事次第. https://www.mhlw.go.jp/file/05-Shingikai-12404000-Hokenkyoku-Iryouka/0000092786.pdf（最終アクセス日：2021/5/19）
10) 日本精神保健福祉協会, 日本精神保健福祉学会監：精神保健福祉用語辞典, 中央法規出版社, 2004, p.216.
11) ジェラルド・カプラン著, 加藤正明監, 山本和郎訳：地域精神衛生の理論と実際, 医学書院, 1968, p.23.
12) 竹林滋編：新英和辞典, 第 6 版, 研究社, 2002, p.585.
13) 白川静：新訂 字統, 平凡社, 2004, p.145.
14) 新村出編：広辞苑, 第 7 版, 岩波書店, 2018, p.683.
15) 小島操子：危機理論発展の背景と危機モデル, 看護研究, 21 (5)：381, 1988.
16) ドナ・C・アギュララ著, 小松源助, 荒川義子訳：危機介入の理論と実際；医療・看護・福祉のために, 川島書店, 1997, p.25.
17) 小島操子：看護における危機理論・危機介入；フィンク／コーン／アギュレラ／ムース／家族の危機モデルから学ぶ, 改訂 4 版, 金芳堂, 2018, p.50-64.
18) 村瀬智子：「自己・非自己循環理論」を基盤とした看護学における新理論の構築に向けて（第一報）, 千葉看護学会会誌, 12 (1)：94-99, 2006.
19) ドロセア E. オレム著, 小野寺杜紀訳：オレム看護論　看護実践における基本概念, 第 4 版, 医学書院, 2005, p.42.
20) 南裕子, 稲岡文昭監：セルフケア概念と看護実践；Dr. P. R. Underwood の視点から, へるす出版, 1987, p.40-41.
21) ナイチンゲール, F. 著, 湯槇ます, 他訳（2014）：看護覚え書；看護であること看護でないこと, 改訳第 7 版, 現代社, 2011, p.13.
22) Morse, J. M., Doberneck, B.M.：Delineating the concept of hope, the Journal of Nursing Scholarship, 27 (4)：277-285, 1995.
23) Morse, J. M., Penrod, J.：Linking concepts of enduring, uncertainty, suffering, and hope, the Journal of Nursing Scholarship, 31 (2)：145-150, 1999.
24) Penrod, J., Morse, J. M.：Strategies for assessing and fostering hope；the hope assessment guide, Oncology Nursing Forum, 24 (6)：1055-1063, 1997.
25) Prochaska, J. O., Norcross J. C. 著, 津田彰, 山崎久美子監訳：心理療法の諸システム；多理論統合的分析, 第 6 版, 金子書房, 2010, p.564-583.
26) Prochaska, J. O., et al. 著, 中村正和監訳：チェンジング・フォー・グッド；ステージ変容理論で上手に行動を変える, 法研, 2005, p.14-53.
27) 松本千明：健康行動理論の基礎, 医歯薬出版, 2002, p.29-36.
28) 松本千明：行動ステージ変容モデル〈黒田裕子監：看護診断のためのよくわかる中範囲理論〉, 第 2 版, 学研メディカル秀潤社, 2015, p.63-76.
29) 添田百合子：トランスセオレティカルモデル〈野川道子編著：看護実践に活かす中範囲理論〉, メヂカルフレンド社, 2016, p.333-348.
30) Bandura, A. 著, 本明寛, 野口京子監訳：激動社会の中の自己効力, 金子書房, 1997, p.1-41.
31) 津田彰, 石橋香津代：行動変容, 日本保健医療行動科学会雑誌, 34 (1)：49-59, 2019.
32) 黒江ゆり子, 他：病いの慢性性（Chronicity）における「軌跡」について；人は軌跡をどのように予想し, 編みなおすのか, 岐阜県立看護大学紀要, 4 (1)：154-160, 2004.
33) 黒江ゆり子, 他：看護学における「生活者」という視点についての省察, 看護研究, 39 (5)：337-343, 2006.
34) 黒江ゆり子：看護師によるアプローチ, 内分泌・糖尿病・代謝内科, 31 (3)：234-242, 2010.
35) アイリーン・モロフ・ラブキン, パマラ・D・ラーセン著, 黒江ゆり子監訳：クロニックイルネス；人と病いの新たなかか

わり，医学書院，2007，p.3-20.

36）黒江ゆり子：1型糖尿病のFさんのライフストーリー，看護研究，44（3）：285-292，2011.

37）黒江ゆり子，他：7つのライフストーリーに描き出された他者への「言いづらさ」，看護研究，44（3）：298-304，2011.

38）黒江ゆり子，藤澤まこと：慢性の病いと他者への「言いづらさ」；糖尿病におけるライフストーリーインタビューが描き出すもの，岐阜県立看護大学紀要，12（1）：41-48，2012.

39）黒江ゆり子，藤澤まこと：慢性の病いにおける言いづらさの概念についての論考；ライフストーリーインタビューから導かれた先行要件と帰結，岐阜県立看護大学紀要，15（1）：115-121，2015.

40）黒江ゆり子，他：クロニックイルネスにおける「二人して語ること」；病みの軌跡が成されるために，岐阜県立看護大学紀要，5（1）：125-131，2005.

41）Atkinson, R.：The life story interview, Sage Publications, 1998.

42）ロバート・アトキンソン著，塚田守訳：私たちの中にある物語，ミネルヴァ書房，2006.

43）Atkinson, R.：The life story interview, in Gubrium, J. F., Holstein, J. A., ed.: Handbook of Interview Research, Sage Publications, 2001.／黒江ゆり子，他訳：ライフストーリーインタビュー，看護研究，39（5）：415-434，2006.

44）黒江ゆり子，他：慢性の病いとともにある生活者を描く方法とライフストーリーインタビュー，看護研究，44（3）：247-256，2011.

45）山田富秋編著：ライフストーリーの社会学，北樹出版，2005，p.10.

46）黒江ゆり子編：クロニックイルネスにおける「言いづらさ」と実践領域モデル，みらい，2022.

参考文献

・藤澤まこと編著：ナースが行う入退院支援　患者・家族の"その人らしく生きる"を支えるために，メヂカルフレンド社，2020.

・数間恵子：The 外来看護　時代を超えて求められる患者支援，日本看護協会出版会，2017.

・村瀬雅俊，村瀬智子：未来共創の哲学；大統一生命理論に挑む，言叢社，2020.

・村瀬雅俊，村瀬智子：歴史としての生命［増補版］；自己・非自己循環理論の構築，ナカニシヤ出版，2022.

・村瀬智子，村瀬雅俊：未来から描くケア共創看護学；自然・生命・こころ・技の循環，大学教育出版，2021.

・中井久夫，山口直彦：看護のための精神医学，第2版，医学書院，2004，p.145.

・野中猛：図説リカバリー；医療保健福祉のキーワード，中央法規，2011，p.36-37.

・山本和郎：コミュニティ心理学；地域臨床の理論と実践，東京大学出版会，1986.

・佐藤栄子編著：事例をとおしてやさしく学ぶ 中範囲理論入門，日総研，2009.

・中岡亜希子，他：パーキンソン病者における病いについての他者への「言いづらさ」，大阪府立大学看護学部紀要，19（1）：63-72，2013.

・黒江ゆり子，他：慢性の病いにおけるライフストーリーインタビューから創成されるもの，看護研究，44（3）：237-246，2011.

・黒江ゆり子，藤澤まこと：慢性の病いにおける事例研究法とライフストーリーインタビュー法の意義と方法についての論考，岐阜県立看護大学紀要，16（1）：105-111，2016.

・黒江ゆり子，他：慢性の病いと他者への「言いづらさ」；糖尿病におけるライフストーリーインタビューが描き出すもの，岐阜県立看護大学紀要，12（1），2012.

・黒江ゆり子，他：クロニックイルネスにおける「二人して語ること」；病みの軌跡が成されるために，岐阜県立看護大学紀要，5（1），2005.

・ロバート・アトキンソン著，塚田守訳：私たちの中にある物語；人生のストーリーを書く意義と方法，ミネルヴァ書房，2006.

・桜井厚，小林多寿子編著：ライフストーリー・インタビュー；質的研究入門，せりか書房，2005.

・黒江ゆり子企画：焦点／慢性の病いにおける他者への「言いづらさ」；ライフストーリーインタビューは何を描き出すか，看護研究，44（3），2011.

第 **3** 章

慢性期看護の
展開

この章では

- アンドラゴジーにおける学習者の特性について理解する。
- 健康学習支援における成人教育者の役割を理解する。
- 健康学習をする慢性期にある人と家族への看護について理解する。
- 慢性病の人の急性増悪予防と急性増悪時の症状緩和について理解する。
- 慢性病の人の急性増悪時の本人と家族への精神的支援について理解する。

I 健康学習支援を中心とした看護の一般的展開

A 健康学習支援とは

　慢性期にある人とその家族は，自身の疾病や合併症の予防，セルフマネジメントの方法など，健康について学習する機会を多くもつ。健康について学習することで，疾病や治療について主体的に考えたり，必要な生活調整をしたり，自身が必要と考える様々な機関に相談を求めたりすることができるようになり，自身の生活・人生を前向きに再編成していくことにつながる。また，慢性期にある人は，慢性期であるがゆえに，病気が好転・悪化するたびに生活を再編成しなければならないことも多く，そのつど学習が必要となる。

　慢性の病気と共に人生を過ごすためには，慢性期にある人と家族に，症状や徴候，生活に関する自己管理が必要となる。療養生活の管理に関する概念には，**自己管理**，**セルフケア**，**セルフマネジメント**など多くの概念があるが，ここでは自己管理という言葉を用いて健康学習支援について述べる。

　慢性期にある人と家族が症状や生活を自己管理するためには，疾病と共に生活するための知識や技術が必要である。健康学習支援者は，慢性期にある人とその家族に，自己管理するための力や自己管理に影響を与える生活要因について話を聴き，必要となる知識は何かを共に検討する。それは一方的な知識の提供ではなく，たとえば，「食事に気をつけたいが外回りの仕事のため外食が多くなってしまう」と話す人に対し，疾病と食事の関係についての知識，外食先の選び方などその人の求める，生活に沿った知識を提供することである。このような支援は，学習者である慢性期にある人にとって自己の課題や解決策に気づく機会となり，主体的な自己管理につながる。また，慢性の疾病は長い経過をたどるため，慢性期にある人と家族は自己管理する意思を継続してもち続けることが必要となる。長い経過のなかで，自信をもって自己管理できるときもあれば，できないときもあるであろう。健康学習支援者は，どのようなときでも慢性期にある人に寄り添い，自己管理できることを当然とせず支援することが求められる。自信がなくなったときには，できていることに気づける支援やできていないことを共に話し合う支援が必要となるであろう。さらに自己管理には，これまでの生活と折り合いをつけて症状や徴候に対処することが含まれる。慢性期にある人と家族にとって，これまでの生活を再編成することは容易ではないため，主体性を尊重し，自己管理に向けてできる細やかな工夫についてアドバイスをするなど，専門的知識を生かした支援が必要となる。

　慢性期にある人と家族の学習を支援する者は，看護師や保健師といった看護職のほか，医師，薬剤師，管理栄養士など多くの専門職である。看護職は，ほかの専門職と協力・連

携しながら，慢性期にある人と家族が健康について学習することを支援する。

1. アンドラゴジーとペダゴジー

慢性期にある人と家族に対する健康学習支援のための重要な視点はいくつかある。**アンドラゴジー**（andragogy）と**ペダゴジー**（pedagogy）はそのうちの一つとしてあげられる。アンドラゴジーは，ギリシャ語の「成人」を意味する aner と「指導」を意味する agogus に基づくものであり，ペダゴジーは「子ども」を意味する paid と agogus に基づくもので

Column

セルフマネジメント／自己管理（self-management）の考え方

病気の慢性状況は，人生・生活における様々な出来事や合併症の発症などにより多様に変化する。そのため，個々人は，自らの病気についてよりよく知り，自らの人生・生活のなかで状況に合わせて柔軟にかつ主体的に調整することが求められる。

セルフマネジメント／自己管理（self-management）とは，病気の慢性状況と共にある人生・生活のなかで個々人が，病気の悪化および合併症などを予防しながら社会生活を営み，自らの人生・生活の質を保持するために①健康な食，②適切な身体活動，③服薬・注射，④症状モニタリング，⑤症状コントロールに伴う問題解決，⑥合併症などのリスク回避，および⑦病気と共に生きる（心理社会的適応）などに主体的に取り組むことを意味する。

また，病気の慢性状況と共にある人生・生活のなかで，自らのセルフマネジメント／自己管理を状況に合わせて実施・継続することができるように，個々人の知識や技術を促進し，自己管理の能力を高めることを目指して支援することを**セルフマネジメント教育**（self-management education；SME），あるいは**セルフマネジメント支援**（self-management support；SMS）という。

たとえば，糖尿病においては，健康な食（エネルギー摂取量の調整），身体活動（階段を使うなど活動的であること），服薬・注射（インスリン注射の実施），症状モニタリング（血糖測定など），症状コントロールに伴う問題解決（高血糖・低血糖への対応，シックデイの対応），合併症などのリスク回避（フットケア）および病気と共に生きること（ストレスコントロール，アイデンティティの構築など）を主体的に行うことを意味する*。また，慢性心不全においては，健康な食（塩分摂取量の調整），身体活動（病状に合った運動量），服薬・注射（定期的服薬の実施），症状モニタリング（労作時息切れの程度，血圧測定など），症状コントロールに伴う問題解決（呼吸困難時の対応，下肢浮腫出現時の対応など），合併症などのリスク回避（禁煙など）および病気と共に生きること（ストレスコントロール，抑うつ・不安の緩和など）を主体的に行うことを意味する。

***** 糖尿病セルフマネジメント教育（diabetes self management education；DSME）の要素として，AADE（アメリカ糖尿病教育者学会）が 2003 年に提唱した（AADE7）。これらの要素は，DSME における下記の全米基準に適合したものである。すなわち，糖尿病における自己管理はこれらで構成されており，慢性状況における自己管理を考える際の基盤となると考える。
● 適切な栄養管理を日常生活に組み入れること。● 身体活動を生活様式に組み入れること。● 治療薬を効果的に使用すること（適用の場合）。● 症状などをモニタリングし，結果をコントロール改善のために用いること。● 急性合併症などの予防・早期発見および対応。● 慢性合併症などの予防・発見および対応。● 心理社会的調整を日常生活に統合すること。

ある。

　成人教育（成人教育学）とも訳されるアンドラゴジーは，1960 年代頃から世界中の文献に登場した**成人である学習者の特性**を重要な考え方とした教育であり，伝統的な教育である，主に知識や技能の伝達を目的としたペダゴジー（子どもを対象とした教育［学］とも訳される）とは別のモデルであると考えられている。とはいえ，教育実践において，アンドラゴジーは成人への教育，ペダゴジーは子どもへの教育に用いるというものではなく，学習者の年齢に関係なく，その時々にふさわしいモデルを用いていくことが推奨される。慢性期にある人と家族へ健康学習支援を行う際は，どちらも重要な視点となるであろう。

1 ペダゴジー

　ペダゴジーは「子どもを教える技術と科学」[1]と定義される。私たちが小学校や中学校で受けた教育を思い浮かべるとわかりやすいだろう。学校の教師には，子どもたちに対する教育への責任があり，「いつ」「何を」「どのように」教え，きちんと学ばせることができたかを確認する。たとえば，学習指導要領に沿ってみると，小学 1 年生は足し算，引き算の意味について理解し，計算のしかたを考え，用いることができるように，教師は教育している。学習者である子どもたちは，そのような教育を段階的に，どちらかというと受動的に受ける。

2 アンドラゴジー

　1920 年代になると，成人への教育が組織化され始め，ペダゴジー的な教育方法だけでは十分でないことがわかってきた。特に，社会の変化は速く，獲得した知識もすぐに使えないものとなってしまうことがある。知識の伝達だけが教育として重要なのではなく，子どもでも成人でも，学習者が学び方を学習できることが求められるようになった。

　その後，成人教育の理論化に取り組んだマルカム・S・ノールズ（Knowles, M. S.）は，アンドラゴジーについて「成人の学習を援助する技術と科学」[1]と定義し，アンドラゴジーが，学習者の特性に関してペダゴジーとは異なる 4 つの考え方から成り立つことを示した（表3-1）。そして，これら 4 つの考え方は，人間が成熟するにつれて，次のように変化していくと考えられている[2]。

❶自己概念は，依存的なパーソナリティのものから，自己決定的な人間のものになっていく。
❷人はますます経験を蓄積するようになるが，これが学習への極めて豊かな資源になっていく。
❸学習へのレディネス（準備状態）は，ますます社会的役割の発達課題に向けられていく。
❹時間的見通しは，知識の後になってからの応用というものから応用の即時性へと変化していく。そしてそれゆえ，学習への方向づけは，教科中心的なものから課題達成（performance）中心的なものへと変化していく。

　これらの考え方について，慢性期にある成人と家族を視野に入れてもう少し説明しよう。

表3-1　ペダゴジーとアンドラゴジーの考え方の比較

項目	ペダゴジー	アンドラゴジー
学習者の概念	学習者の役割は，はっきり依存的なものである。教師は，何を，いつ，どのようにして学ぶか，あるいは学んだかどうかを決定する強い責任をもつよう社会から期待されている。	人間が成長するにつれて，依存的状態から自己決定性が増大していくのはしぜんなことである。もちろん，個人差や生活状況による差はみられるが，教師は，この変化を促進し，高めるという責任をもつ。成人は，特定の過渡的状況では，依存的であるかもしれないが，一般的には，自己決定的でありたいという深い心理的ニーズをもっている。
学習者の経験の役割	学習者が学習状況にもち込む経験は，あまり価値をおかれない。それは，スタートポイントとして利用されるかもしれないが，学習者が最も多く利用する経験は，教師や教科書執筆者，視聴覚教材製作者，その他専門家のそれである。それゆえ，教育における基本的技法は，伝達的手法である。講義，割り当てられた読書，視聴覚教材の提示など。	人間は，成長・発達するにつれて，経験の貯えを蓄積するようになるが，これは，自分自身および他者にとってのいっそう豊かな学習資源となるのである。さらに，人びとは，受動的に受け取った学習よりも，経験から得た学習によりいっそうの意味を付与する。それゆえ，教育における基本的技法は，経験的手法である。実験室での実験，討論，問題解決事例学習，シミュレーション法，フィールド経験など。
学習へのレディネス	社会からのプレッシャーが十分強ければ，人びとは，社会（とくに学校）が学ぶべきだということをすべて学習しようとする。同年齢の多くの人は，同じことを学ぶ準備がある。それゆえ，学習は，画一的で学習者に段階ごとの進展がみられる，かなり標準化されたカリキュラムのなかに組み込まれるべきである。	現実生活の課題や問題によりうまく対処しうる学習の必要性を実感したときに，人びとは何かを学習しようとする。教育者は，学習者が自らの「知への欲求」を発見するための条件をつくり，そのための道具や手法を提供する責任をもつ。また，学習プログラムは，生活への応用という点から組み立てられ，学習者の学習へのレディネスにそって，順序づけられるべきである。
学習への方向づけ	学習者は，教育を教科内容を習得するプロセスとしてみる。彼らが理解することがらの多くは，人生のもう少しあとになってから有用となるものである。それゆえ，カリキュラムは，教科の論理にしたがった（古代史から現代史へ，単純な数学・科学から複雑なものへなど）教科の単元（コースなど）へと組織化されるべきである。人びとは，学習への方向づけにおいて，教科中心的である。	学習者は，教育を，自分の生活上の可能性を十分開くような力を高めていくプロセスとしてみる。彼らは，今日得たあらゆる知識や技能を，明日をより効果的に生きるために応用できるよう望む。それゆえ，学習経験は，能力開発の観点から組織化されるべきである。人びとは，学習への方向づけにおいて，課題達成中心的である。

出典／マルカム・ノールズ著，堀薫夫，三輪建二監訳：成人教育の現代的実践；ペダゴジーからアンドラゴジーへ，鳳書房，2002，p.39.

❶学習者の概念

人は成熟するにつれて，自分で物事を把握・判断し，自己の行動を決定し，行動の結果を理解できる自己をもつようになる。また，自身の生活について，自身で管理できると認識するようになる。

慢性期にある成人と家族について考えてみると，彼らは自身の疾病について知り，治療や現在の生活の良し悪しについて判断し，「自分はこのように行動し生活を組み直そう」と決め，その後，再編成した生活を評価することができる力をもつということである。

❷学習者の経験の役割

人は成熟するにつれて，自分のこれまでの経験から自己を確立するとともに，自分のこれまでの経験が活用され，その価値が認められることを望む。成人の豊かな経験は，他者

の学習のために貢献できると考えられ，成人は学習への豊かな資源となる。

慢性期にある成人と家族も，すでにこれまでの経験から自己を確立していると考えられ，その価値を認められる学習支援を受けることを望むであろう。また，同じような疾病をもつ他者の経験から学ぶことは多いと考えられる。

❸学習へのレディネス

レディネスとは，特定の学習に必要な知能，知識，技能などの準備状態の総称である。子どもの発達課題とは異なり，成人期・高齢期の発達課題は労働者，配偶者，親としての役割など，多様な社会的役割を担うことである。そのため，子どもから成人へと発達課題が変化するにつれて，おのずと学習へのレディネスも社会的役割に向けたものへと変化していく。

❹学習への方向づけ

子どもは学習した内容をすぐに活用するというより，得た知識の多くを後に活用する。しかし成人は，現在の課題を達成させたい，現在困っている問題を解決したいという考えで学習しているため，子どものように後に活用しようというものではない。成人の学習者の学習への方向づけは，問題解決中心的な，あるいは課題達成中心的なものとなる。

慢性期にある成人と家族も，多くの場合，学習したいことは病いをもった現在の自分の生活についてであることが多い。慢性期にある成人と家族の関心事に合わせた支援が求められる。

3 ┃ アンドラゴジーのプロセス

前述した学習者の特性を前提とするアンドラゴジーは，ペダゴジーとは異なったプロセスとなる。ノールズは，アンドラゴジーのプロセスについて次のような段階を含んでいるとしている[3]。

> ❶成人学習につながる雰囲気の創出
> ❷参加的学習計画のための組織構造の確立
> ❸学習のためのニーズの診断
> ❹学習（目標）の方向性の設定
> ❺学習活動計画の開発
> ❻学習活動の実施
> ❼学習ニーズの再診断（評価）

アンドラゴジーにおける学習者の特性を踏まえると，成人には，子どもとは異なった学習をするのにふさわしい環境や雰囲気が必要であることがわかる。自分がリラックスできる環境にいて，話しやすい雰囲気のなかでは，より自分の存在が認められていることを感じ，学習しやすいであろう。

同様に，成人にとっては，学習させられるという状況であることよりも，自分自身で学習の必要性を自覚している関心事のほうが深く学習できるであろう。アンドラゴジーでは，

「自分は○○を学びたい」「○○を学ぶ必要がある」と学習者自身も学習ニーズの診断プロセスや学習の方向性を設定する段階，ニーズや方向性に基づいた学習計画の開発に参加することが求められる。また，学習したことの評価についても，成人という学習者の特性を踏まえると，他者に判断されるのではなく自己評価することが勧められている。

慢性期にある人と家族の多くは，地域で生活を営んでいる「生活者」である。地域で自分らしく生活するためには，生活者自身が自らの生活を見つめ直し，学習ニーズや健康問題を導き出し，自ら決めた方向に向かっていくという，病気があっても**自立・自律した生活**をすることを目指して学習する必要がある。

4 | 成人教育者の役割

成人の学習者が前述のように能動的なプロセスを踏むため，成人に対する教育者は子どもへの教育とは異なった役割をもつ。一言で言えば，成人に対する教育者とは，何かを教える者ではなく，学習者が学習するのを**支援する者**である。

ノールズは，成人学習者に直接に働きかける教師やグループリーダーや監督者が行うことは次のような機能であると述べている[4]。

❶ある状況のなかで，学習者がある学習に対する自分のニーズを診断するのを支援すること（診断的機能）
❷学習者と共に，望ましい学習を生み出すような一連の学習計画を立てること（計画的機能）
❸学習者が学習をしたくなるような条件を創り出すこと（動機づけ機能）
❹望ましい学習を生み出す最も効果的な方法や技法を選択すること（方法論的機能）
❺望ましい学習を生み出すための人的・物資源を提供すること（情報提供的機能）
❻学習者が学習経験の成果を評価するのを援助すること（評価的機能）

学習者と成人教育者（学習支援者）は，両者が学習のためのニーズの診断や学習計画の立案を行い，協同して探求していくことが望ましく，それこそが成人の自己決定性を尊重していることとなる。学習者は，自分が参加すればするほど，自身で管理できると感じるであろう。成人教育者は，学習者が現在の自分の能力を評価し，現在の能力とこうなりたいと思う自分との間の差を知り，望ましい方向を確認できるように支援する。また，学習者が自分の目標に近づけるように，動機づけをしたり，あらゆる資源を提供したりする。そして，学習者自身が成長していることを感じ，進歩している証拠を見つけられるように支援する。

看護職が成人教育者として学習者を支援する場合も，疾病に関する知識や治療の情報を画一的に提供し，教えることを主とした学習支援ではなく，慢性期にある人と家族それぞれの生活背景や役割，心の状態を理解し，それに合わせた**学習者（生活者）主体**の学習支援を行うことが求められる。それゆえ，看護職と学習者の関係は，上下の関係ではなく，両者が話し合い協働する相互作用の過程であることが望ましい。

2. 集団健康学習支援と個別健康学習支援

慢性期にある人と家族に対する健康学習支援の方法は，集団で行う方法と，個別で行う方法とがある。たとえば，糖尿病における本人と家族に対する学習支援として，医師のほか，看護師・保健師，管理栄養士など各専門職種は，**チーム**で教育プログラムを立案し，糖尿病教室などにおいて集団を対象とした支援および個人を対象とした支援を行っている（表3-2）。糖尿病と共にある人にとって，このようなチームによるアプローチは，HbA1c値の改善や体重調整，知識や意欲の改善に有用であることが報告されており，**集団健康学習支援**と**個別健康学習支援**は，連動して実施していくと効果的である。

1 集団健康学習支援

個々に共通する問題の場合，集団を対象とした教育プログラムは有用である。プログラムには，一般的に，病態，食と健康，運動と健康，薬とコントロール，ストレス管理，モニタリング，合併症の予防などが含まれる。集団を対象とした支援は，正しい知識を一度に多数の人に学習してもらうことができ，また，それをシステム化することも可能であるが，個々の特性・価値観に合わせた支援をすることは難しい。

集団を対象に健康学習支援をする場合，集団から様々な反応や意見がみられる。専門職は，参加者の反応や意見を踏まえ，これまでとは違う新しい知識や考え方が得られるように，**グループダイナミックス**が進む支援を行うと効果的である。

2 個別健康学習支援

セルフケア行動の継続を目標にするような，個々に合わせたきめ細かい学習支援が必要な場合や，個々に対する動機づけ，個々の行動変化への準備状態に合わせた支援が必要な場合は，個別で行う支援が望ましく，学習者と対話をしながら展開していく。それは，個室を利用し，時間を設定して行うこともあれば，清拭（せいしき）などケアで接するごとに行う場合もあろう。学習者のライフスタイルや特性・価値観に合わせた支援ができ，個人のプライバ

表3-2 健康学習支援プログラム（例）

担当者	教育プログラム期間					
	1日目	2日目	3日目	8日目	9日目	10日目
医師	生活習慣と病気について	個別面談			運動と健康について	
看護師		フットケアについて			個別面談	
管理栄養士	食と健康について			外食を楽しむために		個別面談
薬剤師			薬とコントロールについて			

▧ 集団健康学習支援　　▨ 個別健康学習支援

シーも守ることができる。

　もし，慢性期にある人と家族が何らかの原因を内面にためやすい内的統制傾向である場合は，集団健康学習よりも個人で努力して学習する自己学習が効果的であることが多い。

3. 認知的領域・情意的領域・精神運動的領域に基づく考え方

　慢性期にある人と家族に対して健康学習支援をする際，**教育目標の分類体系**＊（タキソノミー）に沿った支援を行うと，対象のもつ力の検討や支援の評価，看護職の支援のあり方を考えるのに役立つ。この教育目標の分類体系は，ベンジャミン・S・ブルーム（Bloom, B. S.）を中心とする研究者らによって示されたもので，達成されるべき目標を認知的領域・情意的領域・精神運動的領域の3領域に分け，領域ごとに単純なものから複雑高度なものの順に目標の系列を明らかにしたものである（表3-3）。最下位からその上に，さらにその上にと高次なものが位置づけられている。

　認知的領域・情意的領域・精神運動的領域とその内容構成について，慢性期にある人と家族への支援を視野に入れて，もう少し説明しよう。

1 ┃ 認知的領域

　認知的領域は，「知識の習得と理解および知的諸能力発達に関する諸目標から成る」[6]。慢性期にある人と家族は，病態や治療法に関する知識やセルフマネジメントの方法などの知識を得て，伝えられた知識を自身の生活で利用すること（理解）が目標となる。これらを習得すると，次に，新しい課題が生じてもそれらを適応できること（応用），分析すること，まとまったものをつくること（総合），目的に照らして評価することが学習ニーズに応じて目標となる。看護職は，慢性期にある人と家族の現在到達している段階を把握し，どのような学習ニーズをもっているかを確認し，目標に沿って支援する。

表3-3 教育目標のタキソノミーの全体的構成

6.0	評価		
5.0	総合	個性化	自然化
4.0	分析	組織化	分節化
3.0	応用	価値づけ	精密化
2.0	理解	反応	巧妙化
1.0	知識	受け入れ	模倣
	認知的領域	**情意的領域**	**精神運動的領域**[注]

注）この領域に関しては，最終的なものでない。
出典／梶田叡一：教育における評価の理論Ⅱ；学校学習とブルーム理論，金子書房，1994，p.154.

＊ **教育目標の分類体系**：1980年代から再度その必要性が高まり，1994年に全米教育研究協会の年報が出版され，その年報を土台として2001年に改訂版タキソノミーが開発された[5]。

2 ┃ 情意的領域

　情意的領域は，「興味や態度，価値観の形成と正しい判断力や適応性の発達に関する諸目標から成る」[6]。あることに気づき，その大切さがわかり，自身の態度・価値観のなかにそれが位置づき定着していく過程である。

　慢性期にある人と家族の場合，疾患やセルフマネジメント行動について受け入れようとする段階から始まり，それに対して自身で何らかの反応を示し，価値づけることが目標となる。さらに，複数の価値を組織化して体系づけたり，価値間の相互関係を明らかにしたりすることにより，個人は価値に従って一貫した行動をとることができるようになる。慢性期にある人は，病気と診断されたとき，治療法が変化したとき，合併症を発症したときなど，生涯にわたって病いと生活するなかで心理的に混乱しやすい。看護職は，慢性期にある人と家族が，どのような気持ちでいるのか，取り組みに対する決心の大きさはどの程度なのかなどの心理面を把握し，情意的領域の目標に沿って支援する。

3 ┃ 精神運動的領域

　精神運動的領域は，「手先の各種技能や運動技能に関する諸目標から成る」[6]。この精神運動的領域のタキソノミーに関しては，ほかの領域と異なり，最終的なものの公表には至っていない。

　慢性期にある人と家族の場合は，血糖値の自己測定の技術や，家族が吸引の技術を習得する過程を思い浮かべるとわかりやすい。まず，他者の技術を模倣し，指示どおりに行ってみる段階から始まり，その後，速く正確に，洗練された形でできるようになることが目標となる。その後，適切な時期に適切な順序で行うことができ，その技術は習慣化するほど習熟する。看護職は，慢性期にある人と家族が技術に習熟できるように，認知的領域や情意的領域の目標も考慮に入れながら支援する。

▌4. 慢性期における健康学習支援としての セルフマネジメント/ライフスタイルマネジメント支援

1 ┃ 慢性期におけるセルフマネジメント/ライフスタイルマネジメント

　慢性期においては，毎日の生活のなかで多様な養生を続けることが求められる。それは，食事や運動であったり，薬物の管理やモニタリングであったり，あるいは仕事の調整であったりする。これらは生活のなかで自ら行うことであり，日々の生活の営みのなかに含まれていることであることから，セルフマネジメント，あるいはライフスタイルマネジメントといわれる。

　糖尿病領域においては，いち早く 1986 年にアメリカ糖尿病学会（ADA）が，糖尿病教育のナショナル・スタンダード（National Standard of Diabetes Education）を発表し，この

認定を受けた施設を対象に糖尿病教育に対する高い社会的評価を与えた。その後，糖尿病教育に対する医療償還を得るためには，医療職者は何を提供したか（process）ではなく，患者は何ができるようになったか（outcome）が問われるようになり，教育評価の視点がプロセス重視からアウトカム重視へと移行していった。これを受け2003年にアメリカ糖尿病教育者学会（AADE）は，DSME（糖尿病セルフマネジメント教育）のアウトカム指標およびアウトカムシステムを発表した[7]。

アウトカムシステムに含まれる「アウトカム連続体」は，短期アウトカム（学習），中期アウトカム（行動変容），中長期アウトカム（臨床的な向上），長期アウトカム（総体的な健康状態の向上と高いQOL）で構成されている。行動変容がみられるのは第2ステージ目，臨床指標の変化がみられるのは第3ステージ目，そして最終的に目指すのは，総合的な健康状態の向上と高いQOLである。このアウトカム連続体は，それまでにはない視点での画期的な指摘であり，学習と行動変容および臨床指標の変化のそれぞれが一つひとつのステージとして明確に認識され，かつそれらがつながることで最終的なQOLに至るとの重要な指摘であった（図3-1）。

行動変容においては，7つの行動が示されている。それらは，①健康な食，②身体活動，③薬の管理，④セルフモニタリング，⑤問題解決（高血糖，低血糖，シックデイ），⑥リスクの低減（合併症予防），⑦病気（糖尿病）と共に生きること（心理社会的適応）であり，いずれもセルフマネジメントの重要な要素である（図3-2）。また行動変容は，様々な要因が妨げとなることがあるので（妨害要因），的確な見極めとそれに基づく適切な支援が必要となる。たとえば，薬の管理におけるインスリン注射に関しては，視力の低下や手指の巧緻性の低下（身体的要因），さらに注射そのものへの恐怖心（情動的要因）などは，注射の実施を難しくさせるため，その人の視力と巧緻性に適した器具を提案するとともに，恐怖心を低減できるように支援することが必要となる。

このような支援の方法には，ファネル（Funnell, M.M.）によるエンパワメント・アプローチ（表3-4）やケイト・ローリッグ（Lorig, K.）らによる肯定的な自己管理者の役割（表3-5）がある。ローリッグは，肯定的な自己管理者になることを薦めており，肯定的な自己管理者としてすべきことを示している。

2 ｜ セルフマネジメント/ライフスタイルマネジメントに係る学習の3領域

慢性期における健康学習支援は，先に述べた学習の3領域（認知的領域，情意的領域，精神運動的領域）の側面から統合的に考えることができる。認知的領域は「知識」，情意的領域は「感情」，そして精神運動的領域は「技術」にかかわる学習を意味する[8]。多くの健康学習支援において，これらの学習は複合的に関連している（図3-3）。健康学習支援では，これら3領域の教育内容をバランスよく提供することが重要である。たとえば，糖尿病に関する学習を考えてみると，インスリン療法について学ぶときは，インスリンの作用についての理解が必要であり（認知的領域），実際の注射器を操作できなければならない（精神運

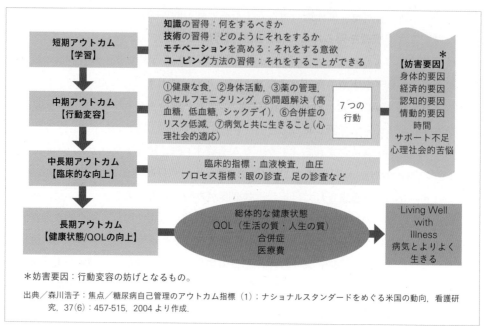

＊妨害要因：行動変容の妨げとなるもの。

出典／森川浩子：焦点／糖尿病自己管理のアウトカム指標（1）；ナショナルスタンダードをめぐる米国の動向，看護研究，37（6）：457-515，2004より作成.

図3-1 DSMEにおけるアウトカム連続体

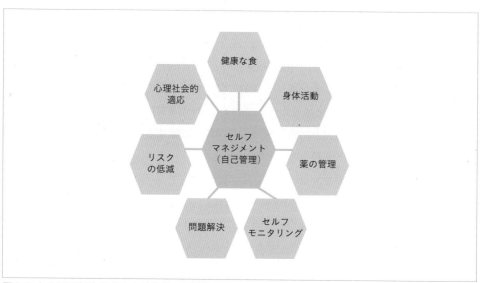

図3-2 セルフマネジメントにおける7つの行動

表3-4 エンパワメントアプローチにおける5つのステップ

ステップ1	クライエントの視点から問題を決定する。
ステップ2	問題についてのクライエントの感情を明らかにする。
ステップ3	問題の解決に役立つ長期目標を明確にし，目標に向かって進むことができるような行動の段階を明らかにするようにクライエントに求める。
ステップ4	行動を試みる
ステップ5	体験内容を評価する。

出典／Funnell, M.M.著，黒江ゆり子，他訳：糖尿病教育および心理社会的介入におけるアウトカム，看護研究，37（7）：553-557，2004.より作成.

表3-5 肯定的な自己管理者がすべきこと

❶ 達成したいことを決める（達成目標）。
❷ 目標を達成するための方法を探す。
❸ アクションプランを立て，自分との約束事を決め，短期間の計画を作成する。
❹ アクションプランを実施する。
❺ 結果をチェックする。
❻ 必要に応じて変更する。
❼ 自分にご褒美をあげることを覚えておく。

出典／Lorig, K., 他著，近藤房恵訳：慢性疾患自己管理ガイダンス，日本看護協会出版会，13，2001.

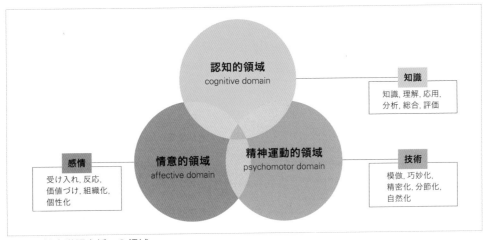

図3-3 健康学習支援の3領域

動的領域）。しかしながら，インスリンの作用を理解するにしても，注射器の操作方法を習得するにしても，インスリン注射の必要性を自分なりにとらえていくこと（情意的領域）がなければ学習は進まない。健康学習支援を進めるためには，対象者のこの3領域の学習がどのように進んでいるのかを確認することが重要である。健康生活のために認知的領域と精神運動的領域として求められている学習が何であるのか，それらを学習する基盤となる情意的領域がどのような学習状態にあるかの把握は重要となる[9]。

3 セルフマネジメントに係る学習の3領域の特性

セルフマネジメントに係る学習の3領域について，運動療法を例に具体的に考えてみよう（表3-6）。**認知的領域**は，前述したように，知識（情報の想起），理解，応用，分析，総合，評価へと徐々に学習が進む。たとえば「知識」の段階では，有酸素運動という用語を知る（用語などの記憶），「理解」では，からだにとっての有酸素運動の効果がわかる（内容の把握），また「応用，分析，総合」では，自分自身の生活における身体活動状況（たとえば，最近は外出すること自体が少なくなったなど）を把握し，対応策（たとえば，毎日のウォーキングなど）を考える（知識の活用）。また，「評価」では自分が考えた対応策が身体活動の促進のためにどのくらい効果があるかの判断などが行われる。

表3-6 セルフマネジメントにおける認知的領域・情意的領域・精神運動的領域

領域	学習の進み方	例
認知的領域	**知識**：情報を想起する。 **理解**：知識を理解する。 **応用，分析，総合**：すでにもっている知識を新しい状況に応用する。全体を部分に分けたり，新たな全体を生成するために，各部分を一つにまとめたりする。 **評価**：特定の目的にとっての価値を判断する。	● 有酸素運動という用語を知る。 ● 有酸素運動と健康との関連がわかる。 ● 自分の生活における自身の身体活動状況を把握し，対応策を考える。 ● 自分の考えた対応策が身体活動の増加にどの程度効果があったかを判断する。
情意的領域	**受け入れ**：特定の刺激に注目し，その持続を許す。 **反応**：自分の意思で刺激に反応する。 **価値づけ**：特定の行動の価値を認めて，実行に移す。 **組織化**：価値判断に基づいて行動の枠組みを組み立てる。 **個性化**：人生に対する見方を示すような感情を表現する。	● 効果的な歩き方の図に目を向ける。 ● 運動療法に関する本や万歩計を購入する。 ● 自分にとっての身体活動の重要性を感じ，試みる。 ● 自分から進んでウォーキングの時間やルートを考える。 ● 自分の健康管理における運動療法の重要性を表現する。
精神運動的領域	**模倣**：指導のもとで目に見える行動を行う。 **巧妙化**：特定の行動を繰り返し行う。 **精密化・分節化**：特定の行動が正確に・円滑にできるようにする。 **自然化**（創意工夫）：新しい動作を生み出す。	● 説明されたとおりに万歩計を使用し，効果的な歩き方で歩いてみる。 ● 毎日の生活のなかで万歩計をつけて歩き，記録することを繰り返し行う。ウォーキングの時間やルートを工夫して，回数が増える。 ● 天候などが変わっても適度な身体活動ができるように，時間や場所を見きわめ，自分なりの方法を工夫する。

情意的領域は，受け入れ，反応，価値づけ，組織化，個性化へと学習が進み，「受け入れ」は，看護職が示した健康な歩き方についての資料を見る（注意を向ける），「反応」は，運動療法に関する本や万歩計を購入する（刺激や現象に対する反応），また「価値づけ」は，身体活動が自分の健康にとって重要であるという価値を確立する（信念や態度の一貫性と安定），「組織化，個性化」では生活のなかでの身体活動の優先順位が決定し（優先順位の確立），自分の個性の一部となる。

精神運動的領域*は，模倣，巧妙化，精密化・分節化，自然化へと学習が進む。「模倣」は，説明されたとおりに万歩計をつけて歩く用意をする（行為の模倣），「巧妙化，精密化」は，毎日の生活のなかで万歩計をつけていろいろな場所を歩いて，歩数を記録することにより（繰り返し），その結果として時間やルートが工夫されて，ウォーキングと記録の回数が増え，緻密にプランができるようになる。さらに「円滑さ」として上手に素早くできること（注意深さ，一連の行為の調整や速度）が可能になり，それらが自分のやり方として安定したものとなったときに「自然化」に至る。自然化は，その人の生活の一部として溶け込んだことを意味する。いずれの学習過程も短期間で一度に進むことはなく，相応の時間が必要となる。それは本人が考え，試み，納得し，工夫することを繰り返すことによって可能となる

---

* **精神運動的領域**：模倣，操作，正確さ，円滑さとしている場合もある[10]。

からである。健康学習支援においては，このプロセスを重視することによってこそ，効果的な支援ができる。セルフマネジメント教育は，この健康学習支援の考え方を基盤として，7つの要素の学習が進むように支援する。

これまでの健康学習支援およびセルフマネジメント教育は，ともすると認知的領域に偏る傾向にあったが，健康学習は3領域のバランスが保たれて，初めて効果的なものとなる。個人・家族の情意的領域に目を向けることを忘れてはならない。

5. 健康学習支援における情意的領域の重要性

健康学習支援の効果を高めるためには，個人・家族を「生活者」としてとらえ，心理社会的側面を包括した支援を提供する必要がある[11]。技法としては「病みの軌跡モデル」の考え方やインタビュー技法を活用することができる。慢性状況に活用できるインタビュー技法としては，モティベーショナル・インタビュー[12]やエンパワメント・インタビュー，およびライフストーリー・インタビュー[13]などがある。

AADEが，糖尿病セルフマネジメント教育のアウトカム指標に関して，アウトカム連続体を提唱し，中期アウトカムの行動変化における7つの項目のなかに「病気と共に生きること（心理社会的適応）」を示している。

さらに，ADAは2002年に「糖尿病教育における目標：Diabetes Education Goals」のなかで，生活における心理面の適応・調整の組み入れが重要であるとしている。たとえば，2型糖尿病の初期教育の行動目標として，①糖尿病についての自分の感情を言語化あるいは表出する，②否認や怒りや悲しみの感情を抱くことは通常のことであり，それらは糖尿病が日常生活の一部になるとともに軽減することを述べる，③糖尿病の合併症について話し合うことは恐ろしいと感じることが多いということに気づく，④ストレスの多い状況は血糖コントロールがうまくいかない原因となることを述べる，などを提示している。

すなわち，日常生活におけるセルフマネジメントの継続の難しさがわかってくるほどに健康学習支援における情意的領域の重要さに気づき始めたのであり，現在は多様な方法で個人・家族の心を支えようとしている。

Ⓑ 健康学習支援が必要な人への情報収集と問題の特定

健康学習支援が必要な慢性期にある人と家族に効果的な支援を行うには，健康と生活に関する**情報の収集**を意識的に系統立てて行い，情報を整理・分析していくことが必要となる。慢性期にある人と家族（学習者）の健康学習に関する意識や学習するための能力などを分析し，看護上の**問題を推定・特定**していく。

1. 情報収集

健康学習支援が必要な慢性期にある人と家族に対して情報収集する項目は，多岐にわた

る。その一部を表 3-7 に示す。

1　学習する準備がどの程度できているかを把握するための情報収集

　まず，慢性期にある人と家族について，学習する準備がどの程度できているかを把握するための情報収集が必要となる。慢性期にある人と家族が，「病気や治療法をどのように認識して受け入れているのか」「生活上の課題や困っている問題から学習ニーズをどのように考えているのか」「学習に必要な自己概念や発達課題はどの程度成熟しているのか」「学習するうえで慢性期にある人と家族のこれまでの経験がどのように役立つか」など，看護職がアセスメントするための情報である。また，超高齢社会であるため，健康学習をする準備状態として，慢性期にある人と家族の認知機能も把握する必要がある。

2　心理状態を把握するための情報収集

　次に，慢性期にある人と家族の心理状態を把握するための情報収集が必要となる。たと

表 3-7　健康学習支援が必要な慢性期にある人と家族に対する情報収集

アセスメント内容	情報収集する項目
慢性期にある人と家族（学習者）の健康学習に関する意識	● 病気や治療法に関する認識 ● 現在の課題，現在困っている問題 ● 健康に関する基本的習慣・信念 ● 健康に関する過去の出来事 ● 自己概念 ● 学習へのレディネス ● 発達課題 ● 過去の体験 ● 認知機能
慢性期にある人と家族（学習者）の心理状態	● ストレス要因 ● 無力感 ● 自己肯定感 ● 不安・怒り・不信・恐怖など
慢性期にある人と家族（学習者）の健康学習に関する能力	● 身体状況（視力，聴力，運動能力など） ● 病気・病期 ● 予後 ● 自覚症状 ● 検査結果 ● 治療法・治療の場 ● 知的状態（理解力，判断力など） ● 病気や治療法に関する知識や技術 ● 健康習慣（食事，運動，喫煙，飲酒，清潔行動など） ● 行動を起こすきっかけ ● 意思決定の葛藤 ● 家族の状況 ● 家族の健康管理パターン ● ソーシャルサポート ● 職業 ● 家族内での役割 ● 経済状況

えば，何らかのセルフケア行動ができないでいる人は，ストレスを抱えていたり，無気力状態に陥っていたりする場合がある。そのような人にセルフケア行動を支援しても実行は困難であるため，まずは心理的に落ち着くための支援を行うことが望ましい。また，このような心理状態は，健康学習をする準備状態にも影響を与える。看護職は，慢性期にある人と家族が，健康状態の改善に向けて学習・行動する心理状態にあるのかをアセスメントするための情報を把握することが必要となる。

3 学習する能力が実際にどの程度であるかを把握するための情報収集

そして，慢性期にある人と家族の学習する能力が実際にどの程度であるかを把握するための情報収集が必要となる。つまり，「慢性期にある人と家族が実際に健康学習するためのからだや知的能力がどの程度であるか」「過去と現在の健康習慣から健康学習の成果はどうであったのか」「家族や友人などからのサポート状況はどの程度であるか」などをアセスメントするための情報である。特に，慢性期にある人と家族の健康学習能力は，現在の病状や治療の状況，身体的・精神的状態に影響を受ける。身体的・精神的状態が良いと，学習する能力は高いことが多い。看護職は，慢性期にある人と家族の学習能力を妨げる要因を把握することが必要である。

また，一般的に人の健康習慣は，その人や家族の健康に関する考えが影響していることが多い。たとえば，運動しても健康を維持できないと考えている人は，運動する習慣をもたないであろう。運動と健康に関して学習することで，運動の効果や方法を学び，運動しようと考え，運動習慣をもつようになるかもしれない。看護職は，慢性期にある人と家族の健康に関する考えや過去・現在の運動，食事，喫煙，飲酒などの健康習慣を把握する必要がある。

2. 問題の特定（図3-4）

1 健康を維持・改善するための健康学習の重要性についての意識が低く，学習準備が不十分な状態

健康と生活に関する情報収集を行い，情報を整理・分析した結果，慢性期にある人と家族に病気や治療法に対する受容や反応がなかったり，基本的な健康習慣についての知識が乏しかったり，健康を探求する行動がみられなかったり，健康を改善することへの興味を示さなかったりした場合，健康を維持・改善するための健康学習をする意識が低く，学習準備が不十分であるという看護上の問題が推定できる。

2 心理状態によって，学習する力や学習したことを実行する力に障害のある状態

慢性期にある人と家族にストレス要因が多く，健康状態の変化を受け入れられなかったり，健康に関する現在の課題や困っている問題をコントロールするような心理状態にな

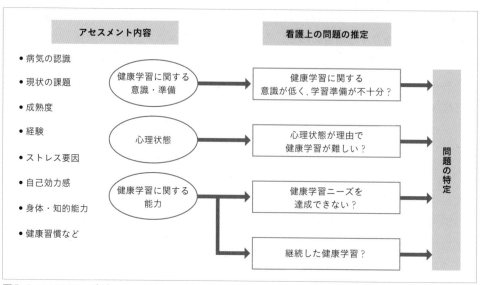

図3-4 アセスメント内容からの問題の推定・特定

かったりした場合，健康状態を改善できるような心理状態になく，健康学習をする力や学習したことを自身の生活に合わせて実行する力に障がいのある状態という看護上の問題が推定できる。つまり，まず，慢性期にある人と家族の心理的側面を支援したほうがよい状態である。

3 | 学習ニーズを達成できない状態

慢性期にある人と家族は，地域で生活を営んでいる「生活者」であり，自ら生活を見つめなおし，より良い方向に向かって行動していく必要がある。そのようなセルフマネジメントをする必要のある，慢性期にある人と家族の健康学習能力は，高いほど自ら学習した内容を毎日の生活に取り入れることができるであろう。学習した内容を生活に組み込むことができなかったり，危険であると学習した内容を減らす行動ができなかったり，自分には健康管理はできないと思い込んだりした場合，学習した内容を自らの生活に生かすことができず，学習ニーズを達成できない状態であるという看護上の問題が推定できる。

4 | 今後も継続して健康学習に取り組む

疾患と共に人生を過ごす慢性期にある人と家族は，今，健康学習をするだけでなく，継続して健康学習をしていく必要がある。そのため，健康学習によって学習ニーズを満たしている人に対し，継続してセルフマネジメントに意欲を示してもらうための，また，新たな健康学習に困難なく取り組んでもらうための，看護上の問題が推定できる。

このように推定した問題は，看護診断の定義や診断指標，関連因子とどれだけ一致するかを判断して，看護上の問題として特定していく。

3. 情報収集と問題の特定をする際のポイント

1 家族を含めた情報収集や問題の特定

　慢性期にある人にとって，慢性の病気とうまく付き合っていく能力を獲得することが学習ニーズであるとすれば，自身の家族は非常に重要な存在となる。家族は，慢性期にある人の健康やセルフマネジメント行動に影響を与える。たとえば，慢性期にある人の健康に関する考え方や行動のしかた，病気への適応のしかたは家族の影響を受けたものであるし，慢性期にある人は家族の心配や不安を考慮した行動をとるであろう。看護職は，健康学習支援において，慢性期にある人のみでなく家族を含めた支援を行うことが重要であり，家族の状況についても情報収集や問題の特定をする。

2 治療や療養の場に合わせた情報収集や問題の特定

　慢性期にある人の治療や療養の場は多様である。疾病の発病期の確定診断や治療方法の決定，急性増悪期の治療や合併症の治療の際は，入院して治療や療養をしていることが多い。また，病状が落ち着いている際は，通院して治療をしている。在宅で自己注射，経管栄養法などの治療法を行う際は，在宅で治療や療養をしている。このように様々であるため，看護職は，これから健康学習支援をしようとしている人がどこで治療・療養しているのかを理解して，情報収集や問題の特定をする。

3 慢性の病気のタイプに合わせた情報収集や問題の特定

　慢性の病気には様々なタイプがある。高血圧のように経過が緩慢な疾患もあれば，難病など進行していく疾患もある。また，関節リウマチのように増悪や寛解を繰り返す疾患もある。慢性期にある人は，そのような疾患と共に人生を過ごしている。それは，生活しているなかで消えることのない不快な症状が持続している場合もあれば，薬物療法に伴う症状が出現している場合，病態が悪化し急激に著明な症状が出現している場合もある。看護職は，長期にわたって継続する慢性疾患の一般的な症状の特徴を理解したうえで，情報収集や問題の特定をする。

4 心理的問題・抵抗を理解した情報収集や問題の特定

　慢性期にある人と家族は，長い経過をたどる。長い経過のなかでは，病気と診断されたとき，入院が必要となったとき，治療法が強化されたとき，病状が不安定なときなどにそれぞれ異なった心理的問題を抱えたり，心理的抵抗が生じたりする。たとえば，病気と診断されたとき，人は「死ぬのではないか」「仕事は続けられるか」など，今後に起こるかもしれない喪失を想像したり，「なぜ私が病気になったのか」と怒りや悲しみが生じたりする。看護職は，慢性期にある人と家族の病状・病期に沿った一般的な心理的問題・抵抗

をよく理解したうえで，情報収集や問題の特定をする。

C 健康学習支援が必要な人と家族への看護介入

　健康学習支援が必要な慢性期にある人と家族に対する看護上の問題を推定し，問題を特定したら，問題を解決するための看護介入を行う。

■ 1. 学習に関する動機づけ

　慢性期にある人と家族の健康に関する学習意識が低く，学習準備が不十分である場合，看護職は学習に関する**動機づけ**を行う。成人の学習者は，自身の生活から生じた課題や学習ニーズであれば，関心や自覚をもち主体的に取り組むことができるため，動機をもち学習効果が高くなるように支援する。

　慢性期にある人と家族を動機づけるためには，健康学習する必要性を認識できるように情報を伝え，自身で学習ニーズを導き出せるようにする。たとえば，看護職が検査結果の数値の意味を伝え，健康状態について理解できるように促したり，合併症発生率や予防できることを説明したり，達成可能な具体的な目標について一緒に検討し学習計画を立てたりすることによって，学習者は「私は望ましい食事内容について知りたい」「運動習慣をもちたい」と健康学習に関心をもち，必要性を認識できるようになる。また，看護職が意欲を高めるための情報を伝えたり，手技を具体的に見せたりすることも，学習者が健康学習する必要性を認識することにつながる。

　慢性期にある人と家族が健康学習に関する動機をもつには，学習の目標と自身の現在の能力との差を知ることが効果的である。成人の学習者には，その差を知ることで望ましい方向性に向かいたいという学習ニーズが生まれ，主体的に取り組むことができる。一方で，現在の自身の能力や差の大きさに対して，慢性期にある人と家族には心理的に不安感や絶望感が生じることもある。看護職は，慢性期にある人と家族が自身の能力や差を知るための支援だけでなく，「現状をどのように感じていますか」「お気持ちはいかがですか」などと声をかけることで感情の表出を促し，感情に合った心理的支援も同時に行うことで，動機づけにつながるようにする。

■ 2. 心理的支援

　医療者からみて健康学習が必要な人であっても，ストレス要因が多く，学習する心理状態にない場合は**心理的支援**が必要となる。

　慢性期にある人が，病気をもって生活することに大きなストレスを感じていたり，他者と比べて諦めなければならないことばかりを考えてしまい，ストレスを感じていたりする場合，同じような経験をしたことがある人やグループを紹介することが，慢性期にある人と家族にとって心理的に有効に働くことがある。慢性期にある人と家族は，同じような経

験をしたことのある他者と気持ちを共有し合い，病気と共に生活している他者の苦労や工夫がわかると心理的に落ち着き，自分自身の感情や生活を振り返りコントロールすることができるようになる。

　慢性期にある人と家族は，長い経過をたどるなかで様々な**心理的反応**を示す。病気と診断されたときは心理的混乱が大きく，悲しみ，抑うつ，怒りなどの心理的反応を示す。長い経過のなかで，病気のコントロールが不良だったり不安定だったりするときは，治療に対する強い拒否感を示す場合もある。また，合併症を発症したときは，「間違いだ」などと否認し，ショックや悲しみ，抑うつといった心理的反応を示すとともに，不眠などの身体反応が生じることもある。看護職は，慢性期にある人と家族のそのような心理的反応に対して，支援的で共感的な言葉を用い，抱きしめ，タッチするような支援が必要である。また，不安な時期には付き添い，安心できる環境を提供する。

▌ 3. 自己効力感

　慢性期にある人は，健康学習が必要であることを認識しているものの，学習ニーズを達成できない場合がある。その理由は，「私には障壁がある」「私にはこれはできない」という否定的な思い込みによることが多い。看護職は，慢性期にある人が「これなら，できる」と自信をもち，効力を得ることができる支援を行う。アルバート・バンデューラ（Bandura, A.）の提唱した**自己効力感**（self-efficacy）によると，人の「効力に関する信念は，4つの主要な影響力によって育てていくことができる」[14]と説明されている。

> ❶制御体験をとおしたもの
> ❷社会的モデルによって与えられる代理体験をとおしたもの
> ❸社会的説得
> ❹からだの状態を向上させ，ストレスやネガティブな感情傾向を減少させ，からだの状態を正しく把握すること

　人の効力に関する信念を育てる，これらの主要な影響力について，慢性期にある成人と家族への支援を視野に入れて，もう少し説明しよう。

1 ▏ 制御体験をとおしたもの

　バンデューラによると，制御体験をとおして効力感を発達させることとは，「絶えず変化する生活環境を規制する適切な行動をつくり出し実践するための，認知的，行動的，自己制御的な手段を獲得すること」である。そして，「**成功する体験**は，効力感に強固な信念を作り上げるものである」[14]と述べている。

　慢性期にある人の食事療法について考えてみると，慢性期にある人と家族がつまずきながらも学習し，工夫を重ね「私は，忍耐強い努力によって，実施することができた」と成功体験を得ることができたとき，「自分はできる」と効力感を高めることができる。このように，慢性期にある人は，達成可能で段階のある目標を掲げ，一つ一つ体験を積み上げ

ていくことで成功体験を得ることが望ましい。看護職は，慢性期にある人と家族が成功体験を得て，効力感を高めることができるように支援する。

2 ┃ 代理体験をとおしたもの

また，バンデューラは「自分と同じような人々が忍耐強く努力をして成功するのを見ることは，それを観察している人々に，自分たちもそのようなことができるのだという信念をわきあがらせることになる」[15]とも述べている。

運動に関する学習が必要であることを認識しているものの「私にはできない」と思い込んでいる慢性期にある人が，類似した疾患をもっている自分と同じくらいの年齢の人が努力し成功する姿を見ることは，「私にもできる」という信念をもつことにつながる。看護職は，慢性期にある人と家族が**代理体験**をとおして効力感を得られるように，同じような体験をして，努力している人やグループを紹介する支援が効果的である。

3 ┃ 社会的説得

さらに，バンデューラによると，「ある行動を習得する能力があると言われてその行動を勧められた人は，問題が生じたときに，自分の欠陥についてくよくよ考えたり，自分に疑念を抱いたりしないで，その行動により多くの努力を投入しつづけるだろう」[15]と述べている。行動を勧められた人が，すでに「私にはできない」と思い込んでいる場合は，勧められた行動をうまくとることができず，ますます自分の能力に疑問を抱くことになるだろう。看護職は，慢性期にある人と家族の現在の効力感を踏まえ，適切なときに「あなたには，その行動を習得する能力がある」と**社会的説得**を試みる支援を行い，慢性期にある人と家族の効力感を高められるようにする。

4 ┃ 生理的・感情的状態

人は，「自分にできるかどうか」を判断する際，**生理的・感情的状態**に頼ると考えられている。身体的苦痛があるときや，ストレスやネガティブな感情を抱えているときは，「自分にはできる」とは思わないであろう。反対に，身体的・精神的にも良い状態のとき，人は「自分にはできる」と感じることができるであろう。看護職は，慢性期にある人と家族の効力感を高めるために，慢性期にある人と家族が身体的・精神的にも良い状態を保てるように支援し，それを認識してもらえるようにする。

▌ 4. 継続した健康学習のための支援

慢性の病気は長い時間をかけて変化していくため，慢性期にある人と家族はその時々に応じた健康学習を継続していく必要がある。病状によっては，学習して実践できていたことが適切ではなくなったり，さらに生活を再編成しなければならなくなったりして，新たな健康学習が必要となることもある。また，これまで学習して実践できていたことでも，

長期間継続するには看護職の支援が必要となる。適切な食事療法を実践して病気をコントロールしていた人が，「もう食事療法をやりたくない」と思い，望ましくない食生活習慣に戻ることもあるだろう。看護職は「なぜそのように感じたのか」「ストレスや不安があったのか」「やる気を失ったのか」「生活環境が変わったのか」など，慢性期にある人の現状を把握して支援していく必要がある。また，長い経過のなかで，今後もそのような気持ちになることも考えられるため，ストレスとうまく付き合う方法を身につける，自分にはできるという自己効力感の高め方を知るなど，その際の対処方法を自身で考えられるように支援していく。さらに，元の食生活習慣に戻った自分を責めたり，挫折を感じたりすることもあるため，慢性期にある人の気持ちに応じた心理的支援が必要である。

　健康学習を継続して，望ましい生活習慣を維持できている人への支援，つまり，慢性期にある人が挫折しないようにするための支援も必要となる。看護職は，慢性期にある人に「なぜ継続して学習することができていると思いますか」と動機を確認したり，継続して学習できていることを称賛したりして，今後も維持できるように支援する。

5. 看護介入におけるポイント

1 慢性期にある人と家族が主体となる看護介入

　慢性期にある人と家族の健康学習ニーズは生活に密着したものであることが多い。そのため，看護職が健康学習を支援する際，まず，慢性期にある人と家族が学習する生活者であることを理解して，自身で問題を特定でき，学習計画を立てて学び，学んだことを生活に生かし，その後に評価できるように支援する。看護職は，学習者と協同して探求していく関係を築くことが必要である。また，学習者との間に信頼される平等な関係を築き，学習者が成人の生活者として支持されていると感じるような心理的な雰囲気をつくる。

2 慢性期にある人と家族が健康に関する学習の方法を学ぶための看護介入

　慢性の病気が長い経過をたどることを考えると，健康学習で何か1つのことを学ぶというよりも，慢性期にある人と家族が健康に関する学習の方法を学び，必要なときは自身で意思決定できる力を獲得するための支援が必要である。たとえば，現在の病状での食事療法についてのみ学習するのではなく，病状が不安定な際には応用して判断できるような健康学習であったり，同じような経験をしたことがある人やグループから情報や示唆を得たり，適切な機関に相談を求めたりできるような力をつける支援を看護職は行う。

Ⓓ 家族への支援

　慢性期にある健康学習支援が必要な人の家族は，家族が病気であるという衝撃を受けるだけでなく，自身も健康学習が必要となり，自身の生活パターンも変更せざるを得ない場

合が多い。そのため，病気がその人のみでなく家族にどのような影響を与えているのか，また家族の受け止めを看護職は把握する必要がある。もし，気持ちや悩みの整理がつかないようなら，家族会の活用と支援*も一つである。家族が病気や治療法を理解し，調整して家族機能に取り入れることができていない場合や，家族機能に取り入れて健康目標を達成することができていない場合は，看護問題を特定し看護していく必要がある。

1. 家族の健康学習

慢性期にある人の家族は，病気の有無のみを知らされ，治療やその具体的内容，健康学習の内容など何も知らされなければ家族機能が混乱したままとなる。また，慢性期にある人が学んだ健康学習の成果も半減するであろう。そのため，慢性期にある人と共に，家族も健康学習に参加することが望ましい。看護職は，健康学習に参加している家族はだれか，反応や行動はどうか，家族内でどんなかかわり方をしているのか，家族の生活習慣はどうか，どのような学習を理解しているかなど，家族をよく観察するとともに，家族の関心や感情，疑問に耳を傾けて理解し，具体的な看護問題を明らかにして支援する。その際，家族も成人の学習者であることを忘れず，自己概念やこれまでの経験，学習レディネスなどを踏まえたかかわりを行い，家族が主体的に問題解決できるように支援する。看護職が家族も支援することで家族機能は安定し，慢性期にある人の健康学習の成果は高まる。

2. 家族の負担軽減

近年，慢性期にある人と家族は，共に高齢者であることが多い。慢性期にある人自身に学習する力がない場合もあり，その際，家族は1人で学習しなければならなくなる。そのような家族に多大な負担がかからないよう，看護職や社会福祉士は**ソーシャルサポート・サービス**について情報提供し，利用について家族と話し合う必要がある。

また，家族には，最善のケアが提供されていることへの安心を与えるとともに，ヘルスケア提供者に何でも話してよいことを伝え，身体的・精神的支援に努める。適応がある場合は，家族の**レスパイトケア**を手配することも必要であろう。看護職は，家族やほかの専門職と協力・連携し，統一した方向性で慢性期にある人と家族を支援できるようにする。

II 急性増悪の予防と症状緩和を中心とした看護の一般的展開

コービン（Cobin, J.）とストラウス（Strauss, A.）が提唱した「病みの軌跡」では，慢性

---

* **家族会の活用と支援**：家族会とは，病気や障害をもつ人の家族が，互いに気持ちや経験を分かち合い，共有し，連携することで支え合う会である。看護職は，必要に応じて会について家族に情報を提供したり，意向を確認したりするなどの支援を行う。

の病気は長い時間をかけて多様に変化していく 1 つの行路をもつと考え, 9 つの局面を示している（表 2-11 参照）。このなかで, **クライシス期・急性期**は, それぞれ「生命が脅かされる状況」「病気や合併症の活動期。その管理のために入院が必要となる状況」と定義されており, 病状の急激な悪化や, 病気の再燃が生じ, 生命の危機状態や著明な身体的苦痛症状が出現している時期である。この時期, 人は病状回復のために治療に専念することが求められ, 入院や安静に伴う日常生活行動の制限やこれまでに取り組んできたことの中断を余儀なくされる[16]。また, 生命の危機状況は不安を増強させ, 時には死を予感させるなど, 心理社会的な苦痛を体験する。

　慢性病の急性増悪（ぞうあく）は, 原疾患そのものの悪化やコントロールの不足に加え, 感染症の罹（り）患（かん）や生活上のストレスなど, 様々な要因によって引き起こされる。そのため, 慢性病を有する人やその家族が, 急性増悪の誘因や合併症を理解し, 急性増悪を予防するための知識・技術を習得することで, セルフケア能力が高まるよう支援することが重要である。

Ⓐ 急性増悪予防のための教育的支援—セルフモニタリング

　慢性病を有する人は, 自分自身が抱える病気と治療法を理解し, 日常生活において症状をコントロールするためのセルフマネジメントを確立し, 継続していくことが重要である。そのなかで, 病状の急性増悪を予防するためにセルフモニタリング（self-monitoring）を行い, 早期に病状悪化や合併症の出現の徴候をとらえて, 適切に対処していく必要がある。

　セルフモニタリングは自己観察法ともいい, 行動療法の技法の一つで, 自分自身の行動, 血圧, 体重, 血糖などの測定値, 自覚症状などを観察して記録することである。人は, セルフモニタリングによって自分の行動を見つめ, 分析・評価をすることが可能となり, これだけで行動が改善することがある[17]。さらに, その人の行動や測定値, 自覚症状などが継続して記録されるため, 本人や医療者が病状の変化や悪化の徴候をいち早くとらえ, 急性増悪予防のための早期対処を可能とする。このように, セルフモニタリングは個人の行動変容や急性増悪予防において有効であるため, その必要性を説明し, 継続して実施できるよう支援していくことが重要である。

Ⓑ 急性増悪時の看護

1. 急性増悪時の情報収集とアセスメント

　慢性病の急性増悪（ぞうあく）時は, 生命危機の状態にある。そのため, 看護職は医療チームメンバーと協働し, 迅速かつ正確な身体観察と的確なアセスメントを行い, 救命と苦痛緩和を図る。身体的なアセスメントでは, まずバイタルサインを測定し, 意識, 呼吸, 循環の状態を観察して生命が危険な状態にあるかどうかを判断し, 同時に問診, 視診・聴診・打診, 臨床

検査によって，必要な情報を収集し病状をアセスメントする（表3-8）。また，病状のアセスメントに各種分類を用いることで，適切な治療や看護を提供することにつながる。例として，心不全のアセスメントに用いられる分類を表3-9，10に示した。

さらに，慢性病の急性増悪では，その引き金となった要因を探ることは治療上極めて重要となる。薬剤の飲み忘れや生活上の不摂生に加えて，呼吸器系の感染症，身体侵襲，環境要因，精神的ストレスなどは，慢性病の共通した増悪要因となる（表3-11）。また，ライフイベントの一つである妊娠は，自己免疫疾患の増悪要因となることが知られている。そのため，急性増悪の要因を早期に特定し，適切な治療・処置によって病状を改善させるために，これまでの治療や療養経過が記されている診療記録や看護記録からの情報収集はもちろんのこと，本人や家族への問診やセルフモニタリングの記録，場合によっては救急搬送の担当者などから情報を得て，総合的にアセスメントする必要がある。

表3-8 急性増悪時の身体的アセスメントに必要な主な情報

問診	受診に至るまでの経緯，自覚症状（症状の部位，程度，出現時間，持続時間など），現在罹患している疾患と治療の内容，既往歴（治療の内容，経過），現在の生活状況・生活制限の有無など
全身の観察	バイタルサイン（脈拍・血圧・呼吸・体温など），冷汗・発汗，皮膚状態，顔貌，表情，精神状態，栄養状態，呼気臭など
系統別	
脳神経系	意識障害（有無・程度），頭痛，悪心・嘔吐，めまい，運動障害，感覚障害，痙攣，会話状況
呼吸器系	呼吸困難（程度，起こり方，誘発要因），努力呼吸，喘鳴，咳嗽・咳痰，血痰・喀血など
循環器系	ショック，胸痛（タイプ，持続時間，放散痛），動悸・不整脈，浮腫，チアノーゼ
消化器系	腹痛（部位，性質，程度，持続時間，食事との関係），下血，腹部膨満，腹水，悪心・嘔吐，便秘・下痢，黄疸
主な臨床検査	

血液検査，尿検査，便検査，X線検査，心電図，CT検査・MRI検査，血液ガス検査・動脈血酸素飽和度，電解質検査，血糖値検査

表3-9 Killip（キリップ）分類

1型	心不全徴候なし
2型	軽～中等度心不全：肺ラ音聴取域；全肺野の50％未満，Ⅲ音聴取，軽～中等度の呼吸困難
3型	重症心不全：肺ラ音聴取域；全肺野の50％以上，肺水腫，重度の呼吸困難
4型	心原性ショック：チアノーゼ，意識障害，血圧；90mmHg以下，尿量減少，四肢冷感

表3-10 NYHA心機能分類

Ⅰ度	心疾患はあるが身体活動に制限はない。日常的な身体活動では著しい疲労，動悸，呼吸困難あるいは狭心痛を生じない。
Ⅱ度	軽度の身体活動の制限がある。安静時には無症状。日常的な身体活動で疲労，動悸，呼吸困難あるいは狭心痛を生じる。
Ⅲ度	高度な身体活動の制限がある。安静時には無症状。日常的な身体活動以下の労作で疲労，動悸，呼吸困難あるいは狭心痛を生じる。
Ⅳ度	心疾患のためいかなる身体活動も制限される。心不全症状や狭心痛が安静時にも存在する。わずかな労作でこれらの症状は増悪する。

出典／NYHA；New York Heart Association，ニューヨーク心臓協会.

表3-11　慢性病の急性増悪要因

項目	内容
感染	細菌性，ウイルス性の呼吸器感染症
環境	● 住環境・職場環境（ハウスダスト，ダニ，副流煙　など） ● 寒冷・炎暑，急激な温度変化，大気汚染，紫外線
日常生活の不摂生	● 過労，過密スケジュールによる余暇活動 ● 不眠，暴飲暴食，飲酒，喫煙
原疾患の治療との関連	● 薬剤量の変更，薬剤の変更や中止，未治療 ● 治療薬の飲み忘れ
身体侵襲	手術，身体侵襲を伴う検査，外傷
ライフイベント	妊娠・出産（月経を含む）
精神的ストレス	不安，いらだち，抑うつ

2. 急性増悪時の看護ケア

1 急性増悪時における緩和ケアの重要性

　慢性病の急性増悪時にある人は，急激な病状悪化によって一度に苦痛や苦悩を多く抱える。それは，呼吸困難感や疼痛といった身体的苦痛のみならず，病状に対する不安や社会生活の中断によって生じる苦痛，死の恐怖など，多様で，互いに絡み合って存在し，その人の生きるエネルギーを奪う要因となる（図3-5）。

　WHO（世界保健機関）は，**緩和ケア***を「生命を脅かす疾患による問題に直面している患者とその家族に対して，痛みやそのほかの身体的問題，心理社会的問題，スピリチュアルな問題を早期に発見し，的確なアセスメントと対処（治療・処置）を行うことによって，苦しみを予防，和らげることで，クオリティオブライフ（QOL）を改善するアプローチである」と定義している。慢性病の急性増悪時は，まさに生命を脅かされる状況であり，積極的な緩和ケアの提供が必要な状態である。高見沢は，「緩和ケアの視点は治療（cure）中心の医療から，ケア（care）を中心とした対象のQOLの向上を目指した医療へのパラダイム転換を含んでおり，緩和ケアへの視点の転換を図るためには，苦悩する対象を全人的にとらえた**全人的苦痛（トータルペイン）***（図3-6）に基づく相互的なアプローチが重要である」[18]と述べている。看護職は，急性増悪時にある人が抱える様々な苦痛や苦悩を医療チームで共有し，緩和ケアが促進されるよう努めることが重要である。

---

* **緩和ケア**：がん患者の苦痛へのケアとして主に用いられてきたが，今日ではクリティカルケア看護領域においても用いられるようになってきている。

* **全人的苦痛（トータルペイン）**：シシリー・ソンダース（Saunders, C.）が提唱した概念である。がん患者を，病気をもった人としてとらえ，がん患者は，①身体的苦痛，②精神的苦痛，③社会的苦痛，④スピリチュアルペイン（spiritual pain：霊的苦痛）を抱えており，さらにこれらの苦痛が相互に影響し合って，トータルペイン（total pain：全人的苦痛）として現れてくると述べている。

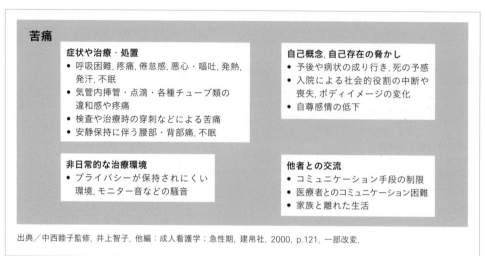

図3-5　急性増悪時の苦痛の要因

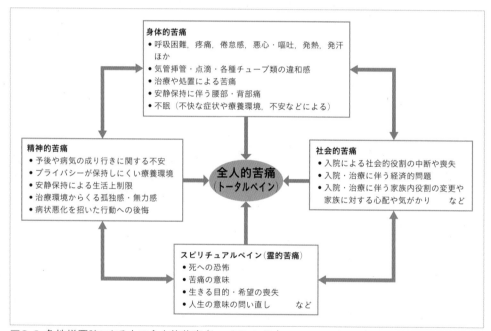

図3-6　急性増悪時にある人の全人的苦痛（トータルペイン）

2 ｜ 急性増悪時にある人の苦痛と援助

❶ 身体的苦痛への援助

　急性増悪時にある人は，呼吸困難感や疼痛，倦怠感（けんたいかん），悪心（おしん）・嘔吐をはじめとする不快な症状を感じている。それに加えて，検査や治療に伴う苦痛，安静保持に伴う腰部・背部痛など，本人が体験する苦痛は多岐にわたる。身体的苦痛は心身を消耗させ，心理状態にも多大な影響を与え，生きる力を奪いかねない。そのため，まずはこれらの身体的苦痛の緩

和を十分に図ることが重要である。各症状については，医師と協働し，薬剤の使用や処置によって軽減を図るとともに，個人の状態をアセスメントしながら，体位の調整やマッサージなど，安楽につながる援助を実施する。さらに，不快症状や治療・環境によって睡眠が障害されやすい状態にあることを理解し，積極的な症状緩和に加えて，医療機器の音や照明，室温・湿度，病床などの療養環境を整備することで不快な刺激を排除し，睡眠が妨げられないように支援する。

また，疼痛や呼吸困難感などの苦痛症状は本人が感じる不快な感覚であり，医療者側が本人の感じている苦痛を的確にとらえられないこともある。そのため，本人の主観性を重視した，簡便な症状評価ツールとして，視覚的評価スケール（visual analogue scale；VAS）（図3-7），数値評価スケール（numerical rating scale；NRS）（図3-8），フェイススケール（Wong-Baker FACES® Pain Rating Scale）（図3-9），ボルグスケール（modified Borg Scale；mBS）（図3-10）などを使用して，本人の苦痛の把握や支援の評価を行う。一方，その人の状態によっては身体的な苦痛を的確に表現できない場合や，気管挿管などによって訴えられないことも多いため，看護職は身体状況を十分に観察し，推測・予測をしながら苦痛緩和を図る必要がある。

❷慢性病の急性増悪時に認める主な不快症状と援助

ここでは，生命の危機状態につながり，それゆえに強い不安や恐怖を呼び起こしやすい呼吸困難と胸痛の2つについて説明する。

（1）呼吸困難

呼吸困難とは，呼吸に伴う不快や苦悶（くもん）感を訴える状態であり，呼吸器疾患だけでなく，循環器系疾患，代謝性疾患，神経・筋性疾患などでも発症する（表3-12）。本人は「息が吸えない」「空気が足りない」などの自覚症状を呈するが，呼吸困難は主観的な症状であり客観的に評価することが難しい。そのため，不快症状の表現を十分に聴き，バイタルサインやフィジカルアセスメントを迅速かつ的確に実施して，対処する必要がある（表

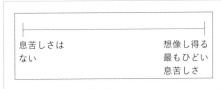

息苦しさは
ない　　　　　　　　　想像し得る
　　　　　　　　　　　最もひどい
　　　　　　　　　　　息苦しさ

100mmの直線上で，その両端に両極端の状態を記載し（まったく症状がない状態と想像し得る最もひどい症状），自分の状態が最も当てはまる線上にマークする。

図3-7　視覚的評価スケール（VAS）

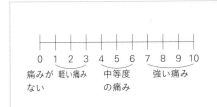

0　1　2　3　4　5　6　7　8　9　10
痛みが　軽い痛み　中等度　強い痛み
ない　　　　　　の痛み

0と10を最端とし0から10までの11段階の数字を用いて，本人に痛みの程度を数字で示してもらう方法である。0は痛みなし，1〜3は軽い痛み，4〜6は中等度の痛み，7〜10は強い痛みを表す。
VASと比較し，より高い再現性があり，対応するスコアにおいて25％の差異を検出するために必要なサンプルサイズはより小さくてよいとされている（疼痛以外にも応用可能）。

図3-8　数値評価スケール（NRS）

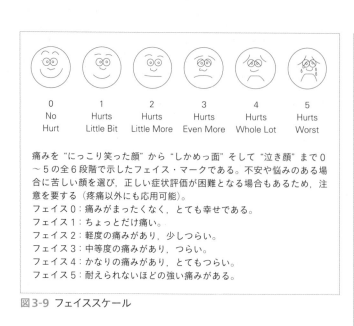

痛みを"にっこり笑った顔"から"しかめっ面"そして"泣き顔"まで0〜5の全6段階で示したフェイス・マークである。不安や悩みのある場合に苦しい顔を選び,正しい症状評価が困難となる場合もあるため,注意を要する(疼痛以外にも応用可能)。
フェイス0:痛みがまったくなく,とても幸せである。
フェイス1:ちょっとだけ痛い。
フェイス2:軽度の痛みがあり,少しつらい。
フェイス3:中等度の痛みがあり,つらい。
フェイス4:かなりの痛みがあり,とてもつらい。
フェイス5:耐えられないほどの強い痛みがある。

図3-9 フェイススケール

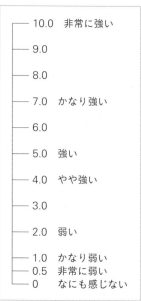

図3-10 ボルグスケール

表3-12 呼吸困難をきたす疾患

分類	原因	疾患
呼吸器疾患	上気道閉塞(とくに呼気時の気流障害)	気道内異物,仮性クループ,気管・気管支損傷,喉頭浮腫
	換気血流不均等分布	肺水腫,肺炎,無気肺,血胸・気胸,肺挫傷,気管支喘息,肺塞栓症,肺気腫,慢性気管支炎(急性増悪),ARDS[注]
	拡散障害	各種間質性肺炎,サルコイドーシス,塵肺,肺線維症,ARDS[注],肺血栓塞栓症,カリニ肺炎
	シャント	肺炎,無気肺,肺水腫,肺動静脈瘻
	胸郭運動障害	肋骨骨折,皮下気腫,胸膜癒着,胸水
中枢神経性疾患	呼吸中枢障害	薬物中毒,脳血管障害,脳外傷,脳炎
神経・筋性疾患	呼吸筋力低下や呼吸調節・伝達系の障害	ギラン-バレー症候群,高位頸髄損傷,進行性筋萎縮症,重症筋無力症
循環器疾患	肺毛細血管圧の上昇,うっ血	急性心不全,うっ血心不全
血液疾患	ヘモグロビン濃度の低下による酸素運搬能障害	貧血,メトヘモグロビン血症,一酸化炭素中毒
代謝性疾患	生体の酸素需要亢進	発熱,甲状腺機能亢進症,糖尿病性ケトアシドーシス
心因性疾患	過換気(呼吸性アルカローシス)	過換気症候群

注)ARDS:急性呼吸窮迫症候群(acute respiratory distress syndrome)。
出典/塩見一成:救急患者の観察・アセスメント・対応〈MEDICUS LIBRARY 13〉,メディカ出版,1998,p.74,一部改変.

3-13)。

呼吸困難は死をも連想させるため,本人は非常に強い不安や恐怖を抱きやすい。そのため,症状の軽減を図りながら,同時に精神的なケアを行うことが重要である。まずは,症状の改善に尽力することを伝え,タッチングなどをしながら,常に見守る姿勢を示し,安

表3-13　呼吸困難における観察ポイントとアセスメント

項目		観察ポイントとアセスメント
全身状態	体温	発熱と呼吸困難の関連などからの感染徴候の有無
	脈拍	循環不全との関連など（血液中の酸素濃度が低下すると代償機構が働いて心拍数が増加する）
	血圧	循環不全との関連など（血液中の酸素濃度が低下すると代償機構が働いて交感神経が刺激され，血管が収縮して血管内抵抗が上昇し血圧が上昇する）
	意識状態	高炭酸ガス血症や低酸素血症，pHの過度な異常時など，意識レベルが低下する
	心理的状態	表情，動作など。心因性由来の呼吸困難との鑑別
呼吸	数，深さ，リズム	回数，深さ・浅さ，困難度など，規則的，不規則，呼気延長など
	呼吸音	音の大きさ，左右差，副雑音，声音
	随伴症状	咳嗽・喀痰，喘鳴（呼気性，吸気性，両側性：喘鳴は狭小化した気管支内腔を気流が流れることによって，共鳴音の発生による。肺うっ血でも起こる），嗄声，尿量の減少など
	表情・姿勢・体位	努力様呼吸（肩呼吸，鼻翼呼吸，起坐呼吸）
視診	胸郭の形状と動き	胸郭の形態異常は主に骨の変形・筋の欠損，一側のみの拡大では気胸・胸水貯留，胸郭全体の変形として肺気腫（樽状胸）などが疑われる。
	全身状態　チアノーゼ	酸化ヘモグロビンが減少し還元ヘモグロビンが増加することによる
	ばち状指	原因は明らかではないが，気管支拡張症や肺がん，間質性肺炎でみられることがある
	頸静脈怒張	一般的に静脈系の怒張は右心系の機能変化を反映している。右心系の機能が低下すると，肺動脈への拍出が低下し，上下大静脈にうっ血が起こる
	腹部膨満	腹水の貯留などで横隔膜が圧迫されると呼吸運動が阻害される
打診	濁音	胸水，膿胸の有無
	鼓音	肺気腫，気胸の有無
	心濁音の拡大	心不全の徴候の有無
問診	呼吸困難の程度	呼吸困難は患者が体験している主観的な症状であり，その程度は患者本人しかわかりえない
	病歴	既往歴，呼吸困難の経過，アレルギーの有無，胸痛の有無
	呼吸困難の起こり方	いつから起こっているのか，どのようなときに起こるのか

出典／相馬朝江編：目で見る症状のメカニズムと看護〈Nursing Mook 29〉，学研メディカル秀潤社，2005，p.5. 一部改変.

心できるよう支援する。療養環境については，適切な室温や湿度を保ち，正常な空気が供給できるように環境を整え，空調による空気の流れについても配慮する。

　その人の病態に合わせて安楽な体位がとれるように調整することも重要である。また，食事や排泄など，日常生活行動による呼吸困難の増悪を予防することも大切なケアである。食事では，食事時の息こらえや空気の飲み込みによる腹部膨満などが呼吸困難を増悪させるため，食事の形態や1回の摂取量の検討，食べ方や体位にも注意を払う。さらに，呼吸困難による摂取量の減少などから，栄養状態が悪化する可能性もあるため，栄養価の高い食品を摂れるよう援助する。排泄については，努責による酸素消費量増加を防ぐために，便通調整や腹部マッサージなどを行う。清潔については，労作による呼吸困難の増悪に注意して実施するとともに，口腔内の乾燥と上気道感染予防のために口腔ケアを実施する。また，呼吸困難時は十分な睡眠が取りにくく，体力を消耗しやすい。そのため，症状の緩和とともに，療養環境や寝具などを整え，質の良い睡眠が確保できるように支援する。

表3-14 胸痛を起こす主な疾患

痛みの深度	部位	主な疾患
表在性	皮膚	乳腺炎, 外傷, 感染症
深部性	心臓	狭心症, 心筋梗塞, 僧帽弁逸脱症候群
	心外膜	急性心外膜炎, 心タンポナーデ
	大動脈	解離性大動脈瘤破裂, 胸部大動脈瘤破裂, 大動脈炎症候群
	食道	食道炎, 食道がん, 食道潰瘍, 食道裂孔ヘルニア
	胸壁, 横隔膜	肋骨骨折, 筋炎, 椎間板ヘルニア, 帯状疱疹
	気管・気管支, 肺	気管の炎症, 自然気胸, 肺梗塞
心因性		心臓神経症, 過換気症候群, パニック障害（不安神経症）

出典／相馬朝江編：目で見る症状のメカニズムと看護〈Nursing Mook 29〉, 学研メディカル秀潤社, 2005, p.37.

(2) 胸痛

　胸痛とは，胸郭に発生する痛みをいい，痛みの由来は胸郭表面，胸郭内の臓器，あるいは腹部臓器に分けられる（表 3-14）。来院時に胸痛を訴える場合は，まず，ショックや呼吸困難の有無を確認し，それらが認められる場合は早急に救命処置を行う。ショック症状がなくても，その可能性があることを念頭に注意深く観察を続ける。入院時のスクリーニング検査として，12 誘導心電図，胸部・腹部 X 線，動脈血ガス分析，血液生化学検査などを実施し，胸痛の原因となる疾患を特定し，治療につなげる。また，胸痛には様々な痛みの種類（不快感や圧迫感，絞扼感，灼熱感）があるため，痛みの種類，発症の仕方，持続時間，部位や放散，随伴症状などについて本人への問診や観察によって把握する（表 3-15）。原因が心臓や大動脈などの疾患では，体動による胸痛の増強や心負荷を軽減するために，絶対安静が必要となる。また，痛みの原因やその程度に応じて鎮痛を図り，状態によっては鎮静を行う。

　激しい胸痛は，呼吸困難と同様に死を予感させるため，継続して精神的な支援を行うことが重要である。特に，安静が必要な場合は，苦痛の緩和はもとより，循環動態・呼吸状態の安定に留意しながら，食事や排泄など，セルフケアが不足しているところを支援していく。また，不安などの情緒的不安定は循環動態の変動に影響することを十分に理解し，療養環境における不要な刺激を排除することに努める。

❸ 急性増悪時にある人の心理社会的，スピリチュアル領域の苦痛への援助

　急性増悪時にある人は，呼吸困難感や痛みなど生命危機に直結する身体的苦痛を体験するため心理的混乱状態にあることも多く，また強い不安や死への恐怖を抱えやすい。そのため，看護職は，できるだけ簡潔でわかりやすい言葉で現状を伝えながら，常に誠実な態度を示し，その人との関係が築けるように働きかけることが重要である[19]。

　また，緊急入院などによって搬送された場合，救急外来などのオープンな環境で処置が行われ，重症度によっては集中治療室などで継続した治療を受けることもある。そのため，本人はプライバシーが保持されにくい環境に身を置くことに苦痛を感じることもある。また，ベッド上での安静が求められることで，ささいなことも医療職など他者の力を借りなければならず，そのことから生じる無力感や，慣れない環境に 1 人身を置くことでの孤独

表3-15　胸痛における観察ポイント

項目		観察ポイントとアセスメント
全身状態	体温	発熱と胸痛の関連などから，感染徴候の有無
	脈拍	循環不全との関連から，速さ（血液中の酸素濃度が低下すると代償機構が働き心拍数が増加する），リズム不整（心筋梗塞などでは不整脈が発生しやすい），頸動脈の左右差，怒張，リンパ節腫脹の有無，貧血
	血圧	循環不全との関連（血液中の酸素濃度が低下すると代償機構が働き交感神経が刺激され，血管が収縮して血管内抵抗が上昇し血圧が上昇する）。血圧の左右差・上下差（解離性大動脈瘤）など
	意識レベル	循環不全，呼吸不全との関連から，意識レベルが低下していたらショックを疑う
	精神状態	表情，動作など，心因性由来の胸痛との鑑別
視診	胸部	胸郭の運動異常，乳房の変化，皮疹の有無
	腹部	肝腫大（肺塞栓症，心不全でみられる）
聴診	胸部・腹部	圧痛，打診痛 心雑音，血管性雑音，呼吸音
打診	胸部	心濁音の拡大
	腹部	鼓音
問診	痛みの程度	どのような痛みか，痛みの程度，部位（右・左，放散痛），持続時間（急性，亜急性，慢性），痛みと動作の関係
	病歴	既往歴，家族歴，循環器疾患のリスクファクター，ニトログリセリンの効果
	随伴症状	悪心・嘔吐，呼吸困難，冷汗，動悸，発熱など

出典／相馬朝江編：目で見る症状のメカニズムと看護（Nursing Mook 29），学研メディカル秀潤社，2005，p.37．一部改変．

感を感じることもある。さらに，急な入院に伴って，職場や家庭における役割の中断を余儀なくされることによる気がかりなども生じる。また，病状が快方に向かうなかで，病状悪化を招いてしまったことへの後悔や，今後の病気の成り行きに関する不安を感じることもある。

　このように，本人は多様な苦痛を抱えているが，それを自ら表現することは少ない。急性増悪時は救命や症状の改善が最優先となるため，治療や処置，明らかな身体症状への対応はなされるが，本人が抱える内面的な苦痛については看護職がそのことに関心を向けなければ援助されることもなく，多大な苦痛を抱えたままとなる。看護職はその人の背景や入院までの経過，そして現在の状況を的確に把握しながら，抱えているであろう苦痛を推測し，支援していくことが重要である。こうした看護職の細やかな支援の積み重ねが，その人との関係形成をさらに促進させ，その人が内面に抱えている思いを表出することにつながる。

C　急性増悪時の家族への支援

　慢性病を有する人が急性増悪をきたしたとき，家族には大きなストレスがかかる。呼吸困難感や疼痛をはじめ，様々な苦痛によって苦悶する姿を目の前に，家族は衝撃を受け，「回復するだろうか」「これからどうなっていくのだろうか」と，先の見えないことに強い不

安を抱え，混乱した状態にある。また，一刻も早く苦痛から解放してあげたいと強く願いながら，自身は手助けできないことへの無力感を感じ，悪化を予防することができなかったことへの自責の念を抱えることもある。急性増悪時の人は危機的状態にあるが，家族も同様に危機状態にあるといえる。

ナンシー・C・モルター（Molter, N. C.）は，45項目からなる家族ニーズ・リストを使用して重症患者の家族のニーズを調査し，①希望があること，②病院スタッフに患者がケアされていると感じること，③患者の近くに家族待機室があること，④患者の状態の変化について家族に知らせてくれること，⑤予後を知ること，⑥質問に率直に答えてもらえること，⑦患者の経過に関する事実を知ること，⑧1日に1度は患者についての情報を受けること，⑨理解できる言葉で説明してもらうこと，⑩患者に頻回に面会ができること，が家族の重要なニーズの上位10項目であったと報告している[20]。この結果から，家族は患者の深刻な病状を前にしながら，一刻も早く快方に向かうことを強く願い，希望につながる情報を希求していることがわかる。同時に，苦悶する人に対して，最大限のケアをしてほしい，手を尽くしてほしいと切実に願い，できるだけその人の近くにいることや，不確かな状況のなかで，その人に関する情報を理解できるように伝えられることを望んでいる。急性増悪時は本人の救命や苦痛の緩和が最優先されるため，看護職が家族のニーズを十分にとらえていない可能性もある。看護職は家族も危機状態にあることを十分に理解し，それぞれの家族のニーズをとらえ，誠実に応えていくことが重要である。

一方，慢性病の人の家族は，長期にわたって療養生活をサポートする介護者としての役割を担っていることも多い。アイリーン・M・ラブキン（Lubkin, I. M.）らは，慢性病者を介護する家族についての研究を概観し，介護者の多くはストレスを感じており，それは「重圧」あるいは「重荷」という言葉で表現でき，また苦しみを体験している人に長く接していることのストレスとして「燃え尽き」「あきらめ」を感じていると説明している[21]。つまり，慢性病の人の家族は介護者としての役割を担うなかで，こうしたストレスを抱え続けており，時には身体的にも心理社会的にも疲弊していることもある。さらに，慢性病の人は，長い経過のなかで急性増悪を幾度となく繰り返すこともあり，介護者である家族はそのたびにつらい体験を重ねる。そして，急性増悪期と寛解を繰り返し，徐々に機能低下が進む病気の家族を介護する過程で，病者本人が抱えるストレスを受けとめる力も低下し，孤独のなかにいる可能性もある。看護職は，長い療養生活を共に歩む家族のこうした状況を十分に理解し，騒然とした環境で苦悩を抱えて本人に付き添う家族に寄り添い，家族に蓄積されている身体的疲労や心理的ストレスを推し量りながら，ニーズをとらえて支援することが重要である。

D 急性増悪要因の理解を深め，再発を予防するための支援

慢性病の急性増悪は，感染症の罹患や生活上の不摂生，精神的なストレス，服薬が適切

に実施できないなど，様々なことが要因となる。

　急性増悪から脱して病状が安定した時期にある人は，苦痛を体験した直後のため，自分自身のからだや病気に対する関心が高まっていることが多い。そのため，看護職は，本人と共に急性増悪に至った経緯を一緒に振り返り，再発予防のための方法を考えていくことが重要である。その際，急性増悪によって多大な苦痛を体験した本人がこの体験をどのようにとらえ，今後の療養生活にどう生かそうとしているかを確認しながら，具体的な方法について主体的に考えられるよう支援することが大切である。

Ⅲ 急性増悪の予防と精神的支援を中心とした看護の一般的展開

　慢性病は長期にわたってゆっくりと進行し，治療によって完全に治癒が望めないか，望みにくい病気である。そのため，本人が主体となって病状や症状をマネジメントし，急性増悪や合併症を予防することが必要となる。しかし慢性病のなかには，本人がセルフマネジメントに努め，必要な治療を続けたとしても病状が進み，身体機能が低下していくことで生命の限界を迎える病気も多い。正木は，コービンとストラウスが提唱した「病みの軌跡」を基に，慢性病の病みの軌跡の特徴とセルフケアの課題の相違から，慢性病を「経過の緩慢な慢性病」「増悪・寛解を繰り返す慢性病」「進行性の慢性病」「ターミナル期に至る慢性病」「精神疾患としての慢性病」に分類している。このなかで，特に「増悪・寛解を繰り返す慢性病」「進行性の慢性病」「ターミナル期に至る慢性病」は，長い経過の末に，身体状態や心理状態が進行性に悪化し，それに伴って障害や症状の増大を認め，最終的には人生の終焉（しゅうえん）を迎えることも多い。

　慢性病において人は，病状の進行に伴って身体的苦痛が増加し，身体能力の低下や苦痛症状によって生活の縮小を余儀なくされる。そして，病状の回復を願って努力しながらも，徐々に衰退していく自身を自覚することで，病状が好転することが難しいと感じ，死を強く意識するようになる。看護職は，病みの軌跡の下降期や臨死期にある慢性病の人のこうした状態を理解し，症状緩和を図りながら，最後まで本人の主体性と尊厳が保たれ，その人らしい日常生活が実現されるよう支援することが重要である。

Ⓐ 心理社会的苦痛やスピリチュアルペインの特徴

　慢性病の悪化に伴って身体能力は低下し，呼吸困難や疼痛など様々な苦痛症状を認めるようになる。このような身体的苦痛と同時に，慢性病の人は次のような心理社会的苦痛を抱える。

▌1. 社会的孤立，精神的孤独

病状の進行に伴う身体能力の低下や苦痛症状の出現によって，本人は日常の活動範囲を縮小せざるを得なくなる。たとえば，心不全や慢性閉塞性肺疾患（COPD）の場合では，病状の悪化に伴い，少しの活動でも呼吸困難を認める。そのため，活動範囲を広げることに消極的になり，活動の縮小が体力の衰退をさらに助長させるという悪循環につながる。また，身体能力の低下により，他者と活動を合わせることができない体験や，衰退していく姿を見られたくないという思いから，外出や他者との交流を避けるようになる。その結果，社会的に孤立し，孤独感を抱える人も少なくない。

▌2. 実存的な苦悩・苦痛

1 ｜ 死への不安，恐怖

病状の悪化によって生じる呼吸困難などの症状は，人々に死を予感させる。さらに，身体能力の低下によって，日常生活のあらゆる場面で他者の力を借り，また他者にゆだねなくてはならないことが多くなっていく。慢性病の人は，このような体験を日々繰り返す過程で，死が避け難いことや最期の時が迫りつつあることを自覚し，死の恐怖や不安を抱えて混乱することもある。

アルフォンス・デーケン（Deeken, A.）は，日本人の死への恐怖や不安について9つのカテゴリーに分類している。それは，①苦痛への恐怖，②孤独への恐怖，③不愉快な体験（尊厳を失うこと）への恐れ，④家族や社会の負担になることへの恐れ，⑤死という未知なるものを前にした不安，⑥人生に対する不安と結びついた死への不安，⑦人生を不完全なままで終えることへの不安，⑧自己消滅への不安，⑨死後の審判や罰に対する不安，であると述べている。そして，恐怖の対象となるのは多くの場合，臨終に至るまでの過程に伴う心身の苦痛であり，不安の契機となるのは，未知の体験である死を前にしての疑問や不確実性への自覚であると説明している[22]。病状が進行性に悪化している慢性病の人は，間近に死を感じることも多いことから，その人の心理を理解し，支援することが重要である。

2 ｜ 生きる意味の喪失

生活行動が縮小していくなかで，慢性病の人はこれまでのように行動できない現実に直面し，自分自身が望むあり方とのギャップを感じる。そして，苦痛症状を抱え，日常の多くの場面で他者の力を借り，自分1人では思うようには生きられない現実に，生きる意味を見いだせなくなることがある。さらに，持続する苦痛にさいなまれるなかで，「なぜ，自分が苦しまなければならないのか」といった問いが生じるなど，スピリチュアルペインを感じることも多い。

表3-16　身体疾患のうつ病有病率

合併身体疾患		うつ病有病率（%）	合併身体疾患		うつ病有病率（%）
心血管疾患		17〜27	糖尿病	自記式質問紙	26
脳血管疾患		14〜19		診断面接	9
アルツハイマー病		30〜50	がん		22〜29
パーキンソン病		4〜75	HIV/AIDS		5〜20
てんかん	再発性	20〜55	疼痛		30〜54
	非発作時	3〜9	肥満		20〜30
			一般人口		10.3

出典／Evans, D.L., et al.：Mood disorders in the medically ill：scientific review and recommendations, Biological Psychiatry, 58（3）：175-189, 2005.

3 | 自尊感情の低下

　病状の進行に伴って，慢性病の人はこれまで担ってきた役割が徐々に果たせなくなり，日常生活で他者の手を借りることも多くなる。また，身体能力が低下し，体力もなくなっていくことで，以前のような自分ではないと感じることもあり，自尊感情が低下することがある。

3. 抑うつ

　慢性病であると医師から告げられ，生涯治らない病気に罹ったのだと知ったとき，慢性病の人の多くは怒りや恐れ，焦燥感など，様々な情緒的な反応を引き起こす。これらの感情は時間の経過とともに緩和されていくが，すべてが消え去り，情動的に安定していくことは難しい[23]。さらに，慢性病の人は病状や症状をマネジメントしていく過程で様々な生活上の制約を余儀なくされることから，喪失感や自尊感情の低下などネガティブな心理状態に陥りやすく，抑うつの問題を抱えやすい[24], [25]（表3-16）。特に，病状が悪化している下降期や臨死期にある人は，日常的に様々な苦痛を強いられており，情緒的に安定することはよりいっそう難しくなる。心不全をはじめ慢性病の下降期においてうつ症状を高率で認めるとの報告があり，抑うつに関するツールを用いたスクリーニングと積極的な支援が推奨されている[26], [27]。

Ⓑ 下降期・臨死期にある人の苦痛への支援

1. 下降期・臨死期にある人の全人的苦痛を理解する

　全人的苦痛（トータルペイン）とは，ソンダースががん患者のケアの経験から生み出した言葉であり，患者が経験している複雑な苦痛を表している。

　本人は，呼吸困難や痛みなどの様々な身体的苦痛，不安，悲しみ，抑うつなどの精神的苦痛，これまでに担ってきた役割が果たせないことでのつらさや経済的な問題などの社会

的苦痛，つらい症状を抱えて苦しみながら生きていくことの意味やそうした自分に価値を見いだせないという**スピリチュアルペイン**をもっている。そして，これらの苦痛はそれぞれが密接に関連して存在している。

　一般的に，身体的苦痛については本人も言葉で表現しやすく，また看護職も観察や本人に聴くことで比較的把握しやすいため，適切に症状緩和を図ることが可能である。一方，精神的・社会的苦痛やスピリチュアルペインについては，本人が自ら表現することがなかったり，また言葉で表現することが容易でない場合も少なくない。そのため，看護職が気づかないと，本人が苦痛や苦悩を抱えたまま過ごすことになる。また，精神的・社会的苦痛が改善されないことで身体的苦痛が増幅することも多い。

　トータルペインの考え方は，終末期がん患者のケアから生み出されたものであるが，これまで述べてきたように，病状が悪化し，回復が見込まれない局面にある非がんの慢性病の人も同様の苦痛を抱えている。看護職は，病みの軌跡の下降期や臨死期にある人のトータルペインをとらえるために，一見して把握できる症状に対して注目するだけではなく，社会背景やこれまでの療養生活も視野に入れ，その人を多面的にとらえてアプローチする必要がある。そのためには，まず，今とらえている苦痛に誠実に対応していくことが重要であり，このような実践がその人と看護職の信頼関係を形成するうえでの基盤となる。また，身体的苦痛は本人の心身のエネルギーを消耗させ，生きる意欲を減退させるため，医療チームが協働して症状緩和を図り，安楽と感じられるようなケアを駆使する。同時に，本人が表現している苦痛の奥にある意味を考え，心の中に抱える苦痛や苦悩に関心を向けて，受容と傾聴，共感の姿勢で支援し続けることが重要である。

2. 慢性病の人の主体性を尊重し，最期までその人らしい日常生活の実現を支援する

　病状が進行すると，日常生活の自立が徐々に困難となり，他者の手を借りることが多くなる。そのため本人は，「もう以前のような自分ではない」「他者に負担をかけるばかりの存在になってしまった」などと感じて，自尊感情を低下させることもある。また，様々な場面で他者にゆだねることが多くなるなかで，自分が思うようにはならない現実を繰り返し体験し，いら立ちや怒り，我慢，疎外感，孤独，悲しみ，諦めなどといった複雑な感情をもつことも少なくない。看護職は，本人がこれまで築いてきた価値が日常のなかで実現されるとともに，本人の意向が最期まで尊重されるよう支援し続けることが重要である。

　そのためには，日常のかかわりを通じて本人の意向を確かめケアを提供することや，把握した意向を看護・多職種チームで共有し，継続して支援する。そして，それらの実践が，本人の納得や満足を得られるものであったか，評価していくことが重要である。また，本人の意向を家族にも伝えて共有することや，時には本人の意向と家族の思いに不一致があるときには，調整していくことも大切である。

　さらに病状が進行し，本人の意向がとらえにくくなっていく過程では，よりいっそうそ

の本人に関心を向けながら，表情や表現されることを確実にとらえ，その意味を深く考えて支援することが重要となる。このように，本人の主体性を尊重し，意向を実現する支援を不断に実践することが，本人の自尊感情を回復・保持させ，心理的な安寧にもつながる。

3. 苦痛緩和に向けたチームアプローチ

全人的な苦痛を抱える慢性病の人の支援に際しては，対象の状況に応じて，原疾患の治療にかかわる病棟の医療従事者だけでなく，リエゾン精神看護看護師や臨床心理士，緩和医療チームなどとの協働も視野に入れることも必要である。

リエゾン精神看護師*は，精神看護の知識や技術に基づいて，心とからだを連動したもの，相関したものととらえる視点を基盤に，ホリスティック（holistic：全人的）なケアを提供する役割を担っている[28]。また，**緩和ケアチーム***は緩和ケアを専門とする看護師や医師などを含めた多職種チームであり，本人のトータルペインを評価し，必要なときはチーム外の専門職とも連携して苦痛の緩和に取り組むことを役割としている。現在のところ，緩和ケアチームの活動は，主にがん患者のケアが中心になっているように見受けられる。一方，近年，非がんの慢性病の人を対象とした終末期医療に関する提言[29]や緩和ケア推進に関する報告がなされている[30], [31]。今後は，がん患者への緩和ケアで培った知識や技術を活用しながら，すべての慢性病の人に対して必要な緩和ケアが提供されていくよう，チーム医療を推進していくことが重要である。そのためにも，慢性病の人の最も身近にいる看護職は，まず本人の苦痛や苦悩を的確にとらえ，多職種チームの機能が最大限に発揮されるように主体的にチームに働きかける必要がある。こうした看護職の日々の実践が，緩和ケアを必要とするすべての人々に適切なケアを提供することにつながる。

C 家族が抱える問題と支援

1. 死の脅威を前に揺れ動く感情

家族は，苦痛症状に苦悶し，日常生活の自立度が徐々に低下していく人を目の前にして今後の病状について不安を抱え，回復してほしいと願いながらも，このまま病状が改善することなく最期を迎えるのではないかと考えるようになる。それは大切な人との永遠の別れを意味し，家族は深い悲しみや不安，助けられないことへの怒りや無力感，自責の念，抑うつ，絶望感などの感情を体験する。家族の心の中は様々な感情が入り混じり，わずかな良い兆しを見つけては「治るかもしれない」という希望を見いだし，状態の悪化を前に，

---

* **リエゾン精神看護師**（psychiatric liaison nurse）：リエゾン（liaison）とは「連携する」「橋渡しをする」の意味があり，リエゾン精神看護師は心と身体を連動したものととらえ，医療チームメンバーと協働して患者・家族へ質の高い看護サービスを提供する。

* **緩和ケアチーム**（palliative care team：PCT）：身体的・精神的苦痛の緩和を担当する医師，緩和ケアの経験を有する看護師と薬剤師，ソーシャルワーカー，臨床心理士，リハビリテーション専門職，管理栄養士などで編成。

「やはりだめなのか」と落胆するなど，病状によって大きく揺れ動く。看護職は家族の心情に寄り添い，苦しい胸の内を表出するように勧め，それを受けとめていくことで，家族がつらい状況を受け入れ，乗り越えていけるよう支援する。

また，家族は現状が好転することを願いながらも，本人の状態やこれからの見通しを知りたいというニーズをもっていることも多い。看護職は，家族が本人の状態をどのようにとらえ，どのようなニーズをもっているかを把握することが大切である。そして，家族が本人の状態を理解し，受け入れ，これからの時間をどう過ごしていくか，家族として本人にできることは何かを考えられるよう支援していく。

2. 介護者としての負担感

慢性病の人の家族は，長期にわたって療養生活をサポートする介護者としての役割を担っていることも多い。長い療養生活のなかで，家族は病状に応じて様々な対応をしてきており，心身のストレスを蓄積しやすい。さらに，病状が悪化している下降期は，本人の身体能力の低下によって家族の介護力がよりいっそう求められることもあり，家族は身体的にも心理的にも疲弊していることが多い。看護職は，家族の状態を把握し，心身共に十分休息がとれるように支援していくことを忘れてはならない。

3. 重大な局面で代理意思決定を求められることの苦悩

本人の病状が進行し，意思決定能力が低下することで，生命を左右するような延命治療の決断や呼吸苦緩和のための鎮静薬の使用などについて，家族に代理意思決定を求められることがある。呼吸苦に苦悶する姿を前にして，家族はその苦痛を一刻も早く緩和してあげたいと思う一方，自分の決断が本人の死につながるのではないかと苦悩を抱える。たとえ事前に本人の意思が確認されている場合であっても，重大な局面における代理意思決定を家族に求めることで，家族は大きな心理的負担を負うことも少なくない。

そのため，看護職は医療チームのメンバーと協働し，家族が本人の状態を十分に理解できるよう支援することが重要である。そして，重大な決断を前に苦悩する家族に寄り添い，何が最善の決断であるかについて家族を中心に医療チームで考え，家族が苦悩の末に出した結果を支持し，決定後も誠実に支援し続けることが大切である。

D 慢性病におけるエンド・オブ・ライフケア

慢性病の人は，診断されたときから必要な治療を受け，病状や状態をコントロールするためのセルフケアに努めるが，病状の進行や合併症の発病などが重なり，身体機能が不可逆的に悪化し，死を迎える。慢性病の病みの軌跡の臨死期は人の一生のなかでエンド・オブ・ライフ期（人生の終生期）にあり，自分の残された人生をいかに生き，いかに終えるかという重要な課題をもつ時期である。一方，谷本は慢性病の人について，医療の進歩など

から，病状が進行しても新たな治療法や維持療法を受けつつエンド・オブ・ライフを生きることや，発症当初から病状や状態のコントロールをするためのセルフケアを獲得するよう期待されるが，やがて，いつからか本人さえもわかりにくいまま死を目前に迎えることが多いと述べている[32]。ここからは，慢性病の人がエンド・オブ・ライフ期をいかに生きるかや，最期のあり方を主体的に考えていくことが難しい現状にあることがうかがえる。

　近年，終末期医療や緩和ケアを内包する新しい概念としてエンド・オブ・ライフケア（end-of-life care）という言葉が生まれてきている。長江らは**エンド・オブ・ライフケア**を「診断名，健康状態，年齢にかかわらず，差し迫った死，あるいはいつか来る死について考える人が，生が終わる時まで最善の生を生きることができるよう支援すること」と定義している[33]。長い療養の過程の最終段階にある人が「最期までその人らしく良く生き」，その終焉にあって「より良い死を迎える」ことを実現していくためにもエンド・オブ・ライフケアのあり方を検討していく必要がある。

E　アドバンス・ケア・プランニング

　慢性病の人は病状が進行していくなかで，治療，ケア，療養の場所など様々な重要な意思決定が求められる。しかし，その時期は苦痛症状が発症し，身体能力や意思決定能力も低下した状態と重なることが多く，本人が主体的に考え，自分自身の意向を十分に反映した決定を行うことが困難な場合も少なくない。また，本人がまったく意思決定できない状況では，代理意思決定が必要となり，だれが代理者となるか，代理者が本人の意向を十分に反映できるのかなど，倫理的な問題を含んで非常に難しい判断が求められる。

　このような現状を背景に，近年**アドバンス・ケア・プランニング**（advance care planning：ACP）の重要性が増してきている。ACP とは，本人の意思決定支援の一つである。片山は，「将来の意思決定能力低下に備えて，今後の治療，ケア，生活について，本人・家族など，大切な人そして医療者が話し合うプロセスである。話し合う内容は，現在の病状と今後の見通しのみならず本人の価値観や希望，人生や生活の意向を含む。それらの内容は心身状態の悪化など病状が経過するなかで変化することを前提として，様々な局面で繰り返し行われるものである」と定義し[34]，エンド・オブ・ライフケアのアプローチ方法の中核であると説明している。つまり，単なる相談や意思決定した事柄を書面で残すための作業ではなく，本人を中心に，これから予測される出来事について話し合っていくプロセスである（図 3-11）。結果として決定事項が書面として残されるだけでなく，そこに参加する人たちの間に，本人の価値観などが共有され，相互理解や信頼関係が深まるなかで，本人の意向を尊重した治療やケア，生活の実現が可能となる[35]。わが国における ACP の取り組みは始まったばかりであるが，その重要性を背景に急速に拡大している。慢性病の人の生の充実を目指し，今後もさらに取り組んでいくべき課題である。

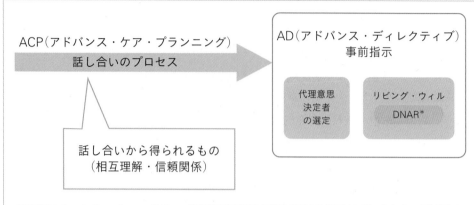

＊DNAR：do not attempt resuscitation。終末期医療や救急医療の現場で心肺停止に陥ったとき，心肺蘇生などの蘇生処置を試みないでほしいという本人の意向。

出典／長江弘子編：看護実践にいかす エンド・オブ・ライフケア，日本看護協会出版会，2014, p.7.

図3-11 ACPが生み出すもの

文献

1) マルカム・ノールズ著，堀薫夫，三輪建二監訳：成人教育の現代的実践；ペダゴジーからアンドラゴジーへ，鳳書房，2002, p.33.
2) 前掲書1), p.40.
3) 前掲書1), p.65.
4) 前掲書1), p.11-12.
5) 石井英真：「改訂版タキソノミー」によるブルーム・タキソノミーの再構築，教育方法学研究，28：47-58, 2002.
6) 梶田叡一：教育における評価の理論Ⅱ；学校学習とブルーム理論，金子書房，1994, p.154.
7) 日本における糖尿病自己管理アウトカム指標の開発研究班企画：焦点 糖尿病自己管理のアウトカム指標 (1) ナショナルスタンダードをめぐる米国の動向，看護研究，37 (6)：457-515, 2004.
8) 前掲書6), p.153-184.
9) 黒江ゆり子：看護師によるアプローチ，内分泌・糖尿病・代謝内科，31 (3)：234-242, 2010.
10) ドロシー・E・ライリー著，近藤潤子，助川尚子訳：看護教育における行動目標と評価，医学書院，1980, p.72-76.
11) 黒江ゆり子，他：看護学における「生活者」という視点についての省察，看護研究，39 (5)：337-343, 2006.
12) 黒江ゆり子，他：クロニックイルネスと Motivation Interviewing；病いとともに生きる方策を発見するために，岐阜県立看護大学紀要，6 (1)：63-70, 2005.
13) 黒江ゆり子，北原保世，他：慢性の病いとともにある生活者を描く方法とライフストーリーインタビュー；Robert Atkinson の考え方，看護研究，44 (3)：247-256, 2011.
14) アルバート・バンデューラ編著，本明寛，野口京子監訳：激動社会の中の自己効力，金子書房，1997, p.3.
15) 前掲書14), p.4.
16) 正木治恵：慢性病患者へのケア技術の展開，Quality Nursing，2 (12)：4-19, 1996.
17) 足達淑子編：ライフスタイル療法Ⅰ 生活習慣改善のための行動療法，第3版，医歯薬出版，2006, p.14.
18) 寺町優子，他編：クリティカルケア看護；理論と臨床への応用，日本看護協会出版会，2007, p.213.
19) 池松裕子：クリティカルな患者・家族の特徴〈池松裕子編著：クリティカル看護の基礎；生命危機状態へのアプローチ〉，メヂカルフレンド社，2003, p.12.
20) ナンシー・C・モルター著，常塚広美訳：重症患者家族のニード，看護技術，30 (8)：137-143, 1984.
21) アイリーン・M・ラブキン，パマラ・D・ラーセン著，黒江ゆり子監訳：クロニックイルネス；人と病いの新たなかかわり，医学書院，2007, p.187-188.
22) アルフォンス・デーケン：死を考える〈死への準備教育第3巻〉，メヂカルフレンド社，2000, p.197-206.
23) 島井哲志：健康心理学〈現代心理学シリーズ15〉，培風館，2000, p.145-146.
24) 大石醒悟，他編：心不全の緩和ケア；心不全患者の人生に寄り添う医療，南山堂，2014, p.102-106.
25) 川名典子：がん患者のメンタルケア，南江堂，2014, p.33-40.
26) 循環器病の診断と治療に関するガイドライン；循環器疾患における末期医療に関する提言．http://www.j-circ.or.jp/guideline/pdf/JCS2010_nonogi_h.pdf（最終アクセス日：2021/6/24）.
27) 山本真由，他：疾患別 緩和ケアの実際①慢性呼吸器疾患，特集／非がん患者の緩和ケア，看護技術，61 (7)：679-683, 2015.
28) 坂田三允編：リエゾン精神看護〈精神看護エクスペール16〉，中山書店，2006, p.4.
29) 前掲書26), p.28-36.

30) 宮下光令：緩和ケアの考え方と非がん患者の緩和ケアの現状，看護技術，61（7）：671-678，2015.

31) 平原佐斗司編：チャレンジ！ 非がん疾患の緩和ケア〈在宅医療の技とこころシリーズ〉，南山堂，2011，p.7-15.

32) 谷本真理子：エンドオブライフを生きる下降期慢性疾患患者のセルフケアのありよう；ケアを導く患者理解の視点抽出の試み，千葉看護学雑誌，18（2）：9-16，2012.

33) 長江弘子編：看護実践にいかす エンド・オブ・ライフケア，日本看護協会出版会，2014，p.7.

34) 片山陽子：アドバンス・ケア・プランニングの関連用語と概念定義〈西川満則，他編：本人の意思を尊重する意思決定支援；事例で学ぶアドバンス・ケア・プランニング〉，南山堂，2016，p.3.

35) 前掲書33），p.66.

参考文献

・黒江ゆり子，津田謹輔：患者教育の有効性，Diabetes Frontier，14（4）：451-458，2003.

・K, Mulcahy., et al.，「日本における糖尿病自己管理アウトカム指標の開発」研究班訳：テクニカルレビュー；糖尿病セルフマネジメント教育コアアウトカム測定尺度，看護研究，37（6）：457-482，2004.

・Siminerio, L., et. eds：Diabetes Education Goals, 3rd ed, American Diabetes Association, 2002.

・COPDガイドライン第4版作成委員会：COPD（慢性閉塞性肺疾患）診断と治療のためのガイドライン第4版，メディカルレビュー社，2013.

・中西睦子監，他編：成人看護学 急性期，建帛社，2002.

・大西和子，飯野京子編：がん看護学 臨床に活かすがん看護の基礎と実践，ヌーヴェルヒロカワ，2011.

・ピエール・ウグ編，黒江ゆり子，他訳：慢性疾患の病みの軌跡，医学書院，1995.

・日本緩和医療学会編：専門家をめざす人のための緩和医療学，南江堂，2014.

第 **4** 章

慢性期にある人・家族への看護

この章では

- 慢性期にある人の，生活の特性を理解する。
- 慢性期にある人の，看護アセスメントの視点を理解する。
- 慢性期にある人の，日常生活の援助と健康学習支援を理解する。
- 慢性期にある人および家族への，看護のポイントを理解する。

I 慢性閉塞性肺疾患 (COPD)

A 疾患の概要

1. 疾患概念

慢性閉塞性肺疾患 (chronic obstructive pulmonary disease：**COPD**) は，たばこ煙を主とする有害物質を長期に吸入曝露することなどにより生ずる肺疾患であり，呼吸機能検査で気流閉塞を示す[1]。気流閉塞は，末梢気道病変と気腫性病変が様々な割合で複合的に作用することにより起こる。COPD による全身性の影響がみられる。つまり，COPD 自体が肺以外にも全身性の影響をもたらし，併存症を引き起こしている可能性もある (全身併存症)。**全身併存症**には，全身性炎症，栄養障害，骨格筋機能障害，心・血管疾患，骨粗鬆症などがある。

世界的に COPD の有病率や死亡率は高い。日本では，2021 (令和3) 年における男性の死因の第9位である[2]。

2. 誘因・原因

- 危険因子には，外因性因子と内因性因子がある。
- 外因性因子：**たばこ煙**，大気汚染，受動喫煙，職業上の粉塵や化学物質への曝露など。
- 内因性因子：α_1- アンチトリプシン欠損症など。
- 病因：たばこ煙などの有害物質による気道や肺の炎症反応が増強し，酸化ストレスおよび過剰なプロテアーゼによって，炎症反応がさらに増強される。

3. 病態生理

- **中枢気道**，**末梢気道**，**肺胞領域**，**肺血管**に病変がみられる。
- 中枢気道病変は喀痰症状，末梢気道および肺胞領域病変は気流閉塞，肺血管病変は肺高血圧症を引き起こす。
- 労作時呼吸困難の基本病態は，気流閉塞と動的肺過膨張である。

4. 症状・臨床所見

- **労作時呼吸困難** (息切れ)，慢性の咳や喀痰，喘鳴，体重減少，食欲不振など。
- 身体所見：樽状胸郭，呼吸数増加，**口すぼめ呼吸**[*]，呼吸補助筋の肥厚，チアノーゼなど。
- 触診：声音振盪の減弱，心尖拍動の触知困難など。
- 打診：**過共鳴音** (鼓音)。
- 聴診：呼吸音の減弱，呼気延長など。

5. 検査・診断・分類

- 診断：気管支拡張薬吸入後のスパイロメトリーで1秒率 (FEV_1/FVC) が70％未満で診断される。ただし，その他の気流閉塞をきたし得る疾患を除外する。
- 気道可逆性の大きい COPD，可逆性の乏しい難治性喘息，COPD と喘息が併存している症例では，喘息との鑑別は困難である。
- 検査：①精密肺機能検査，②動脈血ガス分析，③肺高分解能 CT 検査，④肺換気・血流シンチグラム，⑤運動負荷試験など。
- 分類：病期分類には FEV_1/FVC より予後因子として有用である％FEV_1 を用いる (表4-1)。

6. 治療

- 禁煙指導，薬物療法，呼吸リハビリテーション，酸素療法，換気補助療法，外科療法，併存症に対する管理を加え，包括的に実施する。

7. 予後

- 禁煙，**インフルエンザワクチン**，長期酸素療法は生命予後を改善する。**肺炎球菌ワクチン**接種は高齢者の肺炎の予防策であり，COPD においても 65 歳未満かつ％$FEV_1$40％未満の人々に対しても肺炎発症予防になる[3]。

＊ 口すぼめ呼吸：口をすぼめてゆっくり息を吐くことによって，呼気では気道内圧が高まり気道が拡張し，気道閉塞が緩和される。このため，COPD と診断されている人は無意識に口すぼめ呼吸を行っていることが多い。

表4-1 COPDの病期分類

病期		定義
Ⅰ期	軽度の気流閉塞	%FEV$_1$ ≧ 80%
Ⅱ期	中等度の気流閉塞	50% ≦ %FEV$_1$ < 80%
Ⅲ期	高度の気流閉塞	30% ≦ %FEV$_1$ < 50%
Ⅳ期	きわめて高度の気流閉塞	%FEV$_1$ < 30%

気管支拡張薬投与後の1秒率（FEV$_1$/FVC）70%未満が必須条件。
出典／日本呼吸器学会COPDガイドライン第5版作成委員会編：COPD（慢性閉塞性肺疾患）診断と治療のためのガイドライン2018，第5版，メディカルレビュー社，2018，p.50.

B COPDと共にある生活の理解とアセスメント

1. COPDと共にある生活の特性

　COPDと共に生きる人は，労作時呼吸困難から閉じこもりの生活のような身体非活動性に陥りやすい。この身体非活動性は，身体機能の低下・失調を招き，社会的孤立，抑うつ，不安などを伴いながら，さらに呼吸困難を起こす。このような悪循環のサイクルが，COPDの生きづらさの大きな特徴といえる（図4-1）。また，COPD自体が肺以外にも全身性に影響を与えていると考えられている。たとえば，全身性炎症，栄養障害，骨格筋機能障害，心・血管疾患，骨粗鬆症，糖尿病，抑うつ，睡眠障害などである。これらを併発した場合，著しく生活の質（quality of life：QOL）が低下することがあり，包括的な管理とそれに対する本人および家族の対応が求められる。

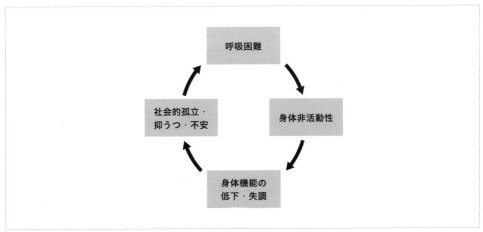

図4-1 COPD患者の生きづらさの特徴

2. 看護アセスメント

側面	アセスメント項目		備考
	中項目	小項目	
身体的側面	○呼吸	• 呼吸回数，深さ，リズム，パターン • 呼吸音 • 呼吸困難（修正 MRC［mMRC；modified Medical Research Council］質問票（表4-2），Borg CR-10, MDP ［Multidimensional Dyspnea Profile］日本語版など），労作時呼吸困難 • 口すぼめ呼吸 • 咳嗽の有無と程度 • 喀痰の有無と程度 • 樽状胸郭 • 呼吸補助筋の肥厚 • フーバー徴候（Hoover's sign） • チアノーゼ • ばち状指 • 右心不全の徴候（頸静脈怒張，肝腫大，下肢浮腫） • **肺性心***の徴候（頸静脈怒張，足首の圧痕浮腫） • 肺の過膨張による心尖拍動の検出困難，肝臓の下方移動と触知 • 声音振盪の減弱 • 打診での過共鳴音 • 胸部単純 X 線写真 • 肺機能検査 • 動脈血ガス分析 • 心電図 • 経皮的酸素飽和度 • フィールド歩行試験 • 握力	• 呼吸困難は予後を規定する因子であり，活動制限や健康関連 QOL に関与する最も重要な因子である[4]。
	○栄養状態	• 食習慣，食事摂取量，食事摂取時の臨床症状の有無 • 体重（%標準体重）BMI • 皮膚状態 • 血清アルブミン • 安静時エネルギー消費量（REE）	• 栄養障害を呈していることが多い。 • 体重は COPD の生存期間に影響を与える独立した因子とされ，適切な栄養管理が行われれば，悪影響はなくなると報告されている[5]。
	○排泄	• 排泄回数・性状 • 腹部膨満感 • 腸蠕動音	• 便秘に伴い横隔膜の可動性が抑制されるため，呼吸困難が増強しやすいと考えられる。また，排便時の息こらえは息切れを自覚しやすい動作の一つである[6]。
	○認知	• 理解力 • 記憶の程度 • 聴力・視力	• 認知障害の存在は見過ごされやすいが，効果的な患者教育の基本となるので長谷川式簡易知能評価スケールなどでの評価が望ましい。
日常生活面	○ ADL（activities of daily living；日常生活動作）	• 現在の ADL • 本人および家族がどのような ADL を獲得したいのか	• ADL は呼吸困難などにより制限を受ける。

* **肺性心**：COPD では気流閉塞や低酸素血症の進行に伴って肺動脈圧が上昇し，**肺高血圧症**を合併する。持続的な肺高血圧症は，右室の肥大・拡張を生じ肺性心となる。

側面	アセスメント項目		備考
	中項目	小項目	
日常生活面	○健康関連 QOL	• 疾患特異的な健康関連 QOL 尺度（CRQ [Chronic Respiratory Disease Questionnaire], SGRQ [St. George's Respiratory Questionnaire], CAT [COPD assessment test])	• CAT は簡便で，妥当性も評価されており，日常臨床も含めて広く使用されている（図 4-2)[7]。
	○生活習慣	• 起床時間，就寝時間，睡眠時間 • 外出頻度 • 趣味	• 咳，痰，息切れの症状は起床から 2 時間以内に多い。また，就寝中も認められる[8]。
	○自己管理の実施状況	• 禁煙状況 • 服薬管理 • 手洗い • ワクチン接種 • 栄養摂取 • 運動療法の実施	• インフルエンザワクチンは，COPD 増悪を減少させ，死亡率を 50％減少させるため，接種が勧められる[1]。
心理的側面	○心理	• 不安の有無 • 表情，言動，睡眠状態 • 外出頻度，外出に対する思い	• COPD に罹患した人は高頻度に不安や抑うつの精神症状を呈する[9]。 • COPD の抑うつは，死亡率増加や入院日数延長や喫煙の維持と関連することが報告されている[10]。 • 息切れによる恐怖感で外出を控えていることが多い[11]。
	○疾患や治療に対する思い	• 本人や家族の疾患や治療における知識，希望，受けとめ	
社会的側面	○住居形態	• トイレや浴室のタイプ，家の構造	• 労作時呼吸困難を増強させる要因がないかを把握する。
	○地域環境	• 居住地域の地域性や慣習	• 訪問看護や在宅医療などのサービスの受け入れに影響することがある。
	○かかりつけ医	• かかりつけ医の有無 • 病院や施設への通院環境	• 増悪時の早期対応が重要であると同時に，服薬アドヒアランスの維持・向上に関連する。
	○家族	• 家族構成，家族の健康状態 • 家庭内での役割 • 家族のサポート体制	• 呼吸困難を増悪させないために，家族のサポートは必須である。
	○職歴，職場環境	• 就労状況 • 受動喫煙，粉塵，化学物質などの外因性危険因子の有無 • 職場の協力体制	• 病気になった後，仕事量は減少し，在宅酸素・人工呼吸を実施している場合は離職する割合が高く[11]，構築したアイデンティティ喪失につながる可能性がある。

Column 事例からCOPDイメージをとらえよう

　20～55 歳の間に 1 日 20 本の喫煙をしていた 60 歳男性。ゴルフによく通っていたが，プレー中や階段での息切れを感じたため，近医を受診した。スパイロメトリーを実施し COPD と診断された。増悪のため 1 週間ほど入院して退院したものの，呼吸困難があり，家に引きこもりがちの生活となる。1 年前より労作時の在宅酸素療法が開始されたが，入浴時や着替え時の息切れも出現してきた。本人は，「動くと苦しくなるので，どこにも行けないし，家族に頼らないと何もできない。情けない」と言い，抑うつのような状態となっている。

表4-2 mMRC質問票

グレード分類	あてはまるものにチェックしてください（1つだけ）	
0	激しい運動をした時だけ息切れがある。	☐
1	平坦な道を早足で歩く，あるいは緩やかな上り坂を歩く時に息切れがある。	☐
2	息切れがあるので，同年代の人よりも平坦な道を歩くのが遅い，あるいは平坦な道を自分のペースで歩いている時，息切れのために立ち止まることがある。	☐
3	平坦な道を約100m，あるいは数分歩くと息切れのために立ち止まる。	☐
4	息切れがひどく家から出られない，あるいは衣服の着替えをする時にも息切れがある。	☐

呼吸リハビリテーションの保険適用については，旧 MRC のグレード 2 以上，即ち上記 mMRC のグレード 1 以上となる。
出典／日本呼吸器学会 COPD ガイドライン第 5 版作成委員会編：COPD（慢性閉塞性肺疾患）診断と治療のためのガイドライン，第 5 版，メディカルレビュー社，2018，p.54.

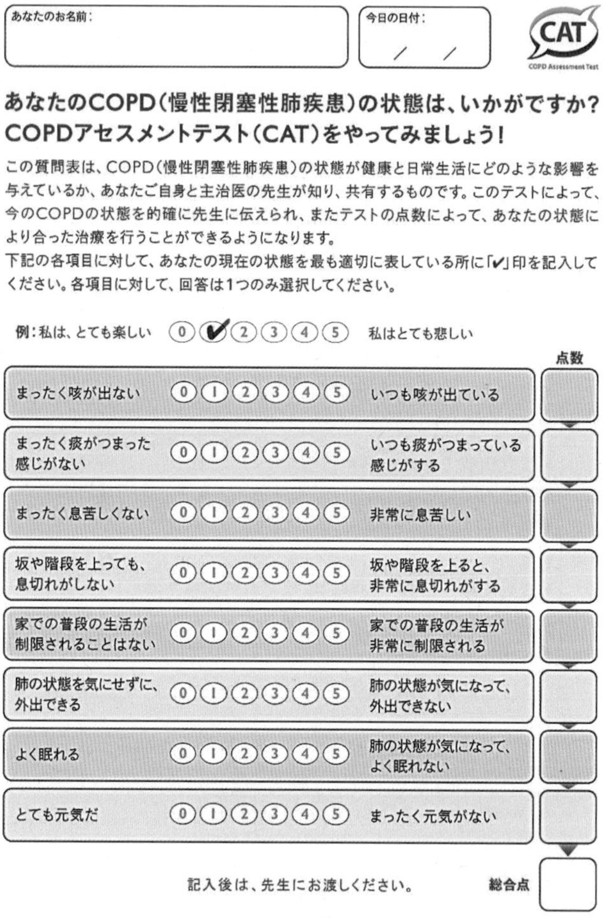

図4-2 CAT（COPD アセスメント）

慢性期の疾患を抱える人
と医療・看護のあり方

慢性期にある人
と家族の理解

慢性期看護の
理解

慢性期看護の
展開

4
慢性期にある人・
家族への看護

3. 看護の目標

①疾患を抱えながら生活する際の障害となることがわかる。

②自己効力感が高まる。

③セルフモニタリングの重要性を理解し，気づきの能力が向上する。

④達成できそうなプランを立案できる。

⑤行動変容のサポートを受け，症状悪化の予防に必要な自己管理行動を維持できる。

C COPDと共に生きる人への看護介入

1. 看護の概要

COPDの主要症状は呼吸困難，咳嗽，喀痰であり，日常生活に支障をきたし，身体非活動性に陥り，身体機能の低下・失調を招き，社会的孤立，抑うつ，不安などを伴う。したがって，看護介入は身体的・心理的・社会的側面からの全人的アプローチが求められる。優先順位としては，身体非活動性に陥る原因となっている呼吸困難，咳嗽などの症状緩和が最も優先度が高い。

2. 症状マネジメント

1 呼吸困難（息切れ）

❶COPDの呼吸困難（息切れ）とは

呼吸困難の原因には低酸素血症，気道抵抗増大，コンプライアンス低下など様々あるが，主観的な要素が含まれるため，疾患の重症度や動脈血ガス値などと必ずしも相関しない[6]。肺機能障害による呼吸困難は活動性低下から身体機能の失調・低下を生み出し，呼吸困難をさらに助長する。

❷呼吸困難軽減のための方法

自己管理のための基本原則は，9つあげられている。ポイントは，息切れを起こす動作を十分に認識して，呼吸困難を最小限にとどめる動作方法などを実施することにある（表4-3）。呼吸困難軽減が期待できる方法として最も科学的根拠のある手技は，**下肢**を中心とした運動療法である。この運動療法が効果を発揮する理由は，筋肉における乳酸産生の低下によって換気需要が減少するためと考えられている[4]。

また，①呼吸の調整（口すぼめ呼吸，**腹式呼吸**，深呼吸，安楽な体位［ファーラー位かセミファーラー位］，排痰法［体位ドレナージを含む］など），②息こらえ（洗顔，排便，重い荷物の持ち上げ時など）の回避，③呼吸困難を増強する動作（上肢を使用した反復動作，上肢を挙上する動作，腹圧がかかる動作など）の回避，④呼吸と動作の協調（休息を入れる，動作をゆっくり行うなど），⑤姿勢の調

表4-3 呼吸困難の自己管理のための基本原則

> ❶息苦しくなる動作を理解する
> ❷息切れに慣れる
> ❸自ら呼吸を整えることを覚える
> ❹負担のかからない動作の工夫や要領を工夫する
> ❺ゆっくりと動作を行う
> ❻休息の取り方を工夫する
> ❼計画性を持った余裕のある生活リズムを確立する
> ❽低酸素血症が強い場合には適切な酸素吸入を行う
> ❾居住環境の整備，道具の利用

出典／日本呼吸ケア・リハビリテーション学会呼吸リハビリテーション委員会，他編：呼吸リハビリテーションマニュアル：患者教育の考え方と実践，照林社，2007，p.93.

整（歩行器などを使用し上肢で体幹を支える，壁にもたれかかる），⑥うちわなどによる顔への送風（三叉神経を刺激して息切れを緩和する），⑦機械的換気補助，⑧酸素投与なども呼吸困難を軽減する方法としてあげられる。

　ただし，腹式呼吸については，中等症から重症のCOPDでは否定的な意見が多くあるため，呼吸困難の増悪や換気効率の低下をきたしていないかを十分確認する必要がある。さらに，労作時呼吸困難増強によって生じるパニック状態の対処方法（パニックコントロール）を本人・家族が習得することは重要である。**パニックコントロール**とは，呼吸困難が生じた際に，落ち着いて呼吸を調節し，本人が呼吸困難状態から速やかに回復することを意味する[4]。具体的には，本人に可視化したデータを示し問題がないという情報を伝え，口すぼめ呼吸で呼気を強く意識した呼吸を促す。姿勢は，上肢で体幹を支持するような立位や座位などで行うことが勧められるが，あらかじめ個別に安楽な体位を把握しておくことが大切である。

2 ｜ 咳嗽

❶COPDにおける咳嗽とは

　咳嗽症状はⅠ期57.4％，Ⅱ期69.3％，Ⅲ期58.0％，Ⅳ期73.1％と報告されており，早期の症状として喀痰と共に認められることが多い[8]。また，咳嗽の減少は，急性増悪後の回復の指標として役に立つ可能性が示唆されている[12]。このように咳嗽症状を把握することは重要であるが，かぜのせいだと考え軽視される場合がある。

❷咳嗽を緩和するための方法

　COPDの咳嗽を緩和する薬剤（フルチカゾン，ホルモテロールなど）はいくつかあげられている。現在喫煙しているCOPDの人々は，過去に喫煙していたCOPDの人よりも咳嗽回数は約2倍も多いと報告されていることから[13]，非薬物療法としては禁煙指導が理にかなった方策と考えられる。

3.　意思決定支援（安定期からのアドバンス・ケア・プランニングへのアプローチ）

アドバンス・ケア・プランニング（**ACP**）とは，「患者・家族の価値観や目標を理解し，これからの人生の計画も含んだ治療・ケアに関する話し合いのプロセスのこと」を指し，将来，本人の意思決定能力が低下した際も，本人の意向が尊重され，本人が望む医療を提供できるようにすることが目的である[14]。特に，COPD の場合に大切な事柄としては，人工呼吸器使用に対する選択の問題，終焉を迎える場があげられる。人工呼吸器は，気管挿管した人工呼吸器管理をするのか，非侵襲的陽圧換気（non-invasive positive pressure ventilation：NPPV）をするのかなどが関連する。終焉を迎える場としては，自宅を希望するのか，病院や施設を希望するのかなどがある。しかしながら，ACP を実施できていない人々が多数いるのが現状と考えられる。その場合，本人の意思を最重要として，家族の意向や医学的判断を考慮し，本人・家族・医療チームで決定することが望まれる。

4.　日常生活の援助と健康学習支援

1 | 禁煙指導

❶禁煙指導をする理由

「COPD 診断と治療のためのガイドライン」において，喫煙は呼吸機能を低下させ，禁煙は呼吸機能低下を抑制し死亡率を減少させる[1]とされている。また，受動喫煙は COPD の増悪因子と報告されていることから[15]，**禁煙**は本人および家族の両者において重要である。

❷禁煙指導の方法

禁煙ガイドラインには，**5A のアプローチ**が記載されている[16]。5A とは，① Ask（尋ねる），② Advise（助言する），③ Assess（評価する），④ Assist（援助する），⑤ Arrange（手配する）を指す。補足すると，「尋ねる」とは診察などのたびにすべての対象者の喫煙に関して質問・記録することである。「助言する」とはすべての喫煙者にやめるようにはっきりと，強く，個別的に忠告することである。「評価する」とは，禁煙への関心度を評価することである。「援助する」とは，禁煙する意思があれば具体的な支援（禁煙計画立案のサポート，カウンセリング，ソーシャルサポートの提供，薬物療法の勧め，補助教材の提供）を行うことである。「手配する」とは，フォローアップする予定を決めるということである。

2 | 薬物療法

❶薬物療法の重要性

薬物療法の中心は気管支拡張薬であり，薬剤の治療反応性や重症度に応じた段階的使用が重視されている。長時間作用性気管支拡張薬は増悪を減少させる[1]。また，**長時間作用型吸入抗コリン薬**（チオトロピウム）は下肢トレーニング中心の運動療法と併せて実施すると，運動のみの群に比べ運動耐容時間の改善があり，その効果は 3 か月持続したと報告されて

いる[17]。すなわち，運動療法と気管支拡張薬には相加的な効果があるということである。さらに，吸入ステロイド薬は，喘息（ぜんそく）と COPD のオーバーラップしている患者に対して投与される[1]。

❷ 吸入指導

適切な吸入は，薬剤の治療効果を最大限に得るために大きな役割を果たす。特に，COPD は高齢者が多く，物を大切にするあまり交換時期を守れない，視力が低下し説明書を読めない，握力が低下して指先の操作が難しいという理由から適切な吸入ができないことがある[6]。したがって，吸入指導を繰り返すことや実際に吸入してもらうこと，家族などの介護者への吸入指導などが重要である。

3 呼吸リハビリテーションの維持

❶ 呼吸リハビリテーションの効果

運動療法を中心とし，患者教育・薬物療法・栄養指導・酸素療法・理学療法・作業療法などをセットにした**包括的呼吸リハビリテーション**は，呼吸困難の軽減，運動耐容能の改善，健康関連 QOL および ADL を改善させる[1]。しかしながら，中断すると効果は失われていくため，維持が重要である。

❷ 運動療法

運動療法は，コンディショニング，ADL トレーニング，全身持久力・筋力トレーニングからなる。このうち，日常生活に取り込み実施可能，かつ根拠がしっかりしているものとしては全身持久力トレーニングの歩行が考えられる。運動を含めた呼吸リハビリテーション継続のために，本人と共に目標設定や個別計画の立案やアクションプランを作成することが大切である。

4 酸素療法のサポート

❶ 酸素療法の必要性

1 日 15 時間以上の**長期酸素療法**の維持は，高度慢性呼吸不全を伴う COPD の生命予後を改善するといわれている[1]。適用は，PaO_2 が 55Torr 以下，および $PaO_2$60Torr 以下で睡眠時または運動負荷時に著しい低酸素血症をきたす人々であって，医師が在宅酸素療法を必要であると認めたものである。

❷ 導入時および導入後のサポート

COPD において禁煙は増悪（ぞうあく）要因の除去という点で大切であるが，酸素療法中の禁煙は火災防止という観点からも必須である。また，災害に備えて，停電時酸素ボンベへの切り替えなどの対処行動の理解に加え，本人に対する業者の災害時対応の説明が重要である。また，持続的に酸素吸入を行い，よく歩いている人のほうが，予後が良いという報告があることから[18]，自己管理能力の維持をサポートする医療者のかかわりが求められる。

さらに，**CO_2 ナルコーシス**を念頭に置く必要がある。COPD は慢性 II 型呼吸不全を呈し

ていることが多い。この場合，中枢化学受容野の反応が鈍くなり，呼吸運動の促進は血中の酸素分圧低下に末梢化学受容体だけ反応し行われている。そこに，高濃度の酸素投与が行われると呼吸調節が破綻し，呼吸運動が抑制されてしまう。これを CO_2 ナルコーシスという。対処としては，酸素投与濃度を下げることや人工呼吸器管理などがある。また，予防として酸素療法の目標設定が大切である。

5 │ 増悪の予防と早期対処

COPD の増悪とは，息切れの増加，咳や喀痰の増加，胸部不快感・違和感の出現あるいは増強などを認め，安定期の治療の変更あるいは追加が必要となる状態をいう[1]。この増悪の予防と早期対処には，安定期からの患者教育が重要である。

増悪の予防法としては，セルフモニタリング，環境整備（換気や清掃），バランスのとれた日常生活の維持，うがいや歯磨き，手洗いなどの施行があげられる。セルフモニタリングとしては，呼吸状態の変化，息切れの強さ，痰の性状，体温，脈拍，体重などを把握し，日誌などに記録することが勧められる。環境整備やうがいなどの施行は，細菌やウイルスなどに曝露することによる（気道）感染を予防するという点から大切である。バランスのとれた日常生活としては，免疫力の維持のために十分な睡眠や食事が重要である。

早期対処に関しては，体調変化時の対処法をあらかじめ明確に説明しておく必要がある。たとえば，息切れが増強しているときの気管支拡張薬の追加の指導，緊急用の薬が処方されている場合の服薬方法や開始のタイミングの指導，家族への症状観察方法の指導，受診先と受診のタイミングの説明などである。

▌5. 心理・社会的支援

1 │ 不安

❶COPD における不安とは

呼吸困難のために動けないこと，できることが減ること，社会的活動が著しく制限されることなどから生じるストレスから，**不安や抑うつ症状**を呈する。また，不安による換気の増加は，動的肺過膨張をもたらし，呼吸困難を増長する[6]。不安などによる精神症状は不眠，食欲低下，集中力低下につながる。さらに，労作時の呼吸困難は不安や恐怖感を生じさせる。

❷不安に対処するための方法[6]

（1）COPD と共に生きる人に寄り添う

気持ちを表出することにより精神的安定への糸口とする。そのために，傾聴，共感，沈黙を用いて，可能な限り本人と時間を共有することが重要である。

（2）現実的な問題解決アプローチ

問題となっている事象，特に呼吸困難を対象に，問題を解決するため情報収集から分析

し，計画を立て実行していく。

（3）精神安定的な問題解決アプローチ

　精神状態を安定させるリラクセーション法（呼吸法，漸進的筋弛緩法，イメージ法，アロマセラピーなど）や気分転換法（読書，カラオケなど）をとる。

（4）環境調整的な問題解決アプローチ

　ストレス状況の原因になっている人間関係や環境を把握・調整し，ストレスの強度や持続時間を減少させる。

（5）認知療法的アプローチ

　本人の認知（物事の認識・理解・解釈・判断）のゆがみを修正し，考え方や見方を否定的なものから肯定的なものへと変化させ，多面的な見方や柔軟な思考をもつことを意図する。

（6）自己効力感を高めるアプローチ

　自己効力感とは「できる」という見込み感のことである。アクションの達成，代理的経験，言語的な説得，情動的な喚起を情報源に，形成・促進される。

（7）社会的支援

　同じ病気の者どうしで話し合う場を用いて，自己効力感を高める（ピアサポートの活用）。また，呼吸困難は他者にわかりにくい自覚的感覚であるため，家族や友人，住民に理解してもらえるよう病気に対する情報提供を周囲の人へ実施する。

6. 地域・多職種連携

1 地域医療ネットワーク

　安定期の呼吸リハビリテーションの支援，増悪時の適切な早期対応，在宅医療などを可能にするには，病院，かかりつけ医*，通所リハビリテーション，訪問リハビリテーション，訪問看護ステーションの地域医療ネットワークの強化が必須である。さらに，災害時のアクションプランの確立とサポートには，医療関係者だけではなく酸素供給業者などの企業を含めることや，基幹病院などの地域システムの整備が必要であり，顔の見える関係づくりが基盤になる。

2 制度の説明

　COPD に罹患した人々は，労作時呼吸困難から外出や買い物，室内の清掃，調理，洗濯，入浴，更衣などが障がいされるだけでなく，様々な経済的負担がある。たとえば，医療機関を受診した際の検査や薬の処方代金の3割の医療費負担があり，また，在宅酸素療法実施時は在宅酸素指導管理料・装置加算料・携帯用装置加算料が加算される。さらに，酸素濃縮器使用時には電気代も加わる。したがって，主な社会資源である福祉制度，介護保険制度，医療保険制度を本人および家族が十分に活用できるように支援する必要がある。

＊ かかりつけ医：家族や地域という枠組みのなかで病気をもって生活する人々を総合的に把握できる医師。

D 家族へのケア

　QOL を保ちながら地域で暮らしていくために最も重要なことは，増悪予防である。COPD と共に生活している高齢者において，家族を含めた介護者がいる人は，1 人で暮らしている人より救急外来を利用する頻度が少ないことが報告されている[19]。つまり，家族を含めた介護力が鍵となり，増悪に伴う救急外来受診を防いでいると考えられる。したがって，家族を含む介護者に対する，本人の禁煙継続および薬の継続的使用の必要性や増悪を示唆する症状などの説明が大切である。

Ⅱ 気管支喘息

A 疾患の概要

1. 疾患概念

　気管支喘息は「気道の慢性炎症を本態とし，変動性をもった気道狭窄による喘鳴，呼吸困難，胸苦しさや咳などの臨床症状で特徴付けられる疾患」である[20]。

　2003（平成 15）年に実施された全国調査である保健福祉動向調査の結果によれば，呼吸器のアレルギー様症状（喘鳴，呼吸困難，咳嗽）は 0 ～ 14 歳で 9 ～ 14％，15 歳以上で 5 ～ 11％となっている[21]。小児では低年齢，成人では高齢で有症率が高い傾向が認められている。また，若年層では男性優位，思春期以後は女性優位の傾向がある。

2. 誘因・原因

- 喘息は個体因子と環境因子が複雑に絡み合って形成される。
- 個体因子：遺伝子素因，アレルギー素因，気道過敏性，性差，出生時低体重，肥満
- 環境因子：アレルゲン，呼吸器感染症，大気汚染，喫煙，食物，鼻炎

3. 病態生理

- 喘息の人の気道では，活性化した好酸球，リンパ球，マスト細胞の浸潤と，気道上皮の剝離，杯細胞の過形成，さらには上皮下線維増生が認められる。
- 喘息の病態では，特に気道炎症が重要である。炎症の過程で生じる変化が，気道過敏性の亢進，気道閉塞，組織構造の変化（リモデリング）を引き起こす。
- 長期罹患した人では，気道上皮基底膜直下の線維化，平滑筋肥厚，粘膜下腺過形成といったリモデリングが見られ，非可逆的な気流制限と持続的な気道過敏性亢進がある。

4. 症状・臨床所見

- 発作性の呼吸困難，**喘鳴**，胸苦しさ，咳嗽などの反復（夜間から早朝に多い）
- **変動性可逆性気流制限**
- **気道過敏性亢進**
- **アトピー素因**の存在
- **気道炎症**（好酸球性気道炎症）の存在
- 重症になると，肩呼吸，陥没呼吸，起座呼吸などがみられるようになる。さらに，意識障害やチアノーゼ，聴診で呼吸音減弱などがみられたら，緊急の対応が必要である。

5. 検査・診断・分類

- 呼気時，または吸気時・呼気時共に**連続性ラ音**を聴取する。
- 呼吸機能検査：スパイログラムで 1 秒量（FEV₁），

1秒率（FEV₁%）の低下，フローボリューム曲線で**閉塞性換気障害**を示す。

- β₂刺激薬の吸入後，FEV₁が12％以上かつ200mL以上増加
- 気道過敏性検査：気管支収縮薬の少量吸入でFEV₁が低下
- 血液検査／喀痰検査：血中あるいは喀痰の好酸球の増加
- 一般的な分類：環境アレルゲンに対する特異的IgE抗体が検出されるアトピー型と，検出されない非アトピー型
- 臨床診断は症状・臨床所見と他疾患の除外が目安となる。

6. 治療

- 増悪時と非増悪時では治療が異なる。
- 増悪時：増悪治療薬（リリーバー）を用いる。**短時間作用性吸入β₂刺激薬**が第一選択。
- 非増悪時：長期管理薬（コントローラー）を用いる。**吸入ステロイド薬**が第一選択。

7. 予後

喘息による死亡は重篤発作による急死が多いが，喘息死亡率は近年減少している。

B 気管支喘息と共にある生活の理解とアセスメント

1. 気管支喘息と共にある生活の特性

喘息は，慢性の気道炎症，気道過敏性亢進，可逆性の気道閉塞を特徴とし，発作性の呼吸困難，喘鳴，胸苦しさ，咳などの症状を反復する疾患である。この疾患を抱えた人は，増悪時だけでなく，非増悪（非発作）時にも40％の人（成人）が日常生活に支障をきたしている[22]。つまり，喘息によって，日常生活において身体的・精神的・社会的な影響を受けている。喘息は，管理するうえでアレルゲン回避のための環境整備や治療薬の継続が重要である。しかしながら，本人は症状が改善・消失すると十分な管理を怠るケースが多く，喘息死につながることもある。

Column 事例から気管支喘息のイメージをとらえよう

55歳の女性，呼吸困難，夜間の咳嗽を訴えて，外来を受診し気管支喘息と診断された。気管支拡張薬と抗炎症薬により，症状は改善した。増悪予防のため，抗炎症薬として吸入ステロイド薬を処方された。6か月後，かぜをきっかけに呼吸困難が増悪したため再度来院し，前回の受診後，症状が消失したので薬剤を自己中断していたことがわかった。本人は「もう良くなったかなと思ってやめちゃった。薬の使い過ぎは良くないでしょ」と話した。

---

2. 看護アセスメント

側面	アセスメント項目		備考
	中項目	小項目	
身体的側面	○呼吸	• 呼吸器症状の出現時間と頻度 • 呼吸回数，深さ，リズム，パターン • 呼吸音（笛音） • 喘鳴 • 呼吸困難／胸苦しさ（横になることができるか，動きに支障があるか） • 起座呼吸の有無 • 咳嗽の有無，強さ，頻度 • 喀痰の有無と程度 • チアノーゼ • 発作治療薬の使用回数 • 呼吸機能の検査（ピークフローメーター，スパイロメトリー，気道可逆性検査，気道過敏性検査，動脈血ガス分析，経皮的酸素飽和度） • アレルギーの検査（血清IgE値測定，末梢好酸球試験など） • 気道炎症の検査（血液および喀痰中の好酸球比率，呼気中一酸化窒素濃度） • 胸部単純X線写真 • CT	• 呼吸の評価は病状把握，重症度判定，治療方針の決定につながる（表4-4）。
	○栄養	• 発作が出現する前の食事内容 • 栄養状態と電解質バランス（食事量，水分摂取量，食欲，体重，身長，血液データ）	• サリチル酸塩，食品保存料，グルタミン酸ナトリウムおよび着色料などの食品添加物によって喘息症状が誘発される症例もある[23]。
	○排泄	• 排尿回数・量	• 前立腺肥大などの排尿障害のある人が長時間作用性抗コリン薬を服薬している場合は，症状が悪化する場合がある[22]。
日常生活面	○ADL	発作時および非発作時のADL	• 外来喘息および入院中の喘息に罹患している人に対するアンケート調査によれば，日常生活における支障について，発作時81%，非発作時41%支障ありと報告されている[22]。
	○健康関連QOL	健康関連QOL尺度（SF-36 [SF-36 Health Status Questionnaire], AQLQ [Asthma Quality of Life Questionnaire], AHQ-33, Japan [Asthma Health Questionnaire-33, Japan]）	• 日本人においては，AHQ-33のほうがSF-36よりも重症度に対する感度は高く，使用に適していると報告されている[24]。

側面	アセスメント項目		備考
	中項目	小項目	
日常生活面	○夜間の睡眠	● 起床時間 ● 就寝時間 ● 睡眠時間 ● 熟眠感	● 喘息の症状は夜間および早朝に多いといわれている。また，週1回以上喘息による睡眠障害が認められたのは成人の25％で，喘息が妨げる生活上の諸活動で睡眠が最も多い（46％）と報告されている[25]。
	○自己管理の実施状況	● 喘息日誌，ACQ（Asthma Control Questionnaire），ACT（Asthma Control Test） ● 服薬・治療アドヒアランスや吸入手技 ● 手洗い，うがい，ワクチン接種などの呼吸器感染症予防行動 ● アレルゲン物質からの回避行動 ● アルコール摂取による症状出現の有無と予防行動 ● ストレスコーピング行動 ● 禁煙，受動喫煙からの回避行動 ● 大気汚染や気象の把握	● 吸入ステロイド薬の休止後，数か月間で症状や発作悪化をもたらすとされている[25]。
	○運動誘発気管支収縮のイベントの有無	● 運動時の発作の有無と程度 ● 運動前のウォーミングアップの有無	● 喘息に罹患した人の多くは，運動終了の数分後から一過性の気管支収縮をきたし，運動時の悪化を経験するといわれている[23]。
心理的側面	○発作前の出来事と心理状態	● 重要な出来事前後の発作の有無 ● 家を離れた際の発作発生頻度の状況 ● ストレスとストレスコーピング ● 周囲に対する過剰な意識 ● 物事への意欲・積極性 ● 仕事場や家庭での悩み	● 喘息が心理社会的影響を強く受ける疾患であると同時に，逆に喘息そのものが心理社会面に影響を及ぼすことが知られている。
	○疾患や治療に対する思い	● 喘息や治療に対する本人・家族の受けとめや希望	● 喘息は治癒可能な疾患，あるいは症状の改善・消失に伴い治療不要な疾患と誤認することが多く，臨床症状の改善とともに，治癒したとの自己判断により治療を中断する症例が多く認められる[27]。
社会的側面	○病歴	● 小児喘息の既往 ● アレルギー歴 ● 家族歴などの病歴	● 両親に喘息があると発症リスクが高くなる[28]。
	○妊娠，妊娠の希望	● 妊娠している可能性 ● 妊娠の希望 ● 授乳中の有無	● 喘息は，妊娠に合併する最も頻度の高い呼吸器疾患である[23]。
	○家族	● 家族構成 ● 家庭内での役割 ● 家族のサポート体制	● 服薬アドヒアランスの維持・向上に関連する。

側面	アセスメント項目		備考
	中項目	小項目	
社会的側面	○住居，職場環境	● 受動喫煙，調理やストーブの煙などの外因性誘発因子の有無 ● 就労状況 ● 職場の理解	● 喘息発作の誘発因子の把握と喘息の発作時ならびに非発作時の就労に対する影響を知る。

表4-4 喘息増悪の強度と目安となる増悪治療ステップ
PEF値は，予測値または自己最良値との割合を示す。

増悪強度*	呼吸困難	動作	検査値の目安				増悪治療ステップ
			PEF	SpO₂	PaO₂	PaCO₂	
喘鳴 /胸苦しい	急ぐと苦しい動くと苦しい	ほぼ普通	80％以上	96％以上	正常	45Torr 未満	増悪治療ステップ1
軽度（小発作）	苦しいが横になれる	やや困難					
中等度（中発作）	苦しくて横になれない	かなり困難かろうじて歩ける	60〜80％	91〜95％	60Torr 超	45Torr 未満	増悪治療ステップ2
高度（大発作）	苦しくて動けない	歩行不能会話困難	60％未満	90％以下	60Torr 以下	45Torr 以上	増悪治療ステップ3
重篤	呼吸減弱チアノーゼ呼吸停止	会話不能体動不能錯乱意識障害失禁	測定不能	90％以下	60Torr 以下	45Torr 以上	増悪治療ステップ4

＊：増悪強度は主に呼吸困難の程度で判定する（他の項目は参考事項とする）。異なる増悪強度の症状が混在する場合は強い方をとる。
出典／日本アレルギー学会喘息ガイドライン専門部会監，「喘息予防・管理ガイドライン2021」作成委員作成：喘息予防・管理ガイドライン2021，協和企画，2021，p.125.

3. 看護の目標

①疾患および治療に対する知識を得る。

②自己健康管理能力が向上する。

③喘息発作の原因となり得る要因の回避行動をとれる。

④周囲のサポートを得ることができる。

C 気管支喘息と共に生きる人への看護介入

1. 看護の概要

　看護は，主要症状の喘鳴，咳嗽，呼吸困難に対する症状マネジメントと発作要因の回避，治療薬の継続などアドヒアランス向上への支援が中心となる。優先順位としては，増悪時は症状緩和が最も優先度が高く，非増悪時は非効果的な自己健康管理などの問題解決の優先度が高い。

2. 症状マネジメント

1 | 喘鳴

　喘鳴は，気道狭窄が軽度であれば呼気終末のみに聴取することが多いが，重症度が上がるにつれ呼気全般，さらには，吸気・呼気をとおして聴取するようになる[28]。増悪した場合，呼吸音自体が聴取できない「silent chest」となり，これは高度な気道閉塞をきたしている最も重篤な状態である。また，喘鳴が強く呼吸困難を伴う状態では，横になることが困難になる。これは，仰臥位では FEV_1 と FVC が低下し呼吸困難を増進するためである[29]。

　緩和の方法の基本は，上体挙上（座位，ファーラー位，立位）など安楽な体位保持，酸素吸入，短時間作用性 β_2 刺激薬の吸入，副腎皮質ステロイド薬の点滴である。喘鳴を含めた症状の持続期間，過去の発作時の症状や治療内容の聴取は大きな参考となる。

2 | 咳嗽

　咳嗽は，喘鳴，呼吸困難と共に主要な症状である。咳嗽症状は，喘鳴や呼吸困難発作を伴わない慢性乾性咳嗽を唯一の症状とし，呼吸機能はほぼ正常，気道過敏性は軽度亢進，気管支拡張薬が有効で定義される咳喘息という喘息の亜型がある[30]。咳嗽は，冷気・暖気，受動喫煙，会話，運動，飲酒，精神的緊張などが誘因にあげられている[22]。

　緩和の方法は，環境整備を含めた誘発因子の回避と吸入ステロイド薬が基本となる。吸入ステロイド薬は，口腔内に残存していると口腔・咽頭カンジダ症や嗄声などを起こすおそれがあるため，吸入後は含嗽をするよう指導する。また，喀痰を伴う咳嗽の場合は，経口的水分補給による気道内分泌物の粘稠度低下へのアプローチや咳嗽，ハフィング，アクティブサイクル呼吸法，体位ドレナージ（体位排痰法）などの喀痰法を行う。

3. 意思決定支援

　喘息において，喘息死は必ず念頭に置いておかなくてはならない。その防止のため，ガイドラインでは増悪治療ステップが示され，治療目標が１時間以内に達成されなければステップアップを考慮するとある。また，重篤な増悪強度にあたる場合，気管挿管および人工呼吸管理をはじめとする救急医療の適応とされている（表4-5）。これらから，高度な医療機器が必要となる場合を考え，日頃から本人・家族・医療者と共に話し合い，本人・家族の意思を医療者も理解しておく必要がある。

表4-5 喘息の増悪治療ステップ

治療目標：呼吸困難の消失，体動，睡眠正常，日常生活正常，PEF 値が予測値または自己最良値の 80％以上，酸素飽和度＞95％，平常服薬，吸入で喘息症状の悪化なし。
ステップアップの目安：治療目標が 1 時間以内に達成されなければステップアップを考慮する。

	治療	対応の目安
増悪治療ステップ 1	短時間作用性β₂刺激薬吸入[*2] ブデソニド / ホルモテロール吸入薬追加（SMART療法施行時）	医師による指導のもとで自宅治療可
増悪治療ステップ 2	短時間作用性β₂刺激薬ネブライザー吸入反復[*3] ステロイド薬全身投与[*5] 酸素吸入（SpO₂95％前後） 短時間作用性抗コリン薬吸入併用可 （アミノフィリン点滴静注併用可[*4]）[*8] （0.1％アドレナリン（ボスミン）皮下注[*6]使用可）[*8]	救急外来 ・2～4 時間で反応不十分 ┐ ・1～2 時間で反応なし ┘ 入院治療 入院治療：高度喘息症状として増悪治療ステップ 3 を施行
増悪治療ステップ 3	短時間作用性β₂刺激薬ネブライザー吸入反復[*3] 酸素吸入（SpO₂95％前後を目標） ステロイド薬全身投与[*5] 短時間作用性抗コリン薬吸入併用可 アミノフィリン点滴静注併用可[*4] 0.1％アドレナリン（ボスミン）皮下注[*6]使用可	救急外来 1 時間以内に反応なければ入院治療 悪化すれば重篤症状の治療へ
増悪治療ステップ 4	上記治療継続 症状，呼吸機能悪化で挿管[*1] 酸素吸入にもかかわらず PaO₂50Torr 以下および / または意識障害を伴う急激な PaCO₂ の上昇 人工呼吸[*1]，気管支洗浄を考慮 全身麻酔（イソフルラン，セボフルランなどによる）を考慮	直ちに入院，ICU 管理[*1]

＊1：ICU または，気管挿管，補助呼吸などの処置ができ，血圧，心電図，パルスオキシメーターによる継続的モニターが可能な病室。気管内挿管，人工呼吸装置の装着は，緊急処置としてやむを得ない場合以外は複数の経験のある専門医により行われることが望ましい。
＊2：短時間作用性β₂刺激薬 pMDI の場合：1～2 パフ，20 分おき 2 回反復可。
＊3：短時間作用性β₂刺激薬ネブライザー吸入：20～30 分おきに反復する。脈拍を 130/ 分以下に保つようにモニターする。なお，COVID-19 流行時には推奨しない。代わりに短時間作用性β₂刺激薬 pMDI（スペーサー併用可）に変更する。
＊4：本文（省略）参照：アミノフィリン 125～250mg を捕液薬 200～250mL に入れ，1 時間程度で点滴投与する。副作用（頭痛，吐き気，動悸，期外収縮など）の出現で中止。増悪前にテオフィリン薬が投与されている場合は，半量もしくはそれ以下に減量する。可能な限り血中濃度を測定しながら投与する。
＊5：ステロイド薬点滴静注：ベタメタゾン 4～8mg あるいはデキサメタゾン 6.6～9.9mg を必要に応じて 6 時間ごとに点滴静注。AERD（NSAIDs 過敏喘息，N-ERD，アスピリン喘息）の可能性がないことが判明している場合，ヒドロコルチゾン 200～500mg，メチルプレドニゾロン 40～125mg を点滴静注してもよい。以後ヒドロコルチゾン 100～200mg またはメチルプレドニゾロン 40～80mg を必要に応じて 4～6 時間ごとに，またはプレドニゾロン 0.5mg/kg/ 日，経口。
＊6：0.1％アドレナリン（ボスミン）：0.1～0.3mL 皮下注射 20～30 分間隔で反復可。原則として脈拍は 130/ 分以下に保つようにモニターすることが望ましい。虚血性心疾患，緑内障［開放隅角（単性）緑内障は可］，甲状腺機能亢進症では禁忌，高血圧の存在下では血圧，心電図モニターが必要。
＊7：アミノフィリン持続点滴時は，最初の点滴（＊5 参照）後の持続点滴はアミノフィリン 125～250mg を 5～7 時間で点滴し，血中テオフィリン濃度が 8～20μg/mL になるように血中濃度をモニターして中毒症状の発現で中止する。
＊8：アミノフィリン，アドレナリンの使用法，副作用，個々の患者での副作用歴を熟知している場合には使用可。
出典／日本アレルギー学会喘息ガイドライン専門部会監修，「喘息予防・管理ガイドライン 2021」作成委員会作成：喘息予防・管理ガイドライン 2021，協和企画，2021，p.126. 一部改変.

4. 日常生活の援助と健康学習支援

1 予防への支援

❶ 医師からの説明に対する理解度確認と補足説明

　発作治療薬と長期管理薬の相違について，本人は医師から説明を受ける。しかしながら，本人は即効性のある発作治療薬は良くなるという実感があるため必要時に使用するものの，吸入ステロイド薬を中心とした長期管理薬は良くなるという実感がないために中断してしまうことが多い[22]。日本における喘息患者実態電話調査によれば，吸入ステロイド薬を半年以上中止した患者のうち「症状がなくなったため」と回答した割合は，61％（成人）であったと報告されている[31]。したがって，薬による特徴の違いを本人の気持ちのうえに

立ち，繰り返していねいに説明し，理解度を確認し，必要に応じて補足説明を行う。

❷ピークフローモニタリング

ピークフローメーターを用いて，簡単にピークフロー値を測定することができる（表4-6）。この**ピークフローモニタリング**の意義は次のように4つあげられている[22]。

①喘息（ぜんそく）の存在の診断（ピークフローの経時的な日内変動の観察により，可逆的に変化する気道閉塞の存在を診断することが可能になる）

②正確な気道閉塞の程度＝重症度把握（自覚症状と実際の気道閉塞の程度が乖離（かいり）することがあるため，客観的に評価することができる）

③客観的な治療効果判定

④喘息の自己評価・自己管理（自身の症状と薬剤の効果を実感することが可能になる）

このなかで，看護において重要な要素は④である。本人に，モニタリングによって喘息症状の改善などを実感してもらい，この結果は治療の継続によりもたらされていることを意識付けし，症状改善に伴う服薬中断を回避する。また，ピークフロー値が変化した場合の対処方法を伝え本人が行動することにより，増悪を防ぐことが可能となる。

❸運動

運動時の症状悪化を経験する場合には，適切な薬剤管理として，運動直前の短時間作用性β_2刺激薬と長期管理薬によるコントロールが大切である。また，非薬物療法として，運動前のウォーミングアップが効果的とされている。運動には，QOL改善や喘息症状の減少，運動誘発気管支収縮の減少などの効果があるため，喘息がコントロールされていれば，症状悪化の危険性があるからといって運動を制限してはいけない[32]。したがって，日常生活において運動時の症状悪化を経験する場合には，病状の把握と適切な受診を促し，

表4-6 主なピークフローメーターの概要

商品名	ミニ・ライト	パーソナルベスト	エアゾーン	アズマチェック
測定範囲（L/分）	小児　30〜400 成人　60〜880	小児　50〜390 成人　60〜810	60〜720	60〜810
重量（g）	小児　54 成人　74	85	45	55
商品写真				
特徴	世界で最初に製品化されたPEFメーター。欧州をはじめ世界で最もよく使用されている。	収納ケース一体型で携帯性に優れる。収納時のデザインがシンプル。ゾーンポインターを装備している。	小児から成人まで使用可能。ゾーンマーカー付き。	小児から成人まで使用可能。ゾーンマーカー付き。
販売元	松吉医科器械	フィリップス・レスピロニクス チェスト 村中医療器	松吉医科器械	フィリップス・レスピロニクス チェスト 村中医療器

出典／日本アレルギー学会喘息ガイドライン専門部会監修，「喘息予防・管理ガイドライン2021」作成委員作成：喘息予防・管理ガイドライン2021，協和企画，2021，p.73.

運動前のウォーミングアップ実施への支援が大切である。

❹予防接種

　気管支喘息に罹患している人は接種不適当者にはならない。また，アメリカでは喘息など慢性疾患をもっている人は感染症罹患で重篤な症状や合併症をきたす可能性が高いとされ，特段の禁忌事項に該当しなければ，通常勧められているワクチンは接種されるべきであるとしている[22]。しかしながら，接種要注意者もいることから，医師が十分な説明と同意確認を行い，本人に適切な情報が提供されるように調整する必要がある。

2 ｜ 吸入器使用方法の確認と指導

　喘息がコントロールできない人々において，吸入が適切にできていない場合がある。特に高齢になるとその傾向は強くなる。適切に吸入できない理由は，加齢現象，癖，個性，性格，ライフスタイルなど様々な要因があげられ，複合的である[33]。したがって，薬剤師と共に定期的な確認をし，適切に実施できない理由を把握し，阻害要因に対応した説明をすることが求められる。

3 ｜ 悪化時の対処法を含めた自己管理計画の共同立案

　悪化時の診断・治療・管理の遅れは，喘息の慢性化，重症化，喘息死の原因となる危険性がある。咳嗽，胸苦しさ，喘鳴，呼吸困難，睡眠障害など，症状のポイントを本人および家族と共に事前に確認しておく。自己管理計画書には増悪時の対応について医師の指示を具体的に書き込んでおき，本人と家族と共に確認することが特に重要である（薬剤の使用方法，経過観察時間，救急外来受診の目安，受診する病院，連絡方法など）。

4 ｜ 妊娠・出産に対する支援

　喘息の増悪は胎児に低酸素血症をもたらしやすく，実際に喘息に罹患した人では正常妊婦に比べ，早産や低出生体重児や先天性異常の頻度が高いこと，前置胎盤や子癇前症などが多いことが報告されている[34]。しかしながら，適切にコントロールされれば，周産期の悪影響を防止するといわれている[35]。主な喘息治療薬は安全性が認められていることからも，妊娠中は無症状でも継続的な薬剤使用を促し，抗原・刺激物質の回避，環境整備，禁煙指導，ストレス軽減へのアプローチを行い，増悪を予防し胎児への酸素供給を維持することが大切である。しかしながら，一部の薬剤において配慮するべきものがあるため，「喘息予防・管理ガイドライン2021」に示されている「妊娠における抗喘息薬」を看護職も把握し，医療チームとして不要な不信感やストレスを生み出さないよう，正しい情報をていねいに提供する必要がある（表4-7）。

表4-7 妊婦における抗喘息薬

分類	一般名	TGA	FDA	ERS/TSANZ	添付文書（日本）
吸入ステロイド薬	ブデソニド	A	B	安全	有益性投与
	ベクロメタゾン	B3	－		
	フルチカゾン	B3	－		
	シクレソニド	B3	C	ほぼ安全	有益性投与
	モメタゾン	B3			
吸入長時間作用性β₂刺激薬	ホルモテロール	B3	－	ほぼ安全	有益性投与
	サルメテロール	B3	C		
	ビランテロール	B3	C	おそらく安全	有益性投与
吸入長時間作用性抗コリン薬	チオトロピウム	B1	－	おそらく安全	有益性投与
ロイコトリエン受容体拮抗薬	モンテルカスト	B1	B	ほぼ安全	有益性投与
メチルキサンチン	テオフィリン	A	C	安全	有益性投与
生物学的製剤	オマリズマブ	B1	－	ほぼ安全	有益性投与
	メポリズマブ	B1	－	おそらく安全	
	ベンラリズマブ	B1	－		
	デュピルマブ	B1	－		
吸入短時間作用性β₂刺激薬	サルブタモール	A	－	安全	有益性投与
全身性ステロイド薬	プレドニゾロン	A	C	おそらく安全	有益性投与
	ヒドロコルチゾン	A	C		

TGA：Therapeutic Goods Administration（オーストラリア政府医薬品評価委員会基準）
A：ヒト多数妊婦での胎児への影響なし。
B1：ヒト少数妊婦での胎児への影響なく，動物実験で胎児への影響なし。
B3：ヒト少数妊婦での胎児への影響なく，動物実験で胎児への影響があったが，ヒトでは不明。
FDA：Food and Drug Administration（米国食品医薬品局基準）
B：動物実験で胎児への影響が示されないか，ヒト妊婦での対照研究がない。
C：動物実験で胎児への影響が示されているが，ヒト妊婦での対照研究がなく証明されていない。有益性が上回る場合にのみ投与する。
ERS/TSANZ：the European Respiratory Society/The Thoracic Society of Australia and New Zealand Task Force Statement
有益性投与：妊娠中の投与に関する安全性については確立していないため，治療上の有益性が危険性を上回ると判断される場合にのみ投与する。
出典／日本アレルギー学会喘息ガイドライン専門部会監修，「喘息予防・管理ガイドライン2021」作成委員作成：喘息予防・管理ガイドライン2021，協和企画，2021，p.185.

5. 心理・社会的支援

1 心理・社会的ストレスの影響

　喘息の心身相関は研究されており[36]，**心理・社会的ストレス**が喘息の発症，増悪，治療管理などに影響を与えることが知られている[37]。また，気管支喘息は心理・社会的側面に影響を及ぼすとされ，抑うつ（19％）や不安（24％）の有症率が高いと報告されている[38]。日常社会的活動上の諸活動に何らかの制約を感じている喘息をもっている成人は70％もいるという報告があり[24]，気管支喘息が原因の退職，退学，転職，転校は15％，気管支喘息により年に1日以上の休業を必要としていた人は49％という報告もある[21]。さらに，喘息の人が死亡に至る発作では，気道感染，過労，ストレスが3大誘因といわれている[39]。

2 心理・社会的支援の方法

　本人の思いを聴き，支える際の基本である傾聴，受容，共感，支持の態度を示すことが重要である。また，心理・社会的ストレスの影響が懸念されるときは，専門医や心理療法

士とのチームアプローチが大切である。

■ 6. 地域・多職種連携

近年，喘息の年齢階級別死亡率は高齢になるほど増加しており，高齢化現象が認められる[22]。そのような背景を踏まえると介護提供者を含めた地域・多職種連携が必要である。本人・家族（介護提供者），かかりつけ医・看護師，専門医療機関の医師・看護師，薬剤師，訪問看護師，患者会など様々な組織や職種が支える体制づくりが必須である。

D 家族へのケア

高齢化から，介護への教育がより重要性を増している。たとえば，薬剤の効果を維持するために欠かせない吸入を取り上げてみる。高齢になった場合，転倒による骨折や目の手術，歯科治療などの身体的要因，発達課題を達成できないことへのストレスや周囲との関係によるストレスなどの心理・社会的要因，認知症などの病的な要因など吸入療法を妨げる要因が多数出現してくる可能性がある。このような状態がある場合，適切な吸入を単独では行えなくなってしまう。したがって，家族や介護者を含めた指導が重要である。しかし，家族などの負担も加味しなくては継続した支援は得にくい。よって，一人ひとりのケースに合った可能な方法を地域・多職種連携で検討・実施・評価していくことが望ましい。

III 慢性心不全

A 病態の概要

1. 病態概念

慢性心不全は疾患名でなく，病態を示す名称である。

国内では心不全患者は120万人を超え，2030年以降は130万人を超えると推定されている[41]。慢性心不全をもちながら，他疾患の療養を行っている人々も増加し，循環器領域の治療を専門とする場以外においても，慢性心不全の人々に数多く遭遇する。特に，高齢者とかかわりが多い領域においては，慢性心不全に関する知識をもち合わせておく必要がある。

2. 誘因・原因

慢性心不全の原因となる基礎疾患は，虚血性心疾患，心筋症，弁膜症，高血圧性心疾患，不整脈などがあげられる。近年，内臓脂肪型肥満，高血圧，脂質異常症，高血糖といったメタボリックシンドロームが心不全の進展に大きくかかわっていることが指摘されている[42]。

3. 病態生理

慢性心不全は様々な原因疾患によって，心臓のポンプ機能が低下し，主要臓器の酸素需要量に見合うだけの血液量を絶対的・相対的に拍出できなくなり，肺・体静脈系のうっ血をきたす

病態を呈する。

また，慢性心不全は，急性増悪という発作を伴い，慢性的に経過する。急性増悪の際に急激に心機能が低下し，治療により心機能が回復するが，その際の回復は急性増悪前の程度までは回復しないことから，急性増悪を繰り返すことで心機能は徐々に低下していく。

4. 症状・臨床所見

慢性心不全は，機能障害が左心か，右心か，もしくは両心であるかにより，症状に違いがある。

左心不全の場合は，左心拍出量が減少することにより，左室拡張末期圧，さらに左房圧が上昇し，**肺うっ血**が引き起こされる。そのため，呼吸困難感が主な自覚症状となる。左心不全の進行に伴い，**夜間の発作性呼吸困難**や**起座呼吸**が出現し，身体所見としては，肺野の聴診で**湿性ラ音**が聴取される。また，心拍出量減少により，低血圧，心拍数の増加，疲れやすさ，末梢のチアノーゼ，尿量減少などの症状が見られる。

右心不全の場合は，右心拍出量が減少することにより，右房圧，さらに中心静脈圧が上昇し，体静脈うっ血が引き起こされる。そのため，**浮腫**や**肝腫大**，頸静脈怒張，体重増加などの症状が見られる。

5. 検査・診断

• 胸部X線検査：心不全の所見として，胸部X線像では，心拡大（**心胸郭比**［CTR］*の増大）と肺門うっ血（蝶形陰影［バタフライパターン］）を確認する。

• 心エコー検査：心エコー検査は，非侵襲的に心臓の形や動きを観察することができる。心臓の断層像により心室の大きさや心筋の動きを観察する。左室収縮能の評価として左室駆出率と左室拡張末期径，左室拡張能*の評価として左房径と心室中隔壁厚，左室後壁厚などを測定する。また，壁運動の程度や部位から陳旧性心筋梗塞の有無，血流の評価から弁の狭窄や逆流を判別する。

• 脳性ナトリウム利尿ペプチド（BNP）：主に心室で合成されるホルモンで，心不全の診断と重症度評価に血中のBNP濃度，BNPの前駆体であるNT-nonBNP濃度が測定される。これらの値は無症候性の心不全において感受性が高く，さらに重症度に並行して上昇するため診断や病状経過の把握に用いられる。しかし，値には個人差が大きいため，評価する際には値の推移を重要視する。

6. 治療・分類

• 心不全のステージと分類：「急性・慢性心不全診療ガイドライン（2017年改訂版）」では，心不全の発症と進展を4つのステージに分類している（表4-8）。ステージAとBは心不全発症前のリスク状態であるが，心不全には予防が極めて重要である。心不全予防としては，高血圧，冠動脈疾患，肥満・糖尿病の適切な治療，禁煙や適量の飲酒習慣，身体活動・運動など

表4-8 心不全ステージ分類

A：器質的心疾患のないリスクステージ	リスク因子を持つが器質的心疾患がなく，心不全症候がない
B：器質的心疾患のあるリスクステージ	器質的心疾患を有するが，心不全症候がない
C：心不全ステージ	器質的心疾患を有し，心不全症候を有するもしくは心不全症候の既往を有する
D：治療抵抗性心不全ステージ	おおむね年間2回以上の心不全入院を繰り返し，有効性が確立しているすべての治療が考慮されたにもかかわらずNYHA III度より改善しない

出典／日本循環器学会／日本心不全学会合同ガイドライン：急性・慢性心不全診療ガイドライン（2017年改訂版），2018，p.11.をもとに作成.

＊ **心胸郭比（CTR）**：cardio thoracic ratio。胸部X線写真上で胸郭の横径に対する心臓の横径の比率を百分率で表した指標であり，50%以下を正常，50%以上を心拡大とする。

＊ **左室拡張能**：従来，心不全は左室駆出率が低下する収縮不全が主な原因と認識されていたが，近年，左室の拡張機能障害を病態の中心とする心不全が多く存在することがわかってきた。左室の拡張能は，左室が収縮後に自然に弛緩することと左室への血液流入による拡張などによって定義される。

の適切な生活習慣があげられている。ステージCとDでは予後の改善と症状の軽減を目指すが，ステージDの終末期心不全では症状の軽減が主たる目標となる。ステージCの治療は，左室駆出率の保たれた心不全（HFpEF）と左室駆出率が低下した心不全（HFrEF）とで使用する薬剤などの治療内容が異なる。

NYHA機能分類は（表4-9）は心不全の症状や運動耐容能の評価による分類である。心不全ステージCではNYHA心機能分類のⅠ〜Ⅳ度すべてが，ステージDではⅢ度とⅣ度が該当する。

- 薬物療法：HFpEFには主に利尿薬，HFrEFには主にACE阻害薬やアンジオテンシンⅡ受容体拮抗薬（ARB），β遮断薬を使用する。薬物療法は心不全の予後を改善するとされており，服薬の中断は心不全の増悪誘因である。服薬の中断が起きないよう，服薬行動を支援し，薬物療法の効果と副作用をモニタリングすることで，適切な薬物療法を継続することが重要である。
- 心臓再同期療法（cardiac resynchronization therapy；CRT）：心臓の伝導障害により左右の心室が同時に収縮しないことにより，心臓ポンプ機能が低下する状態（心室同期障害）を改善するために行われる。左右の心室にリードを置き，ペースメーカーを植え込む手術を行う。
- 植込み型除細動器（implantable cardioverter-defibrillator；ICD）：致死性不整脈である心室頻拍（ventricular tachycardia；VT）・心室細動（ventricular fibrillation；VF）を自動認識し，それに対して除細動を目的としたペーシングおよび直流通電を行う，突然死予防を目的とした治療である。ICDの適応は致死性不整脈を既往にもつ患者である。しかし，重症の慢性心不全の場合は心臓突然死のリスクが高いため，致死性不整脈の既往の有無にかかわらず，適応が検討される。
- 運動療法：運動療法は，基本的に運動負荷試験を実施して，運動処方に従って行われる。心不全の運動療法は，導入期は本人の自覚症状や身体所見を目安に，時間と運動強度を漸増しながら行い，歩行やサイクルエルゴメータ，軽いエアロビクス体操など運動強度としては低〜中程度の運動を週3〜5回程度実施することを目指す。

「心血管疾患におけるリハビリテーションに関するガイドライン（2021年改訂版）」では，運動療法を含む包括的心臓リハビリテーションは，慢性心不全患者の運動耐容能やQOLだけでなく，心不全による再入院率の低下をもたらすため，心不全の重要な治療として位置づけられている。
- 心臓移植：心臓移植が対象となる基礎疾患は，拡張型心筋症および拡張相の肥大型心筋症，虚血性心筋疾患などである。適応条件は，心臓移植以外に有効な治療手段がなく，本人・家族が移植治療を理解し，免疫抑制療法など移植後一生涯治療を継続することができることである。年齢は60歳以下が望ましいとされている。

各施設内の検討会および日本循環器学会心臓移植適応検討会の2段階審査を経て適応が決定され，移植患者待機リストに登録される。

1997（平成9）年に臓器の移植に関する法律が施行され，近年は年間50件程度の心臓移植が行われている[43]。
- 補助人工心臓（ventricular assist system；VAS）：補助人工心臓には体外設置型と植込み型があるが，植込み型は長期の使用を想定して開発されている。植込み型補助人工心臓（left ventricular assist device；LVAD）は重症心不全の

表4-9 NYHA心機能分類

Ⅰ度	心疾患はあるが身体活動に制限はない。 日常的な身体活動では著しい疲労，動悸，呼吸困難あるいは狭心痛を生じない。
Ⅱ度	軽度の身体活動の制限がある。安静時には無症状。 日常的な身体活動で疲労，動悸，呼吸困難あるいは狭心痛を生じる。
Ⅲ度	高度な身体活動の制限がある。安静時には無症状。 日常的な身体活動以下の労作で疲労，動悸，呼吸困難あるいは狭心痛を生じる。
Ⅳ度	心疾患のためいかなる身体活動も制限される。 心不全症状や狭心痛が安静時にも存在する。わずかな労作でこれらの症状は増悪する。

出典／The Criteria Committee of the New York Heart Association：Nomenclature and Criteria for Diagnosis of Diseases of the Heart and Great Vessels, Vol. 9th ed, Little, Brown & Co, 1994, p.253-256. をもとに作成.

人々が心臓移植を受けるまでの橋渡しを目的として行われるだけでなく，心臓移植を目的としない在宅治療を目的とした長期補助といった最終治療としても行われるようになっている。

補助人工心臓以外の補助循環装置としては，血液浄化機能を有する CHDF（continuous hemodiafiltration），ECUM（extracorporeal ultrafiltration method），圧補助機能を有する IABP（intra-aortic balloon pumping），流量補助機能を有する PCPS（percutaneous cardiopulmonary support）などがあるが，いずれも急性期の一時的な治療として行われる。

Ⓑ 慢性心不全と共にある生活の理解とアセスメント

1. 慢性心不全と共にある生活の特性

心不全による自覚症状の有無や程度によって，慢性心不全の人々の生活の様相は異なる。心機能の程度によって，息切れや疲労感などの自覚症状が出現する行動に違いが生じるため，生活行動の範囲や可能な仕事量は個人によって異なる。

また，心臓に負荷を与える因子を減らし，慢性心不全の進行を予防するために，人々は自らの生活や行動を管理することが求められる。具体的には，塩分や水分の摂取，喫煙，感染など，心不全の背景となる危険因子を取り除く行動や薬物療法の遵守が求められている。

2. 看護アセスメント

慢性心不全の人々を理解するためのアセスメントについて次に示す。

目的	アセスメント項目		備考
	中項目	小項目	
身体的側面	○症状	• 症状の有無，いつからあるのか，生活への支障の程度 • 息切れ，労作時息切れ，易疲労感の増強，安静時呼吸困難，下腿浮腫の出現，食思不振，悪心，腹部膨満感，体重増加など	• 左房圧上昇・低心拍出量に基づく左心不全と，浮腫，肝腫大などの右心不全に大別される。
	○検査データ	• 血液検査（脳性ナトリウム利尿ペプチド [BNP]，貧血，腎機能障害，肝機能障害など），尿検査（クレアチニンクリアランス），心電図（心房細動や QRS 幅拡大の有無），胸部 X 線写真による肺うっ血・胸水・心陰影の大きさや形の確認 • 左室駆出率（LVEF）：40〜50％以上が基準値	• 呼吸器疾患を否定するために，肺機能検査が役立つ。
	○多疾患有病者	• 慢性腎臓病，糖尿病，貧血，慢性閉塞性肺疾患，認知症など	• 認知症を有する人々ではセルフケア行動が不十分なケースが多い。
日常生活面	○食生活	• 1 日の塩分摂取量 • 食習慣，よく食べるもの，好きなもの • 本人・家族の塩分を含む食品に関する知識 • 誰が食材を購入したり料理をするか • 塩分制限の必要性の理解度，遵守するための方法 • 肥満合併の有無	• 減量のためのエネルギー制限が必要である。

慢性期の疾患を抱える人
と医療・看護のあり方

慢性期にある人
と家族の理解

慢性期看護の
理解

慢性期看護の
展開

4

慢性期にある人・
家族への看護

目的	アセスメント項目		備考
	中項目	小項目	
日常生活面		• 腎疾患合併の有無	• カリウムの制限を指示されることがある。
		• ワルファリン服用の有無	• ビタミンKを多く含む食品に注意が必要である。
		• 脂質異常症や糖尿病などがない限り，食事制限は勧めない	
		• 1日の飲水量	
		• 利尿薬内服状況	
		• 腎機能低下の有無，年齢，季節	• 高齢者や夏季では水分バランスが脱水側に傾きやすい。
		• 水分制限の必要性の理解度	
		• 水分制限を遵守するための方法	
	○服薬	• 薬剤名，投与量，投与回数，副作用，併用薬剤，遵守するための方法，飲み忘れの有無，誰がどのように管理しているか	
	○喫煙	• 喫煙の有無，1日の喫煙本数，喫煙歴，受動喫煙の環境にあるか（家庭，職場）	
	○飲酒	• 酒量，飲酒頻度	• アルコール性心筋症では，禁酒が必須である。
		• 酒のつまみによる塩分・エネルギー摂取量	
	○運動・身体活動	• 運動耐容能の評価：連続歩行，階段昇降	
		• ADL評価：排泄行動，入浴，食行動，家事など	
		• 職業，家事労働：重量物の運搬，勤務時間	
	○排泄	• 排便習慣：便秘の有無，水分制限の有無・量	
		• 食事内容（食物繊維）	
		• 緩下剤服用の有無，頻度	
		• 寝室とトイレの距離，温度差	
	○入浴	• 温度，時間，半座位浴か否か	
	○妊娠	• 妊娠希望の有無	• 重症心不全ではできる限り妊娠を避ける。軽症の慢性心不全でも妊娠によって心不全が悪化する可能性がある。妊娠を希望する場合には，医師との相談が不可欠である。心不全治療薬の多くは妊娠中の投与は禁忌である。
		• 心不全治療薬の服用の有無	
		• 妊娠によるリスクに関する知識	
		• 避妊法	
		• 遺伝性の疾患	
	○性生活	• 性行為による不整脈や過度の息切れの出現，疲労感の有無	
		• 性行為に対する不安	
		• 性欲の減退や性行為の減少	
		• 性生活における満足感	
	○感染予防とワクチン接種	• 感染予防の習慣化：うがい，口腔ケア，手洗い，室内の温度・湿度調節，換気	• すべての心不全，特に重症心不全では，病因によらずインフルエンザに対するワクチン接種が推奨されている。
		• インフルエンザワクチン接種の理解，習慣化	
		• 肺炎球菌ワクチン接種の理解	
	○旅行	• 交通手段（航空機旅行か）	
		• 旅行先（高地・高温多湿地域か）	

目的	アセスメント項目		備考
	中項目	小項目	
心理的側面	○感情	• 抑うつ・不安：心不全に伴う倦怠感や息苦しさ，症状がいつ起こるかわからない不安，再発への無力感，死への恐怖心 • ストレス要因 • ストレス対処方法	
社会的側面	○家族役割	• 仕事や家事の継続困難，自尊心低下 • 家族関係，家庭生活，職業への影響 • 家族のマンパワー，肉体的・精神的負担，ソーシャルサポートシステムの活用	
	○社会的活動性と仕事	• 仕事の継続困難，社会的孤立，自尊心の低下 • 職業への影響	

3. 看護の目標

　慢性心不全は，背景となる基礎疾患の病状だけでなく，個人の生活習慣や療養行動への取り組みによってその後が左右される。したがって，看護においては，病状が悪化したときに回復を支援するだけでなく，人々が慢性心不全と共にある生活をセルフマネジメントすることを支援する。次のような慢性心不全の人々の姿を看護の目標として考えることができる。

①慢性心不全の徴候や症状について知り，適切に対処できるようになる。
②生活における慢性心不全の増悪因子を理解し，それらの除去・軽減に取り組むことができる。
③障害された心機能による行動の制限があるなかでも，その人らしく生き生きと生活を送ることができる。

C　慢性心不全と共に生きる人への看護介入

1. 看護の概要

　慢性心不全の人への看護は，危険因子を有するが心機能障害がない時期から開始される。心不全の初期の段階である図4-3の①の時期は無症状であるため，危険因子を是正する生活行動をとる重要性を本人が認識しにくい。動脈硬化性疾患の予備群であることを本人が理解し，生活のなかで負担なく取り組める生活習慣改善方法を共に考え，行動を支援する。
　図4-3の②の時期は，心筋梗塞の発症など急性の心イベントが生じたことにより急性期治療を受けた後，回復し，器質的な心機能障害を有しながらも，自覚症状に乏しい時期である。急性期の状況では心身の回復を促進し，合併症を予防する支援を強化する一方で，本人の思いにていねいに添いながら，再発予防に取り組む意欲をもち，実際に行動できるように支援する。しかしながら，急性の心イベントから時間がたつにつれ，予防行動に対

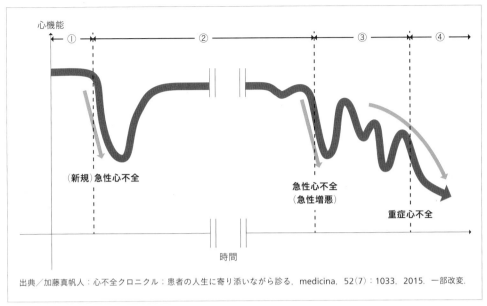

出典／加藤真帆人：心不全クロニクル；患者の人生に寄り添いながら診る，medicina，52（7）：1033，2015．一部改変．

図4-3　心不全クロニクル

する意欲が低下するため，再発予防の重要性を認識し，自らの生活を振り返ることができる機会をつくる。

　図4-3の③の時期は，何かしらの原因により心機能を上回る心負荷がかかり，急性増悪を発症し，急性期治療により急性増悪から回復することを繰り返し，徐々に心機能が低下する時期である。急性状態にあるときは，血管拡張薬や利尿薬などうっ血を解除する治療が確実に実施されるよう援助し，スムーズな回復過程を支援する。急性期を脱すると同時に，急性増悪の契機となった対象者の生活行動や環境を追及し，それらを改善する工夫を本人と共に考える。また，症状のセルフモニタリングを取り入れ，対象者自身が早期に対応できるよう支援する。

　図4-3の④の時期は，心不全症状により軽度の身体活動も制限され，これまでと同様の生活が困難になる時期である。急性増悪と回復，入退院を繰り返すことも多い。心機能によって制限されたADLを補う方法を検討し，在宅サービスを導入するなどの検討を行う。また，症状緩和を重視し，本人や家族の思いをていねいに理解し，終末期医療の意思決定を支援する。終末期医療において，本人の意思に反した，安らかな死を損なう状況を回避することが治療目標となり得る。しかし，心臓移植や補助循環装置の導入において，劇的に心機能が回復する可能性があることも踏まえる必要がある。

▍2.　症状マネジメント

　「急性・慢性心不全診療ガイドライン（2017年改訂版）」には，食事，安静と運動，喫煙，アルコール，入浴など日常生活での個人の行動が治療として位置づけられている。表4-10に，慢性心不全と共にある生活において求められる療養行動を示す。

表4-10 慢性心不全と共にある生活において求められる療養行動とその根拠

項目	療養行動	根拠
食生活	• 重症心不全では1日の塩分摂取量3g以下の厳格な塩分制限を行う。軽症心不全では厳格な塩分制限は不要だが，1日6g未満程度の減塩食とする。 【備考】 • 高齢者においては，過度の塩分制限が食欲を低下させ栄養不良となり得る。 • 軽症の心不全では水分制限は不要であるが，重症心不全では医師の指示により水分制限を行う。 【備考】 • 過度の水分制限は脱水による腎機能の悪化，脳心血管系合併症を誘発するおそれがある。特に，利尿薬を投与されている場合や高齢者，夏季では水分バランスが脱水側に傾きやすい。	• 塩分摂取により，血液内の塩分濃度が上がり，循環血液量が増加することで高血圧となる。体内の循環血液量が増加することで，心負荷が増加する。
喫煙	• 禁煙する。受動喫煙を避ける。喫煙者は禁煙治療を受ける。 【備考】 •「禁煙ガイドライン2010年改訂版」を参照。	• たばこ煙に含まれるニコチンは，交感神経系を刺激して，末梢血管の収縮と血圧上昇，心拍数の増加をきたす。たばこ煙に含まれる一酸化炭素は，血液中のヘモグロビンと強固に結合して慢性の酸素欠乏状態を引き起こす。たばこ煙はコレステロールの変性を促進し，血管内皮を障害するとともにHDLコレステロールを減少させ，動脈硬化を促進する。 • 禁煙により死亡率や再入院率が低減することが示されている。
運動・身体活動	• 浮腫を有する非代償性心不全，急性増悪時には運動は禁忌である。 • 状態の安定した心不全では適度な運動を行い，過度な安静を避ける。	• 心不全の人々の運動耐容能低下は心機能低下が主因でなく，骨格筋の筋肉量減少や代謝異常，血管拡張低下などによる。運動により，これらの改善が期待される。
排泄と入浴	• 食物繊維を多く含む食事や緩下剤の服用などで便秘を避ける。 • 適切な方法（40〜41℃の水温，鎖骨下までの深さの半座位浴，10分以内）で入浴する。	• 過度の努責は血圧上昇を招き，心負荷を増大させる。 • 適切な入浴は末梢血管拡張により心負荷を軽減する。
性生活	• 性行為は軽度から中等度の運動と同等であり，安定した心不全では性行為は安全とされている。環境や状況により心拍数や血圧の反応に違いがあるため，リスクが異なる。 【備考】 • 心不全の人々は性欲の減退や性行為の減少などの問題を抱えることが多く，セクシャルカウンセリングの支援も検討される。	
旅行	• 航空機旅行，高地や高温多湿な地域への旅行に注意する。また，旅行時の食事内容や食事時間の変化，気候の変化，運動量の変化に注意する。 • 重症心不全の場合は長時間の航空機旅行をできる限り避けるが，やむを得ない場合は，飲水量の調節，利尿薬の適宜使用，軽い体操が必要である。	• 旅行は，通常の安定した生活から逸脱しやすく，過活動や過食などから心不全増悪のリスクが高くなる。
ワクチン接種	• インフルエンザおよび肺炎球菌に対するワクチンを接種する。	• インフルエンザワクチン接種は冬季の死亡率低下に寄与する。

出典／日本循環器学会／日本心不全学会合同ガイドライン：急性・慢性心不全診療ガイドライン（2017年改訂版），2018，p.105-106. を参考に作成。

3. セルフモニタリング

　心不全の自覚症状には，息切れ，易疲労感，食思不振，悪心，腹部膨満感などがあるが，心不全に特有の症状というわけではない。症状出現を明確に感じ取れない，活動の程度により症状の強弱が変動するなどから，本人がそれらの症状を心不全の徴候として適切に評価することは難しい。そのため，我慢するなどの対応をとってしまい，適切な対処行動をとることが難しい。受診行動を起こす数日前から何かしらの症状を感じている人々も多いため，心不全の徴候・症状に気づき，適切な対処行動をとる判断ができるよう教育する。

　また，自覚症状がとらえにくいため，体重の増加，浮腫の増加，尿量の減少，血圧変動，夜間の咳（発作性夜間呼吸困難）が続くなどの心不全の徴候に本人が気づけるよう，毎日の体重，浮腫の観察，排尿回数や排尿量の観察，血圧を自己測定できるように指導する。それらの観察データや測定値の変動から，自らの心不全症状，うっ血の程度をアセスメントして，対処行動を決定する。観察データが好ましい値であれば，自らの療養行動が適切であったと評価し，その行動を強化する。一方，データが好ましくない値に傾くようであれば，自らの療養行動を見直す必要がある。看護職は，本人がセルフモニタリングで得たデー

心不全悪化の徴候・症状を見逃さないように

　定期的に自分の症状を確認することは，とても大切です。注意しなければいけない徴候・症状と，このような徴候・症状が起こった時の対処方法を3段階に分けて示しています。

❶ すぐに連絡する必要がある徴候・症状
- 持続する胸の痛み
- ひどく，持続する息切れ，座っていても息が苦しい
- 失神，気を失う，植込み型除細動器（ICD）が作動した

❷ できるだけ早く主治医や看護師に連絡する必要がある徴候・症状
- 急激な体重の増加（1週間で2kg以上増えた）
- からだ（足，腹部，顔など）のむくみが増した（特に，足，むこうずねや足の甲を押してみるとよくわかる）
- 尿の量や回数が減った
- 息苦しさが増してきたが，少し休めば回復する
- 横になると息苦しく，からだを起こしているほうが楽である（特に，夜間）
- いつもより枕を高くしないとよく眠れない
- 咳や痰が多くなった
- 痰がピンク色になり，血が混じることがある
- 脈が速い，いつもよりひどい動悸がする

❸ 主治医や担当の看護師と話し合うもの
- 息苦しさが増した
- 食欲が低下した
- 疲れやすさ・だるさが増した

ほかにも，気になる症状があれば，主治医や看護師に相談してください。

出典／Kato, N., et al. Development of self-care educational material for patients with heart failure in Japan：a pilot study, Nursing&Health Sciences, 14（2）：156-164. 2012. をもとに作成.

図4-4　心不全増悪時の対処法に関するパンフレット（例）

タを適切に評価できるよう，初めは本人と共にデータをアセスメントし，適切な療養行動ができていたことに肯定的な言葉をかけて行動を強化する，もしくは，データの悪化をもたらしている可能性のある行動について，一緒に振り返りを行うなどして支援する。

　また，セルフモニタリングで急性増悪の徴候をとらえ，適切な受診行動をとることができるように教育する。先に述べたように，本人にとって心不全の症状を徴候として適切に評価することは難しい。受診行動をとることを判断するためには「1週間で2kg以上体重が増えた」「尿の回数が減った」など，本人がモニタリングできる具体的な目安が必要である（図4-4）。

　在宅生活のなかで本人が観察・測定したデータは，自身が活用するだけでなく，外来受診時に本人が医療専門職と共有できるように支援し，専門職が提供する薬物治療や運動処方，栄養指導などの見直しに活用できるようにする。血圧や体重，自覚症状をまとめて記録できる手帳などを活用することで共有しやすくなる。外来受診時に在宅での症状や徴候について医療者と共有・相談できることで，人々は在宅で安心して療養生活を送ることができ，心機能の程度に合った活動の拡大に取り組むことができる。

■ 4. 健康学習支援

　慢性心不全の病状管理には，自宅での生活のなかでセルフマネジメントが求められるため，自宅での生活について入院中に学習できるように入院病棟で教育プログラムが提供されることが多い。施設独自の教材を用いて健康学習支援が実施されることも多く，インターネット上で心不全の人々向けの情報にアクセスすることも可能となり，人々が適切な療養行動について情報を得ることはたやすくなっている。しかしながら，適切な療養行動を実践するためには，情報提供にとどまらない支援が必要である。適切とされる療養行動の根拠や自身にとっての必要性を本人が理解できるように支援し，さらに，生活のなかに組み込みやすい療養の方法を見つけ出し，その方法を実践することを本人が決定できるよう支援する。

　塩分制限を例にとって具体的に考えると，まずは，塩分摂取により循環血液量が増加し，心臓に負担がかかり，呼吸苦や浮腫が出現する機序を本人が理解し，自らに生じている呼吸苦や浮腫などの症状と塩分摂取の関係を認識できるように支援する。さらに，毎日の食事に含まれる塩分量を計算する，よく食べる食品の塩分量を知ることなどによって，食事をどのように変えると適切な塩分摂取量（重症心不全では1日3g以下，軽症心不全では1日6g以下）となるのかを学習できるように支援する。また，一般的な減塩方法（図4-5）を紹介し，取り入れることができる方法について本人が決定できるようにする。

　退院後や外来通院中の支援は，在宅生活のなかでセルフマネジメントに取り組んでいる人々を適時に支援することができるため，効果的である。本人が，実際に療養行動を実践してみて生じた問題について一緒に解決方法を検討する。また，慢性心不全のリスク状態もしくは急性の心イベントから脱して症状が弱い場合，療養行動への積極的な姿勢が失わ

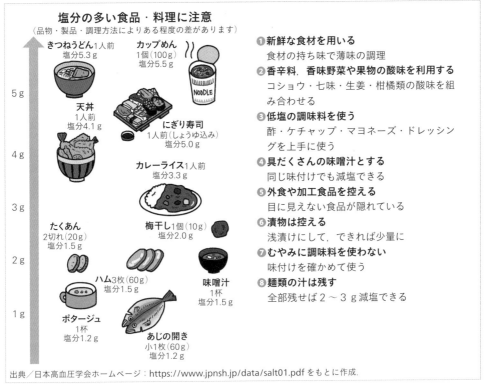

図4-5 一般的な減塩方法

塩分の多い食品・料理に注意
（品物・製品・調理方法によりある程度の差があります）

きつねうどん1人前
塩分5.3g

カップめん
1個（100g）
塩分5.5g

天丼
1人前
塩分4.1g

にぎり寿司
1人前（しょうゆ込み）
塩分5.0g

カレーライス1人前
塩分3.3g

たくあん
2切れ（20g）
塩分1.5g

梅干し1個（10g）
塩分2.0g

ハム3枚（60g）
塩分1.5g

味噌汁
1杯
塩分1.5g

ポタージュ
1杯
塩分1.2g

あじの開き
小1枚（60g）
塩分1.2g

❶ **新鮮な食材を用いる**
　食材の持ち味で薄味の調理
❷ **香辛料，香味野菜や果物の酸味を利用する**
　コショウ・七味・生姜・柑橘類の酸味を組み合わせる
❸ **低塩の調味料を使う**
　酢・ケチャップ・マヨネーズ・ドレッシングを上手に使う
❹ **具だくさんの味噌汁とする**
　同じ味付けでも減塩できる
❺ **外食や加工食品を控える**
　目に見えない食品が隠れている
❻ **漬物は控える**
　浅漬けにして，できれば少量に
❼ **むやみに調味料を使わない**
　味付けを確かめて使う
❽ **麺類の汁は残す**
　全部残せば2〜3g減塩できる

出典／日本高血圧学会ホームページ：https://www.jpnsh.jp/data/salt01.pdf をもとに作成.

れやすい。そのような人々が療養行動の必要性について再確認できるよう支援する。

5. 意思決定支援

　慢性心不全の人は，病状進行を予防するために，自分がどのように行動するかを毎日の生活のなかで自己決定しながら生活する必要がある。食事や身体活動に関して，日頃何げなく行っている行動の決定の際に，病気に関する知識を用いる。看護職は，個人がどのように毎日の生活のなかで意思決定を行っているかを知ることで，個々人に合わせた知識提供や教育方法を工夫する。

　たとえば，塩分制限が必要な人が薄味の味噌汁をお代わりするという行動をとっていた場合，その行動決定に「薄味が大事である」という知識を用いたことを理解することで，次に提供する必要がある知識がわかる。

　しかし，人々に正しい知識や理解があっても，意思決定が困難な場合もある。特に，急性増悪から回復した後に以前よりも心機能が低下し，症状によって活動が制限される場合，生活をこれまでと大きく変更するという決断をする必要が生じる。特に，成人期においては，仕事や家庭内での家事や子育てなど，身体活動によって社会的な役割を果たしていることが多い。その役割の縮小や喪失を伴う意思決定を行うことは，**自己像の変化**を伴うために困難となる場合が多い。仕事や家庭内での役割に人々がどのような価値を感じている

か，役割を部分的に果たす方略があるか，職場や家庭内メンバーでその役割を引き受けることができるのかなど，様々な事柄が意思決定に影響を及ぼすため，本人が思考を巡らせ，整理できるように支援し，意思決定を支える。

心不全が進行するに伴い，CRT や ICD などのデバイスを埋め込む治療や，補助人工心臓や心臓移植など，身体侵襲や合併症のリスクが高い治療の導入が検討される。これらの治療は重症心不全の人々の心機能を大きく改善させて QOL を高める可能性がある一方で，経済的にも相当な負担を本人・家族に課すため，治療決定にはジレンマが伴う。本人・家族が治療導入のメリットとデメリットを十分に理解し，納得して治療選択ができるように支援する。

▌6. 心理・社会的支援

心不全の人の 5 人に 1 人には重度の**抑うつ状態**がみられ，心不全に抑うつ状態を併発した場合，死亡率が高まることが明らかになっている[44]。したがって，慢性心不全の場合，うつ症状をアセスメントし，必要があればうつ病の診断・治療を提供することが重要である。日常生活のなかで療養行動を支援する際には，うつ症状の可能性も踏まえて，本人の取り組み意欲や実施状況の変化などをアセスメントする。生活習慣と抑うつ状態は関連が多く，不健康な生活習慣は抑うつ状態になりやすく，抑うつ状態になると生活習慣が乱れるため，抑うつ状態に対する介入と適切な療養行動の支援には相乗効果がある。これまでの生活習慣を変更することはストレスがかかり，過度のストレスは療養生活のセルフマネジメントを困難にするため，適切なストレス対処方法を身につけられるよう支援する。その際，喫煙や過食など，求められる療養行動と相反する行動がストレス対処法となることがないよう注意する。生活習慣を変更し，療養行動を継続することは人々にとってたやすいことではないことを理解し，専門職のみならず家族や友人からもサポートを得る。

慢性心不全の人が利用可能な公的サービスには，高額療養費制度や医療費控除，傷病手当金，障害年金，身体障害者手帳による福祉サービスなどがある（表 4-11）。

▌7. 地域・多職種連携

慢性心不全は様々な治療を組み合わせて包括的に治療が行われるため，多くの職種が協働して介入する。

「2021 年 JCS/JHFS ガイドラインフォーカスアップデート版急性・慢性心不全診療」では，多職種チームによる疾病管理プログラムが心不全の生命予後や QOL の改善に有効である

表4-11 慢性心不全の人が利用可能な公的サービス（例）

高額な医療費に対するサービス	高額療養費制度，高額医療・高額介護合算制度，医療費控除
就労・労働収入に関するサービス	傷病手当金，障害年金
身体障害や介護の必要があるときのサービス	身体障害者手帳による福祉サービス，重度障害者医療費助成制度，介護保険

とされている。薬物治療，非薬物治療，運動療法，アドヒアランスとセルフケアを重視した患者教育はチーム医療により提供され，専門知識，技術を有する心不全療法指導士*ほどの医療従事者がチームに複数含まれることが望ましい。

急性期の治療においては，主に医師や看護職がかかわるが，回復期から安定期にかけて増悪予防を目的とする疾病管理においては，薬剤師や管理栄養士，理学療法士も，それぞれ薬物療法，食事療法，運動療法などの教育を担う。在宅での療養生活を支援するには，外来治療中においてもこれらの職種の支援が得られるような体制を整えることが望ましい。多職種が協働して慢性心不全の人々を支援するには，記録を一元化するなどして情報を共有し，**多職種カンファレンス**で支援の方向性を検討することが重要である。

なかでも，慢性心不全の終末期においては，増悪と寛解を繰り返すことで，治療方針の選択が困難になるため，医師1人が治療の判断を担うことがないよう多職種で本人の意向をとらえながら，治療方針を検討することが望ましい。

このような多職種による支援を行ううえで，看護職は慢性心不全の人々を全人的に理解し，擁護者となり，患者中心の医療を行うための中心的役割を果たす必要がある。

在宅医療の観点からは，地域の開業医，訪問看護師，ケアマネジャーなどとの連携が必要とされる。開業医との連携としては，慢性心不全の地域連携パスを利用し，継続した治療が提供されているが，いまだ医師どうしの情報のやりとりが中心となり，看護職など多職種を含めた連携は今後の課題である。

Ⓓ 家族へのケア

慢性心不全の病状管理は日常の生活習慣が大きく影響するため，本人と生活を共にする同居家族は，本人の療養行動を支える資源として位置づけられることが多い。特に妻や母，娘など，女性の家族員は家族の食生活や健康を管理する役割が期待されることが多い。慢性心不全の療養においてもそれらの役割が期待され，家族員自身も自らの役割として認識しがちである。しかしながら，療養生活を送っている本人が主体性をもって自律的に療養生活を送れることが最も重要であり，そのためには家族にどのような協力を得る必要があるかを本人が考え，家族に協力を求められるよう，看護職は本人を支援する。看護職は，家族員が本人から療養生活における主体性を奪って管理的に世話をしていないか，家族員が必要以上に病状の悪化について責任を感じて苦悩していないかなど，家族員どうしの関係性や家族内役割について理解し，家族員間の調整や家族全体の支援を行う。

また，慢性心不全発症の背景に生活習慣病がある場合には，家族全体が動脈硬化性疾患の予備群である可能性もあるため，家族全体を支援する。特に，家族歴が発症の危険因子とされている虚血性心疾患や遺伝性疾患である肥大型心筋症などを背景にもつ人々や家族

＊ **心不全療法指導士**：心不全の人に対して質の高い療法指導を行うことを役割とし，医師以外の医療専門職を対象として日本循環器学会が認定する資格である。2021（令和3）年に認定制度が開始されている。

の場合は，次世代の家族員への健康教育の視点をもって，健康的な生活や疾病予防，早期発見について教育する。

　慢性心不全が進行し，活動に制限が生じると，本人がこれまで担ってきた家族内役割が十分に果たせなくなり，**家族内役割の調整**が必要となる。壮年期の人々の場合，経済的な基盤を支える労働の機能や子世代を養育する機能が失われることが多く，家族内で調整できるよう支援する，もしくは家庭外の資源を活用するなどして，家族機能が整えられるように支援する。

　慢性心不全は予後予測が困難であるため，終末期における治療選択について，本人や家族があらかじめ具体的に考えることには困難が伴う。しかし，急性増悪を繰り返すなどの時期に入ったら，前出図 4-3 のような軌跡をたどる慢性心不全の今後の経過について，本人だけでなく家族にも十分理解してもらい，治療の効果が得られなくなった場合の治療について考えてもらえるように情報や話題を提供し，本人・家族が考えを巡らせ，医療職は本人・家族の意向を把握することに努める必要がある。

　慢性心不全の人は，終末期においても本人に意思決定能力があり，意思確認が可能であることが多い。2014（平成 26）年の「救急・集中治療における終末期医療に関するガイドライン～3 学会からの提言～」では，原則として本人の意思を尊重することが明記されているが，家族らに異論がある場合には，家族らの意思に配慮しつつ，同意が得られるよう適切な支援を行うとされている。また，本人が意思表明できなくなった場合には，家族が代理意思決定を行うことになる。終末期における本人の意思を十分に尊重し，家族の苦悩をできるだけ減らすためにも，看護職は本人・家族が人生の終わり方についてどのような希望や思いをもっているかなどを，信頼関係を基盤としたコミュニケーションで把握し，本人・家族の思いを尊重した支援を行う。

Ⅳ 白血病

Ⓐ 疾患の概要

1. 疾患概念

　白血病は，急速に進行する**急性骨髄性白血病**（acute myelogenous leukemia：**AML**）や**急性リンパ性白血病**（acute lymphoid leukemia：**ALL**），慢性に経過する**慢性骨髄性白血病**（chronic myelogenous leukemia：**CML**）や**慢性リンパ性白血病**（chronic lymphocytic leukemia：**CLL**）などがある。造血幹細胞から成熟した血液細胞への分化の過程において，外的要因による遺伝子変異により生じる疾患である。骨髄系前駆細胞の分化過程で変異が生じた場合が骨髄性白血病であり，リンパ球系前駆細胞の分化過程で変異が生じた場合がリンパ性白血病である。

　遺伝子変異を起こして分化能を失った芽球（白血病細胞）が自律的に増殖することで正常造

血が抑制されてしまい，治療を開始しなければ急速に進行して致死的な状態となる急性骨髄性白血病や急性リンパ性白血病などは，**急性白血病**とよばれている。

白血病の罹患率は年齢とともに増加する傾向であり，40歳代以上は男性の罹患率が高い。急性骨髄性白血病は50歳以上の男性に多く発症し，急性リンパ性白血病は10歳未満の小児期の発症が多いが，50歳以上でも発症数が増加する。慢性骨髄性白血病や慢性リンパ性白血病は，50歳以上の発症が多い。

2. 誘因・原因

造血器腫瘍である白血病は，ウイルス，放射線，抗がん剤，有機溶剤などの薬物，喫煙などの外的要因によって，骨髄系またはリンパ球系の分化過程で遺伝子変異が生じることで発症すると考えられている。

3. 病態生理

- 急性白血病：造血幹細胞に遺伝子異常が生じて腫瘍化し，分化能が乏しく増殖能力が強い芽球が骨髄で増殖して全身の臓器や末梢血に出現する。骨髄での正常造血が抑制されるため，末梢血中では正常な成熟血球と芽球が認められる。
- 慢性骨髄性白血病：**フィラデルフィア（Ph）染色体**発生という突然変異を起こした異常造血幹細胞が，腫瘍性増殖をきたす。各成熟段階の顆粒球増加を特徴とする。
- 慢性リンパ性白血病：成熟した形態をもつ小型B細胞が増加することにより，末梢血や骨髄中のリンパ球数が異常に増加する。

4. 症状・臨床所見

- 急性白血病：発症は急激であり，造血障害として汎血球減少による貧血，易感染性，出血傾向を呈するとともに，増殖した白血病細胞が臓器に浸潤することにより，リンパ節腫脹，肝脾腫，歯肉腫脹，皮膚浸潤などが出現する。骨髄中で幼若芽球（白血病細胞）が増えることにより骨痛が生じ，髄膜に浸潤すれば頭痛や悪心・嘔吐が生じる。
- 慢性骨髄性白血病：発病当初は無症状であり，血液検査の白血球増加で診断される。進行に伴い，代謝亢進の症状である微熱や全身倦怠感，体重減少が出現し，肝脾腫の圧迫症状で

ある腹部膨満感や食欲不振が出現する。
- 慢性リンパ性白血病：発病当初は無症状であり，血液検査の白血球増加で診断される。進行に伴い，異常なB細胞の増加によるγ-グロブリンの減少が生じて免疫が低下することにより，易感染状態となる。赤血球に対する自己抗体ができることによる自己免疫性溶血性貧血を生じ，貧血症状が出現する。全身のリンパ節が痛みを伴うことなく，持続的に増大していく。

5. 検査・診断・分類

- 急性白血病：血液検査による白血球数は，増加，正常，減少と様々であるが，正常好中球は減少している。骨髄で増殖した幼若芽球（白血病細胞）が末梢血にも現れるため，末梢血中には，正常な成熟好中球と幼若芽球のみが認められ，中間の成熟段階の細胞を認めない白血病裂孔という現象を生じる。
- 慢性骨髄性白血病：血液検査で白血球数が20万～30万/μL以上になることもあり，骨髄検査では有核細胞数が著しく増加している。骨髄細胞の染色体検査で，フィラデルフィア染色体を検出する。
- 慢性リンパ性白血病：末梢血中に成熟した小型B細胞が増加し，5000/μL以上となる。成熟した小型B細胞が骨髄中にも増加している。

6. 治療

- 急性白血病：多剤併用療法を原則とした化学療法による**寛解導入療法**を行う。大量の白血病細胞が破壊されることにより，高尿酸血症，高カリウム血症，高リン血症が引き起こされる（腫瘍崩壊症候群）。尿酸は尿中に排泄されるが，尿中の尿酸が高濃度となることで結晶化して尿細管内に沈着し，腎不全を引き起こす可能性があり，高カリウム血症は不整脈を引き起こす危険性が高まる。これらを予防するために，大量輸液を行い，尿量を確保する必要がある。完全寛解*後，**地固め療法**と**維持療法を継続する寛解後療法**で治癒を目指す。
- 慢性骨髄性白血病：慢性期では，分子標的療法やインターフェロン療法を行う。細胞学的に寛解に達しない場合でも，慢性期に行うことで治療効果が期待できる**造血幹細胞移植**を行う。急性転化期では，イマチニブメシル酸

＊完全寛解：骨髄中の芽球が5％未満になり，造血機能が回復した状態。

塩による薬物療法を行うが，薬剤耐性が生じる前に効果が認められた時点での造血幹細胞移植が推奨されている。

- 慢性リンパ性白血病：慢性に経過するため，症状が出現しなければ経過観察とするが，症状が出現すれば化学療法を行う。

7. 予後

- 急性白血病：完全寛解後，3〜5年以内に再発・再燃することがある。
- 慢性骨髄性白血病：無治療の場合は，3〜5年程度で移行期や急性転化期に進行するが，慢性期に薬物療法を行うことで十分な効果が得られれば，急性転化に移行する可能性は極めて低い。
- 慢性リンパ性白血病：病期が早い段階では長期生存が望めるが，進行した段階では余命が1〜2年ということもある。

B 白血病と共にある生活の理解とアセスメント

1. 白血病と共にある生活の特性

　白血病は造血器腫瘍であることから，主となる治療法は全身療法である化学療法である。急性白血病の場合，寛解導入療法により**完全寛解**を迎えるが，完全寛解後も地固め療法や維持療法としての化学療法が続く。慢性骨髄性白血病の場合，急性転化を起こさせないように化学療法を継続することになる。

　治癒することを願いながら化学療法を継続する時期は，再発・再燃への不安を抱えて生きている時期であり，治療や病気を意識しながら生活する時期ともいえる。さらに，化学療法の副作用によって，生活を調整することが必要となってくる。化学療法の内容によって入院治療となるか外来通院での治療になるかが決まるが，寛解導入療法以降の治療を継続する期間に数年を要することがあり，経済的な問題が生じることもある。

1 化学療法の副作用の影響

　骨髄抑制，脱毛，末梢神経障害などの**化学療法の副作用**と共に生活をすることとなる。化学療法の回数を重ねることにより骨髄抑制からの回復遅延が生じるため，感染や出血を予防する生活を意識することが必要となる。感染の危険が高い状況である人混みを避けることや，外傷や打撲を生じないように気をつけて生活することが求められることから外出を控えるようになり，人との接触を避けて孤独となる可能性がある。さらに，脱毛などの外見の変化に伴って自己効力感が低下した場合は，社会生活に影響を及ぼす可能性が考えられる。

　化学療法の副作用は外見だけではなく，妊孕性*の問題を生じさせることがある。急性リンパ性白血病は，10歳代までの小児期の罹患率が高く，地固め療法や維持療法を思春期から青年期に行っていることがある。化学療法による生殖機能障害を発生することがあ

＊ **妊孕性**：妊娠のしやすさ，生殖能力。

り，結婚を含めた将来に希望がもてなくなる可能性がある。性的な問題を他者に相談することを躊躇（ちゅうちょ）している場合が多く，1人で苦悩していることがある。

2 | ライフサイクルへの影響

入院治療期間や副作用の出現時期を含めて日常生活の調整を考えなければならない生活が長期化することにより，仕事内容が制限されるなど就労に影響が及ぶことがある。罹患（りかん）前と同様の仕事を行いたくても，入院による治療を行わなければならないことにより，罹患前と同じ時間の使い方が不可能となり，社会的地位や立場を失うことがある。場合によっては，部署異動が必要になることもあり，退職という決断をしなければならない場合もあり，社会的役割が大きく変化することがある。

治療の長期化によって，就学や就職，結婚などのライフサイクルに影響を及ぼすことがある。さらに，長期にわたる治療の影響で，社会的役割や家族内の役割が変化することがある。病いと共に生きる覚悟をして治療を継続していたとしても，人生のなかでの大きなライフイベントが生じる年齢になると，同世代とは異なる生活をしている自分を認められなくなることがある。そのような感情を吐き出すこともできず，精神的な苦痛を抱えながら生活を送っている人も少なくない。社会人としての活動を普通に行っている人がいるなか，自分だけが同じ社会生活を送ることができていないことを認識することにより，社会人としてのアイデンティティが崩れる可能性がある。

3 | 就労と経済的問題

寛解後療法の化学療法は数年を要し，入院しながら行うことが多い。症状が安定した時期は外来での経過観察となるが，症状が安定しなければ入院期間が長期化することもある。外来での経過観察中の安定した時期でも，骨髄抑制や末梢神経障害などの副作用により，仕事に制限を設ける必要が生じてくる。そのため，仕事を継続できたとしても体調と相談しながらの就労となり，収入が減少することが考えられる。状況によっては造血幹細胞移植が検討されるが，経済的問題を考えながらの治療法選択となることもある。

▌2. 看護アセスメント

1 | 身体的側面

急性白血病の場合は，寛解後療法として化学療法を継続しており，慢性骨髄性白血病の場合は，急性転化を起こさせないように化学療法を継続している。いずれの場合も，化学療法に伴う症状が出現し，程度によっては日常生活に支障をきたすことがある。化学療法中であっても，再発・再燃または急性転化が起こる可能性もあるため，疾患に伴う症状の徴候にも注意する必要がある。症状を把握する場合は，いつ頃からどのような症状が出現しているのか，時間の経過とともに症状はどのように変化しているのかを理解することが

重要である。

❶化学療法に伴う症状

(1) 骨髄抑制の程度と症状

白血球減少，赤血球減少，血小板減少が生じる。易感染状態となることから，発熱の有無，口内炎などの粘膜症状の出現の有無と程度を把握し，感染徴候を示していないかを確認する必要がある。出血傾向となるため，消化器粘膜からの出血の有無や程度を把握するとともに，消化管粘膜の炎症の有無や程度を把握する必要がある。息切れや全身倦怠感といった貧血症状の有無や程度を把握することも必要である。

血液検査結果からは，白血球数，赤血球数，血小板数，ヘマトクリット値，ヘモグロビン量，CRP（C反応性たんぱく）を把握する必要がある。

(2) 薬剤ごとの副作用症状

慢性骨髄性白血病の慢性期には，分子標的薬であるイマチニブメシル酸塩などの治療が行われる。イマチニブメシル酸塩の副作用として，悪心・嘔吐，下痢，食欲不振，浮腫，発疹，かゆみ，肝機能障害などがある。使用している薬剤ごとに出現しやすいといわれている副作用を把握し，症状の出現の有無や程度を把握する必要がある。

❷再発または急性転化を疑う症状

(1) 造血障害としての症状

急性白血病が再発・再燃した場合，汎血球減少による貧血，易感染状態，出血傾向が出現し，さらに増殖した白血病細胞の臓器浸潤によるリンパ節腫脹や肝脾腫などが出現する。貧血症状として，労作時の息切れの有無や程度，めまいやふらつきの有無，倦怠感などを把握する。易感染状態の症状として，かぜを引きやすく発熱しやすい，口内炎ができやすいなどの症状が頻回に出現していないか，出現した症状が回復しない状態となっていないかを把握する。出血傾向の症状として，ぶつけた記憶がない，または，軽くぶつけたり圧迫しただけにもかかわらず，内出血を起こして紫斑が出現していないか，歯磨きや鼻をかむなどの行為時に出血しやすくなっていないか，出血時に止血しにくくなっていないかなどを把握する。白血病細胞の臓器浸潤の症状として，リンパ節の腫脹の有無，全身の関節痛の有無を把握する。

慢性骨髄性白血病が急性転化した場合は，急性白血病と同様の症状である。貧血症状，易感染状態の症状，出血傾向の症状などを把握する必要がある。

2 │ 日常生活面

白血病と共に日常生活を送るためにはセルフマネジメント能力が必要となる。化学療法の副作用が出現した後，副作用が回復しているのか悪化しているのかを観察して判断できるのはその人自身である。さらに，再発・再燃や急性転化の症状を早期に発見できるのもその人自身である。そのため，異常を早期発見できるように意識して日常生活を送ることができているかを把握する必要がある。一方で，副作用に伴って行えないことだけに意識

が集中してしまうと，日常生活が成立しない状態となる可能性がある。そのため，できないことに意識が集中し過ぎていないか，できることを増やして日常生活を充実させるように意識して生活できているかなどを把握する必要がある。薬剤投与回数が増えるに従って骨髄抑制からの回復力が低下することはあるが，副作用が出現する時期はおおむねわかっているため，適切な時期に適切な予防行動がとれているか，予防行動を意識するあまりに行動が制限され過ぎていないかなどを把握する必要がある。

3 │ 心理的側面

❶ 再発・再燃に対する不安

　急性白血病の場合は，疾患が発症してからの寛解導入療法を終えて慢性期といわれる時期に入ってからも，地固め療法や維持療法としての化学療法が継続される。慢性骨髄性白血病の場合は，急性転化を起こさせないように化学療法が継続される。いずれの場合も，化学療法の副作用を意識しながらの生活となるため，疾患のことを忘れて生活することが困難であることから，再発・再燃を意識しながらの生活を送ることになる。再発・再燃についての思いは，将来への不安として語られることが多いが，再発・再燃を意識するからこそ，今の生活を充実させることへの思いとして語られることもある。体力が低下したことに伴って生じる倦怠感，かぜに伴う発熱などの身体症状の出現であったとしても，再発・再燃したのかもしれないと不安になることがある。本人の不安を受けとめながら，再発・再燃への不安を強める因子となっているものが何なのかを把握する必要がある。

❷ 化学療法の副作用に伴う苦悩

　化学療法の副作用によって活動内容の変更が必要となったり入院が必要となったりすることにより，家庭内や職場での役割を変更しなくてはならない状況となったとき，孤独を感じることがある。自分が置かれている状況をどのようにとらえているかを把握することが必要である。

　化学療法を継続することにより生殖機能障害が生じるため，妊孕性の問題が心理状態に影響する。化学療法を続けている状況であっても，完全寛解後の経過観察期間であっても，生殖機能障害が生じているのであれば，妊孕性についてどのように考えているのかを把握する必要がある。繊細な内容であることから，考えや思いを口にできない可能性があるため，意識して把握することが重要である。思春期であれば，将来，家庭を築いて子どもを授かることが可能なのかについて気になっている可能性がある。壮年期であれば，家庭を築くことそのものに不安を感じている可能性もある。女性の場合，妊娠・出産を希望していないといって化学療法を開始したにもかかわらず，結婚して妊娠する友人が増えてくると，子どもが欲しくなり，地固め療法や維持療法または急性転化を起こさせないために行っている治療に疑問を感じることもある。その人の過去や現在の生活背景によって，妊孕性の問題が生きづらさに直結していることがあるため，パートナーの有無や家庭を築くことへの思い，生殖機能障害のことをどのようにとらえているのかなどを把握する必要がある。

❸経済的な問題に伴う苦悩

　再発・再燃または急性転化を起こさせないための治療が長期化することによって経済的な問題が生じることがある。本人が働いて収入を得なければならない場合は，化学療法の副作用などで，今までと同様に働いて収入を得ることができない状況にジレンマを感じることがある。さらに，本人が家族内の主な働き手であった場合は，家族を養うという役割が果たせないことへの苦しさに加えて，治療費が家計へ負担をかけていることに苦悩を感じることがある。経済的な問題を抱え込んでいないか，治療を継続しながら生活している自分自身の存在意義をどのようにとらえているかなどを把握する必要がある。

4 ｜ 社会的側面

❶活動範囲に影響する問題と対処行動

　継続して行っている化学療法の副作用により，社会生活の活動範囲が狭くなっていくことがある。白血病と共に生きることが，その人の社会生活を狭めることがなく，充実した生活を送ることができるように看護するためには，「白血病と共に生活する人としての生活」が成り立っているのかどうかを把握する必要がある。

　化学療法の副作用である脱毛は，外見が変化することから社会生活の活動範囲を狭くすることがあるため，脱毛への対処行動がとれているのかを把握する必要がある。対処行動としてウィッグや帽子などの活用があるが，なかには脱毛していることを一つの個性として受けとめるという対処行動をする人もいるため，行動だけに着目するのではなく，白血病と共に生活している本人の考えも含めて把握する必要がある。

❷子どもに関係する問題と社会的役割

　妊孕性の問題は，社会的側面にも関係がある。家庭を新たに築くことについての考え，家族のなかでの自分をどのように位置づけているのかなどを把握する必要がある。

　子どもをもつ親の場合の社会的役割は，化学療法の副作用に大きく影響される。易感染状態であれば子どもの学校行事に参加できないことも考えられる。倦怠感が強いときや出血傾向にあるときは，家庭内での親の役割を果たすことが難しくなることもある。家族内の役割についての思いを把握するとともに，役割変更がなされているのかを把握することも必要である。また，社会生活を営むなかで，近所付き合いなどのコミュニティや子どもに関係したコミュニティが形成され，コミュニティにおける役割が重要となることがある。体調との兼ね合いにより，コミュニティ内で開催される行事に参加できないことが増えてきた場合の思いを把握するとともに，役割変更がなされているのか，役割変更に伴いコミュニティでの居場所を失ってはいないかなどを把握する必要がある。

❸就労や就学の問題と対処方法

　継続して化学療法を行うことが就労や就学に影響を与えることがある。就労は生活していくうえで欠かせないことであるため，把握して対処方法を考えることが，その人の生活を支えることにつながる。できるだけ具体的な内容を把握することにより，問題解決に参

画してもらえる専門職を選出して相談することが可能となる。就労の場合，継続して実施できる仕事内容なのか，体調に合わせた仕事内容を検討してもらえる職場なのか，職場で相談できる人はいるのか，利用できる就業規則を本人が理解しているのか，社会保障制度を活用できているかなどを把握する必要がある。

▌3．看護の目標

急性白血病の場合は，完全寛解後の地固め療法や維持療法としての化学療法を継続できることが目標となり，慢性骨髄性白血病の場合は，急性転化が起こらないよう化学療法を継続できることが目標となるが，いずれの場合も治療ができればよいというわけではない。化学療法の副作用と共にある生活ではあるが，白血病と共に生活しているその人にとって充実した生活を維持できることが目標となる。

C 白血病と共に生きる人への看護介入

▌1．看護の概要

白血病の生命予後は改善されてきている。しかしそれは，急性期の治療を終えてからも，がんサバイバーとして生きる期間が長いということを示している。看護職には，治療による合併症や体力の低下，外見の変化，再発・再燃への不安，役割の変化などを抱えながら，新たな生活への適応に向けたその人らしい取り組みを支援していくことが求められる。

▌2．症状マネジメント

❶治療経過を把握し特有の症状を確認する

白血病と共に生きる人の症状マネジメントとしては，治療継続中は白血病そのものや化学療法の影響によって起こる症状に，そして，化学療法終了後には治療の後遺症や晩期合併症に対処する必要がある。特に，寛解後療法や維持療法が必要とされる場合には，副作用症状のつらさへの危惧により治療を中断することのないよう，その人の主観的症状をしっかりと確認し，共にマネジメントを行う。一般的な副作用症状だけでなく，分子標的治療薬などは薬剤特有の副作用が出現することがあるため，薬剤の特徴に関する情報を医師や薬剤師と共有して観察につなげる。

❷社会生活の継続のためのセルフモニタリングへの支援

慢性期においては，病院とのかかわりが少なくなることが多い。維持療法を継続している場合，急性期の寛解導入療法などとは異なり治療強度が弱いため，就労や就学など通常の生活を送ることが可能となる。社会からの孤立を避けるためにも，できるだけそれが維持できるよう支援する。しかし，小さな変化を見逃すことで体調の悪化や長期療養を余儀なくされてしまうおそれがある。そのため，セルフモニタリングとしてその人自身が症状

の変化に気づき，早期受診などの対処ができるように働きかけていく。どのような症状が起きやすいかの情報提供を行っておくことで，それまでに体験したことがない症状に気づきやすく，また，対応の準備をすることもできる。自分で何かおかしい，いつもと違うという感じに気づけるよう，自身のからだへの関心を高めることや，体調の変化を記録しておくことなどを勧める。

❸ 生活者としての視点からその人の力を高める

急性期ではなく，新たな生活の構築期であることから，症状そのもののみに焦点を当てるのではなく，生活にどのような影響が起こり得るのかまたは起きているのか，その人らしい生活を送るためにはどのような工夫ができるのかといった，生活者としての視点が重要である。過去や現在において，その人が症状を和らげるために行っている行動や生活の工夫を共に確認し，正しい情報提供やその人自身ができていることを支持することはセルフケア支援につながる。

次に，化学療法による主な症状，晩期障害とケアについて述べる。

1 ｜ 易感染性

白血病や，治療に伴う好中球の低下，細胞性免疫低下，液性免疫低下などにより，細菌，真菌，ウイルス感染などを起こしやすく，肺炎や腸炎，膀胱炎，敗血症などをきたすことがある。本人はもちろん，家族を含めたうがいや手洗いなど清潔の保持による感染予防策の励行や，主治医と相談しながらのインフルエンザなどの予防接種の検討が勧められる。また，感染徴候に早期に気づけるよう，発熱，咳嗽，下痢などの起こり得る症状と異常時の受診の目安や受診方法などの情報提供は重要となる。

2 ｜ 倦怠感

倦怠感は，白血病や治療による貧血も影響するが，頻度の高い症状でありながら，その発生機序や有効な治療方法が十分に解明されていない。だるさ，疲れやすさなどとして身体的に表現されることが多いが，意欲低下など精神的疲労も含まれる。ケアとしては，適度な運動や，1日の活動における優先度をつけ，活動と休息のペース配分などを計画するエネルギー温存療法が推奨されている。その人の1日，1週間といったスパンでの生活スタイルを確認し，生活上の工夫を共に考えていくとよいであろう。体調の良い時間を有効に使えるよう優先度をつけて計画する，負荷が大きいものは避ける，または，その後に休息を取り入れる，日中に長時間の休息は取り過ぎず，夜間に質の良い睡眠を心がけるなどの工夫があげられる。

3 ｜ 味覚障害

化学療法により塩味の味覚の鈍化が起きやすいといわれているが[44]，甘味，酸味，塩味，苦味といった味覚が様々な形で変化する。味覚や嗜好は個人差があるため，その人の味覚

の特徴を確認し，食べやすいものを見つける支援を行う。

　原因として，亜鉛の不足や唾液分泌の低下，口腔内汚染が影響していることがある。必要に応じて血液検査での確認や亜鉛の補充を医師と相談することもある。唾液が少ない場合には，食事摂取時にこまめに少量ずつ水分を摂り口腔内を潤したり，口腔内保清として口腔内の観察や清掃方法の指導を行う。

4 ｜ 末梢神経障害

　ビンクリスチン硫酸塩など一部の抗がん剤の影響により手や足がしびれる不快な感覚や，感覚の低下によりボタンをはめるなどの細かい作業が難しくなる巧緻性の障害が起こることがある。確立した治療方法がなく，温める，マッサージ，ストレッチなど心地よいと感じる方法で末梢循環を良くするとよいとされている。感覚が鈍くなることで，転倒しやすくなったり，熱傷に気づかなかったりすることがあるため，注意を促す。

5 ｜ 生殖機能障害

　化学療法の影響による性欲の減少のほか，男性は勃起障害，女性は卵巣機能障害に伴うエストロゲン分泌量の低下により，腟の粘膜の乾燥や萎縮による性交痛などが現れることがある。ストレスや外見の変化などによる不安などが影響することもある。これまでのパートナーとの関係性や，新たなパートナーを見つけるうえでの懸念材料となり得る。性機能障害に関する悩みは本人から訴えることは難しいことが多いため，看護職から話題を取り上げること，リーフレットの活用などにより基本的情報を提供するなど，相談を受けるという姿勢を示していく。パートナーとのコミュニケーションは重要であり，気持ちを受けとめ安心して話せるように支援し，必要に応じてパートナーにも働きかける。

6 ｜ 臓器障害

　様々な薬剤の影響により，心臓，肺，腎臓などに臓器障害が起こることがある。心機能や呼吸機能の低下は日常生活の妨げとなるため，過負荷は避ける必要がある。腎機能障害は自分では気づかないことがある。検査結果やリハビリテーション状況などから，浮腫や急激な体重増加，動悸，息切れなどの症状の有無の確認，活動量や水分摂取量の目安の提示，体重や自覚症状の記録の推奨などを行う。

3. 意思決定支援

　治療による影響を抱えて生活していくなかで，様々な意思決定が求められるが，いずれも白血病の罹患がその人の生活や人生に影響を与えるなかで，その人自身にとってのより良い自己決定ができるよう支援する。

❶ 新たな治療選択への支援
　白血病の状況によっては造血幹細胞移植が選択肢として提示されたり，臨床試験への参

加の提示がなされたりすることがある。また，ライフサイクルのなかでは，白血病の罹患^(りかん)にまつわることやそれ以外においても役割の変化や様々な選択に直面する。同種造血幹細胞移植は，通常の化学療法よりも治癒への期待ができるものの，治療自体の侵襲が高く，臓器障害や移植片対宿主病（graft versus host disease；GVHD）といった移植関連合併症による生命への危険や，長期にわたる日常生活への影響が起こり得る。さらに，ドナーが必要とされる点から，ドナーにかける負担への懸念なども生じる。必要に応じて，移植コーディネーターや，治験コーディネーターなど専門的知識をもつ職種との連携を行う。

❷その人の価値観や主体性を引き出し話し合いを促進する

看護職が意思決定支援を行ううえでは，その人の現状や今後の生活に関する思いや考え，価値観の表出を促すこと，それぞれの選択により考えられる変化や影響に関する情報提供を行うこと，医師や家族との話し合いを促進することなどが求められる。ふだんのかかわりからその人の生活や人生に関心を寄せて話をうかがい，支持的な支援により主体性を促す。治療に関する意思決定であれば，医師との面談の前にその人の認識や意向，気がかり，同席者などを把握し，事前に医師に伝えてどのように話すか話し合っておくことで，よりその人のニーズに沿った意思決定支援につなげることができる。

❸理解度に合わせた情報提供

化学療法の影響により，記憶，集中力，注意力などの認知機能低下が起こることが知られている。一方的に伝えるだけではなく，書面を用いたり，とらえた内容を話してもらい理解度を確認したりしながらその人に合った支援を行う。

❹治療方法の発展を把握する

今後，新しい薬剤や治療法の開発などが期待される。適切な意思決定支援ができるよう，常に最新の情報に関心を寄せておくことも重要である。

▌ 4. 健康学習支援

慢性期における治療の継続や症状マネジメントで述べたような症状を抱えて生活していくなか，新たな症状の発現や，白血病の再発・再燃，2次発がんのリスクもある。白血病とは関連のない疾患への罹患も起こり得る。

❶服薬や受診のアドヒアランスを促進する

維持療法や症状緩和，予防目的での薬剤処方がなされていても，経済的な懸念や必要性の認識不足により自己中断してしまうケースもある。必要な薬剤は継続できるよう，現在の病気の状態，処方されている薬剤の目的や効能，注意点を説明し，生活に合わせた服薬の時間を工夫するなど，服用方法の検討や薬剤の調整を薬剤師や医師と相談して行う。

自覚症状が目立たなくても，病勢の悪化など，からだには異常が起こることもある。しかし，症状が安定したり，仕事が忙しくなったりすることで，定期受診への意識が下がってしまうことがある。定期受診の継続が行えるよう，経過観察や検査の必要性をしっかりと説明する。

5. 心理・社会的支援

❶ 不確かさを抱えて生きる不安への支援

　慢性期においては，治療の終了や安定した状態に至ることによる安堵があるが，生活への再適応においては多くの困難があることが指摘されている。必ずしも白血病から完全に解放されることはなく，白血病の再発・再燃や2次発がんに対する不安，医療職のかかわりが減少することによりもたらされる不安もある。採血や骨髄穿刺などの検査は，結果への不安を引き起こすが，その頻度が減ることは自身の安全を確認する機会が減ることにもつながる。先の見通しが立てられないなかでは，漠然とした不安を抱えていることも多く，看護職者は，わかる範囲での経過に関する情報提供，最悪に備えて最善に期待すること，達成可能な短期目標の設定などを行うとよい。

❷ アピアランスケア

　脱毛や，色素沈着，体形の変化など外見の変化による苦痛が生じ得るが，一方でまわりからは変化が見えにくいことにより，回復が十分でなくても家族や周囲からのサポートが得にくくなるという困難もある。外見の変化は，自己イメージの変化だけではなく，社会における関係性の変化に影響する。そのような苦痛に対しては，アピアランスとして，外見の加工への支援だけでなく，外見の変化にかかわる本人の認知，とらえ方への支援を行う[45]。偏見や過剰な反応を避けるために白血病の罹患に関することをまわりに知られたくないという気持ちと，自身の状況を知ってもらって理解を得たいという気持ちとが存在し得る。不安や悲嘆が強い場合には，時間をとってプライバシーの確保された部屋で話を聴き，評価をせずにその人の気持ちを受けとめ，寄り添い，安心感を与えられる場を提供する。そのうえで自身の状況を客観的にとらえて周囲とどのように向き合っていくか，どのように伝えていくか，共に考える姿勢をもつ。

❸ ピアサポートの活用

　患者会などをとおして，同じ境遇と感じられる人からの具体的な話を聞くことや，ほかの人には話しにくい気持ちを聞いてもらうことによるピアサポートが助けになることも多い。ヘルパーセラピー原則とよばれる，援助することで自身が最も援助を受けることがあることも知られており，相互支援が自信を取り戻すことにつながることもある。地域にどのような患者会があるのか情報提供できるようにしておくとよい。

❹ 経済面へのサポート

　社会面においては，役割の変化，ライフサイクルに応じた新たな課題，治療における経済的負担や仕事の変化による家計の見直しの必要性などに直面することがある。

　治療に伴う負担，治療の影響で仕事を制限することによる収入の減少は，その人および家族にとって治療継続やその後の人生に大きな影響を与えることがある。経済面に関する悩みは自ら話しにくいこともあり，本人が気づけていないこともある。高額療養費制度，傷病手当金，障害年金，生活保護などの公的制度や加入している民間の保険などが活用で

きることがある（表4-12）。看護師から，気がかりはないのか尋ねることや，医療ソーシャルワーカー（MSW）など相談先を提案することは，本人が自身の状況を振り返り，支援につながる一助となる。

❺ 就労支援

復学・復職支援，家族内での役割の再調整は，その人の生きがいにもつながることがあり，重要である。教員や社会保険労務士，MSWとの連携を行う。復職支援においては，その人の意欲，求められる職務を遂行できる就労力を現在の心身の状況や今後の治療計画と併せて考えていくことが重要となる。白血病の治療期間や，起こり得る副作用症状，仕事上で制限すべきことなど，具体的な情報提供および主治医との橋渡しは看護職の役割である。そのうえで，その人が仕事に給与や仕事内容など何を求めているのか，何に重点を置きたいと考えているのか，気がかりはどのようなことなのか，得られるサポートや強みなどを基に支援の方向性を検討する。周囲の白血病に対するネガティブなイメージや過剰な反応により，仕事を得ることが難しくなることや，役割を果たしたいという意欲や周囲からの期待が強く，心身の疲弊や体調の悪化，治療の妨げを引き起こしてしまうこともある。白血病や治療に対する周囲の理解は不可欠であり，孤立しないようにどのように伝えていくか共に考える姿勢をもつ。本人が，自身の体調から周囲に理解・配慮してほしいこ

表4-12 利用可能な制度や対応窓口の例

		相談内容	利用できる制度	対応窓口
わからない	どこに相談してよいか	病気のこと，治療のこと，療養のこと，制度のこと，お金のことなど何でも	利用できる制度などを一緒に考え，紹介	がん相談支援センター
家族のこと		本人を介護するために休職したい	介護休業・介護休暇	勤務先の人事・労務担当部署
			介護休業給付金	勤務先所在地管轄のハローワーク
本人のこと		介護が必要となる可能性がある	介護保険制度（訪問介護，訪問看護，通所介護，福祉用具など）	市区町村の介護保険担当窓口，地域包括支援センター
		休職を検討したい	傷病手当金	会社担当者，協会けんぽ，健康保険組合など
		がんの治療で障害（例：人工肛門など）が残る可能性がある	障害年金	年金事務所，年金相談センター，市区町村の国民年金担当窓口
			身体障害者手帳	市区町村の障害福祉担当窓口
お金のこと		医療費の負担を軽くしたい	高額療養費制度	加入している公的医療保険（健康保険組合・協会けんぽ・国民健康保険・後期高齢者医療制度）の担当窓口
		税金の還付を受けたい	医療費控除	住所地管轄の税務署
		生活が苦しい・生活にかかる経済的支援を受けたい	生活保護制度	住所地管轄の福祉事務所
			生活福祉資金貸付制度	市区町村の社会福祉協議会

出典／国立がん研究センターがん対策情報センター：家族ががんになったとき：患者さんとあなたを支える3つのヒント〈がんの冊子社会とがんシリーズ〉，3版，2017，p.15．一部改変．

とを共に整理し，本人ができることと併せて職場や家族に伝えられるよう支援する。

6. 地域・多職種連携

　地域でその人らしく暮らしていけるよう，施設内外の資源を活用する。

　そのためには看護職が自分の所属する組織や地域，その人の暮らす地域にどのような資源があるのかを知っておく必要がある。医師，薬剤師，理学療法士，作業療法士，管理栄養士，臨床心理士，MSW，介護支援専門員，そして専門看護師や認定看護師などはリソースとなる。病院内に地域連携室などがあれば，地域との橋渡しの役割が期待できる。また，がん相談支援センター*や地域包括支援センター*は，医療にとどまらない福祉サービスの利用や自施設に資源がない場合にも活用できる。

　連携においては，役割分担だけにならず，方向性が統一できるように，その人を中心とした関係者が互いの見解，目標やかかわりの意図を共有する必要がある。看護職は，その人の白血病の状況や治療の見通し，意向を把握し，様々な関係者との調整を行う。

D 家族へのケア

　家族もまた，白血病と共に生きる人である。家族内の1人が白血病に罹患することで，家族自身の役割や将来設計の変化を余儀なくされることがあり，先行きの不確かさのなかで生きていくことになるなど，様々な影響を受ける。家族は，白血病と共に生きる人を支える重要な資源であり，家族へのケアは家族自身そして白血病に罹患した人へのケアにもつながる。

　家族員一人ひとりの身体的・精神的・社会的状況を把握すると共に，家族全体をとらえる視点が求められる。それを基に，家族が本来もつ力を取り戻したり，強化できるよう支援する。

1 　家族の状況をアセスメントする

　家族のアセスメント項目を表4-13に示す。

2 　家族へのケア

❶関係性の構築

　家族自身は，様々な身体的・心理的・社会的影響を受け，悩みを抱えているが，周囲の

---

* **がん相談支援センター**：全国のがん診療連携拠点病院に設置されている。看護師やMSWなどのがん専門相談員が，がんに関する治療や療養に関する相談に対応する。その病院を受診している人でなくても，だれでも無料で利用することができる。
* **地域包括支援センター**：市町村が設置主体となり保健師，社会福祉士，主任介護支援専門員などが配置されている。地域住民の心身の健康の保持および生活の安定のために必要な援助を行うことにより，保健医療の向上，福祉の増進を包括的に担う地域の中核機関である。介護予防ケアマネジメント，総合相談支援，権利擁護，包括的・継続的ケアマネジメントを行う。

表4-13 家族のアセスメント項目

家族構成	・同居家族や同居以外の家族の構成・年齢 ・サポートの中心的役割を担っている人はどのような人か ・中心的役割を担っている人をサポートする人はどのような人か
家族の生活状況	・家庭内外での役割とその変化 ・健康状態 ・心理的反応（負担感や抑うつ，緊張など） ・経済的状況 ・白血病の罹患以外に抱えている問題 ・家族間のコミュニケーションパターン
それぞれの家族員の病気や 治療に関する認識や意向	・病気や治療についてだれからどのような説明を受けているか ・今後の見通しをどのようにとらえているか ・家族と医療者とのコミュニケーション状況

人や医療職に頼ることができずにいることも多い。白血病に罹患している本人が大変なのに自分が弱音を吐いてはいけない，自分自身ががんばらなければならないと考えていたり，医療職に遠慮したりしていることがある。入院中の面会時や外来受診時に，気になること，困っていることはないかを問いかける，家族のことも支援したいと思っていることを伝えるなど，家族に一声かけることがきっかけづくりになる。まずは家族の思いを受けとめ，理解する姿勢をもってかかわる。また，白血病に罹患している本人へのケアを十分に行うことは，家族との信頼関係づくりの基本となる。

❷情報提供

家族が，病気や治療に関する情報，知識をもつことは，白血病に罹患している人の状況を理解するうえで不可欠である。白血病といっても種類や治療方法は様々である。インターネットなどには様々な情報があふれており，必ずしも科学的根拠が証明されているものばかりではない。家族がどのような情報を得て，どのようにとらえているかを把握し，必要に応じて本人だけでなく家族にも情報を補足する，医師による説明の場を設けるなどの支援を行う。

また，家族が，白血病に罹患している人へどのように接したらよいのかわからず，不安や無力感を抱えていることもある。骨髄抑制による感染予防，合併症の異常の早期発見などは家族の理解が必要であり，家族自身が何に気をつける必要があるかを具体的に説明する。白血病に罹患している人へ生活上の工夫などの説明をするときには，家族にも共に行うようにすると共通理解につながる。

白血病に罹患している人へのかかわり方としては，その人の思いに耳を傾けること，家族の意向を押し付けていないか，どのように接してほしいか率直なコミュニケーションにより確認をすることなどが勧められる。

❸家族自身を大切にするよう働きかける

家族は，白血病に罹患している人への介護に一生懸命になり，自分でも気づかないうちにストレスを抱えていることがある。白血病に罹患している人がいるなかで明るく振る舞うことやふだんの生活を続けることに罪悪感を覚えてしまうこともある。しかし，家族と

しての QOL を維持するためには，家族自身がその人らしく過ごせることが基本となる。相談する人を見つけること，これまでどおりの，もしくは新たな楽しみを見つけること，休息やリラックスできる方法を見つけることなど，家族自身が自分らしさを保てることの重要性を説明し，支援する。

Ⓔ その他の血液がんと看護のポイント

┃ 悪性リンパ腫

1. 疾患概念

悪性リンパ腫（malignant lymphoma）はリンパ球が腫瘍化した疾患である。腫瘍化した腫瘍細胞が腫瘤を形成せずに末梢血や骨髄中に認められるリンパ性白血病とは異なり，悪性リンパ腫は，腫瘍細胞がリンパ節などのリンパ組織や皮膚などのリンパ節外の臓器で増殖して腫瘤などの病変を形成する。初発部位はリンパ節であるが，細胞増殖が盛んになり，初発部位であるリンパ節から末梢血に流入することがあり，悪性リンパ腫の白血化が生じることがある。腫瘍細胞の違いで大きく**ホジキンリンパ腫**（Hodgkin's lymphoma；**HL**）と**非ホジキンリンパ腫**（non-Hodgkin's lymphoma；**NHL**）に分けられる。HL の好発年齢は 20 歳代と 60 歳代であり，NHL の好発年齢は 60 ～ 70 歳代である。悪性リンパ腫自体が均一な疾患ではなく，特に NHL は次々と新しい分類が発表されている。

2. 誘因・原因

NHL は，EB ウイルス，HIV，ヘリコバクター・ピロリ，クラミジアなどのウイルスや細菌の感染性要因，化学療法や放射線療法などの化学・物理学的要因，先天性・後天性の免疫不全症候群や自己免疫疾患などの免疫不全状態が発生要因といわれている。

3. 病態生理

リンパ球が腫瘍化した疾患であり，腫瘍細胞がリンパ節などで増殖して腫瘤を形成する。

4. 症状・臨床所見

腫瘍細胞の違いに関係なく，悪性リンパ腫の症状として認められるものは，無痛性で可動性があるリンパ節腫大，発熱，体重減少，寝汗などの全身症状である。

- HL：節外病変は少ないが肝脾腫（かんひしゅ）が認められることもある。
- NHL：節外病変が認められ，扁桃，胃，十二指腸，甲状腺，乳腺などに出現する。リンパ節腫大による上大静脈の圧迫や上大静脈内に腫瘤を形成することによる上大静脈の狭窄により，顔や上肢の浮腫，呼吸困難などの上大静脈症候群の症状を引き起こすこともある。

5. 検査・診断・分類

血液検査で，貧血，CRP 上昇，赤沈亢進，LDH 上昇が認められる。HL は，リンパ節生検でホジキン細胞や**リード - シュテルンベルク細胞**を確認できる。

6. 治療

- HL：抗がん剤による化学療法と放射線治療である。
- NHL：組織型と悪性度によって異なるが，抗がん剤による化学療法と放射線治療のどちらか，あるいは両方が行われる。

7. 予後

- HL：抗がん剤による化学療法と放射線治療によって治癒が期待でき，悪性リンパ腫のなかでは，予後が良好な疾患である。
- NHL：悪性度ごとに予後が異なる。低悪性度群の場合，R-CHOP 療法により長い無増悪生存（ぞうあく）が期待できる。中悪性度群の場合，国際予後指数の低リスク群では，R-CHOP 療法 6 ～ 8 コースで十分な治療効果が期待できる。高悪性度群の場合，化学療法に反応しても再発・再燃することが多く，予後不良である。

8. 悪性リンパ腫と共にある生活の理解とアセスメント

- **HL**：化学療法がよく奏効し，多発併用療法によって治癒が見込まれるが，多剤併用療法の副作用が強く生じることにより，入院期間が長期化することがある。

【20歳代で発症した場合】

　就学や就職をする時期に，入退院を繰り返しながら治療を中心とした生活を送った場合，社会生活に適応するために必要な基礎的な教育を修了し，同年齢の人と同じ時期に働いて生活を構築することが難しい。特に就学時期に発症した場合，高等教育を受ける時期を治療に専念して過ごしているため，就職に必要な教育を受け直す必要があるが，同級生が年下という状況になった場合，なじめないという問題を抱える可能性がある。さらに，化学療法の副作用である脱毛や放射線治療に伴う皮膚の変化など，外見上の変化を伴うことや，体力が低下していることもあり，同級生と同じように学業に取り組むことが困難となることも考えられる。さらに，妊孕性の悩みを抱えている可能性がある。

【60歳代で発症した場合】

　仕事や子育てなどによって培ってきた社会における生活を終えて，これからの人生をどのように生きようかと考え始める時期に，入退院を繰り返しながら治療を中心とした生活を送ることになる。体力の衰えを認識する時期でもあることから，将来への希望よりも死を意識する可能性がある。さらに，加齢に伴う身体機能の変化により，化学療法の副作用からの回復遅延や副作用症状の悪化が考えられる。治療に伴う外見上の変化が，新たな社会生活を始めることを躊躇させている可能性がある。

- **NHL**：節外病変が認められることから，発症した部位に特有な症状を伴うことがある。化学療法による外見上の変化に加えて，放射線療法による皮膚症状が出現することがあり，皮膚炎や色素沈着という外見上の変化という苦痛を伴うことがある。

　悪性リンパ腫（HL，NHL）と共にある生活を理解するためには，疾患や治療に伴う身体的症状をとらえるとともに，疾患や治療に伴って出現している状態によって抱えている心理的な苦痛や社会的な苦痛をとらえることが必要である。外見上の変化に伴う心理的な苦痛や社会生活に適応することへの困難さなどは，言いづらいことでもあり，本人のなかに閉じ込められてしまうことがある。さらに，リンパ球が腫瘍化した疾患という理解しづらい病態であることや，回復が目に見えないことから，予後への不安を抱えている可能性がある。

9. 悪性リンパ腫と共に生きる人への看護介入

　化学療法や放射線療法の副作用である，易感染状態や出血傾向への予防や対応ができるように，セルフマネジメント能力を身に付けられるように支援することが必要である。どのような症状が出てくることが危険のサインなのかを理解し，悪化予防の行動をとり，必要時は受診行動がとれるだけの判断能力を身に付けられるように支援する必要がある。

　予後への不安などの精神的な問題は，本人から表出されなければ介入できないことであるため，相談できる場所や人をその人がもてるように支援する。

　化学療法を行いながら社会生活を送っている場合，体力低下や治療の副作用によって就労継続や社会生活を困難と感じていることもある。外見上の変化が就労継続や新たな社会生活を困難にさせていることもある。就労継続や新たな社会生活を困難としていることは何なのか，どのように環境を整えることで，就労継続や新たな社会生活が可能なのかを，本人が語ることができるように支援する。

10. 家族へのケア

　治療の見通しが立たず，不確かさのなかで治療を行いながら生活している人と共にいるのが家族である。そのため，家族もその人と同様に不確かさのなかで生活している。本人のためにできることが明確とならないことへの不安を抱えて，何もできない自分自身を責めることもあるため，家族の存在がその人の支えになっていることを理解できるように支援することが必要である。さらに，家族自身が健康でなければ，不確かさのなかで生活しているその人を支えることが不可能となることを理解し，家族自身が健康を維持していけるように支援することも必要である。

V 潰瘍性大腸炎・クローン病

A 疾患の概要

1. 疾患概念

　潰瘍性大腸炎（ulcerative colitis；UC）と**クローン病**（Crohn's disease；CD）は，いずれも消化管の粘膜に炎症が起こり，びらんや潰瘍を形成する慢性の**炎症性腸疾患**（inflammatory bowel disease；IBD）である。潰瘍性大腸炎は，病変が大腸に限局する。クローン病は，口から肛門まで消化管のどの部分にも炎症が起こり得るとされるが，小腸，大腸，肛門周囲によく見られる。病状は，比較的症状が落ち着いている寛解と炎症が悪化する再燃とを繰り返すことが多い。潰瘍性大腸炎，クローン病はそれぞれに重症度分類があり，排便の回数や発熱，腹痛の程度，血液検査結果，合併症の有無などから軽症，中等症，重症のいずれかに分類される（また，潰瘍性大腸炎では臨床経過によって再燃寛解型，慢性持続型，急性劇症型，初回発作型に分類される）。

2. 誘因・原因

- 原因はいまだ不明であるが，何らかの遺伝的素因に食物やウイルス感染などの環境因子が引き金となって，消化管内の免疫が異常に働くようになり，粘膜に炎症を引き起こすと考えられている（図4-6）。
- 再燃や増悪の誘因として，食生活（動物性脂肪の増加，野菜類の減少など），感染症（感冒，サイトメガロウイルス感染など），喫煙，心理的ストレス，過労，妊娠・出産，薬剤の減量・中止などが考えられている。

3. 病態生理（表4-14）

- 潰瘍性大腸炎では直腸から連続性の病変を認めるが，クローン病は**非連続性病変**（skip lesion）となる。
- 潰瘍性大腸炎の炎症の深さは浅く，粘膜および粘膜下層にとどまるが，クローン病ではより炎症が深く，**全層性**に見られる。
- クローン病では腸管の狭窄，瘻孔，また腸管の長軸に沿った**縦走潰瘍**をしばしば認める。

また，縦走潰瘍とその周辺には，炎症のため粘膜下層の浮腫や炎症細胞浸潤により大小不同の密集した粘膜隆起が見られる。これは大小の石を敷き詰めたように見えることから**敷石像**（cobblestone appearance）所見といわれる。

- クローン病では病理組織の生検の10〜30%に，特徴のある単球・マクロファージが島状に集まった**非乾酪性類上皮細胞肉芽腫**が見られる。

4. 症状・臨床所見

- **下痢，腹痛，しぶり腹**（テネスムス），**発熱，体重減少**が主症状である。潰瘍性大腸炎では**粘血便**がよく見られる。クローン病では**肛門部病変**（痔瘻，肛門周囲膿瘍，裂肛など）を合併することが多い。
- **腸管合併症**としては，狭窄，腸閉塞，膿瘍，瘻孔，穿孔，大量出血などが見られる。
- **腸管外合併症**としては，皮膚粘膜病変（アフタ性口内炎，結節性紅斑，壊疽性膿皮症など），筋骨格病変（多発性筋炎，骨粗鬆症，末梢関節炎など），眼病変（ぶどう膜炎，上強膜炎など），肝胆道病変（胆石症，脂肪肝，原発性硬化性胆管炎など）が見られる。

5. 検査・診断・分類

- **血液検査**：炎症や貧血の程度，栄養状態の評価，治療による副作用の確認のために用いられる。主に測定される血液検査の項目を表4-15に示す。
- **胸腹部単純X線検査**：胸部X線検査は，生物学的製剤や免疫抑制剤使用前の感染症スクリーニング（結核や肺炎など）で用いられる。腹部X線検査は，消化管穿孔や腸閉塞，中毒性巨大結腸症などの腸管合併症の診断のために用いられる。
- **注腸造影検査**：病変の罹患範囲や分布，腸管の変形や短縮などの全体像の把握や瘻孔などの腸管外の情報を得るために用いられる。
- **CT・MRI検査**：腸管壁肥厚の評価，狭窄，瘻孔，膿瘍，癒着，穿孔などの腸管合併症の評価，

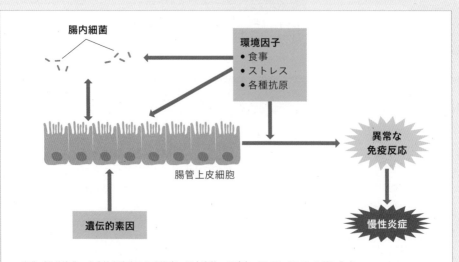

出典／金井隆典：炎症性腸疾患の発症機序, 日本臨牀, 70(1)：59-65, 2012. を基に作成.

図4-6 潰瘍性大腸炎・クローン病の病因

表4-14 潰瘍性大腸炎とクローン病の病態生理

	潰瘍性大腸炎	クローン病
病変部位	・大腸のみに限局 ・直腸から連続する病変 左側大腸炎型	・口から肛門まで全消化管に起こり得るが，小腸，大腸，肛門周囲に多発 ・非連続性の病変 狭窄　瘻孔 穿孔 癒着 クローン病
炎症の深さ	浅い（粘膜・粘膜下層まで）	深い（全層性）
症状	粘血便，下痢，腹痛，倦怠感など	下痢，腹痛，倦怠感，肛門部症状など
内視鏡所見	びらん，潰瘍，出血，浮腫	縦走潰瘍，敷石像

肛門部病変の評価のために用いられる。

- **超音波検査**：腸管病変のほか腸間膜内膿瘍や腹水，腸管外合併症（胆石症，尿路結石など）の診断のために用いられる。
- **内視鏡検査**（生検）：病変部位や範囲，活動性の評価，潰瘍性大腸炎とクローン病の鑑別，治療効果の評価，再燃の評価，小腸がんや大腸がんのスクリーニング，腸管狭窄の治療（内視鏡的拡張術）のために用いられる。最近では，

侵襲が少なく微小な病変を検出できるカプセル内視鏡検査も用いられる。
- **便培養検査，寄生虫学的検査，ツベルクリン反応検査**：感染による腸炎と区別するために用いられる。

6. 治療

- **薬物療法**：薬物療法で用いられる主な薬剤を表4-16 に示す。

表4-15　潰瘍性大腸炎とクローン病で主に測定される血液検査の項目

炎症の評価	白血球数，CRP，血小板数，赤沈値，LRG（ロイシンリッチα2グリコプロテイン）
栄養状態の評価	総たんぱく，アルブミン，総コレステロール，コリンエステラーゼ
貧血の評価	赤血球数，ヘモグロビン，ヘマトクリット
副作用や全身状態の評価	肝機能：AST，ALT，ALP，LDH，γ-GTP 腎機能：尿素窒素，クレアチニン 膵機能：アミラーゼ，リパーゼ

出典／高津典孝：IBDに必要な検査〈日比紀文監：チーム医療につなげる！IBD診療ビジュアルテキスト〉，羊土社，2016，p.73．一部改変．

表4-16　潰瘍性大腸炎・クローン病で用いられる代表的薬剤

	薬剤名	商品名
5-アミノサリチル酸（5-ASA）製剤	メサラジン	ペンタサ®，アサコール®，リアルダ®
	サラゾスルファピリジン	サラゾピリン®
副腎皮質ステロイド薬	プレドニゾロン	プレドニン®
	ブデソニド	ゼンタコート®
抗菌薬	シプロフロキサシン	シプロキサン®
	メトロニダゾール	フラジール®
免疫抑制剤	アザチオプリン	イムラン®
	メルカプトプリン	ロイケリン®
生物学的製剤	インフリキシマブ	レミケード®
	アダリムマブ	ヒュミラ®
	ウステキヌマブ	ステラーラ®
	ゴリムマブ	シンポニー®
	ベドリズマブ	エンタイビオ®

- **栄養療法**：クローン病では低栄養に陥りやすいため，経腸栄養や中心静脈栄養または末梢静脈栄養が行われることがある。経腸栄養では，主に成分栄養剤を経口摂取または経鼻経管投与する。
- **血球成分除去療法**：顆粒球吸着療法，白血球除去療法。
- **手術療法**：潰瘍性大腸炎では大腸全摘＋回腸嚢肛門吻合術や大腸全摘＋ストーマ造設術が行われる。クローン病では腸切除術，狭窄形成術，ストーマ造設術のほか，肛門部病変に対して痔瘻切除術やドレナージ術（シートン法）が行われる。

7. 予後

- 潰瘍性大腸炎もクローン病も，生命予後は健常成人と比べて差がなく，良好とされている。
- 潰瘍性大腸炎の累積手術率は発症後10年で約17%[46]であるのに対して，クローン病の累積手術率は発症後10年で約70%であり，再手術率も5年で28%[47]と報告されている。現時点で寛解状態であったとしても，クローン病は緩徐に進行し，狭窄などの合併症を併発し，再手術になる場合が多い。

B　潰瘍性大腸炎・クローン病と共にある 生活の理解とアセスメント

1. 潰瘍性大腸炎・クローン病と共にある生活の特性

1　ライフイベントへの影響が大きい

　潰瘍性大腸炎・クローン病は若年（10〜30歳代）で発症することが多い。ただし，潰瘍性大腸炎では50歳以上での発症も見られる。10〜30歳代は青年期から成人期にあたり，進学や就職，結婚，妊娠・出産など人生の岐路となるライフイベントが多く，社会的な交流範囲も広がる時期である。そのため，潰瘍性大腸炎・クローン病と共に生きる人々はライフイベントに直面したとき，病気のことを考慮しながら進むべき道を選択していかなければならない。

　潰瘍性大腸炎・クローン病の患者数は年々増加しており，2019（令和元）年度の特定医療費（指定難病）受給者証所持者数を見ると，両疾患を合わせて17万人以上が罹患している[48]。しかしながら，高血圧症や糖尿病などの慢性疾患に比べると患者数は少なく，またいずれも身体内部の疾患のため，外見上は健常者と変わらない。そのため，病気に対する周囲の誤解や偏見に悩む人もいる。友人や恋人，職場の上司や同僚など，だれにどこまで病気のことを話したらよいのかは本人にとって大きな問題である。特に就職活動の際に病気のことを伏せておくべきか，どのように病気のことを説明したらよいかで悩む人は多い。

　また，そのようなライフイベントにうまく対処できずに，学業・仕事に打ち込み過ぎて睡眠不足や過労になったり，ストレスから暴飲暴食したりすることが再燃の引き金となる場合もある。

2　消化器症状や急な入院によって生活が制限される

　潰瘍性大腸炎・クローン病によく見られる症状は，消化管の炎症に伴う下痢，腹痛，発熱，体重減少，血便などである。寛解を維持できているときはよいが，再燃を繰り返したり，病状が悪化しているときは，1日に10〜20回以上も下痢が起こり，急な便意のためにトイレに駆け込んだり，トイレから出られなくなることもある。そのため，トイレを中心に生活を考えなければならなくなり，活動・行動範囲が限られてくる。

　また，いつ再燃するかは不確かであり，急な再燃により入院治療が必要となると，学校生活や仕事にも影響が及ぶ。入院が長期になる場合や何度も繰り返す場合は，身体的な理由だけでなく，周囲の他者に迷惑や負担をかけることを心配し，退学や退職を決意する人もいる。

3 | ストーマや肛門部病変，便失禁への不安によって人間関係が制限される

　ストーマや痔瘻などの肛門部病変，また下痢や便失禁（便漏れ）といった症状は，本人にとって羞恥心を伴うものであり，他者には知られたくない，見せたくないものである。特に，人前や公共の場で便失禁を起こすことへの不安は大きく，外出時は携帯用の消臭剤や下着の着替え，ナプキンなどを持ち歩く人も多い。

　潰瘍性大腸炎・クローン病が好発する年代は，同世代の男女と洗練された新しい交際を学ぶこと，結婚と家庭生活の準備をすることが発達課題に含まれる[49]。しかしながら，ストーマや肛門部病変，便失禁への不安や羞恥心から交友関係が制限され，恋愛関係になることを避けたり，家庭を築くことを諦めてしまう人もいる。

4 | 食事・栄養療法の苦痛や食事を介した付き合いが制限される

　クローン病では食事・栄養療法が有効と考えられており，免疫異常を引き起こす食事抗原の除去，腸管の安静，栄養状態の改善を目的に，再燃時だけでなく寛解期においても食事・栄養療法が推奨されている[50]。食事は，低脂肪，低残渣（低繊維）食が基本とされ，栄養療法として経腸栄養療法や経静脈栄養療法が行われる。しかしながら，クローン病が好発する時期は身体的成長の途上であり，食へのニーズが高い年代である。そのため，食べたいものを食べられないことに対して苦痛を感じやすい。単に食欲や嗜好が満たされないだけでなく，家族や友人など親しい人とおいしさを分かち合えないことも苦痛となる。また，進学や就職を機に食事を介した付き合いの機会も増えるが，そのような場でどのように対処したらよいのかわからず，つらい経験をして，付き合いを避けるようになる人も多い。食事・栄養療法が一時的ではなく，生涯にわたって必要となることも本人にとって大きな負担となる。

　一方，潰瘍性大腸炎における食事・栄養療法に寛解導入・維持効果はないとされている[51]。病気の活動期（再燃時）には，症状の緩和と腸管の安静を保つために食事・栄養療法が指示されることがあるが，寛解期には特に食事・栄養療法を行う必要はない。しかしながら，ある食品を食べて体調が悪化した経験から，本人が特定の食品の摂取を避けていることもある。また，特に発症後まもない人は，インターネットなどを通じて様々な情報を得るなかで，時に潰瘍性大腸炎とクローン病の食事・栄養療法を混同してしまい，必要以上に食事制限を行い，それによって苦痛や付き合いの制限が生じている場合もある。

5 | 再燃や合併症がいつ起こるかわからない不安がある

　潰瘍性大腸炎・クローン病は，再燃と寛解を繰り返す。現時点では根治療法はなく良性疾患であるため，一度発症すると人々は生涯，いつ再燃が起こるかわからない不確かさや不安を抱えながら病気と付き合っていかなければならない。再燃すると，症状や急な入院により学校生活や仕事に支障をきたすことになる。そのため，寛解期にあっても常に病気

のことを気にかけながら生活を調整していく必要がある。

　また，罹病（りびょう）期間が長くなるほど，がん合併のリスクが高まることが明らかになっている[52), 53)]。潰瘍性大腸炎では，たとえ手術で大腸を全摘しても，残っている直腸粘膜などにがんが発生することがある。クローン病では，発病初期は消化管の炎症が主体であっても，再燃を繰り返すうちに狭窄や瘻孔（ろうこう），膿瘍（のうよう）などの合併症を併発し，これらの部位からがんが発症することもある。ADL低下に最も関与するのは，腸管内・腸管外合併症の有無であるといわれており[54)]，人々は病気に伴う合併症の発症や進行に対しても不安を抱いている。

6 │ 治療の効果・副作用の出現が不確かであり，意思決定が難しい

　日本では，2002（平成14）年に生物学的製剤がクローン病の治療薬として承認されたのを皮切りに，治療法にパラダイムシフトが見られた。従来は，重症度に応じて，軽症であれば5-ASA製剤や食事・栄養療法を，中等症であれば副腎皮質ステロイド薬を，重症の場合は生物学的製剤や免疫抑制剤を，と徐々に抗炎症作用が強い薬剤へと変更していくステップアップ（step-up）療法がとられていた。しかし，最近では重症度にかかわらず初めから強力な抗炎症作用をもつ薬剤を導入する**トップダウン**（top-down）**療法**の効果が認められ，治療開始時から生物学的製剤や免疫抑制剤を用いることが増えている（図4-7）。このように，新たな治療法によって寛解（かんかい）の導入・維持が可能になることは本人にとって望ましいことである。

　しかし一方で，生物学的製剤や免疫抑制剤の長期的効果や副作用に関する情報の不透明さ，また，同じ疾患であっても症状や治療効果の表れ方に個人差があるために，その治療が自分に適したものなのかを判断し，選択するのは，本人にとって非常に困難な課題である。潰瘍性大腸炎・クローン病の診療ガイドラインは策定されているものの，治療に関する認識や選択には医師の間でも違いがある[55), 56)]ことが人々の選択をさらに難しくしている。

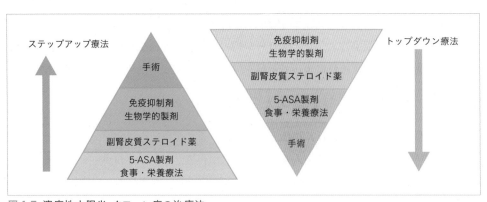

図4-7 潰瘍性大腸炎・クローン病の治療法

2. 看護アセスメント

　潰瘍性大腸炎・クローン病は，いまだ原因不明で根治療法がないため，人々は病気と共に生活していかなければならない。そのため，再燃時だけでなく寛解期も含めて長期的な視点で情報を収集し，アセスメントする必要がある。次に，必要なアセスメント項目（人々の身体的側面，日常生活面，心理的側面，社会的側面）を示す。

目的	アセスメント項目		備考
	中項目	小項目	
身体的側面	○現病歴	• いつ頃から，どのような症状があり，いつ診断されたのか	
	○治療歴	• これまでどのような治療を受けたのか • 治療の効果や副作用	
	○症状 ①再燃・悪化時の症状 ②腸管内合併症 ③腸管外合併症	• 下痢，腹痛，発熱，体重減少，全身倦怠感，悪心・嘔吐，粘血便，肛門部病変（痔瘻，肛門周囲膿瘍，裂肛など） • 狭窄，腸閉塞，膿瘍，瘻孔，穿孔，大量出血 • 皮膚粘膜病変（アフタ性口内炎，結節性紅斑，壊疽性膿皮症など），筋骨格病変（多発性筋炎，骨粗鬆症，末梢関節炎など），眼病変（ぶどう膜炎，上強膜炎など），肝胆道病変（胆石症，脂肪肝，原発性硬化性胆管炎など）	
	○栄養状態	• 身長，体重，BMI • 最近の体重の変化 • 1日のエネルギー摂取量と消費量 • 検査データ（総たんぱく，アルブミン，総コレステロール，コリンエステラーゼ，赤血球数，ヘモグロビン，ヘマトクリット） • 行っている栄養療法（栄養剤の種類・成分，投与時間，投与経路など）	• 腸管病変が悪化すると，病変からの出血と消化吸収障害により，貧血や低栄養となる。
	○消化吸収・代謝機能	• 消化管摘出術または切除術の既往 • 残存している腸管の部位と長さ • 口渇，皮膚粘膜の乾燥の有無 • 水分出納バランス • 服用中の薬剤の種類と副作用 • 検査データ（Na，K，Cl，尿素窒素，クレアチニン，AST，ALT，ALP，LDH，γ-GTP，アミラーゼ，リパーゼ）	• 再燃時は頻回の下痢，発熱による発汗から脱水を起こしやすい。 • クローン病で小腸を広範囲に切除すると短腸症候群を起こし，下痢や脱水，栄養障害を起こしやすい。 • 薬剤の副作用で肝障害や腎障害を引き起こす可能性がある。
	○排泄機能	• 1日の排尿・排便回数と時間帯 • 最近の排尿・排便パターンの変化 • 尿・便の性状，色調，におい • 腸の蠕動音 • 排ガスの有無 • 肛門周囲の痛みや違和感の有無 • 便失禁の有無 • 排便時の痛みや不快感の有無 • 痔の有無と治療状況 • 腸管の手術の既往 • ストーマ造設の有無 • 便検査（細菌検査，潜血反応） • 腹部X線検査所見	• クローン病では70〜80%の人で痔瘻，肛門周囲膿瘍，裂肛などの肛門部病変を合併する。

目的	アセスメント項目		備考
	中項目	小項目	
身体的側面	○生殖機能	• 性別 • 結婚の有無 • 子どもの有無，人数，年齢 • 生殖器疾患の既往 • 生殖器，尿道口の状態 • 女性の場合：月経（初経年齢，閉経年齢，周期，持続期間，最終月経，随伴症状），受胎能力や機能に影響を及ぼす治療の有無	• 5-ASA製剤のサラゾピリン®は精子の運動性・数を低下させる。ただし，内服を中止すれば数か月で正常に戻る。
	○感染徴候	• 発熱，熱感，悪寒，倦怠感 • 感染を起こしている部位 • 検査データ（白血球数，CRP）	• 感染は再燃のリスクとなる。特に，副腎皮質ステロイド薬を服用している場合は，易感染状態となる。 • 頻回の下痢によって肛門周囲に炎症を起こし，感染巣となりやすい。
日常生活面	○食習慣	• 1日の食事回数と時間帯 • 外食の有無と内容 • 嗜好と偏食の有無 • アルコール摂取の有無，頻度，内容 • サプリメント摂取の有無 • 食事の摂り方や栄養に関する知識 • 食事制限，治療食の有無と内容 • 症状悪化を起こす特定の食物 • 医療者から食事・栄養指導を受けた経験の有無と内容	• 食べると症状が悪化する食物は人によって異なる。
	○喫煙状況	• 喫煙の有無，家族内喫煙者の有無	• クローン病では，非喫煙者より喫煙者のほうが寛解後の再燃率や手術率が高い。
	○排便状況	• 下剤使用の有無，頻度，種類 • 排便のために日常生活で気をつけていること	
	○受診・受療状況	• 定期的に医師の診察や検査を受けているか • 処方された薬剤や栄養剤を指示どおりに服用しているか • 独自に取り組んでいる補完代替療法の有無と内容 • 再燃パターンや再燃を起こす誘因	
心理的側面	○感情	• 病気になる前の思いや感情 • 発病後の思いや感情 • 今後に対する思いや感情 • 病気に対する思いや感情 • 治療への期待や不安 • 現在の自分に対する思い • 表情，視線，声のトーン，姿勢 • 睡眠時間，熟睡度	
	○ボディイメージ	• 病気や治療に伴う自分の容姿やからだの変化をどのようにとらえているか	• 病状悪化による体重減少，ストーマ造設，副腎皮質ステロイド薬使用による満月様顔貌（ムーンフェイス）や体重増加によって，ボディイメージに変容をきたす可能性がある。

目的	アセスメント項目		備考
	中項目	小項目	
心理的側面	○アイデンティティ	• 本人が思う自分の性格 • 家族が思う本人の性格 • 本人が思う理想の自分	• 病気の再燃や治療，それに伴う社会的役割の変化によってアイデンティティの混乱を起こす可能性がある。
	○ストレスコーピング	• 病気や治療に対してどのようなストレスを感じているか • ストレスにどのように対処しているか，その対処法は適切か	• ストレスと病状との関連については明確なエビデンスはないが，受験や就職活動，職場異動など，多忙になると再燃を起こす人も多く，病気の増悪や再燃誘因となる場合がある。
	○価値，目標	• 人生で大切なもの，達成したいこと • 希望や生きる力となっているもの • 本人の意思決定に影響を与えるもの	• 治療の選択肢が増えつつあるなか，本人の価値や目標は意思決定において重要である。
社会的側面	○家庭での役割と責任	• 家族構成 • 本人にとって家族のなかで最も頼りとなる人 • 経済的に家族を支えている人，経済的な問題の有無 • 家族内で意思決定や決断を下す人 • 本人の療養生活を支えるキーパーソン • 家族内の本人の役割，病気や治療による役割への影響 • 病気や治療による家族関係や家族機能への影響 • 家族の面会状況（頻度，時間，続柄），家族との対応のしかた（表情，会話状況，視線，姿勢など）	• 再燃による急な入院や消化器症状による活動制限によって家庭や仕事，地域での役割が影響を受ける可能性がある。
	○仕事上の役割と責任	• 職業，就業の時間帯と内容 • 同僚や上司との関係 • 病気や治療による仕事上の役割への影響 • 就業先に病気のことをどのように説明しているか	
	○地域での役割と責任	• 友人の有無と関係性 • 地域活動や社会活動の参加の有無と活動内容 • 病気や治療による地域の役割への影響	
	○サポートシステム	• 入院生活や退院後の療養生活をサポートしてくれる人はいるか • どのようなサポートを周囲の人に望んでいるか • 家族や学校，職場からどのようなサポートが得られるか • 患者会，特定医療費（指定難病）受給者証の申請など，利用しているソーシャルサポートはあるか	
	○他者との関係	• 引きこもり，うつ症状などの有無 • 頻回の排便，便失禁への不安による他者との交流への影響 • 他者との食事の場での困難，対処 • 家族や友人，教師，上司や同僚など周囲の人は病気のことをどのように理解しているか	• 便失禁への不安，食事を介した付き合いの困難さから，他者との交流を避けるようになる可能性がある。
	○発達段階	• どの段階にあるか • 病気や治療が発達課題にどのような影響を及ぼしているか	

目的	アセスメント項目		備考
	中項目	小項目	
社会的側面	○ライフイベント	●これまでどのようなライフイベントに直面し，どのように対処してきたか ●これからどのようなライフイベントに直面する可能性があるか	●比較的若年で発症するため，病気と共に進学，就職，結婚などのライフイベントを迎えることが多い。

3. 看護の目標

　治療目標は，腸管の炎症を抑え，再燃を予防し，症状がない寛解状態を維持することである。長期にわたり病気と共に生きるため，病状を安定させ，QOL を良好な状態に保つことが，将来の人生設計に大きな影響を及ぼす。

　看護目標は，①再燃時は，治療の意思決定に主体的に参加し，症状マネジメントを行うことができる，②寛解導入後は，症状や日常生活のセルフマネジメントを行い，寛解状態を維持しながら自身が望む生活を実現・維持することができる。

C 潰瘍性大腸炎・クローン病と共に生きる人への看護介入

1. 看護の概要（図4-8）

　病気の再燃期・増悪時には，下痢や腹痛，発熱，血便，倦怠感など症状による苦痛が大きいため，看護職は心身の安静・安寧が保たれるように医師と協働で症状マネジメントを中心とした看護介入を行う。また，治療の追加や変更が必要となる場合は，本人に現在の病状や治療に関する十分な情報を提供し，本人が治療の意思決定に主体的に参加できるように支援する。

　病状が安定してくる寛解導入期には，退院後の生活に向けて必要な症状マネジメントやストレスマネジメント，再燃誘因を避ける生活調整について教育的介入を行う。

　寛解維持期には，外来での診察や検査，治療を受ける機会に，定期的な通院や治療が継続できているか，症状や日常生活のセルフマネジメントが行えているか，病気や治療によって他者との交流やライフイベントが影響を受けていないかを確認する。そして，個々人が望む人生設計や自己実現に向けて，具体的にどのように生活調整を図っていくべきかを本人と共に考えていく。

2. 症状マネジメント

　よく見られる炎症が増悪している徴候は下痢，腹痛，発熱，体重減少，血便である。本人には，日頃からこれらの徴候の有無や程度に注意して観察し（セルフモニタリング），出現・増強した場合は速やかに受診するように説明する。また，これらの徴候が出現・増強した

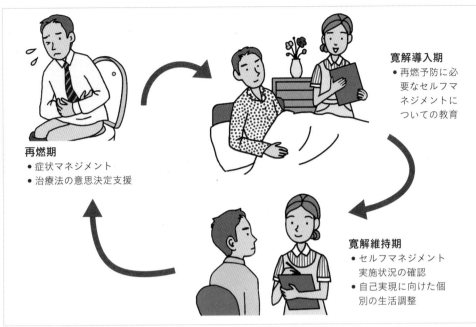

図4-8 潰瘍性大腸炎・クローン病と共に生きる人への看護介入

場合に自身で取り組める具体的な対処法についても，あらかじめ説明しておく。

　下痢や腹痛が増悪している場合は，炎症を鎮静化させるために指示されている薬剤を確実に服用する。また，腸に負担をかけないように，消化の良い食事や成分栄養剤による栄養補給を図る。冷たい飲み物や刺激物（香辛料，カフェイン，炭酸飲料など）は症状を悪化させるので過剰摂取を控える。下痢便の多くは酸性で消化酵素を含んでいるため，頻回の排便は肛門粘膜や周囲の皮膚に刺激を与え，肛門部の痛みやびらんを生じさせるとともに，感染が起こりやすくなる。そのため，排便後は肛門部を洗浄し，必要時，医師の処方のもとで肛門周囲に皮膚保護薬や潤滑油を塗布する。

　また，下痢や発熱が続くと，排泄物や発汗とともに大量の水分が体内から失われ，脱水を引き起こしやすい。そのため，少量ずつ頻回に水分（スポーツドリンク，すまし汁，スープなど）を摂る。入院中の人であれば，看護職は水分出納を正確に把握するとともに，バイタルサインや皮膚の状態を観察して異常の早期発見に努める。口から水分を十分摂取できない場合は，医師の指示のもと経静脈栄養療法や経管栄養療法を行う。

　血便が大量に，あるいは持続している場合は貧血に注意する。このような場合は本人が不安や恐怖を感じているため，まずは心身の安静・安寧が保たれるように支援する。貧血に伴う息切れやふらつきなどの症状を観察し，医師の指示のもと鉄剤や止血剤を投与する。また，必要に応じて輸血療法が行われるため，副作用に注意しながら安全かつ確実に実施する。

　術後によく見られる症状として，頻回の排便と便失禁がある。トイレに行く回数を減らすために食事や水分の摂取を制限すると脱水の原因となるため，摂取量を制限するのでは

なく，摂取のタイミングを工夫する。就寝前の食事や水分摂取は就寝中の便失禁につながるため，夕食は早めに摂り，就寝前に十分排便を済ませると漏れが少なく，良い睡眠が得られる。

よく用いる便失禁への対処法として，外出時は携帯用の消臭剤や下着の着替え，ナプキンなどを持ち歩く，あらかじめ学校の教員や友人，職場の上司や同僚にトイレが近いことを話し，席をなるべくトイレの近くにしてもらう，トイレマップを作成し，通学・通勤経路やよく出かける場所周辺でいざというときに利用できるトイレを把握しておくといった方法があげられる。また，最近は外出時にトイレを探したい場合，スマートフォンで現在地に近いトイレ候補地を検索できるトイレ情報アプリも利用できる。このような対処法を紹介・提案して，本人が実施できる方法を選ぶ，あるいはそれらを参考にして本人が実行できる対処法を見いだすことができるように支援する。

3. 意思決定支援

潰瘍性大腸炎・クローン病の人々が治療の意思決定に臨む姿勢として，①医師にゆだねる，②医師と相談しながら決める，③自分で決めるの3パターンが明らかになっている[57]。医師を信頼してゆだねる場合はよいが，特に罹病期間が短い人々は，病気の知識が乏しいために医師に任せざるを得ないといった消極的なお任せ姿勢がよく見られる。このような場合には，医師と協働で本人の理解状況を確認しながら，病気や治療に関する十分な情報を提供し，本人が治療の意思決定に主体的に参加できるように支援する。

再燃や病状が悪化している際は，治療の追加や変更を考え，様々な媒体を用いて情報を模索する人が多い。このような場合，看護職は人々が誤った情報や偏った情報に振り回されないように医学的に正しい情報を提供し，また，医療職の意見のみならず，同病者の治療経験談を見聞できる場や媒体を紹介する。

同じ病気であっても，同じ治療を受けるにしても，また医療職から同じ説明を受けたとしても，人によって治療にかける思いや期待，利害の受けとめ方は異なる。特に手術や生物学的製剤治療は，予想される治療効果が大きい一方で，副作用やリスクも大きく，本人にとっては決断を要するものである。そのため，治療への期待とリスクへの恐怖のはざまで意思決定を迫られる人々の状況を理解し，揺れ動く気持ちを受けとめる。そして，治療に伴う利害を本人と共に考え，整理していく。その結果，本人が下した意思決定には，その人なりの意味づけがあることを理解し，尊重してかかわる。

4. 日常生活の援助と健康学習支援

1 | 再燃・増悪誘因を避け，生活調整できるように支援する

まず，再燃・増悪の誘因について詳しく説明し，人々が日常生活を自己管理できるように支援する。再燃・増悪の誘因としては，感冒（上気道炎）が最も多く，以下，図4-9に

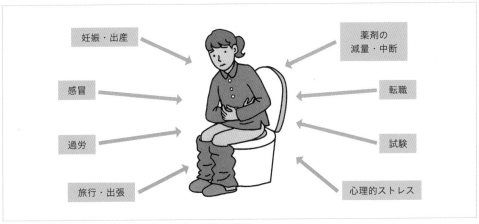

図4-9 潰瘍性大腸炎・クローン病の再燃・増悪の誘因

示す誘因などがあげられている[58]。そのため，感冒が流行する冬季は保温に努め，外出時は人混みを避けてマスクを着用するように，また，帰宅後は手洗いやうがいを励行するなど予防策をとるように説明する。抗菌薬や NSAIDs などの薬剤の服用も再燃の引き金となり得るため注意を促す。

　発症直後や再燃時は症状の増悪のため，医療機関を受診し治療を受けるが，寛解（かんかい）して症状が治まると，自己判断で服薬や通院を中断する人も少なくない。そのため，寛解期においても指示された薬剤や栄養剤の服用を続けること，定期的に通院して医師の診察や検査を受け，再燃の徴候や合併症を早期に発見・対処していく必要があることを説明する。

2 ｜ 自分にとっての再燃誘因食品を見いだせるように支援する

　潰瘍性大腸炎とクローン病では食事・栄養療法の位置づけや必要性が異なる。しかし，特に発症後まもない人々はインターネット上などに氾濫する情報に惑わされ，必要以上に厳しい食事制限を行い，それによって苦痛や付き合いの制限が生じている場合がある。そのような人々には主治医や管理栄養士らと連携を図りながら，疾患や病状に応じた食事・栄養療法について正しい知識を提供する。この際，制限や禁止を強調するのではなく，食べられるものや代替品を中心に紹介しながら，人々が食事への楽しみを失わずに，食事・栄養療法に前向きに取り組めるように説明する。

　また，同じ病気であっても人によって再燃誘因食品は異なる。そのため，画一的な食事・栄養指導を行うのではなく，体調の良いときに少しずつ食品を試して，自分にとっての再燃誘因食品を見いだしていくことが必要である。試食の際は病状悪化のリスクが伴うため，試した食品や食後の症状を食事日記などに記録し，それを基に医療職と相談しながら自分にとっての再燃誘因食品を判断していくことが望ましい。

5. 心理・社会的支援

1 寛解を維持しながら自己実現できるように支援する

　潰瘍性大腸炎・クローン病共に，適切な治療を受け，より健康に近い寛解状態を維持できれば，学校生活や就職，仕事，結婚，妊娠・出産に制限を生じることはない。看護職は，病気を理由に人々がこのようなライフイベントを避けていくのではなく，病気をもちながらも健康な人と同じようにライフイベントの経験を積み，自己実現できるように支援する。

　一方で，妊娠・出産，旅行，転職，試験，結婚といったライフイベントの経験が再燃の誘因となる場合がある。そのため，このようなイベントに際して人々が無理をしていないか，身体的疲労や心理的ストレスがたまっていないかを観察・アセスメントして，再燃や増悪につながらないよう，必要に応じて休息を促す。

　潰瘍性大腸炎・クローン病は根治療法のない慢性疾患であり，寛解期においても定期的な通院が必要であること，また，急に再燃し入院治療が必要となる場合があることを考慮すると，病気のことを学校や職場にあらかじめ伝えておくことが望ましい。しかしながら，就職や就業上，不利になることを懸念して，病気のことを告知していない人も多い。個々の就職・就業状況などを踏まえて，どのように対応するのがよいか，本人と相談しながら検討する。また，ストーマ造設後に身体障害者として認定されている人には，障害者の就職優先枠での雇用機会があることを説明する。

2 ストレスに対処できるように支援する

　仕事や学業，睡眠不足などによる身体的な疲労と共に，人間関係や生活環境の変化などによる心理的ストレスも再燃の誘因となる。そのため，個々人のストレスの対処法や処理能力を把握し，有効に対処できていない場合は，医師や臨床心理士らと連携を図りながら支援する。また，本人に病気や治療について説明する場合，「難病で治らない病気である」と伝えると，病気に対して悲観的なイメージをもってしまうため，たとえば「高血圧や糖尿病などと同様に長期的に治療や通院が必要である」など，必要な療養行動についてはしっかり説明しつつも，本人に心理的ストレスをかけない配慮も必要である。

3 他者との交流を維持できるように支援する

　他者との交流を続けていくうえで大きな障壁となるものは，食事の問題と排泄の問題である。

　食事を介した付き合いの場で人々がよく用いる対処法として，自ら率先して幹事を引き受け，自分が食べられるメニューのある店を選択する，あまり箸をつけなくても周りから気にされないように1人1品ずつ提供されるコース料理は避け，病気のことを説明しな

表4-17　潰瘍性大腸炎・クローン病の患者会

地域	患者会名
北海道・東北	北海道潰瘍性大腸炎・クローン病友の会（北海道IBD），炎症性腸疾患友の会（IBD宮城），IBDふくしま，IBD-NIIGATA
関東	ちばIBD，群馬IBD友の会（群馬県難病相談支援センター），埼玉IBDの会，いばらきUCD CLUB，TOKYO・IBD，かながわコロン*，かながわCD**
中部	富山IBD，いしかわIBD結の会，西部CDクラブ**，岐阜ちょう会，名古屋IBD，みえIBD
近畿	大阪IBD，神戸CD・萌木の会**，姫路IBD
中国・四国	藍の葉会
九州・沖縄	九州IBDフォーラム，九州IBDフォーラム　福岡IBD友の会，九州IBDフォーラム　大分IBD友の会，九州IBDフォーラム　佐賀IBD縁笑会，九州IBDフォーラム　熊本IBD，九州IBDフォーラム　IBD宮崎友の会，九州IBDフォーラム　チョウチョウ会，九州IBDフォーラム　長崎IBD友の会（ユアジール），くるめIBD，沖縄IBD

*潰瘍性大腸炎患者とその家族が主体　**クローン病患者とその家族が主体
出典／NPO法人IBDネットワーク：加盟団体. https://ibdnetwork.org/history/ibdn/organization/ を基に作成（最終アクセス日：2022/5/25）

くても済むように食物アレルギーがあると伝えておく，体質でお酒は飲めないと公言しておくなどがあげられる。このような対処法を紹介・提案して，それらのなかから本人が実施できる方法を選ぶ，あるいはそれらを参考にして本人が実行できる対処法を見いだすことができるように支援する。

　ストーマや肛門部病変を有していても，恋愛や結婚，妊娠，出産，育児は可能である。しかし，本人にとっては羞恥心を伴うデリケートな悩みであるため，個々人の気持ちを傾聴し，どのようにすれば本人が望む交友関係を維持できるか，その人と共に考えていく。また，人々にとっては，医療職からの助言よりも同病者の経験に基づく話のほうが参考になることも多い。潰瘍性大腸炎やクローン病の患者会（セルフヘルプグループ）は全国で組織されている（表4-17）。医療情報に関する講演会や同病者および医療職が小グループで日常の悩みなどを話し合う交流会，腸に負担の少ないメニューの料理教室や試食会などが定期的に開催されているため，必要に応じて人々に参加できる講演会や患者会を紹介する。そのような会への参加は，特に発症初期の人にとって，多くの人々が同じ病気をもちながらも社会参加していることを実感する機会になる。また，同病者どうしの交友関係が新たに生まれる機会にもなる。

6. 地域・多職種連携

　就業者のなかには，定期的な通院の必要性は理解しているものの，多忙な職場に遠慮して通院のための休みが取れない場合や，病気のことを隠して働いているために通院のための休みが取れない場合がある。このような人々には，無理をして再燃し，入院となり長期に仕事を休むよりは，定期的に通院して体調を維持し，仕事を続けられるようにすることが大切であることを説明する。また，主治医と近医に連携をとってもらい，寛解期は仕事が休みの日や仕事が終わった後に受診できる近医を受診するなど，仕事に支障がなく受診できる通院方法がないか，本人と相談しながら工夫する。

表4-18 特定医療費（指定難病）助成制度の改正のポイント

対象疾患の拡大	● 従来の56疾病から338疾病[注]に拡大
指定医・指定医療機関制度の導入	● 医療費助成を受けるには，都道府県が指定した指定医による診断書が必要 ● 医療費助成の対象となるのは，指定医療機関で受診した際の医療費のみ
所得に応じた医療費に係る自己負担の見直し	● 医療費の自己負担割合を3割から2割に引き下げ ● 外来・入院の区別を設定しないで，世帯の所得に応じた医療費の月額自己負担上限額を設定 ● 自己負担上限額は，受診した複数の指定医療機関での自己負担をすべて合算したうえで適用

注）2022（令和4）年5月現在。

　潰瘍性大腸炎・クローン病の人々が利用できる社会福祉制度として，①特定医療費（指定難病）助成制度，②身体障害者手帳，③障害基礎（厚生）年金，④傷病手当がある。このうち①については，2015（平成27）年1月の法改正により，月額自己負担上限額の算定方法と医療機関などを受診する際の自己負担額が変更された。また，指定医・指定医療機関制度が導入され，都道府県が指定していない医療機関を受診した場合は医療費の助成対象とはならない（表4-18）。さらに，重症度分類のもと，潰瘍性大腸炎もクローン病も軽快者に該当する場合は，公費負担の対象から除外されることになった。なお，軽快者の病状が再燃し悪化した場合は，公費負担を受けることができる。このような制度は時代の流れとともに今後も変更される可能性があり，また受給者が申請手続きを行わない限り補助が受けられないものである。そのため，社会福祉制度の動向に注意し，最新の正しい知識を身に付け，人々が社会的不利をこうむらないように，主治医やMSWと協働して活用できる社会制度とその手続きについて説明する。

D 家族へのケア

　家族は，本人にとって最も身近なケア提供者であり，医療職のパートナーとしても重要な存在である。同時に，家族も本人と同様に生きづらさを抱えており，ケアを受ける対象者となる。そのため，看護職に求められる家族が抱える生きづらさに配慮したケアについて次に述べる。

1 病気の子どもの将来への不安がある

　潰瘍性大腸炎・クローン病は比較的若年で発症し，遺伝的素因が病因の一つとして考えられているため，家族のなかでも特に親は子どもの将来への不安や自責の念を抱いていることが多く，病気の子どもに対して過干渉や過保護になることも少なくない。また，思春期や青年期は，自己のアイデンティティを確立する時期であるため，親は病気の管理を本人にどの程度任せたらよいのか悩むことも多い。そのような思いや悩みは，病気の子をもつ親として自然なものであるが，年齢や発達段階に応じて，子どもへのかかわり方を変化させていく必要がある。看護職は，親の思いを受けとめつつ，子どもの自立や自己実現に

向けて，どのようにかかわるべきかを親と共に考えていく。

　また，本人はもちろん家族に対しても，同病者と交流できる機会や場を紹介・提供する。このような交流をとおして，同じ病気の仲間や先輩がどのような工夫をしながら将来を切り開いているのか知ることができ，また，支え合う仲間を得られることがある。それは家族にとってときに医療職のアドバイスよりも大きな支えとなる。

　根治療法のない病気であるため，家族は医療費の負担についても不安が大きい。本人の入院中や体調が悪化しているときは，家族が代理で利用できる社会制度を申請する場合もある。そのため，家族にも利用できる制度やサービスなどの情報を提供し，また，不明な点がある場合は迷わず担当の役所の窓口や，主治医，MSWに相談するように説明する。

2 病状が外からわかりづらい

　特に発症初期は，病気や治療について知らないことや心配なことが多く，また難病という言葉が先行してしまい，学校生活や就職，仕事，結婚，妊娠・出産などのライフイベントに際して家族が本人に必要以上の制限をかけてしまうことがある。それは家族だけでなく，学校の先生や職場の上司や同僚，友人や恋人も同様である。近年，潰瘍性大腸炎・クローン病の人々の数が増加傾向にあるとはいえ，このような人々とかかわったことがない人が大半であり，周囲も戸惑いや不安を抱えやすいため，本人につい慎重な対応や制限を強いてしまう。また，逆に内臓疾患であることから病状が外からは見えないため，体調が悪化して学校や仕事を休んだ場合に，周囲の人から理解してもらえずに「やる気や努力が足りない」「精神的に弱い」などと言われてしまうこともある。病気を抱えていても，健康な人と同じようにライフイベントを経験する機会を与えられ，周囲から正当に評価されることが大切である。そのためには，まず家族に病気を正しく理解してもらうことが必要である。身近な家族に，病状の悪化を示す症状と，症状が出現・増強した場合に家族が取り組める対処法，受診すべきタイミング，再燃を引き起こす誘因などについて，わかりやすく説明する。また，本人・家族と共に学校や職場などへの対応について考えていく。

3 家族の食事やレジャーに影響を受ける

　病気をきっかけに家族の食生活が大きく変化してしまうことは少なくない。特に親は病気の子どもに気を配るあまり，健康なきょうだいに過度な我慢を強いてしまうことがある。家族が自分に遠慮して陰でこっそり菓子を食べている姿を見つけて，ショックを受ける人もいる。また，調理を担う母親が日々のメニューの選択や調理法にストレスを感じることも多い。そのため，医師や管理栄養士と協力して，本人と家庭において調理を担当する家族に対し，治療として必要となる食事・栄養療法について正しく理解できるように，具体的な食品の選択や調理法，代用品，手軽に利用できるレトルト食品などについて説明する（図4-10）。

　また，食事制限だけでなく，トイレの心配から行動範囲が制限され，家族での旅行やレ

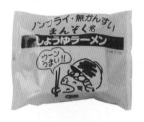
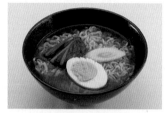

ノンフライ・無かんすいの
インスタントラーメン。一
般のものと比べると脂質は
1/10以下

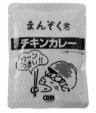
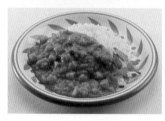

辛み成分を含まず腸に刺激
の少ないスパイスと，皮な
し鶏むね挽肉を使ったカ
レー

出典／まんぞく君 WEBSHOP. http://www.manzokukun.com（最終アクセス日：2021/2/5）

図4-10 炎症性腸疾患の人々が利用できるレトルト食品（例）

ジャーを控えていることも少なくない。寛解期で病状が落ち着いていれば，旅行やレジャー
を制限する必要はないことを説明し，急な便意や便失禁への対処法，外出や滞在先での食
事への対応，栄養療法の実施方法などについて，具体的に実施可能な方法を本人・家族と
共に考えていく。

4 本人と家族で治療の意思決定が異なる場合がある

　10歳代以前で発症した場合，医療職から病気の説明を聞き，治療を選択・決定するの
は保護者であることが多く，成長とともに治療の意思決定の主体が本人へと移行する。し
かし，このような移行がうまくいかず，成人してからも親や医療職任せの人もいる。これ
からの人生を病気と共に歩んでいくのは本人であるため，自身が病気と向き合い，治療に
主体的に参加していくことが重要であることを，本人と保護者に対して説明する。

　「家族に心配をかけたくない」「言ってもわかってもらえない」などの理由から，体調が
悪化していることを家族に隠したり，治療に関する情報を伝えない人もいる。たとえ成人
期の人であっても，再燃時は家族からの支援が必要となることが多く，家族も「治療に関
する情報を得たい」「治療の意思決定に参加したい」と望む場合がある。そのため，家族
のなかで意思決定に参加すべき人がだれか，家族間で正しく情報が共有されているかなど
を確認し，必要に応じて家族間で適切に情報が共有できるように支援する。

　また，本人と家族で望む治療が異なる場合も多い。たとえば，病気に苦しむ姿を見て家
族が病変の全摘手術を希望する一方で，本人はからだへの侵襲やリスクが大きい手術では
なく薬物療法で病気をコントロールしたいと望む。また，本人はひどい下痢で仕事に支障
があるため治療法を変更したいと考える一方で，家族は治療法の変更ではなく負担となっ
ている仕事を減らすか辞めてほしいと望んだりする。本人が望む生活と家族が望む生活が

異なることが選択する治療の相違につながる。これは，本人と家族間だけでなく本人と医療職間にも見られることである。そのため，本人と家族，医療職が集まり，それぞれが望むこれからの生活や人生について，また，それを実現するためにどのような治療を望むかについて話し合い，それぞれの意向を共有したうえで，皆が納得して臨める治療を選択できるように検討する。

VI 脳梗塞後遺症

A 疾患の概要

1. 疾患概念

脳卒中とは，突然何かにあたるとの意味で卒中発作を特徴とする疾患である。脳卒中はアメリカの NINDS（National Institute of Neurological Disorders and Stroke）の脳血管障害の分類によると，①脳出血，②クモ膜下出血，③動静脈奇形からの出血，④脳梗塞の4つの病型に分類されている。**脳梗塞**とは，虚血性脳血管障害の一つで虚血により脳実質が壊死に陥ったものをいう。血栓または塞栓による脳動脈の閉塞あるいは高度の狭窄のため脳に酸素やエネルギーが共有されなくなり脳の障害が起こる。

2. 誘因・原因

❶ 発生機序

脳梗塞の発生機序としては，①血栓性，②塞栓性，③血行力学性の3つがある（図4-11）。血栓性は，動脈硬化（アテローム硬化）性プラークの破綻した部位に血栓が付着して起こる梗塞であり，塞栓性は塞栓源となる栓子が動脈を閉塞して起こる梗塞である。**血行力学性**とは，高度の狭窄を有する場合に，急激な血圧の低下など脳灌流圧の低下をきたしたときに起こる梗塞である。

❷ 臨床的カテゴリーによる分類

脳梗塞の臨床的カテゴリーによる分類として，①アテローム血栓性，②心原性，③ラクナ，

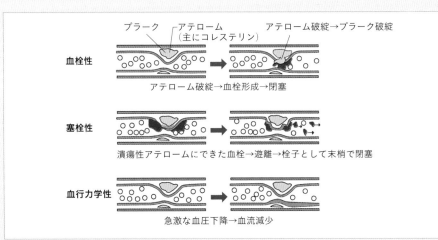

図4-11 脳梗塞の発生機序による分類

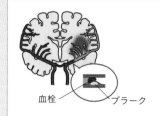 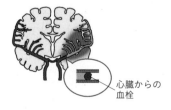 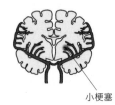

血栓 プラーク
アテローム血栓性脳梗塞

心臓からの血栓
心原性脳塞栓症

小梗塞
ラクナ梗塞

図4-12 脳梗塞の臨床的カテゴリーによる分類

④その他の4つに分けられる（図4-12）。
　①アテローム血栓性脳梗塞は，頭蓋外血管または脳主幹動脈に生じた動脈硬化（アテローム硬化）が原因で発生する梗塞である。②心原性脳塞栓症は，心臓由来の栓子により脳主幹動脈が閉塞して起こる梗塞である。③ラクナ梗塞のラクナ（小窩）は，ラテン語で小さい空洞を示す。脳穿通枝動脈の細動脈硬化（脂肪硝子変性，血管壊死，微小アテロームなど）による閉塞が原因となる脳深部の小梗塞である。④その他の脳梗塞の原因として，動脈解離，血液凝固異常，血管炎，もやもや病，脳静脈血栓症がある。

3. 病態生理

❶ アテローム血栓性脳梗塞（主幹動脈病変）

　アテローム硬化による動脈壁の局所的な膨隆部をプラークとよぶが，不安定プラークが破綻するとその部位に血栓が形成され，その血栓が塞栓子となって遠位部の動脈に流れ塞栓症を起こす塞栓性の機序（動脈原性塞栓）が発生機序として重要である。凝固系の活性化によってフィブリンが形成されると，大型の血栓が形成され，遠位に重症脳梗塞を起こしやすい。この機序による脳梗塞として内頸動脈病変に伴う中大脳動脈閉塞，椎骨動脈病変に伴う後大脳動脈閉塞の頻度が高い。またアテローム硬化による高度狭窄または閉塞があり灌流域の側副血行が十分でないと，血流低下による脳虚血が発生する。**一過性脳虚血発作**＊（transient ischemic attack；**TIA**）が前駆することが多い。

❷ 心原性脳塞栓症

　塞栓源となる心疾患としては，壁在血栓を伴う心筋梗塞，心房細動，細菌性心内膜炎，僧帽弁・大動脈弁疾患，人工弁使用，リウマチ性心疾患などがある。心臓に右左シャントがある場合には，末梢静脈からの血栓が梗塞源になること

とがあり，**奇異性塞栓**とよばれる。大動脈や頸動脈など近位動脈の潰瘍部などにできた血栓が遊離して栓子として遠位の脳主幹動脈を閉塞する場合は動脈原性塞栓とよばれる。心原性脳塞栓症は側副血行路の発達が不十分であるため，血管支配領域に一致した皮質を含む境界明瞭な梗塞巣となり，重度の意識障害や失語などの大脳皮質症状を伴うことが多い。梗塞巣が広範囲であるため，しばしば出血性梗塞や高度の脳浮腫を伴う。心原性脳塞栓症では突発的に血管閉塞が起こるため，高度の虚血となり血管閉塞から梗塞が完成するまでの時間は短いが，血栓を溶解または除去することができれば症状の改善も見込める。閉塞血管の再開通により大量の血液が供給されたときに灌流圧に依存して血液成分が血管外に露出し，梗塞巣の内部に出血を起こす出血性梗塞が起こる。

❸ ラクナ梗塞（穿通枝病変）

　ラクナ（小窩）梗塞は大脳基底核，視床，橋などに灌流する1本の穿通動脈（穿通枝：脳の深部に血液を供給している直径0.5mm以下の細い動脈）の閉塞による小梗塞である。ラクナは発生部位によっていくつかの特徴ある神経症状を呈し，ラクナ症候群ともよばれる。ラクナ梗塞は大脳皮質を含まないため意識障害，失語や失認・失行，同名半盲などの皮質症状は認めない。ラクナ症候群には，純粋運動性片麻痺，純粋感覚性脳卒中，運動失調不全片麻痺，構音障害・手不器用症候群，感覚運動卒中の5つがあり，純粋運動性片麻痺が最も多い。

4. 症状・臨床所見

　閉塞された血管の部位により症状・臨床所見は異なる。内頸動脈系の動脈閉塞による症状，椎骨動脈系の動脈閉塞による症状を表4-19に示す。

＊ **一過性脳虚血発作**：脳梗塞に似た症状が起きるが一過性で24時間以内に消失するものをいう。

5. 検査・診断・分類

❶検査

- **CT**：発症から2～3時間以内で脳細胞が壊死に陥っていない場合はほぼ正常に見える。早期虚血性所見（early CT sign）として，レンズ核の不明瞭化や低吸収域，シルビウス裂の狭小化，脳溝や皮髄境界の不明瞭化などが見られる。その後梗塞巣は低吸収域となる。
- **MRI**：MRIのうちの拡散強調画像（diffusion weighted image；DWI）により超急性期の診断が可能になった。造影剤を用いた灌流強調画像（perfusion weighted image；PWI）を組み合わせることで，すでに細胞壊死が進んでいる部位とまだ壊死に陥っていない可逆的な部位（**ペナンブラ**）を見分けることが可能となり，より有効な治療が行えるようになる。
- **脳血流検査**（single photo emission computed tomography；SPECT）：微量の放射性元素を含んだ薬剤を静脈内投与し，ガンマカメラで検出した薬剤の濃度分布を画像化することにより，脳血流の状態を把握する。
- **脳血管造影**：頸動脈を含む脳血管の狭窄，閉塞の有無，側副血行路の有無，アテローム硬化性病変の有無などを観察し診断を決定する。
- **超音波検査**：頸動脈の超音波検査では内頸動脈の動脈硬化性変化や，狭窄，閉塞，動脈解離などが直接観察できる。全身の動脈硬化の進行度の指標としても用いられる。経胸壁心エコーにおいて心臓に脳梗塞の原因（心腔内血

栓，心室瘤，拡張型心筋症など）がないか調べる。
- **血液検査**：糖尿病，脂質異常症などの心・血管危険因子の検索，治療薬選択に影響する肝臓や腎臓の機能評価を行う。
- **心電図**：脳梗塞の原因となる心疾患のスクリーニング検査として行い，特に心房細動の有無を確認する。

❷診断

　問診によって得られた病歴，診察によって直接得られた身体・神経学的所見および検査機器をとおして得られた所見により正確な診断を行う。

- **問診**：発症のしかた（いつ，突然であったかなど），発症時の症状として，随伴症状（頭痛，悪心・嘔吐，めまいなど），脳局所症状（運動障害，感覚障害，構音障害・失語，視力障害，視野障害など），既往歴として脳梗塞の原因と関係する疾患（一過性脳虚血，高血圧，糖尿病，心疾患など），意識障害の原因となり得る疾患（腎不全，肝硬変，慢性肺疾患，心疾患，糖尿病など），生活習慣（喫煙，飲酒，常用薬など）も聴き取る。
- **診察**：バイタルサイン（呼吸・脈拍・血圧・体温），皮膚粘膜の状態，心・肺の聴診所見などを得る。
- **神経学的検査法**：意識障害の評価（ジャパン・コーマ・スケール：Japan Coma Scale；JCS，グラスゴー・コーマ・スケール：Glasgow Coma Scale；GCS），脳神経系の診察（視野，眼球運動，瞳孔，咽頭反射，嚥下運動など），運動系（肢位・姿勢，運動麻痺），反射（腱反射，表在反射，病的反射），髄膜刺激徴候（項部硬直，ケルニッヒ徴候）などを診察する。
- **脳卒中スケール**：脳卒中患者の治療効果，重

表4-19 閉塞血管と主な症状

<table>
<tr><th colspan="2"></th><th>閉塞血管</th><th>症状</th></tr>
<tr><td rowspan="3">**内頸動脈系**</td><td></td><td>眼動脈</td><td>黒内障</td></tr>
<tr><td></td><td>前大脳動脈</td><td>対側下肢の麻痺</td></tr>
<tr><td></td><td>中大脳動脈</td><td>対側片麻痺，同名半盲，失語（優位半球^{注)}），ゲルストマン症候群（失算：計算ができない，失書：書字ができない，左右失認：左右がわからない，手指失認：指示されたものがどの指かわからない）（優位半球頭頂葉），身体失認（からだの各部位の位置関係が理解できない）・半側空間無視（反対側の空間を認識できない）・病態失認（自分が病気であることを認識できない）（非優位半球）</td></tr>
<tr><td rowspan="4">**椎骨動脈系**</td><td></td><td>後大脳動脈</td><td>対側同名半盲，一過性の不全麻痺，失語・失読，記銘力障害（優位半球），視床症候群</td></tr>
<tr><td></td><td>小脳動脈</td><td>めまい，嘔吐，歩行失調，構音障害</td></tr>
<tr><td></td><td>脳底動脈</td><td>記憶障害，皮質盲，意識障害，交代性片麻痺（同側顔面と対側上下肢麻痺），眼球運動障害</td></tr>
<tr><td></td><td>椎骨動脈</td><td>ワレンベルク症候群（回転性めまい，対側四肢の温痛覚障害）</td></tr>
</table>

注）左右の大脳半球のうち，ある特定の機能に密接に関係している大脳半球を優位半球という。

症度を客観的に評価するスケールとして NIHSS（National Institutes of Health Stroke Scale）がある。意識，注視，視野，顔面麻痺，上肢および下肢の運動，運動失調，感覚，言語，構音障害，無視の計 11 項目からなり，スコアの分布は 0 ～ 42 点となる。t-PA 静注療法の適応を決めるうえでも必須である。

6. 治療

❶ 脳梗塞の急性期における治療

治療のためには正確な病型診断が必要である。

(1) 血栓溶解療法（静脈内投与）

遺伝子組み換え組織型プラスミノゲン・アクチベーター（rt-PA）の静脈内投与（0.9mg/kg，10% はボーラス，90% は点滴により 1 時間で投与）は，経験を積んだ専門医師のいる適切な設備を有する施設で，適応基準を十分に満たす場合，有効性が期待できる。

日本では 2005（平成 17）年から発症 3 時間以内の rt-PA 投与による血栓溶解療法が行われており，2012（平成 24）年に治療可能時間が 4.5 時間に延長された。発症 4.5 時間を超えた急性期脳梗塞に対する rt-PA 投与は有効性が確立していないため現時点では奨励されていない。

(2) 局所血栓溶解療法（経動脈的投与局所線溶療法）

神経脱落症状を有する中大脳動脈塞栓性閉塞においては，来院時の症状が軽度から中等症で，CT 上梗塞巣を認めず，発症から 6 時間以内に治療開始が可能な症例に対して，経動脈的な選択的局所血栓溶解療法が奨励される。

(3) 機械的血栓回収療法

2014（平成 26）年よりステント型血栓回収機器の使用が始まり，短時間で効率的に再開通を得ることが可能になった。

(4) 抗凝固療法

発症 48 時間以内の脳梗塞では，ヘパリンナトリウムを使用することを考慮してもよいとされている。発症 48 時間以内で病変最大径が 1.5cm を超えるような脳梗塞（心原性脳梗塞を除く）には，選択的トロンビン阻害薬のアルガトロバンが奨励される。

(5) 抗血小板療法

アスピリン 160 ～ 300mg/ 日の経口投与は，発症早期（48 時間以内）の脳梗塞患者の治療法として勧められる。

オザグレルナトリウム 160mg/ 日は，急性期（発症 5 日以内）の脳血栓症（心原性脳梗塞を除く脳梗塞）患者に有効とされている。

(6) 保護薬

脳梗塞（血栓症，塞栓症）急性期の治療法として，脳保護薬（エダラボン）を投与することが勧められている。エダラボンは抗酸化薬でその静脈内投与は脳梗塞急性期（72 時間以内）患者の予後改善に有効性が示された。

(7) その他の治療法

血液希釈療法，フィブリノーゲン低下療法，ステロイド療法，低体温療法，高圧酸素療法，開頭外減圧術，頸動脈内膜剝離術，頸動脈ステント留置術などがある。また，急性期リハビリテーション（早期離床）を開始する。

❷ 脳梗塞の回復期・維持期における治療

- 薬物療法：退院後の再発予防のために，抗血小板薬の服用を継続する。弁膜症を伴わない心房細動がある場合は抗凝固薬である**ワルファリン**を服用する。そのほかにも適宜高血圧，糖尿病，脂質異常症に対する治療も継続する。

- リハビリテーション：維持期リハビリテーションは，障害があっても活動的に生活し，機能を維持するために行う。訪問リハビリテーション，通所リハビリテーションなどのサービスを利用して，リハビリテーションを継続することも可能である。

7. 予後

脳卒中の死亡率は年々減少し，4 大死因のうち現在は 4 位であるが，死亡者数は減少していない。脳卒中のなかで，脳出血の死亡率は低下したが，逆に脳梗塞の死亡率は増加している。脳卒中は発症後，死亡は免れても後遺症として障害が生じたり，長期臥床となり要介護状態になる。要介護 5（寝たきり）となった原因割合の 1 位は脳卒中である。2005（平成 17）年に rt-PA 薬による治療が導入され，今後も高齢者の増加に伴い，脳卒中による運動障害者・高次脳機能障害や要介護度の高い療養者の増加が予測される。発症時の適切な診断・治療，急性期リハビリテーションが重要となる。また再発予防や合併症（誤嚥性肺炎，心合併症，褥瘡，転倒・転落による骨折など）予防に向け，治療・看護の継続が必要である。

B 脳梗塞後遺症と共にある生活の理解とアセスメント

1. 脳梗塞後遺症と共にある生活の特性

　脳梗塞を発症した人は，適切な治療により生命の危険を伴う急性期症状が治まっても，梗塞部位に伴う脳機能障害により多様な後遺症が残る。本人・家族にとっては入院前の生活が一変すると同時に，障害と共にある生活を再構築していかなければならなくなる。脳梗塞の発症によって起こる，意識障害，運動機能障害，高次脳機能障害，言語障害，摂食嚥下障害，排尿障害などをもちながらの生活を再構築していくために，疾患により起こっている症状や障害を明確にし，本人・家族の望む生活に向けた支援を行う必要がある（表4-20）。

表4-20 脳梗塞後遺症による生活への影響

○高次脳機能障害による生活への影響

高次脳機能障害とは，後天的な中枢神経系の損傷により，言語，思考，記憶，行為，学習，注意などの大脳皮質が関与する脳機能に障害が起きた状態を指す。

障害	症状	病変部位
失認	ある感覚を介した対象認識の障害で，それが感覚異常や知能低下，意識障害によらないものである。別の感覚様式を用いれば対象を認識できるという特徴がある。	両側（または一側），後頭側頭葉の障害
失行	運動失行機能に異常がないのに，目的に沿って運動が遂行できない状態をいう。	前頭葉，頭頂葉の障害
半側空間無視	障害された大脳半球の反対側の空間に提示された刺激を報告したり，刺激に反応したり，与えられた刺激を定位することの障害である。右半球障害による左半側無視が多い。	右半球頭頂葉の障害
注意障害	注意とは，特定の標的を選択的，優先的に認識，処理し，他の刺激に対する処理を抑制する機能である。注意は種々の精神活動の根幹をなす機能であり，その障害によって認知，思考，行為，言語，記憶に何らかの影響が生じる。	前頭葉の障害右半球の障害
記憶障害	言語機能や注意機能，知的機能などは比較的保たれているにもかかわらず，記憶機能が特異的に障害された状態である。記憶障害は，臨床領域では健忘といい，健忘症候群と称されている。発症後に新たに経験したことが覚えられなくなった状態を前向性健忘（記銘障害），発症前に経験したことが思い出せなくなった状態を逆行性健忘（想起障害）という。	海馬など側頭葉内側面，視床の障害
遂行機能障害	遂行機能とは，目標や将来の予定を達成したり，計画性をもって行動したり，変化する状況にうまく対応して行動したりするために必要な働きである。遂行機能が障害された場合には，状況を適切に分析し，状況に適合した行動を意図し，実行手順を計画し，実際に実行し，実行行動の結果を適切に評価して行動を修正し，より効率化する過程に困難さが生じる。	前頭葉の障害

表 4-20 （つづき）

○失語症による生活への影響

失語症とは，いったん正常な言語機能を獲得した後に，何らかの原因で大脳半球の言語野を含む領域の器質的病変を起こし，言語表象（音声言語，文字言語）の理解と表出に障害をきたした状態である。大脳の言語機能を司る言語領域が障害されると，聴く，話す，読む，書くという言語機能が障害される。発症により突然コミュニケーションが困難となり日常生活・社会生活を営むうえで支障をきたす。

障害	症状	病変部位
全失語	運動性・感覚性失語が混在し，すべての機能が複合的に同時に障害される。通常高度の片麻痺，感覚障害，同名性半盲などを伴う。	シルビウス裂周辺の前頭葉，頭頂葉，側頭葉の言語領全域の障害
ブローカ失語（運動性失語）	ブローカ領野は話したり書いたりする筋肉の運動を担う領域である。ブローカ失語は，この部分の障害により自発的に発語することが困難（非流暢）だが，日常会話程度なら相手の話すことを理解できる。	ブローカ野を含み，下前頭葉，下頭頂葉にかけて広範囲な領域の障害
ウェルニッケ失語（感覚性失語）	ウェルニッケ領野は話し言葉や書き言葉の理解を担う領域である。この部分の障害により，相手の話を聞いて理解すること（聴覚的理解）が困難となり，自発的な発語は流暢だが言い間違い（錯語）があり，意味が不明となるため会話の成立は難しい。読むこと（視覚的理解）も損なわれる。	ウェルニッケ野を含む左側頭・頭頂領野の障害

○言語障害（構音障害）による生活への影響

構音障害とは，言葉の発音が障害された状態で，大脳皮質の運動中枢から末梢効果器の筋に至るいずれかの病変による，構音器官（呼吸器，喉頭，口腔から咽頭に至る諸器官）の運動障害で起こる発声，構音，韻律の障害である。

障害	症状	病変部位
失調性構音障害	吸気発声，声の震えや翻転，一音一音の途切れ（断続性発音），発話速度の低下や変動，発話のリズム障害，抑揚異常などが生じる。	小脳・脳幹の障害
運動減少性構音障害	声量の低下，声の高さ・大きさの可動の低下，気息性嗄声，失声，発話速度の加速，発話開始の遅延，抑揚平板などが生じる。	錐体外路系の障害

○摂食嚥下障害による生活への影響

摂食嚥下の過程は，「先行期」「口腔準備期」「口腔送り込み期」「咽頭期」「食道期」の 5 期のいずれか 1 つ以上の機能的障害がある場合，摂食嚥下障害という。

障害	症状	病変部位
球麻痺	球麻痺は下位運動ニューロンが障害されるため，嚥下に関連する筋肉は弛緩性の麻痺になる。疑核や嚥下反射中枢が障害されると，咽喉頭筋への出力ができず，嚥下反射が消失する。舌下神経核の障害では，舌の動きが障害される。	延髄の一側の運動神経核と出入りする脳神経が障害
	ワレンベルグ症候群（延髄外側症候群）は，椎骨動脈の分枝で後下小脳動脈領域である延髄外側部の脳梗塞で球麻痺を生じる。完全な球麻痺では，嚥下反射がまったく見られない場合もある。	延髄外側部
仮性球麻痺	仮性球麻痺は，延髄より上位運動ニューロン，つまり，大脳皮質にある神経細胞体から脳幹にある脳神経核まで両側性に障害されて起こる。軟口蓋，咽頭，喉頭，舌の運動障害のために嚥下障害を引き起こし，球麻痺に類似した症状があることから**仮性球麻痺**あるいは**偽性球麻痺**とよばれる。球麻痺と異なり，延髄網様体にある嚥下反射の中枢が障害されないため，嚥下反射のパターンは保たれている。	延髄より上位運動ニューロン，つまり大脳皮質にある神経細胞体から脳幹にある脳神経核まで両側性に障害

○排泄障害による生活への影響

障害	症状	病変部位
神経因性膀胱	神経因性膀胱（neurogenic bladder）とは，排尿に関与する中枢神経系や末梢神経の障害による膀胱や尿道括約筋の機能異常と協調不全をきたした状態である。	排尿に関与する中枢神経系や末梢神経の障害

2. 看護アセスメント

　脳梗塞後遺症をもつ人の看護アセスメントを，身体的側面，日常生活面，心理的側面，社会的側面に分けて次に示す。

目的	アセスメント項目		備考
	中項目	**小項目**	
身体的側面	○症状 脳梗塞による閉鎖血管，脳の病変部位（病巣）がどこであるかを把握する	・症状の有無，生活への支障の程度を把握する。 ・バイタルサイン：呼吸，血圧，脈拍，体温，痙攣の有無 ・意識レベルの判定：JCS，GCS ・頭蓋内圧亢進症状：頭痛，悪心・嘔吐，うっ血乳頭 ・**脳ヘルニア**（脳嵌頓）：急激な頭蓋内圧亢進・脳幹部の延髄圧迫による呼吸停止，下行性テント切痕ヘルニアによるビオー呼吸，チェーン-ストークス呼吸，無呼吸，呼吸停止。姿勢反射としての除脳硬直など	脳梗塞の再発と，それ以外の原因（低血糖，電解質異常，循環器疾患，呼吸不全，肝不全など代謝性・中毒性脳症）との鑑別が重要である。
	①意識障害の有無・症状（脳梗塞の悪化・再発）	・意識レベルの判定：JCS，GCS	
	②運動機能障害の有無・症状	・運動麻痺の部位・程度：片麻痺，短麻痺，四肢麻痺 ・麻痺側の痙縮：折りたたみナイフ現象，関節拘縮 ・固縮（筋強剛）：鉛管用固縮 ・筋萎縮：麻痺側の中枢性萎縮，廃用性筋萎縮 ・運動失調：測定障害，運動分解，変換運動障害，企図振戦，座位保持・立位保持困難 ・反射：病的反射（バビンスキー反射） ・疼痛：中枢性疼痛・しびれ，肩の疼痛 ・歩行・車椅子移動状況：足関節の内反尖足，膝関節の過伸展，ぶん回し歩行 ・車椅子移動時の半側空間無視	
	③高次脳機能障害の有無・症状	・大脳皮質の障害による高次脳機能（言語，認識，行為など）の障害の有無を把握する。 ・失認：視覚失認，視覚失語，相貌失認，地誌的失見当識，色彩失認，ゲルストマン症候群 ・失行：肢節運動失行，口部顔面失行，観念運動失行，観念失行，構成失行，着衣失行 ・視空間認知障害：半側空間無視，半側身体失認 ・注意障害：持続性注意障害，選択性注意障害，転換性注意障害，分配性注意障害 ・記憶障害：側頭葉性健忘，間脳性健忘，前頭葉性健忘，作話，記憶障害に関する病識の欠如，記憶錯誤などが生じる。 ・遂行機能障害 ・失語症：全失語，ブローカ失語（運動性失語），ウェルニッケ失語（感覚性失語），伝導性失語，健忘性失語，超皮質性失語	
	④言語障害（構音障害）の有無・症状	・痙性構音障害，弛緩性構音障害，失調性構音障害，運動減少性構音障害，運動過多性構音障害，混合性構音障害	
	⑤摂食嚥下障害の有無・症状	・球麻痺の有無 ・仮性球麻痺の有無	

目的	アセスメント項目		備考
	中項目	**小項目**	
身体的側面	⑥排尿障害（神経因性膀胱）の有無・症状	• 自動性膀胱，自立性膀胱，運動麻痺性膀胱，知覚麻痺性膀胱，無抑制膀胱	
	○検査	• 脳卒中スケール • NIHSS：意識，注視，視野，顔面麻痺，上肢・下肢の運動，運動失調，感覚，言語，構音障害，無視の 11 項目からなる。 • 半側空間無視の検査法 • 直線の二等分試験，探索抹消試験，図形・絵の描写 • 失語症検査 • 標準失語症検査（standard language test of aphasia；SLTA） • WAB（Western Aphasia Battery）失語症検査 **摂食嚥下評価** **【スクリーニング検査】** • 反復唾液嚥下テスト（repetitive saliva swallowing test；RSST）：口腔内を湿らせたのち空嚥下を繰り返す。 • 改訂水飲みテスト（modified water swallowing test；MWST）：30mL の水飲みテスト **【詳細な検査】** • 嚥下造影（videofluoroscopic examination or swallowing；VF） • 嚥下内視鏡検査（videoendoscopic examination of swallowing；VE） • 日常生活機能評価（ADL 評価法） • バーセルインデックス（Barthel Index；BI） • 機能的自立度評価表（functional independence measure；FIM）	

目的	中項目	**情報収集項目**	**背景となる障害**
日常生活面	○食事		
	受傷前の状況・摂取状況	• 本人・家族への問診：口唇からの取りこぼしの有無，むせの有無，むせやすい食物，口腔内残渣の有無，食事の好み，摂食時間，咳や痰の有無	
	受傷後の変化	• 食事摂取量・内容・食事時間・嚥下障害の有無 • 誤嚥などのトラブルの有無 • 1 日の食事パターン • 食事の食べ方 • 嗜好 • 箸や食器の使い方 • 食事動作 • 自分の食事をすることへの集中 • BMI • 血液検査（TP，Alb），水・電解質バランス • 本人・家族の反応・対応のしかた	嚥下障害 運動機能障害 注意障害 遂行機能障害 失行 左半側空間無視 注意障害 遂行機能障害 記憶障害
	○排泄	**情報収集項目**	**背景となる障害**
	受傷前の排泄状況	• 排泄習慣（回数，頻度），排泄物の性状 • 排尿困難・失禁の有無，便秘の有無，排泄方法，排泄動作の自立度，トイレの構造など	
	受傷後の変化	• 尿意・便意の有無，尿意・便意の伝え方 • 排泄時間，間隔 • 排泄動作 • 後始末のしかた" • ベッドサイドでの尿器・便器・ポータブルトイレの使用状況	記憶障害 運動機能障害 失行，地誌的失見当識

目的	アセスメント項目		備考
	中項目	小項目	
日常生活面	食事・水分の摂取状況	• 水分の摂取状況 • 食事・間食の摂取量 • 排尿回数，1回量，残尿の有無，失禁の有無 • 排便の頻度，1回量，便の性状，腹部症状，努責の有無 • 排泄行為の障害に対する本人・家族の反応・対応のしかた	

		情報収集項目	**背景となる障害**
	○清潔 受傷前の清潔行動 受傷後の変化	• 清潔習慣・清潔行動 • 口腔，頭髪，からだの状態 • 洗面・入浴などの動作 • 洗面・入浴に用いる用具の使用状況 • 洗面・入浴の一連の動作 • 清潔行動 • 清潔・整容への集中 • からだの汚れ・悪臭があっても気づかない • 清潔行動に対する意欲がない • 本人・家族の反応・対応のしかた	運動機能障害 失行 遂行機能障害 注意障害

		情報収集項目	**背景となる障害**
	○更衣 受傷前の更衣動作の状況 受傷後の変化	• 更衣動作の自立度，衣服の好み・趣味 • 衣服の管理（清潔保持，保管方法） • 運動機能（麻痺） • 衣服の着脱・更衣動作の自立度，衣服の選択状況 • 収納場所からの衣服の取り出し • 汚れた衣服の取り扱い • コミュニケーションの障害 • 意欲，気力，活力の低下 • 本人・家族の反応・対応のしかた	運動機能障害 記憶障害 着衣失行 遂行機能障害 記憶障害

		情報収集項目	**背景となる障害**
	○移動 受傷前の移動の状況 受傷後の変化	• 移動方法，手段，活動範囲 • 移動動作（トイレなど） • 目的地への到達状況 • 自分の位置がわかるか • 途中で別のことが気になり留まる，あるいは別な所に行く • 移動の様子（歩行，車椅子の駆動） • 麻痺や関節可動域の制限 • 本人・家族の対応のしかた	運動機能障害 地誌的失見当識 注意障害 記憶障害

目的	中項目	小項目	備考
心理的側面	受傷前の心理面 受傷後の変化	• 発症前の性格，価値観・信念 • 疾患についての認識 • 障害についての認識 • 器質的精神症状の有無 • 本人の思い，不安 • 家族の思い，不安 • 本人・家族の反応・対応のしかた	

		情報収集項目	**背景となる障害**
社会的側面	受傷前の社会生活の状況	• 就学・就業していたか • 就学・学習状況 • 職種，業務内容，就業状況 • 社会資源の利用状況 • 家族背景，家族の状況 • 家庭・学校・職場・地域における活動状況	

目的	アセスメント項目		備考
	中項目	小項目	
社会的側面	社会生活を困難にする要因	● 社会性や社交性（人との付き合いの状況） ● 受傷前と同様の就学・就業，社会生活が可能か ● 家庭・学校・職場・地域の人に障害の理解が得られるか ● 本人による困難と思われる要因 ● 新しいことが覚えらえないことはないか ● 同じ間違いを繰り返すか ● 頼まれたことを約束通りにできないことはあるか ● 頼まれたことを途中で投げ出してしまうことはあるか ● 他者から言われても何もしないことがあるか	運動機能障害 記憶障害 遂行機能障害
	退院後の在宅生活の準備・調整	● 家族の障害に関する理解度 ● 家族の受け入れ状況 ● 在宅生活を開始するうえでの人的・物的環境の整備状況 ● 社会資源の利用に向けた準備状況 ● 話題や相手の話への集中の程度 ● 聴き取りや表出の問題の有無	

3. 看護の目標

アセスメントに基づき，次の看護の目標が考えられる。
①脳梗塞の再発や合併症を起こさない。
②運動機能障害，高次脳機能障害をもちながらセルフケアが自立できる。
③運動機能障害，高次脳機能障害をもちながら生活の再構築ができる。
④障害をもちながらも家族と共に意思決定に基づく生活ができる。

C 脳梗塞後遺症と共に生きる人への看護介入

1. 看護の概要

　脳梗塞の後遺症と共に生きる人は，脳梗塞の発症により突然，意識障害や運動機能障害，高次脳機能障害，言語障害，摂食嚥下障害，排尿障害などをもって生きることになり，急性期症状が治まっても症状は完治することなく，多様な障害として後遺症が残る。その障害の程度は，閉塞された血管・梗塞部位によって，また，人によって異なる。看護職は，その人の梗塞部位や起こり得る症状・障害を予測したうえで，その人の症状をアセスメントし，本人・家族がその障害に向き合えるよう十分に説明し，適切なケアを行う必要がある。また，障害をもちながらのセルフケアの自立を目指し，本人・家族と共に生活を再構築していく支援を行う必要がある。心理・社会的側面においては，人はボディイメージの変化によって自己否認し，自立への意欲がもてなくなる。障害を受け入れるには時間がかかり，揺れ動きながらも完全に受け入れることはできないかもしれない。そのなかで自己肯定感を取り戻し，その後の人生の編みなおしができるように，継続的に支援することが

重要となる。

　家族にとっても，発症前から急激に変化し，多様な障害をもった本人の状況を受け入れるには，疾患に対する十分な理解と，症状に対する対応方法についての支援，不安や悩みの相談などが適宜受けられる支援体制などが必要になる。

　脳梗塞の再発を起こさず，合併症が最小限になるように介入することは，その後の本人・家族の障害をもちながらの生活の再構築に大きく影響する。看護職には，本人・家族の意思を尊重し，意思決定に沿った障害と共にある生活が安全に安心して送れるよう，継続的に支援することが求められる。

■ 2. 症状マネジメント

　脳梗塞を発症した人のケアについては，脳梗塞の機序，閉塞された血管部位，起こり得る症状などの病態生理と治療・看護を関連づけて理解する必要がある。脳梗塞の急性期には，脳浮腫による頭蓋内圧亢進や，脳ヘルニアなど生命にかかわる重篤な症状が起こり得るため，厳密なモニタリングが必要になる。また，脳梗塞の急性期治療では，抗凝固療法，血栓溶解法などが行われるため，それに伴う病変部位での出血性梗塞の発症や，意識状態・麻痺などの神経症状を早期に発見し，対応することが重要となる。急性期の治療に際しては，脳循環維持のためにも脱水予防や血圧維持が重要であり，バイタルサインや水分バランス，電解質異常にも注意しながら，脳循環維持に配慮する。

　そして，安静度に応じた日常生活援助とともに，急性期から廃用症候群を生じさせないような**他動性関節可動域訓練**などの**早期リハビリテーション**の開始も重要となる。障害による血圧自動調節能の機能低下や，脱水によるリハビリテーション中の脳循環血液量の減少の危険性があるため，継続したモニタリングを行う。また，病変部位や程度により考えられる症状である，意識状態，麻痺の状況，半側空間無視や半盲，感覚性失語・運動性失語なども観察して正確な情報を把握し，ケアに結びつける。

　回復の過程における脳梗塞の再発予防と，廃用症候群，誤嚥性肺炎，転倒・転落による骨折などの二次的合併症の予防として次のようなマネジメント・介入が必要となる。

1 ｜ 脳梗塞の再発予防

　脳梗塞の再発予防には，高血圧の治療を確実に行う。降圧薬として，Ca拮抗薬，アンジオテンシン変換酵素阻害薬，アンジオテンシンⅡタイプ1受容体阻害薬，利尿薬を服用し，140/90mmHg未満に血圧を維持する。非弁膜症性心房細動患者の脳梗塞発生率は高くなり，ワルファリン療法が行われるため，その確実な服用に向けた支援とモニタリングが必要となる。なおワルファリンカリウム服用時は，ビタミンKの多い食品（納豆やブロッコリーなど）は拮抗作用があるため，控えるよう説明する。

　また，糖尿病の合併症として起こった脳梗塞の場合には，血糖コントロールとともに血圧管理も行うことが重要となる。また，薬物療法のほかにもリハビリテーションも含む運

動療法や，食事療法の継続に向けた支援も必要である。

2 脳梗塞の二次的合併症の予防

❶廃用症候群の予防

　脳梗塞の早期からリハビリテーションを行うことにより，二次的合併症である廃用症候群の予防につながる。**廃用症候群**とは，不活発な生活や安静によって全身のあらゆる器官・機能に生じる心身機能の低下である。廃用症候群の症状には，からだの一部に起こる骨粗鬆症，関節拘縮，筋萎縮，褥瘡，深部静脈血栓症などがある。全身に影響する症状として，心肺機能低下，消化器機能の低下，起立性低血圧などがある。精神や神経の働きに起こるものとして知的活動の低下やうつ傾向がある。脳梗塞による運動機能障害などによって活動が困難になることから，心身機能が低下し寝たきりとなり，精神的にもうつ状態や知的活動低下が起こる悪循環を招く恐れがある。したがって，受傷早期から，起立性低血圧症，関節拘縮，筋力低下，褥瘡などを予防するための介入が必要となる。

（1）起立性低血圧症の予防

　起立性低血圧症は，長期臥床によって生じる循環血液量の減少，心臓の機能低下，動脈圧受容体の反応性の低下，筋萎縮に伴う筋ポンプ作用の減弱などの要因が絡み合って起こる。その症状としては，起立してから3分以内に収縮期血圧が20mmHg以上低下し，立ちくらみ，眩暈，視力障害，全身倦怠感，悪心，動悸などが起こる。

　予防には早期離床を図る必要があるため，安静度の制限がある場合も，頭部の軽度挙上，下肢の運動を行い，座位，端座位，立位と段階的に進める。

（2）関節拘縮の予防

　脳梗塞により起こる麻痺は，上位運動ニューロンの障害による中枢性麻痺である。中枢性麻痺は腱反射・筋緊張が亢進する痙性麻痺であり，伸張反射の亢進状態である痙縮により筋や関節周囲組織の短縮が起こり，**関節拘縮**が起こる。肩・肘・手関節の拘縮は食事や更衣・整容に影響し，指関節の拘縮により物を持つ・つかむことが難しくなる。股関節・膝関節・足関節の拘縮により，寝返り・座位・立位動作や姿勢の維持が難しくなる。頸部の伸展位は経口摂取困難となり誤嚥の危険性が高くなる。

　脳梗塞の場合，上肢は屈筋群，下肢は伸筋群が優位となって関節拘縮が起こるため，上肢は伸展位，下肢は屈曲位を保持する姿勢をとる必要がある。また，麻痺側のみでなく健側も拘縮が生じるため，両側同様に早期から関節可動域訓練を行う。

（3）筋力低下の予防

　脳梗塞による**筋力低下**は麻痺側のみでなく健側にも認められ，筋萎縮の程度は麻痺側のほうが高度である。筋力低下予防のケアとして，体位変換や関節可動域訓練から開始し，健側を使った自力による寝返り・症状運動・ギャッチアップ時の姿勢保持，さらに，座位・立位・移乗の動作，歩行と段階的に進める。維持期の段階では下肢筋力増強訓練，歩行訓練などのリハビリテーションを継続する。

（4）褥瘡の予防

　褥瘡とは，持続的な圧迫によって発生する皮膚・皮下組織の損傷のすべてを指し，圧迫や組織耐久性が褥瘡発生に影響する要因となる。脳梗塞の人は意識レベルの低下，運動麻痺により自力で寝返りができず，麻痺側を動かすことができないなど，長時間の圧迫が同一部位に加わる。**組織耐久性**としては，摩擦・ずれ，皮膚の浸潤，栄養状態の低下，加齢，血圧低下などがある。皮膚がずれによって引っ張られると，組織内を走行する血管も引っ張られ虚血状態になる。また，意識障害や嚥下障害に伴う経口摂取量の低下は，栄養状態の悪化につながり組織耐久性を低下させる。

　予防としては，入院時より**ブレーデンスケール**などのアセスメントツールを用いて褥瘡発生を予測し，危険因子（基本的動作能力，病的骨突出，関節拘縮，栄養状態低下，皮膚湿潤，浮腫）を評価し，圧迫・ずれの排除，体圧分散マットの使用，スキンケア，栄養管理，リハビリテーションを行う。

❷誤嚥性肺炎の予防

　誤嚥性肺炎とは，口腔内遺物や逆流した胃内容物などが気道に侵入することによって発症する肺炎である。脳梗塞の人の場合，意識障害や嚥下障害による誤嚥が多く，誤嚥性肺炎を合併する危険性が高い。誤嚥性肺炎による呼吸状態の悪化は，全身状態の悪化につながるため，その予防は重要であり確実に実施しなければならない。

　誤嚥には，むせて異物を排出しようとする**顕性誤嚥**と，むせのない**不顕性誤嚥**があり，両方が起こることを念頭に置いて誤嚥予防を行う。

　誤嚥予防のケアとして，誤嚥しないポジショニングの保持（30度頭部挙上プラス頸部前屈位），摂食嚥下関連筋群の機能維持・回復（間接嚥下訓練としての頸部ストレッチ，顔面・口唇・頬・舌運動，唾液腺マッサージ，アイスマッサージ，発声訓練，ブローイング），経口摂取開始時の判断（摂食嚥下訓練開始の絶対条件に基づく評価，摂食嚥下チームとの連携）がある。肺炎にならないためのケアとして，口腔内を清潔に保つための口腔ケア，感染防御力や免疫力を高めるための栄養状態改善がある。

❸転倒・転落の予防

　ADLの拡大が著しい回復期では，本人の回復感覚と実際の動作や環境が適合せずに転倒・転落に至ることが多くある。**転倒・転落**の危険性を高める本人側の要因は，高次脳機能障害，運動機能障害，感覚機能障害，視力・視野障害，排泄状況，心理状態などがあり，外的要因は，新しい環境，内服状況，ベッドの高さ，周囲の環境，衣服，履物，照明などがある。

　予防対策としては，個々の転倒リスクや転倒要因に応じた予防対策を多職種協働で行う。転倒を恐れて必要以上の活動制限をかけることのないよう，転倒しても外傷を負わない環境の工夫も必要となる。

3. 高次脳機能障害をもつ人のセルフケア自立・生活再構築支援

　脳梗塞により意識障害，運動機能障害，高次脳機能障害，言語障害，摂食嚥下障害，排尿障害をもちながらセルフケアの自立を目指し，生活を再構築するためには，個々の障害の程度に合わせたセルフケア支援を行うことが重要である。ここでは高次脳機能障害をもつ人へのセルフケア自立に向けた支援，生活再構築に向けた支援について示す。

1 失語症をもつ人の日常生活への影響と生活の再構築支援

　失語症をもつ人は言語障害とともに運動麻痺による運動機能障害をもつことが多い。急性期には本人の意思は伝わらず，医療職や家族との人間関係にも影響を及ぼすため，本人は精神的ストレスを強く感じ，不安や抑うつ，自信の喪失につながる。退院後もコミュニケーションが難しいなかで新しい生活に適応するためには，本人・家族に多大な努力が必要となる。可能な意思伝達の手段を用いて，人間関係を築き，生活を再構築する過程を支援する。

　失語症において「話す」「聞く」「読む」「書く」のどの側面が失われているかを把握し，その人の失語症の症状に合わせて適切なコミュニケーション手段がとれるよう支援することが重要である。失語症の人は受傷により突然，自分の言葉を理解してもらえない，相手の発言を理解できない，自由に言葉が話せない状態になり，大きな混乱のなかで不安といら立ちを感じながら療養生活を送ることになる。その人の状況を十分に理解することから支援が始まる。

　支援する際には，その人のペースに合わせて待つ姿勢が重要である。本人が発するメッセージをとらえて推測し，意思を確認する。コミュニケーションの手段としては「はい・いいえ」で答えられる簡単な質問形式（クローズド・クエスチョン）や短い表現，繰り返しや言い換えるなど，その人にとって活用しやすい表現方法を工夫する。言語的コミュニケーションが難しい場合には，身振り・手振り，筆談など非言語的コミュニケーションを用いて意思疎通ができるよう努める。

　急性期には，毎日の健康状態の把握や日常生活でのニーズを満たすための意思疎通を図るところから始める。慢性期では言語聴覚士による言語訓練が始まるが，それだけではなく，ふだんの日常生活のなかで周囲の人と会話をすることがコミュニケーションに対する意欲と言語機能の向上につながる。

　家族も，突然の発症により失語症になった本人の状況に，かなりの衝撃を受ける。そして，失語症のある人との生活に対する不安を抱く。そこで，本人が回復に向けた意欲をもつには家族とのコミュニケーションが不可欠であることを理解してもらい，家族の不安に対応しながら，失語症のある人と共に生活を再構築する支援を行う。

2 失行・失認をもつ人の日常生活への影響と生活の再構築支援

失行・失認は外見上わかりにくく，本人も症状を理解していないことがある。また，個々によって症状が多様であり，生活上の困難も多様である。そこで，病変部位から失行・失認の存在を推察しながら，個々の生活を詳細に観察する必要がある。そして，日常生活での具体的な困難さを把握し，失行・失認をもつ人が安全に行動できるよう環境を整えると同時に，本人が困難を感じている動作を根気強く反復し，同じ訓練を繰り返すことにより症状は消失する。しかし，体調や環境の変化によって元の症状が出現することもあるため，本人が自分の症状を自覚し根気強く取り組めるよう支援する。

家族に対しては，本人の症状の理解を促し，日常生活のなかで本人のペースを尊重して支援してもらえるよう，家族の不安の軽減に向けたかかわりが重要となる。

3 記憶障害・注意障害をもつ人の日常生活への影響と生活の再構築支援

記憶障害・注意障害をもつ人の場合も，症状がわかりにくく，日常生活での障害や困難を周囲に理解してもらえないことが多い。病変部位から記憶障害・注意障害を予測しながら観察し，具体的な生活上の困難さを把握する必要がある。

記憶障害があると，日常生活においても食事・排泄・服薬状況や移動時に場所が記憶できなくなることで混乱をきたすことになる。そこで，記憶障害に対しては記憶が必要な事柄をメモして貼るなど，記憶しなくても生活できるよう，その人の症状に合わせて周囲の人が環境を整備する必要がある。また，本人にも記憶を補助する方法としてメモを取るように促し，メモを取ることも忘れる場合は繰り返し促すようにする。

注意障害の場合は，1つのことに集中することが難しいため，集中しやすい環境を整える必要がある。集中してほしいこと以外の刺激をできるだけ制限し，短時間に終了できるようにするなど，注意力が持続できるような工夫が必要である。

家族に対しては，記憶障害・注意障害についての理解を促し，入院中から退院後の生活上の困難について相談し，家族の支援を促すかかわりが必要である。

4. 心理的支援・意思決定支援

1 障害の受け入れに向けた支援

脳梗塞の発症により，突然，運動機能障害や高次脳機能障害などをもつ生活を余儀なくされた人の苦痛は，計り知れないものがある。本人は，多様な症状による身体的苦痛に加え，障害をもったことによる困難さ，病状や予後に対する不安，再発への恐怖や，抑うつも含めた心理面の苦痛をもつ。また，職業や社会的地位の喪失や経済的問題や家族や集団からの孤立などの社会的苦痛をもつ。そのなかで「何のために生きるのか」「生きる意味があるのか」と，自己の存在意義が揺るがされ，スピリチュアルな苦痛をもつ。

看護職は，多様な苦痛をもつその人を全人的にとらえ，個々に起こり得る苦痛を予測しながら，苦痛を理解するよう努める必要がある。そのためには言語的コミュニケーションが取れる人には，病状経過のなかで複数回その思いをじっくり聴くことが重要である。その過程では，本人が自身の障害を認識し，自分の思いを確認する機会となる。障害をもった当初は，入院前とはまったく違うと思える自己のボディイメージの変化が受け入れられず自己否認し，自立への意欲がもてなくなり，回復のための訓練や生活そのものが拒否的・逃避的になる。そのなかで自身の思いを語ることで障害をもちながら生きる自己のイメージを再構築し，その後の人生の編みなおしができるように，専門的知識・技術を提供し，意思決定に沿った生活を継続的に支援することが重要となる。

2 ｜ 意思決定支援

　脳梗塞により，言語障害や高次脳機能障害をもつことで，本人が自身の思いを語れない場合や，自身の障害を認識することも難しい場合があるため，その後の生活についての意思決定が難しいことが考えられる。その際には本人・家族を含め，家族全体がどのように障害とつき合っていくかの意思決定ができるように支援する必要がある。障害をもちながらも，その人のそれまでの人生で培われた価値観や信念，発達段階や地域社会で果たしてきた役割を重視し，その人らしい生活が送れるよう，本人・家族・看護職が協働して意思決定に沿った生活を再構築していくことが重要となる。

▍5.　地域・多職種連携による社会生活への支援

　脳梗塞の後遺症をもつ人が，医療機関を退院した後も，地域で社会生活を継続して営めるよう，多職種が連携して支援する必要がある。

　脳梗塞により運動機能障害，高次脳機能障害，言語障害，摂食嚥下障害などの障害をもち，退院後にその障害をもちながら地域で生活を続けるためには，入院早期からの退院支援が不可欠である。脳梗塞の後遺症をもつ人が障害をもちながら，本人・家族の意向に沿った生活を送るためには，入院前の生活状況を把握したうえで，退院後の生活を見据え，障害をもったことで変更すべき生活内容をアセスメントし，セルフケア自立に向けた具体的な支援が必要である。本人・家族，日常生活面でのADLの現状を把握している看護師，疾病の回復状態を予測する医師，リハビリテーション中の行動を把握しているリハビリスタッフ，退院後の療養生活を見据えて調整する退院調整看護師やMSW，食事内容を調整している管理栄養士，服薬指導にかかわる薬剤師などの多職種が参加してカンファレンスを開催し，同じ目標を定めて支援内容を検討することが重要である。そして多職種が連携・協働しながら，それぞれの専門的知識・技術を生かして，本人・家族の望む生活への支援を行う。退院後の療養生活を見据えた支援では，本人に対するセルフケア自立に向けた療養指導を行う。家族に対しても具体的な療養指導を行うが，本人に療養指導を行っても習得が困難な場合，もしくは家族に介護指導を行っても介護負担が大きいことが予測される

場合には，入院中から訪問看護師と連携し，退院後も看護の継続を図る。そのほか，退院後の生活に向けた社会資源の活用に向けて，ケアマネジャーとの連携も必要となる。また，通所介護や通所リハビリテーションなどの施設を利用する際には，その施設の看護職やリハビリテーションスタッフなどとも連携が必要となる。

入院早期から，本人・家族を中心とした院内・地域の関連職種による多職種による支援チームを結成し，その人らしい生活の実現に向けて検討しながら支援を継続することが重要である。

Ⓓ 家族へのケア

脳梗塞の発症は，本人のみならず，家族の役割関係にも大きな影響を及ぼすため，本人・家族を1つの単位ととらえ，家族全体を支援していく必要がある。家族に対しては，突然の発症による心理社会的状況を踏まえた支援を行う。

1 脳梗塞発症時の家族の心理社会的状況

脳梗塞の突然の発症により，本人・家族の生活は一変する。急性期には生命維持が最大の関心事となる。生命の危機を脱した際に医師から病状や後遺症について説明されても，家族はすぐには本人の病状やそれによる変化の詳細は理解できない。そのため家族は，本人は完全に回復し入院前の元の生活に戻れると考える。回復期では身体障害は回復しても，ADL自立に向けて支援するなかで，高次脳機能障害による記憶障害，注意障害，遂行機能障害などにより，様々な生活上の支障をきたす。

入院中に身体的に回復していく過程を見て，家族はさらなる回復に期待を抱く。しかし，退院後に自宅に戻り，職場復帰した際に，本人の人格や行動の変化に直面し，様々な症状への対応がわからず，多大な不安をもつ。在宅において家族は，本人への支援の中心となることで入院前の生活とのギャップを感じ，先が見えないこと，結果が伴わないことにより心身ともに疲弊してしまう。また，家族の一員が障害をもつことにより，その介護以外にも，家族内での役割変更，経済的な問題などが起こり，家族は継続的にかなりのストレスを抱えることになる。したがって，本人を身近で支える家族への多角的で継続的なケアが重要となる。

2 家族へのケア

脳梗塞の発症という突然起こった状況を，家族がすぐに受け入れることは困難である。そこで入院時当初から，退院後の本人・家族の生活を考慮に入れ，疾患による症状の理解を促すための説明と対応が必要である。そして，家族が本人の症状・障害を受け入れられるように，家族自身の思いの傾聴も含めた心理的ケアが重要となる。

また，退院後の生活の変化を見据えて，家族への療養指導などの教育的ケア，社会資源

の活用に向けた支援，相談体制の整備などの多角的なケアを，家族の受け入れ状況に合わせて継続的に行う必要がある。

　今後も脳梗塞の後遺症をもつ本人・家族が，療養の場が変わっても，必要時にいつでも専門職の支援が得られることが求められる。そのため，各地域において看護職が中核となり保健医療福祉専門職のネットワークをつくり，本人・家族がいつでも支援が得られるようなサポートシステムを構築する必要がある。

VII　パーキンソン病

A　疾患の概要

1. 疾患概念

　パーキンソン病（Parkinson's disease；PD）は，特発性・慢性進行性の神経変性疾患である。発症年齢のピークは 50 ～ 60 歳であり，高齢になるほど発症率が増加する。まれに，40 歳以下で発症することがあり，**若年性パーキンソン病**とよばれる。神経変性疾患のなかでは，有病率が高く，男女比はほぼ同数である。日本では，人口 10 万人当たり 100 ～ 150 人の患者がいると推定されている。

　パーキンソン症状を起こす，パーキンソン病以外の病気を**パーキンソン症候群**という。ドパミン受容体を遮断する薬剤の副作用や脳血管障害，外科的治療で治る可能性のある特発性正常圧水頭症や慢性硬膜下血腫などで見られる。特徴として，筋強剛が強く，振戦はあまり見られない，レボドパ（L-ドーパ）製剤の効きがよくないなどがあげられる。パーキンソン病との鑑別が重要となる。

2. 誘因・原因

　現段階では不明であるが，遺伝的要因や環境因子の関与が指摘されている。

3. 病態生理

　パーキンソン病の本態はいまだ不明な点が多いが，中脳の**黒質**にある**ドパミン神経細胞**の変性・脱落により，その投射先である**線状体**におけるドパミン欠乏をきたすことが主たる病態と考えられている。

4. 症状・臨床所見

　4 大主徴（振戦，筋強剛，無動，姿勢反射障害）が出現する。初発症状は片側からみられることが多く，進行すると反対側にも症状が出現する。症状には左右差があることが多い。そのほかにも，自律神経障害や睡眠障害など様々な症状を伴う。

5. 検査・診断・分類

　頭部 CT，MRI は正常である。近年，心筋交感神経シンチグラフィー*（MIBG シンチグラフィー），イオフルパン SPECT*が用いられている。**レボドパ**の内服で効果が認められると診断が容易である。重症度の評価には**ホーン・ヤー**

＊ 心筋交感神経シンチグラフィー：パーキンソン病では，心臓の交感神経の機能が低下していることが多い。心筋交感神経シンチグラフィーでは，MIBG（メタヨードベンジルグアニジン）という物質を心筋に取り込ませ，心臓の交感神経の働きを見る。交感神経の機能が正常であれば MIBG が心臓に集積する。

＊ イオフルパン SPECT：シングルフォトン断層撮影。SPECT は，γ（ガンマ）線という微量の放射線を出す薬剤を静脈から注射し，体内の様子を画像化し，その画像を断層にしたものである。ドパミン神経には，ドパミン量を調整する部分ドパミントランスポーター（DAT）があり，パーキンソン病では DAT が減少する。イオフルパン SPECT では，イオフルパンという DAT に高い親和性を有する薬剤を静脈注射し，脳に薬剤が集約されるのを待ってから撮影することによって，ドパミン神経の変性・脱落の程度を評価する。

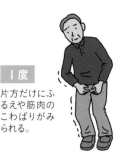
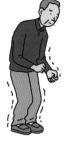
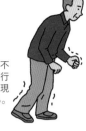

Ⅰ度
片方だけにふるえや筋肉のこわばりがみられる。

Ⅱ度
姿勢の変化（前のめり）がかなり顕著にみられ，ふるえなども両側にみられる。

Ⅲ度
方向転換が不安定で，歩行障害，突進現象もみられる。

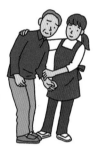
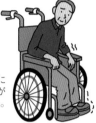

Ⅳ度
起立や歩行などのADLが困難になり，介助も必要となる。

Ⅴ度
日常動作に全面介助が必要となる。

図4-13　ホーン-ヤールの重症度分類

ル（**Hoehn & Yahr**）**の重症度分類**（図4-13）を用いることが多い。

6. 治療

　レボドパ製剤を中心とした薬物治療が基本となる。レボドパ，ドパミンアゴニストなどの薬剤を組み合わせ，個々の症状に応じた治療が行われる。長期間の投与によって，ウェアリング・オフ現象やオン・オフ現象，ジスキネジアなどの副作用が出現するので注意を要する。

　外科的治療は，視床凝固術と脳深部刺激療法がある。薬物療法と組み合わせて治療を継続す

る。

　将来的には，遺伝子治療やiPS細胞（人工多能性幹細胞）などの再生医学の応用が期待されている。

7. 予後

　進行の速さは個人差がある。適切な治療を行えば，発症後平均10年程度は普通の生活が可能であるが，介助が必要になることもある。生命予後は臥床生活となってからの合併症に左右され，誤嚥性肺炎などの感染症が直接死因になることが多い。

Column　パーキンソン病の由来

　1817年，イギリスの医師ジェームス・パーキンソン（Parkinson, J.）が「振戦麻痺に関する論文」を発表し，そのなかで同じ症状をもつ6人の患者について詳しく書いた。この病気が後にパーキンソン病とよばれるようになった。

B パーキンソン病と共にある生活の理解とアセスメント

1. パーキンソン病と共にある生活の特性

　パーキンソン病は，初期の診断が難しく，緩徐に運動機能障害が進行する。パーキンソン病の人々は，診断や治療を受ける経過において様々な困難に直面し，不安や苦痛，恐怖，怒り，期待などの様々な感情を抱きながら生活を送っていることを理解する必要がある。

　パーキンソン病の人々は，発症時には身体症状が出ているものの，歩行状態には問題がなく，日常生活には支障がないことが多い。現在では，インターネットなどによって自身の病いについての知識を得ていくことが多い。そのため，診断がついた後に様々な情報を得て，今後，進行に伴って動かなくなっていく自身のからだや，日常生活や社会活動の制限などについて予期することで悲観的な気持ちになることもある。

　パーキンソン病の中核症状は，**振戦**，**筋強剛**（筋固縮），**無動**（寡動）の３大主徴に加え，病気の進行とともに現れる**姿勢反射障害**を合わせた４大主徴（図4-14）である。パーキンソン病の人々は，最初，じっとしているときに不随意に手足が震える症状などで自身のからだの異変に気づく。しかし，この時期は症状の出現が一定でないことから，医療職に自身の症状についてうまく説明できず，わかってもらえないという感情を抱くことがある（column 参照）。また，どの診療科を受診すればよいかわからないために，的確な検査を受けることができず，さらに，ほかの疾患との鑑別が難しく，確定診断に至るまでに時間を要することなどから，医療職への不信感を募らせることも多い。その後，しだいに運動機

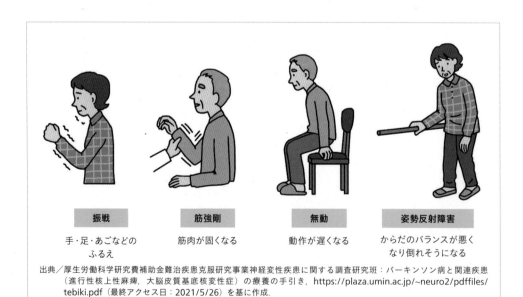

振戦	筋強剛	無動	姿勢反射障害
手・足・あごなどのふるえ	筋肉が固くなる	動作が遅くなる	からだのバランスが悪くなり倒れそうになる

出典／厚生労働科学研究費補助金難治疾患克服研究事業神経変性疾患に関する調査研究班：パーキンソン病と関連疾患（進行性核上性麻痺，大脳皮質基底核変性症）の療養の手引き，https://plaza.umin.ac.jp/~neuro2/pdffiles/tebiki.pdf（最終アクセス日：2021/5/26）を基に作成.

図4-14 パーキンソン病の４大主徴

能障害が進行し，自分の意思どおりにからだが動かない，勝手にからだが動いてしまうという状況に直面するようになる。病気の初期段階において，個人は，そのような身体症状を抱えながらも可能な範囲で工夫し，病前よりも縮小した範囲で日常生活を営むようになる。たとえば，家族に手伝ってもらいながら，できる範囲で家事を行うなどの調整を図るなどして，なんとか自分の役割を遂行しながら生活していこうとする。しかし，しだいにできないことが増えるにつれていら立ちを感じたり，自分のからだに落胆したり，家族に負担をかけているという気持ちが強まっていく。さらに，この先の自分のからだのことを考え，将来，家族の世話にならなければならないことを予期し，家族への申しわけなさを感じながら生活を送るようになる。このような状態が続くと，身体症状の影響だけでなく，不安感や緊張感が強くなり，やる気が出ないというようなうつ症状などの精神症状も現れる。

このほか，自律神経障害により体温調整がうまくいかず，発汗が異常に多くみられる，また，流涎が多くなるなど，他者に見られたくない不快な症状が複合的に出現する。運動器障害を含め，これらの様々な症状は，家族以外の他者の目に映ることになり，他者からそのことを悪意なく指摘されることもあるだろう。そのような体験や他者の視線によって，パーキンソン病の人々は自分のからだが他者に奇異に映っていることを感じ，自分に対し

Column　パーキンソン病症状の説明の難しさ

　パーキンソン病の人がからだに異変を感じて受診したとき，症状を聞かれても，そのときに手足が震えるなどの症状が現れるとは限らないため，本人は医療職への説明に難しさを感じることが多い。看護師はパーキンソン病の人々に出現しやすい症状を理解し，受診時に次のような内容を質問することで，個々人が症状を言語化できるようにサポートすることが望まれる。

- 安静時に手足が震えたりしますか？
- 歩幅が小さくなったと感じますか？
- 歩いているときに速足になったり，前のめりになることはありますか？
- 歩くのが人より遅くなったと感じますか？
- 足が前に出ない，最初の一歩がなかなか出ないことがありますか？
- 字がうまく書けなくなった，小さく詰まった文字を書くようになったと感じることがありますか？
- ボタンがかけにくくなったと感じますか？
- 声がうまく出せないことがありますか？
- 食べ物がうまく飲み込めないことがありますか？
- よだれが頻繁に出るようになったと感じますか？
- 最近，よく転ぶようになったと感じますか？　など

　また，パーキンソン病の人々の療養生活は長期にわたるため，その間に症状が進行したり，薬物療法の副作用によって新たな症状が出現したりする。これまで感じていなかった，日々のちょっとした動作に違和感を覚えたら，すぐに医師に伝えるように勧める。その際，看護師が本人の言いたいことを代弁することもときには必要となる。

て他者とは異なっているといった認識を生じる。実際に，他者のペースに合わせた行動や細かな作業ができなくなり，他者とのかかわりが苦痛になってくる。そして，しだいに，仕事や友人との付き合い，地域コミュニティとのかかわりを絶ってしまうことが多い。パーキンソン病は，一般の人には，病名は聞いたことがあっても理解は得られていないことも多い。この病気に対する理解不足から，パーキンソン病の人々は偏見の目にさらされながら社会生活を送っていることを理解しておく必要がある。このように，パーキンソン病の人々は，健康な人と同じように行動できなくなることを自覚することで，無意識に自分と他者との間に一線を引くようになると考えられる。

　しかしその一方で，他者の手を借りなくては生活が困難になるという状況がある。人々は，他者との関係性において，他者から病気の理解が得られているか否かで，心を開いたり閉ざしたりする。本人は，介助が必要なことを理解しているが，医療職や家族などの周囲の理解を慮りながら，自分なりに折り合いをつけながら生きている。

　特に，排泄にかかわることは本人にはつらいものになる。動きたいときに動けないことは，自分の意思でトイレに行けないこと，夜間のトイレ歩行時に転倒のリスクが高まることにつながる。また，パーキンソン病では，様々な自律神経障害が見られる。排尿障害では，特に膀胱が十分に拡張しなくなり蓄尿障害をきたすことも多く，失禁の原因にもなる。このように，尿意を感じながらもおむつを使用せざるを得なくなることで，自尊心が大き

Column　薬物療法の難しさ

　パーキンソン病の中心となる治療薬はレボドパであるが，服用期間が長くなるとレボドパ濃度と連動して薬効の変動（日内変動）や，**ウェアリング・オフ**（wearing-off）**現象**，**オン・オフ**（on-off）**現象**などが見られるようになる。ウェアリング・オフ現象とは，レボドパの作用時間がしだいに短くなり，薬効が4時間未満となり急に動けなくなる現象である。オン・オフ（on-off）現象とは，レボドパの服用とは無関係に症状が軽快したり（オン），悪化したり（オフ）することをいう。パーキンソン病の人は急に動けなくなることを恐れて，時に自己判断で過剰にレボドパを内服してしまう。すると，今度はからだが勝手に動く不随意運動（**ジスキネジア**）が出現する。

　レボドパは，食後の内服では効果の発現までに時間を要し，空腹時の内服では効果の発現が速まる。看護師は，食事や服薬との関連についても理解し，個人の症状と併せて内服の自己管理状況を把握する必要がある。

　レボドパの副作用を克服するために開発されたのが，ドパミンアゴニストである。ドパミンアゴニストの作用時間は長く，長期に内服しても薬効の変動などがないことがわかっている。しかし，服用してから薬効が出現するまでにレボドパよりも時間がかかること，吐気や幻覚・妄想などの副作用が出現するなどの欠点があるため，注意が必要である。

出典／関野宏明，他監：脳・神経疾患；〈NURSING SELECTION6〉，学習研究社，2002，p.288.
https://gakken-mesh.jp/book/detail/9784051521523.html

く傷つけられる。

　また，パーキンソン病では薬物療法が重要になる。なぜなら，疾患の原因として，脳内のドパミンの欠乏により筋肉の動きをコントロールできなくなり，運動症状が出現することで不足したドパミンの補充がなされるからである。ほかの補助的な薬剤の使用との調整を行いながらも薬物療法は不可欠なものである。そのため，内服薬によって症状が左右されたり，時には，薬剤の効果が強く出ることによって誘発される不随意運動や，効果が失われたときには，ウェアリング・オフ現象など，動けなくなるといった症状に悩まされる。しかし，これらの症状は，薬物療法を適切に行うことで必ずしも出現するとは限らず，無用な不安を抱いて生活することのほうが，長期にわたる人々の生活にとってマイナスになることを理解しておきたい。

2.　看護アセスメント

目的	アセスメント項目		備考
	中項目	小項目	
身体的側面	○症状 ● 運動症状 　4大徴候（振戦，筋強剛，無動・寡動，姿勢反射障害） 　突進現象（加速現象） 　すくみ現象 　小刻み歩行 ● 言語障害 ● 非運動症状（自律神経障害） 　消化器症状 　排尿障害 　排便障害 　唾液分泌障害 　心血管機能障害 　発汗異常 　末梢循環障害 　性機能障害（勃起不全） ● 姿勢異常 ● 感覚障害 　疼痛（腰痛，大腿痛，腹痛） ● 嗅覚障害 ● 疲労 ● 仮面様顔貌（がんぼう） ● 性機能障害	● 症状の有無，いつからあるのか，生活への支障の程度と併せて把握する。 ● 薬物の効果（効果の持続時間）：ウェアリング・オフ現象，オン・オフ現象 ● 出現時間 ● しゃべりにくさ ● 小声 ● 腹部膨満感，悪心，胸やけ，食欲不振など ● 排尿回数，失禁の有無 ● 便秘，腹部膨満感，便の性状 ● 流涎（りゅうぜん） ● 血圧（起立性低血圧） ● 体温（低体温） ● 手足の冷え ● 側屈（からだが斜めに傾くこと） ● 腰曲がり ● 首下がり（頭が下がっている） ● 部位 ● 鎮痛薬の内服状況 ● 食欲 ● 1日の運動量と休息 ● 表情の乏しさ	● 症状は一側上肢もしくは下肢で認める。経過とともに両側に認めるようになる。 ● 唾液の飲み込みにくさは嚥下障害とも関与し，消化機能に影響する可能性がある。 ● 内服薬の変更に伴い姿勢異常が現れることがある。 ● 嗅覚障害は早期の段階で約半数の割合で現れる。
	○検査データ・所見		● 検査データは多くは異常が見られない。

目的	アセスメント項目		備考
	中項目	小項目	
日常生活面	○食事	• 嚥下状態，誤嚥の有無 • 食事量，飲水量 • 悪心，胃部不快感 • 食事動作	
	○排泄	• 便秘 • 失禁の有無 • トイレまでの歩行距離，排泄動作 • 発汗	• 便秘は早期の段階で約半数の割合で現れる。
	○睡眠	• 不眠 • 日中の眠気 • 日中に突然眠ってしまう • 寝言，悪い夢を見る	
	○薬物管理	• 内服量，内服時間，自己判断での調整	
	○移動	• 転倒のリスク • 歩行状態	
心理・精神的側面	○精神症状	• うつ状態 • アパシー（無感動・無関心） • 幻覚，妄想 • 内服薬の種類（副作用）	
	○感情	• 症状の進行への不安 • 将来の生活面への不安 • 仕事の継続への不安 • 家族への負担感 • 夜間排泄時など家族への介助を求めることへのストレス	• 自分の意識とは関係なく無表情（仮面様顔貌）になることがある
社会的側面	○家族の役割	• 家族構成，家族内の個人の役割喪失 • 社会，地域生活との遮断	
	○経済状態	• 就業の有無や形態，医療保険の種類，医療費助成活用の有無	

1　身体的側面

　パーキンソン病の身体症状は，疾患に特異的である。本人が最も自覚し，看護師にも観察可能である。身体症状は薬物療法と密接にかかわっていることから，症状の程度を確認するだけでは，個人の生活に目を向けることができない。個人の症状には日内変動があることを理解し，本人に症状日誌（図4-15）をつけることを勧め，身体症状と，生活サイクルや内服時間との関係性をアセスメントする必要がある。医師との調整への介入が必要であれば，看護師がその役割を担う。

　パーキンソン病の人々の身体的側面と日常生活面，心理・精神的側面，社会的側面は密接にかかわっていることを理解し，併せてアセスメントする。

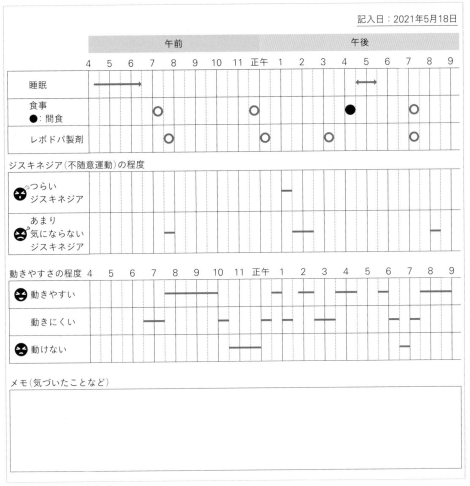

図4-15 症状日誌（例）

2 ┃ 日常生活面

　パーキンソン病の症状は，日常生活に直結した困難へとつながる。食事や排泄，清潔，更衣などの ADL のどの部分にどのような支障をきたしているかを，本人の 24 時間の生活と併せて具体的にアセスメントする。

❶休息・睡眠

　パーキンソン病の看護の基本は，活動と休息のバランスが整っているかどうかを軸とする。その人に睡眠障害がある場合は，その原因をアセスメントする。睡眠障害の原因が，振戦や寝返り困難，痛みといったパーキンソン病の症状に伴うものである場合は，入眠困難や中途覚醒を起こさないよう薬物コントロールを行う。また，日中の活動量や午睡の時間（30 分以内であるか）など，規則正しい生活が送れているかをアセスメントし，睡眠環境を整える。睡眠障害の原因はパーキンソン病の症状に伴うもののほか，突発的睡眠や日中過眠＊といった薬剤の副作用，うつ症状の影響も考えられる。

❷食事・排泄

　パーキンソン病の人々に多く見られる自律神経症状には，便秘や排尿障害などがある。なかには，失禁を恐れて水分を控える人も多い。しかし，高齢者の場合，水分摂取の制限は脱水のリスクがある。また，便秘予防には十分な水分摂取が必要であることなどから，水分摂取量に加え，食物繊維が多く含まれる食事をバランスよく摂れているかといった点についても把握することが重要である。さらに，手の振戦などの症状によって，箸やフォークが思うように扱えず，自力での食事が困難になったり，身体症状が進行し，頸部の筋強剛や不随意運動によって嚥下運動が障害され，誤嚥性肺炎のリスクが高まる。したがって，食事量や飲水量をアセスメントするときは，食事行動や嚥下状態を併せて観察することが重要となる。

❸清潔

　清潔や更衣については，どの程度自分でできているかを観察する。症状出現の時間帯を避け，入浴時に姿勢保持が可能か，自身でどの程度動作を行うことが可能かなどを判断する必要がある。浴室での転倒に至らないように，安全な環境を整え，状態に合わせて付き添いあるいは介助の必要性等を検討する。また，脱衣所や洗面所の環境もアセスメントし，休憩できる椅子や手すりの設置などを検討する。

3 ｜ 心理・精神的側面

　人々は，病気が診断された後，時間の経過とともに混乱し，動揺しながらも，長期にわたる療養生活のなかで病気について自分なりの理解を獲得していく。しかし，パーキンソン病の症状は日内変動があるため，本人は，からだの調子が良いときは病状が改善するかもしれないと期待をもち，不随意運動やオン・オフ現象がコントロールできていないときなどは，自分の力ではどうすることもできないからだの不調に不安を感じ，落ち込んだりする。場合によっては，自分の予後を悲観的に考えてしまうほどの不安に苛まれることもある。このため看護師は，1日のなかでも体調の変化によって気持ちが揺れ動く，本人の心理・精神状況をアセスメントし，その人が今どのような治療段階で，どのような症状に苦しんでいるかを理解する必要がある。

　さらに，パーキンソン病では，疾患の進行とともに中枢神経系機能低下により，幻覚や幻視を訴えることがある。意欲減退（アパシー）が見られたり楽しみが感じられなくなったりなど，うつ症状が見られることもある。また，もの忘れなどの認知機能の低下も生じやすく，1日のなかで，その程度が変動しやすいことも特徴的であることから，本人の言動の変化には，このような疾患に伴う精神症状が含まれていることを理解しておく。

＊ **日中過眠**：Johns, M. W. らが開発したエプワースの眠気尺度（the Epworth Sleepiness Scale；ESS）の日本語版 ESS（図 4-16）が，日常生活のなかで「うとうとする可能性」を測定する尺度として有用である。

JESS™（Japanese version of the Epworth Sleepiness Scale）
ESS　日本語版

もし，以下の状況になったとしたら，どのくらい**うとうとする（数秒〜数分眠ってしまう）**と思いますか。**最近の日常生活**を思いうかべてお答えください。

以下の状況になったことが実際なくても，その状況になればどうなるかを想像してお答え下さい。（**1〜8**の各項目で，○は1つだけ） すべての項目にお答えしていただくことが大切です。 **できる限りすべての項目にお答えください。**		うとうとする可能性はほとんどない	うとうとする可能性は少しある	うとうとする可能性は半々くらい	うとうとする可能性が高い
1）すわって何かを読んでいるとき 　　（新聞，雑誌，本，書類など）	→	0	1	2	3
2）すわってテレビを見ているとき	→	0	1	2	3
3）会議，映画館，劇場などで静かにすわっているとき	→	0	1	2	3
4）乗客として1時間続けて自動車に乗っているとき	→	0	1	2	3
5）午後に横になって，休息をとっているとき	→	0	1	2	3
6）すわって人と話をしているとき	→	0	1	2	3
7）昼食をとった後（飲酒なし），静かにすわっているとき	→	0	1	2	3
8）すわって手紙や書類などを書いているとき	→	0	1	2	3

Copyright, Murray W. Johns and Shunichi Fukuhara. 2006.

出典／福原俊一，他：日本語版 the Epworth Sleepiness Scale（JESS）：これまで使用されていた多くの「日本語版」との主な差異と改訂，日本呼吸器学会誌，44（11）：867，2006.

図4-16 エプワースの眠気尺度

4 │ 社会的側面

　パーキンソン病は，歩行状態やADLに困難をきたす。動作が緩慢になり，思いどおりに動けなくなると，通勤や人との待ち合わせなどで遅刻をしてしまうなど，時間どおりに行動することが難しくなる。ルールや約束を守れなくなることは，本人自身にも大きなストレスを与え，一般的な社会生活を営むことができず，地域の集まりにも出向くことができないといった社会生活全般の縮小を余儀なくされてしまう。このことは，仕事を辞める選択を迫られることや，これまでの地域社会での役割を喪失することにもつながり，社会生活との断絶にもなりかねない。病気を機会に家に引きこもることは，うつ症状への引き金にもなり，からだをますます動かさなくなることで運動機能の低下にもつながることになる。できるだけふだんどおりの生活を送ることができるように支援することが大切である。そのためにまず，その人が，これまでに家族や地域，社会生活のなかでどのように役割を担ってきたのかを把握し，現在の症状によってどのようなことに支障をきたしている

のかを把握し，アセスメントする。

3. 看護の目標

　パーキンソン病では長期にわたる療養生活のなかで，本人が主体となり，本人と家族，医療職が協力し合い，その人の症状の進行に応じた生活環境を整え，個人を尊重した生活を営めることが看護の目標となる。

①治療内容を理解し，症状に応じた治療を受けることができる。
- 疾患について理解できる
- 継続して内服管理できる

②症状に気づき，可能なかぎり日常生活を安全かつ自立して送ることができる。
- 症状の変化に気づける
- 転倒に気をつける
- リハビリテーションを継続し，ADL を維持する
- 生活を工夫することによって，できるだけ以前と同様の日常生活を送る

③家族が過度な不安をもたずに，安定して生活を送ることができる。
- 家族がパーキンソン病を理解する

C パーキンソン病と共に生きる人への看護介入

1. 看護の概要

　パーキンソン病の症状は，その出現の経過や薬物療法の効果に個人差がある。症状の慢性的な進行は，人々に様々な ADL の障害を引き起こし，また他者の目にもその症状は明らかになる。本人は，これまでの役割を果たせなくなったことを自覚し，自分が家族の負担になっていると感じ，精神的な苦痛を抱く。発症年齢のピークである 50 ～ 60 歳は，壮年期から老年期に当たる。壮年期の人々は，一家の大黒柱であったり，主婦として家事を担っていることが多く，青年期の子どもたちのサポート，あるいは，自身の両親の介護などの役割を果たせない現実に直面するとともに，進行していく症状に対して大きな不安を感じやすい。また，老年期の人々は，主介護者が配偶者である場合，老老介護となり，家族は長期的な療養生活によって身体的・精神的な疲労，経済的な負担が大きい。

　看護師は，個人が 24 時間の生活のなかで抱える症状や，症状に伴ってその人が何に困っているのかをアセスメントし，本人と家族が長期にわたって病いと共に生活を送ることを念頭に置かなければならない。

　そして，その人ができるだけ自分のことを自分で行うことが，日々のリハビリテーションにつながるため，長期の療養生活を寝たきりにならずに過ごすことができるように，看護師はどのようなときでもその人が自分のペースで行動できるよう，焦らせることなく，

温かく見守る姿勢を忘れてはならない。

2. 症状マネジメント

　看護師は，食事や服薬との関連についても理解をしておく必要がある。そして，パーキンソン病に特有の症状が見られた場合には，内服時間と症状の程度を継続して観察し，その変動状態を把握するとともに，食事，休息など生活リズムなどと併せてアセスメントし，必要な場合には，生活面の改善なども援助する。

3. 意思決定支援

　パーキンソン病の人々にとって意思決定とは，多義的な意味をもつ。その人にとって，この先，難治性の病いと共にどのように生きていくかは最も大きな課題だろう。他者とのつながりを遮断せざるを得なくなったとき，仕事をやめる，地域での活動を減らす，これまでの趣味活動を中断するなど，進行する症状に伴い，社会生活や日常生活を送るうえで，本人の意思決定が様々に生じることになる。

　また，およそ70歳未満で，精神症状や認知症が認められない人々で，ジスキネジアの症状が強く，薬剤による運動合併症のコントロールが難しくなってきた場合などは，外科的治療が選択肢の一つとしてあげられる。しかし，手術をしても必ずしも効果があるわけではなく，手術前に十分な薬物療法が行われていることが前提であり，手術を受けても薬剤を内服し続けることになる。このような手術の選択をすることも個人の意思決定にかかわる問題となる。

4. 日常生活の援助と健康学習支援

　パーキンソン病の人々は，何十年も自分の症状と向き合いながら生活を送っていく。それは，自分の症状は自分が最も理解していることに気づき，そのなかで，生活を調整していく力を獲得していくプロセスでもある。よって，本人と家族がパーキンソン病に対する知識を獲得し，不足したドパミンの補充を薬物療法で行っていることから，内服管理の重要性を理解したうえで生活できるように援助する必要がある。しかし，パーキンソン病の症状は，疾患そのものの症状に加え，治療薬の副作用症状であるオン・オフ現象やウェアリング・オフ現象，ジスキネジアを生じさせるため，生活を思いどおりに予定できず，生活リズムをうまくとれないものにする。また，パーキンソン病には様々な自律神経症状があり，特に排尿障害や消化器症状は，毎日の排泄や食事にかかわる苦痛の大きなものである。これらの症状は治療薬の副作用であることも多く，薬物療法の調整なども重要になるため，日常生活で困ったことがあれば1人で抱え込まずに，医療職へ相談できるように支援体制を整えておく。

1 | 転倒予防

　パーキンソン病の人々は，歩行障害や姿勢反射障害の出現によって転倒のリスクが高まる。転倒によって大腿骨を骨折したり，頭部を打撲して慢性硬膜下血腫を生じると，その治療のために長期臥床を余儀なくされる。運動機能は低下し，リハビリテーションに長い期間を要する。よって，転倒をきっかけに QOL が低下する可能性があることについて，本人と家族の認識を促し，本人が安全に生活できるように生活環境の調整を働きかける必要がある。看護師は，個々人に出現している身体症状を観察し，その人にとって転倒リスクの高い場所や時間帯を把握して，見守りを行う。また，退院後の生活を見据えて，家の構造などを本人から聴き取り，家族と共に自宅での転倒リスクとなるポイントを確認し，転倒の予防対策に取り組めるようにサポートする（表4-21）。特に，入浴は薬効が切れて急に動けなくなると危険であるため，家族がいる時間帯に入浴するよう指導する。

2 | セルフマネジメント

　身体症状が多岐にわたり出現するが，適切に内服管理を行っていれば，出現する可能性のある症状にいたずらに不安をもたなくてもよいことを伝え，できるだけ，これまで送っていた生活に近い生活が送れるように援助する。しかし，便秘などはパーキンソン病の人々の約半数に現れる。本人が症状を内服管理と併せて把握し，困った症状が出現した際には，自分なりの対応や工夫をしながら生活を送ることができるように援助する。主な身体症状と対策となる援助を表4-22 に示す。

3 | ADL の維持・改善

　パーキンソン病は運動機能や認知機能が徐々に低下していく疾患である。からだが思うように動かないと外出なども億劫になり，家に引きこもりがちになる。しかし，からだを

表4-21　パーキンソン病の症状と転倒予防対策

症状に関連したリスク	転倒予防対策
暗所では**すくみ足**が出現しやすい	● 廊下の曲がり角や玄関先，トイレ，また夜間のトイレまでの通路などに照明を設置する ● 暗い場所をつくらないようにする ● 寝たままで照明の操作ができるように工夫する
歩行を始める際に**すくみ足**が出現しやすい **小股歩行**のため，つま先が十分に上がらず歩行している	● 床に障害物や段差がないかを確認する ● スリッパは履かないようにする ● 浴室などは滑りやすいので，マットなどを敷いておく（マットの端につまずくこともあるので注意する）
姿勢反射障害のため，後ろ側への転倒が生じやすい	● 頻回に手を伸ばすもの（洗濯物の物干し，調味料の棚など）を目線より高いところに置かない（手を伸ばそうとして後方へ転倒するため）
突進歩行時はつかまるものがないと，からだが前につんのめってしまう	● 玄関，廊下，階段，トイレ，浴室などに手すりをつける ● 歩行時には杖やシルバーカーなどを活用する

表4-22 パーキンソン病の症状と自己管理を含めた援助

身体症状	自己管理を含めた援助
すくみ足や突進歩行	●視覚や聴覚はドパミン不足による影響を受けないため，すくみ足や突進歩行の対処方法として有効といわれている（図4-17）。 ●できるだけ歩行リズムを保つように意識する ●どうしても最初の一歩が出ないときは，最初の一歩を後方に引いてみる ●方向転換は，歩行しながら大きくカーブを描くようにする ●近づきたい対象物から，いったん別の対象物へ視線をそらす ●視覚キュー^{注)}：歩幅の間隔に目立つ色のテープを貼り，またいで歩くなどの目印をつける ●聴覚キュー：リズミカルな音楽を流したり，本人もしくは介助者が「1，2，3」とかけ声を出す ●触覚キュー：自分自身や介助者が，一方の腰や足をポンと軽く叩くと足が出やすくなる
ウェアリング・オフ現象	●毎日の内服が重要である ●処方どおり内服しているにもかかわらず，急に動けなくなった場合はほかの疾患も疑われる。特に脱水には注意する ●レスキュー・ドーズとしてレボドパを内服する方法もあるが，あらかじめ医師と相談しておく ●ウェアリング・オフ時は多量の発汗を引き起こす。発汗過多には，薬物治療のコントロールが重要となる
便秘	●便秘はレボドパの吸収を低下させるだけでなく，イレウスを引きこす可能性があるため予防に努める ●食物繊維や水分を十分に摂取する ●運動は，リハビリテーションや腸蠕動を活性化する効果があるため，適度に行う ●必要に応じて緩下剤を使用する
排尿障害	●夕食後のカフェイン（緑茶，コーヒー，紅茶など）摂取は控えるようにする
睡眠障害	●睡眠環境を整える ●夜間頻尿への対策を行う ●症状による入眠困難か，中途覚醒なのかなど，どのような睡眠障害かを医療者に伝える ●薬物コントロールが有効な場合があるので，医師に相談する ●日中の車の運転，高所での作業などを避ける
嚥下障害	●嚥下機能の低下は，食事摂取量の減少から栄養状態の低下を引き起こすこと，また，誤嚥性肺炎を引き起こす可能性があることを理解しておく ●ウェアリング・オフのある人は，必ずオン時に食事を摂る ●食事形態をとろみがついたものに変更する ●1口量を少量とする ●食事時の姿勢は足底を床につけ，できるだけ座位とする

注）キューは，きっかけや手がかりを意味する。

動かさずにいると筋肉や関節が硬くなり（廃用症候群），ますます運動機能が低下する悪循環に陥ってしまう。そのため，パーキンソン病の人々には，リハビリテーションを勧めることが重要であり，リハビリテーションも重要な治療の一つとなる。また，日中のリハビリテーションは，日中の活動量を増やし気分転換を図ることができ，さらに，生活のリズムを整え，うつ症状などの改善にもつながる。しかし，パーキンソン病では，健康な人と同じ運動をするのに2倍の運動量が必要になるともいわれており，疲労も感じやすい。医師や理学療法士と連携を図りながら，レボドパが効いている時間帯にリハビリテーション

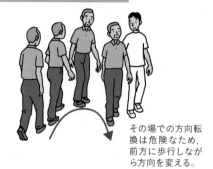

突進歩行：方向転換をする際の工夫

その場での方向転換は危険なため，前方に歩行しながら方向を変える。

進行方向に壁などの障害物があり，方向転換が難しい場合は，ステップを踏みながら方向を変える。

すくみ足：視覚・聴覚を用いた工夫

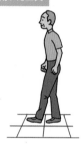

廊下の床のパネルの境界線や，床に格子状に貼ったテープなどを目印に，またぐように歩く。

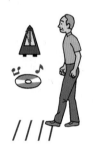

床に等間隔に引いた線や，メトロノーム・音楽のリズムに合わせるなど，視覚的・聴覚的刺激を用いて歩行練習を行う。

図4-17 すくみ足・突進歩行の対処方法

を実施する。

　パーキンソン病の人々に対するリハビリテーションの第一の目的は，立位・座位姿勢や歩行の安定確保のために体幹筋，股，膝伸筋群を中心に筋力を向上させることである。パーキンソン体操 (図4-18) は，前傾姿勢による肩こりや頭重対策にもなり，歩行姿勢からもたらされる腰痛予防にもなる。

▌ 5. 心理・社会的支援

　パーキンソン病は，ホーン - ヤールの重症度分類Ⅲ度以上，かつ，厚生労働省が定めた生活機能障害度でⅡ度以上の場合 (表4-23)，厚生労働省で定めている特定疾患としての認定対象となり，治療費は公費負担助成を受けることができる。また，介護保険は，原則65歳以上の人に給付されるものであるが，パーキンソン病は指定されている特定疾病であることから，40歳以上であれば，介護保険で介護に必要なサービスを受けることができる。これらについては，個人が在住している市区町村の窓口に申請するように勧める。また，障害福祉サービス等の利用により，介護が必要なパーキンソン病の人々も対象で，ホームヘルパーの派遣や，家事の介助，日常生活用具の給付などを受けることができる。

　パーキンソン病の症状は一人ひとり異なるが，緩やかに進行していく。人々はしだいに進行していく症状と向き合い，この先への予期することができない不安を1人で抱えてい

1. 頭部の体操（座位）

頭を前後にゆっくり倒す。

頭を左右にゆっくり倒す。

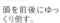
頭を左右にゆっくり回す。

2. 上肢の体操（座位・臥位・立位）

腕を挙げ，指を握ったり伸ばしたりする。

肘を伸ばし，手首を上げ下げする。

両手を胸の前で合わせ，手首を左右に倒す。

上肢の体操（座位・臥位・立位）

肘を直角に曲げてからだにつけ，手を外に開く。

両腕を交互に曲げ伸ばしする。

両肩をすくめて力を抜く。

両手を合わせて腕をゆっくりあげる。

両手を合わせて，ゆっくりからだをひねりながら腕を斜めにあげる。

3. 下肢の体操（座位）

椅子（ベッドの端）に座り，足先を交互に上げ下げする。

椅子（ベッドの端）に座り，膝を交互に曲げ伸ばしする。

椅子（ベッドの端）に座り，腿を交互に上げ下げする。

4. 体幹の体操（座位）

椅子（ベッドの端）に座り，両手を頭の後ろに組み，からだを前後にゆっくり曲げ伸ばしする。

椅子（ベッドの端）に座り，両手を頭の後ろに組み，からだを左右にゆっくり倒す。

椅子（ベッドの端）に座り，両手を頭の後ろに組み，からだを左右にゆっくりひねる。

椅子（ベッドの端）に座り，手と反対側の足先が触れるようにからだをひねる。

5. 体幹の体操（立位）

壁に向かって立ち，両手を壁について胸を壁につけるように背筋を伸ばす。

壁を背にして立ち，背中を壁につけるようにする。

立ったまま，からだを左右にゆっくりひねる。

6. 体幹の体操（臥位）

うつ伏せに寝て，両手で上体をゆっくり起こす。

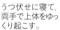
仰向けに寝て両足を曲げ，起き上がる。

片足を抱えて胸に引き寄せ，もう片方の足を床に押しつける。

仰向けに寝て両足を曲げ，尻をあげる。

仰向けに寝て両足を曲げ，左右にゆっくり倒し腰をひねる。

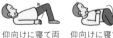

仰向けに寝て，自転車をこぐように両足を回す。

7. 歩行

床に板やタオルなどを等間隔に置き，またぐように歩く練習をする。

出典／山永裕明，野尻晋一：図説パーキンソン病の理解とリハビリテーション，三輪書店，2010，p.70-71．一部改変．

図4-18　パーキンソン体操

表4-23 ホーン-ヤール重症度分類と生活機能障害度

ホーン・ヤール重症度分類		生活機能障害度
I度	一側性パーキンソニズム ● 手足の左右どちらかだけに症状（震え・筋固縮）がある ● 機能障害はほとんどないが，あってもごく軽い	**I度** 日常生活，通院にほとんど介助を要しない
II度	両側性パーキンソニズム，平衡障害はない ● 症状が左右両側に出るため，日常生活がやや不便になる ● 素早い動作ができなくなる ● 歩くときに前傾姿勢になる ● つまずくことが多くなるが，姿勢反射障害はない	
III度	軽～中等度パーキンソニズム，姿勢反射障害があるが，日常生活に介助不要 ● 震え，こわばり（筋固縮），無動・寡動，歩行・姿勢反射障害など，4大症状の多くが見られる ● すくみ足・小刻み歩行・突進現象などが見られる ● 立ち上がるときや方向転換のときに不安定になる ● 活動はある程度制限されるが，1人での生活は可能である	**II度** 日常生活，通院に部分的介助を要する
IV度	高度障害を示すが，歩行は介助なしにどうにか可能 ● 重篤な機能障害があり，ADLが1人では困難となる ● 立つこと，歩くことなどの動作は，かろうじて可能である ● 外出には介助が必要となる	
V度	介助なしにはベッドまたは車椅子生活 ● 自力で立ったり歩いたりすることができなくなり，車椅子が必要となる ● 抑揚のない小声でぼそぼそしゃべる，どもりがちになる，しだいに早口になる，などの言語障害も進む ● 日常生活は全面的に介助が必要となる ● ベッドで寝ていることが多くなる ● 呼吸器感染症（肺炎など），尿路感染症（膀胱炎，腎盂腎炎など）の合併症も起こりやすくなる	**III度** 日常生活に全面的介助を要し，独立では歩行・起立不能

出典／織茂智之：監：パーキンソン病〈患者のための最新医学〉，高橋書店，2013，p.58．山永裕明，野尻晋一：図説パーキンソン病の理解とリハビリテーション，三輪書店，2010，p.42．をもとに作成．

る。そこで，パーキンソン病友の会などの同病者のコミュニティを紹介し，病いの体験から積み上げられた経験知を互いに活用し合い，進行症状を伴う生活のなかでの工夫などを共有することができるよう支援する。これらも，パーキンソン病の人々にとってセルフマネジメントの支援につながる。特にパーキンソン病の人々は，出現が一定ではなく，自分自身でも説明のできない不随意な症状について，他者にわかってもらえないと感じていることが多い。わかってもらえる人には気持ちを吐露できるならば，看護師がその立場でありたいが，同じ病気の者どうしでわかり合えることは多い。パーキンソン病の人々にとって，同病者の存在は大きな意味をもつことを理解しておく必要がある。外来や地域でのパーキンソン病の人々の相互交流の場を提供する役割を，看護師が担うことも望まれる。

▌6. 地域・多職種連携

　パーキンソン病の人は，確定診断がつき治療を開始する場合，薬剤の長期投与に伴い運動合併症状が強く出たり，幻覚や妄想などの精神症状が強く，通院だけでは薬剤コントロー

ルが困難なことがある。疾患の進行に伴い歩行障害などが進み，リハビリテーションや日常生活面での指導などが必要になった場合に入院するが，長期にわたる療養生活のほとんどは自宅で過ごすため，入院時から退院後の生活を見据えて看護計画を立てる必要がある。病棟の受け持ち看護師は，地域連携室や退院支援看護師，ケースワーカーとの連携を図り，適切なサービスを受けることができるように調整する。また，個人の症状に合わせてリハビリテーションを進めるが，初期の段階からパーキンソン体操や立位時のバランス保持，移動時のリスクを避けるためのリハビリテーションを理学療法士を中心に進めることが望ましい。嚥下障害などが出現している場合には，言語聴覚士や管理栄養士からのリハビリテーションや食事指導を受けられるように調整をする。

　パーキンソン病の人々はADLよりも，調理や電話の操作，財布の開閉などのIADL（手段的日常生活動作）の障害が目立ってくるため，作業療法士から生活上の工夫や，リハビリテーションを提案してもらうことも有効である。症状や自宅に帰ってからの生活に応じて必要なリハビリテーションを進められるように，看護師は患者に最も近い存在として，本人の24時間の生活のなかで，症状と状態を観察し，今後必要になることを予測し，本人と話し合いながら，医師への報告とともに，多職種との仲介や調整役としてかかわる必要がある。

　また，パーキンソン病の人々は様々な症状を有し，近年では高齢者に増加傾向にあることから，高血圧や糖尿病などの既往歴を有していることも多く，多岐にわたる症状に加えて，感冒症状などでも体調が悪化することもある。よって，家の近くにかかりつけ医をもつことを勧め，そのうえで，かかりつけ医とパーキンソン病専門医とが連携をとった状況で治療を進めていくことが望ましい。

Ⓓ 家族へのケア

　パーキンソン病の人々の家族にとって，長期にわたり，また時間の経過に伴って進行する症状に対する在宅での介護負担は，経済的な負担も伴い，身体的・精神的に苦痛を伴う状況に陥りやすい。そのため，パーキンソン病の人々の家族へのケアは特に重要である。

1 ｜ 治療や症状に対する助言

　パーキンソン病の発症当初は，本人も自身の症状に違和感を覚える程度であったのが，次第に表情が乏しくなり，覇気がなくなるなど，家族もふだんの様子と違うことに違和感を覚えたり，歩き方が通常と異なっていることに気づくようになる。本人も自身の身体にとまどいを覚えるとともに，不安を感じている。やがて診断がつくと，本人および家族は診断名にショックを受け，将来への不安をさらに抱えるようになる。今後の生活への不安であったり，病いの行く末であったり，どのような介護がなされるのか，子どもや孫たちへの遺伝はないかなど，漠然とした不安が大きい。

これらは，疾患に対する知識がないことによる不安でもあるため，パーキンソン病は難病であるが，薬物療法が有効であることや，薬物療法の副作用による症状が出現することなども説明する。さらに，身体症状を本人がうまく医療者へ伝えることができない場合には，症状日誌の記載を家族にも依頼し，ささいなことでも気づいたことは，医療者へ代弁してもらえるように声をかけておく。また，同病者の会に家族の参加も促し，情報を共有することで，ほかのパーキンソン病の人の状態を把握でき，その家族にも出会うことで情報共有を図ることができる。病気を正しく知ることが，精神的なケアにもつながることになる。

併せて，具体的に個人の身体症状への対処法を助言しておくことも有用である。特に，身体症状によって転倒することがないように，転倒のリスクとなりやすいポイントと転倒予防の工夫を伝え，看護師が一緒に自宅での生活パターンを確認しておくことが必要である。また，本人が幻覚や幻視を訴える場合に，家族はとまどうことが多く，幻覚に対して否定するのではなく，その人と一緒に幻視の有無を確認し，「調べてみるからね」などと安心できるように声をかけるようにし，医師に相談するようにあらかじめ伝えておくとよい。転倒や幻覚，幻視は，家族にとっては，本人以上に気になる症状である。本人がつらいと思っている症状と，家族が気になる症状とが異なるため，パーキンソン病の人々は「わかってもらえない」と思う気持ちを抱き，一方で，家族も同様に感じている。パーキンソン病でどのような症状が生じる可能性があるのかを，本人・家族共に理解しておくことが有用である。

Column 病いと共に生きるために

　パーキンソン病の人々は，長い闘病生活のなかで，悲観的な気分になることも多い。10年以上の経過のなかで人々は，周りの人も老いること，自分だけが不自由な生活を強いられているわけではないことに冷静に気づき，老いのなかにある病いと位置付けていくようにもなる。しかし，やはりパーキンソン病はつらい病いであり，本人にすると「なってみなければ，あなたには私の気持ちはわからない」という思いもあるだろう。

　「悲観主義は気分によるものであり，楽観主義は意思によるものである」(アラン，1998)と言われるように，気分という感情に任せて生きていると悲しみにとらわれることになり，怒りなどの負の感情が現れる。感情に流されず，「今はつらいけれど，明日はよくなる」と自分の意思で，自分の病いについて楽観的にとらえることで，幸福は得られないだろうか。このような思想を看護師も信じて，パーキンソン病の人々ができるだけポジティブに病いと共に自分らしく生きていけるように，その人の気持ちに寄り添い，看護を提供したい。

出典／アラン著，神谷幹夫訳：幸福論，岩波文庫，1998.

療養が長期にわたるにつれて，介護する家族は，休みのない介護負担や，自分自身の仕事が続けられないのではないかなど，自分の社会的な役割が果たせなくなる不安，孤立感なども感じるようになる。さらに，本人が思うように動けなくなるにつれて，その人の状態に合わせた介護の難しさを感じ，つきっきりで本人のペースに合わせることへの疲弊，難しさ，もどかしさを感じ，相手に対して怒りを感じることもある。それとともに，自分のかかわり方や言葉がけに罪悪感や無力感を覚えることもあり，ますます孤立を感じることがある。

この時期には，本人には本人なりのやり方なども出てくるが，家族に迷惑をかけているというアンビバレントな気持ちにもなる。そのことにより家族関係に衝突が生じることも予測される。看護師が，家族に対して迷惑をかけていると思っている本人の気持ちや，本人なりの方法への理解を家族へ代弁する役割をとることも有用である。

E その他の脳・神経疾患と看護のポイント

脊髄小脳変性症

1. 疾患概念・分類

脊髄小脳変性症（spinocerebellar degeneration；**SCD**）とは，小脳を中心とし脳幹，あるいは大脳を侵す神経変性疾患であり，運動失調のほか，パーキンソニズム，錐体路障害，末梢神経障害，認知障害など様々な症候を呈する症候群である[59]。脊髄小脳変性症は，孤発性と遺伝性に大別される。孤発性は全体の 70％を占め，**多系統萎縮症**（multiple system atrophy；MSA），皮質性小脳萎縮症，そのほかに分類される。ここでは，孤発性の脊髄小脳変性症の過半数を占める多系統萎縮症について述べる。多系統萎縮症は中年以降に発症し，小脳症状と自律神経症状を呈する MSA-C，パーキンソン症状と自律神経症状を呈する MSA-P に分類される。

2. 誘因・原因

神経変性の原因はいまだ不明である。

3. 病態生理

多系統萎縮症は小脳皮質，橋核，オリーブ核，線条体，黒質，脳幹や脊髄の自律神経核に加え

て大脳皮質運動野などの神経細胞の変性，オリゴデンドログリア細胞質内の不溶化したαシヌクレインからなる封入体を特徴とし，神経細胞質内やグリア・神経細胞核内にも封入体がみられる[60]。

4. 症状・臨床所見

多系統萎縮症では，小脳失調（体幹失調，肢節失調），構音障害，**眼振**，自律神経障害（起立性低血圧，排尿障害，発汗障害），嚥下障害，パーキンソン症状（筋固縮，無動など）が見られる。

5. 検査・診断

神経学的所見，MRI，SPECT などの画像診断を用いて診断する。

6. 治療

根治的治療は確立されていないため，対症療法が中心となる。小脳失調には TRH（甲状腺刺激ホルモン放出ホルモン）製剤が用いられる。

7. 予後

疾患の分類によって進行速度は異なるが，多

系統萎縮症では発症後平均約5年で車椅子使用となり，10年以内に臥床状態になり，その後死に至ることもある。死因は誤嚥性肺炎や気道感染症，敗血症などが多い。また，声帯外転麻痺や末梢性の**睡眠時無呼吸**に伴う気道閉塞などによって**突然死**することもある。

8. 多系統萎縮症と共にある生活の理解とアセスメント

❶ 多系統萎縮症と共にある生活の特性

多系統萎縮症では小脳失調による意図しない動作によって，自立性が妨げられ，ボディイメージや自尊心を傷つけられる。また，構音障害によって自らのニーズを表出しにくく，コミュニケーションに困難を感じる。進行に伴い機能の喪失を繰り返すため，対象者の状態に応じた対処が必要となる。

❷ 看護アセスメントの視点

病状や症状コントロール，合併症などの身体的アセスメントと共に，日常生活および社会生活上の困難，心理的反応，ボディイメージの変化などをアセスメントする。また，家族による本人の病いのとらえ方，サポート体制などもアセスメントする。

❸ 看護の目標

本人の残存機能を活用し，自立性を維持した安全安楽な生活を送ることができるように援助するとともに，対象者の人権が損なわれ

ないように配慮する。進行性で根治しない病いであるため，本人・家族の希望に沿ってその人らしい生活に向けた援助を行う。

9. 多系統萎縮症と共に生きる人への看護介入

❶ ADLへの看護介入

- **食事**：食事の形態や姿勢は対象者の嚥下状態に適したものとする。また，食器の滑り止めシートを用いて，食べやすい位置に設置する。先の鋭利なフォークや箸を使用しない，落としても割れにくい食器を使用するなど，状況に応じて安全に配慮する。

- **排泄**：排泄パターンを把握するとともに，生活リズムに合わせた適切なトイレへの促しを行う。このとき，自律神経障害による排尿障害を考慮し，早めにトイレに誘導する。残尿がある場合は間欠的導尿を行い，必要時には自己導尿の教育を行う。便秘に対しては水分摂取や腹部マッサージ，薬剤の使用も考慮する。

- **更衣・清潔**：発汗の状況に応じて更衣や清潔の援助をする。更衣では，着脱しやすい衣服を使用する。清潔の援助方法は，状況に応じて入浴，清拭，部分浴などを選択する。

- **移動**：片側のみの手すりや介助歩行ではバランスを崩すことがあるため，歩行器の使

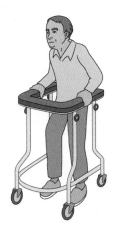

図4-19 安定した歩行のための歩行器の使用

用を検討する（図4-19）。

❷安全に対する看護介入

- **ベッド周囲**：転落時の外傷を防ぐため，対象者がベッド上にいるときにはベッドの高さをなるべく低くする。
- **移動**：ベッド上で臥位から立位になる際，起立性低血圧によってふらつくことがあるため，徐々に立ち上がるようにする。弾性ストッキングを使用するのもよい。

❸構音障害に対する看護介入

対象者に，1音ずつはっきり発声することや，焦らずにゆっくり話すことを促す。このとき，看護師は対象者の発話内容を先読みせずに，理解した内容でよいかを確認する。状況によってはジェスチャーや文字盤など，コミュニケーションの代替手段を利用する。

❹ボディイメージの変化に対する看護介入

症状によるボディイメージの変化に悩むこともあるため，看護師は対象者の人格を尊重した態度をとる。

10. 家族へのケア

家族が本人の残存機能を理解し，できる動作，話しやすい方法などを尊重した援助が，本人の自尊心を維持することを理解してもらう。また，本人の肯定的な反応を意図的に家族に伝え，援助への意欲を維持できるようかかわる。

Ⅷ　慢性腎臓病

Ⓐ 疾患の概要

1. 疾患概念

慢性腎臓病（chronic kidney disease；**CKD**）は，従来の**慢性腎不全**（chronic renal failure；CRF）に代わる概念で，慢性に経過する様々な腎臓病のことを指す。次の①，②のいずれか，または両方が3か月以上持続する[61]ものと定義される。

① 尿異常，画像診断，血液，病理での腎障害の存在が明らか。特に0.15g/gCr以上のたんぱく尿（30mg/gCr以上のアルブミン尿）の存在が重要

② 糸球体濾過量（glomerular filtration rate；GFR）<60mL/分/1.73㎡

2. 誘因・原因

CKDには，原因が様々な疾患が含まれている。たとえば，糸球体の炎症によってたんぱく尿や血尿が出る慢性糸球体腎炎，長期間の高血糖によって進行した動脈硬化が糸球体の毛細血管に及んだ糖尿病性腎症，加齢に伴って腎内小動脈の硬化が進んだ腎硬化症などがある。

3. 病態生理

長い期間を経て徐々に，不可逆的に腎臓が障害されると，ネフロンの機能低下や数が減少し，代謝性老廃物の排泄，水・電解質・酸塩基平衡の調節，血圧調整，骨代謝調節，造血調節などの機能が失われる。その結果，後述する様々な全身症状が出現する。

4. 症状・臨床所見

CKDの初期は自覚症状に乏しく，たんぱく尿や血尿などで確認される。進行すると夜間多尿，貧血，倦怠感，高血圧，電解質異常などが出現する。腎機能が正常の10%程度まで低下してしまうと，**尿毒症症状**（浮腫，心不全，意識障害，頭痛，悪心など）や肺水腫が顕著となり，さらに進行すると尿が流出しなくなる。

5. 検査・診断・分類

表4-24に，CKDの重症度分類を示す。主な検査項目は，次のとおりである。

- 尿検査：尿たんぱく，尿潜血，微量アルブミ

表4-24 CKDの重症度分類

原疾患	尿蛋白区分		A1	A2	A3
糖尿病	尿アルブミン定量 （mg/日）		正常	微量アルブミン尿	顕性アルブミン尿
	尿アルブミン/Cr 比 （mg/gCr）		30 未満	30〜299	300 以上
高血圧 腎炎 多発性囊胞腎 移植腎 不明 その他	尿蛋白定量（g/日）		正常	軽度蛋白尿	高度蛋白尿
	尿蛋白/Cr 比（g/gCr）		0.15 未満	0.15〜0.49	0.50 以上
GFR 区分 （mL/分/1.73㎡）	G1	正常または 高値 ≧90			
	G2	正常または 軽度低下 60〜89			
	G3a	軽度〜 中等度低下 45〜59			
	G3b	中等度〜 高度低下 30〜44			
	G4	高度低下 15〜29			
	G5	末期腎不全 （ESKD） <15			

重症度は原疾患・GFR 区分・蛋白尿区分を合わせたステージにより評価する，CKD の重症度は死亡，末期腎不全，心血管死亡発症のリスクを緑▨▨のステージを基準に，黄▨，オレンジ▨，赤▨の順にステージが上昇するほどリスクは上昇する。

(KDIGO CKD guideline 2012 を日本人用に改変)

出典／日本腎臓学会編：CKD 診療ガイド 2012，東京医学社，2012，p.3.

ン尿など
- 血液検査：Cr，GFR，シスタチン C，BUN，Hb，K，LDL-C，HbA1c など
- 画像診断（CT 検査，超音波検査），腎生検

6. 治療

治療は重症度によって異なるが，**生活習慣の見直し**は共通して行われる。喫煙は CKD 進行のリスク要因であるため禁煙を勧める。活動量や運動量は病状に合った負荷とし，飲酒は適量飲酒とする。食事は**塩分制限**を行い，ステージ G3a 以降はたんぱく質の摂り過ぎに注意する。糖尿病がある人はエネルギー量と栄養のバランスに，高カリウム血症の人はカリウムの摂り過ぎに注意する。

内服治療では，病状の進行抑制や症状緩和のために，降圧薬や利尿薬，脂質異常症治療薬，尿毒症治療薬，高カリウム血症治療薬など，ま

た，疾患を治療するための副腎皮質ステロイド薬などが用いられる。薬の種類・個数が多く，服薬時間が複雑で，服薬しにくい薬もあるため，**正しく継続的な服薬に向けた支援**が必要となる。

ステージ G4 では，腎代替療法（血液透析，腹膜透析，腎移植）の選択を行う。各療法について十分説明し，本人と家族が納得して選択できるように支援する。腎代替療法はステージ G5 に入ってから行われるが，事前に血液透析ではシャントを，腹膜透析では腹腔内にカテーテルを留置する手術を行う。

血液透析では血管に注射針を刺し，血液を体外循環させて透析器により浄化し，体内に血液を戻す。通常，1 回 4 〜 5 時間，週 3 回の通院が必要となる。**腹膜透析**は腹膜を介して血液を浄化するもので，自宅や職場で自らが行う治療法である。1 回の透析液のバック交換には 20 〜 30 分かかり，これを通常 4 回行う。腎

移植には生体腎移植と献腎移植があり，移植後は生涯，免疫抑制剤の内服が必要となる。

7. 予後

血液透析導入後の1年生存率は89.9%，5

年生存率は60.8%である[62]。CKDはそうでない人と比較すると，心筋梗塞や脳梗塞に約3倍なりやすい。

B 慢性腎臓病（保存期）と共にある生活の理解とアセスメント

1. 慢性腎臓病と共にある生活の特性

1 からだの変化を感じにくい

一般的には，病気になれば何らかのからだの不調を感じるものと思われている。しかし，腎臓は「物言わぬ臓器」であり，自覚症状が現れにくい。そのため，CKDが進行していてもからだの変化・不調を感じにくく，自分が腎臓病であることを受けとめられない人も少なくない。

腎臓病の症状は，CKDの重症度分類でG3b以降に初めて現れることが多い。主な症状を表4-25に示す。CKD患者の3/4は尿所見や自覚症状がなく，糸球体濾過量（glomerular

表4-25　慢性腎臓病の主な症状

症状	原因	出現形態	対策
肺水腫,心不全	腎臓のナトリウムや水分の排泄障害，高血圧，貧血などによって起こる。透析導入直前の人に起こり得る症状である。	息切れ，呼吸困難，倦怠感，浮腫，起座呼吸	塩分制限，利尿薬の使用，尿量減少者には飲水制限，透析導入，安静
貧血	エリスロポエチンは赤血球の産生を促進する造血ホルモンであり，80～90%が腎臓で産生される。腎臓病によるエリスロポエチン産生障害が起こり，ヘモグロビン濃度が低下して貧血となる。	息切れ，呼吸困難，倦怠感，頭痛，悪心，眩暈，皮膚・粘膜蒼白，動悸，耳鳴り，易疲労感など	エリスロポエチンの薬剤投与
高血圧	ナトリウムや水分の貯留による体液量増加（体液量依存性高血圧），また腎臓の血流量減少により血圧を上昇させるホルモンである，レニン・アンジオテンシン・アルドステロン系が活性化されることにより起こる（レニン依存性高血圧）。	頭痛，耳鳴り	塩分制限，利尿薬の使用，レニン依存性高血圧の場合はレニン・アンジオテンシン（RA）系阻害薬（アンジオテンシン変換酵素阻害薬［ACEI］あるいはアンジオテンシンⅡ受容体拮抗薬［ARB］）の使用など，病態に合わせた降圧薬の投与。
尿毒症	クレアチニン，尿素窒素，尿酸などの尿毒素物質の排泄が不十分なことや，水・電解質，酸・塩基平衡維持の障害などから起こる	食思不振,消化器症状,倦怠感，皮膚瘙痒感，口臭，月経不順，インポテンス，高カリウム血症，高リン血症	腎臓病悪化予防のための生活，食事療法，利尿薬の使用，電解質代謝異常の補正などの対症療法，G4より悪化した場合は腎代替療法の導入

filtration rate：GFR）の低下のみで診断されるといわれている。そのため，重症度分類 G2，G3 段階の初期 CKD 患者には，**検査値の変化**に敏感になってもらうようにする。

2 | 慢性腎臓病という言葉の認識不足

　医療関係者以外の人では，「腎臓」という言葉になじみがない人もいる。検診受診者に「CKD（慢性腎臓病）という病気を知っていますか」と質問したところ，「知らないし聞いたこともない」という人が 56.1％ いたという研究結果もある[63]。一般市民向けの講座を開催すると，「この講座を聞いて，腎臓が 2 つあることがわかった」という人もいる。つまり，「CKD」という言葉はもちろんのこと，「腎臓」「腎臓病」についても，一般の人にはあまり認識されていないといえよう。

　その理由には，腎機能が悪化してもからだの変化を感じにくいことや，CKD という概念が提唱されはじめてから，あまり年月が経っていないということなどがある。従前は糸球体腎炎や腎硬化症など，腎疾患が個々に理解されていたが，2002 年にアメリカの腎臓財団が各腎疾患をまとめて「CKD」という概念で提唱しはじめた。日本では，2006（平成18）年に**日本慢性腎臓病対策協議会**が設立されてから，本格的に CKD 対策に取り組むようになった。

　つまり，CKD という考え方が導入されたものの，一般の人にはまだ浸透していない疾患名といえる。

　CKD は，早期発見すれば重症化予防が可能な疾患である。CKD に関する啓発活動をさらに活発化させて振興を図ることが必要である。

3 | 透析や心血管疾患と関係があることが理解されていない

　医師に「あなたは CKD です」と診断されても，「からだはなんともないんだから，これからだって大丈夫だと思うよ。腎臓病っていっても別に重症になることはないんでしょ」という人もいる。

　しかし，CKD があると脳血管疾患や虚血性心疾患などの**心血管疾患**（cardiovascular disease：CVD）の発症率が高くなったり，心血管疾患に CKD が合併すると予後が非常に悪くなることが知られている。

　また，CKD が進行すると**末期腎不全**になり，生命の維持のためには透析療法などの**腎代替療法**が必要になる。透析導入患者数の増加のペースは若干ゆるやかになってきているものの毎年増加しており，慢性透析患者数は 2020（令和 2）年末には 34 万 7671 人となっている（図 4-20）。

　CKD は，重症化すると生涯にわたって継続しなければならない透析療法が必要になったり，心血管疾患になったりすることを本人に理解してもらうことが必要である。また，CKD の進行は緩徐であるため，長期的な病気の変化に関する見通しがつきにくく，本人はストレスや不安を感じることもある。そのため，本人が今後の見通しについて理解しや

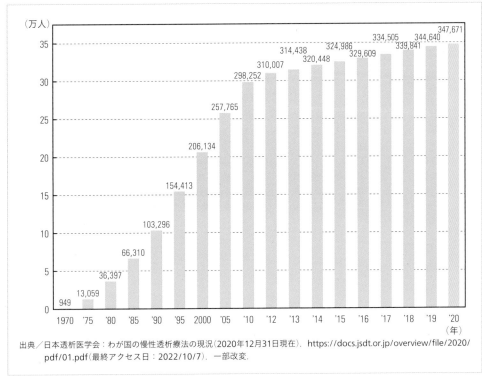

出典／日本透析医学会：わが国の慢性透析療法の現況（2020年12月31日現在）. https://docs.jsdt.or.jp/overview/file/2020/pdf/01.pdf（最終アクセス日：2022/10/7）. 一部改変.

図4-20　わが国の慢性透析患者の人数の推移

すいように説明する必要がある。

4 | 生活習慣の見直しに困難が伴う

　CKD の発症や進行には，食塩の過剰摂取，過度の飲酒，喫煙などの生活習慣が深く関係している。そのため，これらの生活習慣を見直す必要がある。肥満であれば減量のための運動，長期間にわたる服薬管理，自宅での血圧測定なども必要になる。しかし，長年の生活習慣を制限したり変更したりすることには困難が伴う。

　透析導入患者の原疾患の第1位は，1998（平成10）年以降，**糖尿病性腎症**である。糖尿病患者が腎症に至る経緯に，生活習慣が影響していることは否定できない。つまり，もともと生活習慣の見直しが必要とされる糖尿病患者が腎症になっているということであり，健康的な生活習慣に改善することの困難さを象徴するものといえよう。

　CKD の悪化を予防するには，今までの生活習慣を見直す必要がある。しかし，習慣を変更するのは難しいため，個々人に適した支援が必要である。

2. 看護アセスメント

CKD患者の看護アセスメントについて次に示す。

目的	アセスメント項目		備考
	中項目	小項目	
身体的側面	○症状 ①肺水腫, 心不全 ②貧血 ③高血圧 ④尿毒症	● 症状の有無, いつからあるか, その程度を把握する。 ● 初期の症状：高血圧, 息切れ, 倦怠感, 浮腫, 悪心, 食思不振 ● G4以降に現れやすい症状：起座呼吸, 息切れ, 呼吸困難, 倦怠感, 頭痛, 眩暈, 皮膚・粘膜蒼白, 動悸, 耳鳴り, 易疲労感, 食思不振, 消化器症状, 皮膚瘙痒感, 口臭, 月経不順, インポテンス, 高カリウム血症, 高リン血症	● 初期は自覚症状がないため, 尿たんぱくやeGFRにより, 病期の判断を行う ● 腎機能の悪化に伴う酸（リン酸, 硫酸など）やアンモニウムイオンの排泄障害およびHCO₃⁻の再吸収障害により代謝性アシドーシスとなる ● 重度の腎機能低下により, 水・電解質異常, アシドーシス, 尿中排泄物（Cr, BUNなど）の体内貯留が起こり, 全身臓器に様々な症状が見られる病態を尿毒症という
	○体重, 尿量, 血圧, 検査データ	● 体重：肥満や心不全による体重増加に注意。BMI＜25を目標とする ● 尿量：G4以降の尿量減少に注意 ● 血圧：高血圧に注意。130/80mmHgを目標とするが, 高血圧ガイドラインに従う ● 尿検査データ：尿たんぱく（アルブミン尿） ● 血液検査データ：クレアチニン↑, 尿素窒素↑, eGFR↓, LDLコレステロール↑, ヘモグロビン↓, リン↑, カルシウム↑, PTH↑, カリウム↑（糖尿病がある場合は, それに準じるデータ。特にHbA1c, 尿アルブミン/Cr比）	● 腹部超音波検査：腎臓の萎縮 ● 腎生検による病理所見で腎組織障害の所見
日常生活面	○食事	● 食事内容, 治療に合った適切な栄養指示量の理解度と実施状況	
	○活動・運動・喫煙	● 運動の禁忌条件に該当するか。該当しなければ, 活動・運動の理解と実施状況。喫煙者は必ず禁煙する	
	○体重・血圧管理	● 日々の体重・血圧測定の重要性の理解度と実施状況, 自己管理ノートの活用の有無など	
	○服薬	● 内服薬の理解度と管理状況	
心理的側面	○不安やストレス	● 現在の自分の病気に対する知識, 受けとめ方, それに対する思い ● 日常生活の制限に対する知識, 受けとめ方, それに対する思い ● 病気による社会的役割の変化がもたらす心理面への影響の有無 ● 患者-看護師間の信頼関係の有無	● 患者の不安を和らげたり, 不適切な日常生活を是正するためには, 患者との信頼関係が必要不可欠なものとなる
社会的側面	○ソーシャルサポート	● 家族構成, 家族や周囲の人（職場, 入所施設など）の理解度と支援内容 ● 社会的役割の有無と病気による影響	
	○社会資源	● 障害者手帳交付の有無, 社会保険制度の利用可否, 介護支援専門員との連携方法	

3. 看護の目標

CKD患者の看護の大目標は，CKDがあってもその人らしい生活を送ることができるように支援することである。たとえば，大家族で暮らしてきた人であれば，CKDの重症化によって血液透析を導入しても，必要な透析療法を行いながら家族に囲まれて過ごす生活が長く続けられるように支援する。また，仕事に生きがいを感じながら1人で生活してきた人であれば，本人の希望を聴きつつ，CKDを進行させないように，その人に合った食事指導を行い，なるべく透析導入を先延ばしにして仕事が続けられるよう支援する。

このように，CKDがあっても，その人の希望やニーズを確認しつつ，その人らしい生活が送れるように援助を行うことが，CKD患者の看護の大きな目標である。

その際，CKDの進行を抑え，心血管疾患の発症予防を図ることを目指すことが多いが，CKD患者の治療方針は，CKDの重症度によって変わるため，看護の目標もそれに準じて考える[64), 65)]。

1 │ 重症度分類G1A1，G2A1（表4-24の ■ のステージ）

まずは，対象者が自分の腎臓と腎臓病に関心をもてるように支援する。今までの生活習慣を見つめ直し，健康的な生活習慣への改善や，定期的な健康診断の受診を目標とする。

2 │ 重症度分類G1A2，G2A2，G3aA1（表4-24の ■ のステージ）

依然として自覚症状が少ない時期であるため，検査値による変化を効果的に活用しながら自分のからだに関心を向けてもらうと同時に，腎機能悪化予防に向けた生活が積極的にできるように支援する。

3 │ 重症度分類G1A3，G2A3，G3aA2，G3bA1（表4-24の ■ のステージ）

透析導入開始を少しでも先に延ばすために，腎機能悪化予防のための自己管理を積極的に行えるように支援する。また，医療機関の受診を中断することなく継続的に行うことができることも目標とする。

4 │ 重症度分類G4〜G5A1，G3b〜G5A2，G3a〜G5A3（表4-24の ■ のステージ）

体調悪化を感じたら，すぐに医療機関を受診するよう指導し，透析導入のための支援を行う。尿毒症症状があればその緩和に努める。腎不全末期になり腎代替療法が必要になった場合は，血液透析，腹膜透析，腎移植について紹介して，本人と共に腎代替療法の選択を行い，腎代替療法を受けながらでもその人らしい生活が送れるよう支援する。

1. 看護の概要

　CKD 患者は，重症度分類に準じて治療の方向性や食事などの日常生活の管理も変わってくるため，CKD 患者の看護の概要も対象者の CKD 重症度分類を確認しながら進める。対象者の思いも聴きながら，自己管理を重視して，なるべく透析導入にならないように支援していく。

　本節では CKD 患者の重症度分類に応じて看護の概要を記載しているが，実際は各個人の理解度や実施状況などに合わせて進めていく。

1 | 重症度分類 G1A1，G2A1 （表 4-24 の　　のステージ）

　腎臓の働きや腎臓病について知らない人も多いため，わかりやすく説明する。また，標準体重や健康的な生活習慣を送るための知識についても確認して，関心をもってもらうようにする。喫煙や肥満があれば禁煙や減量を勧め，食習慣も実行できそうなことから改善するよう指導する。自宅で血圧測定を行い，健診は継続的に受診するよう勧める。

2 | 重症度分類 G1A2，G2A2，G3aA1 （表 4-24 の　　のステージ）

　CKD に関する検査値について説明し，**自己管理ノート**などへの記録を通じて，腎障害の変化を理解できるようにする。本人が，糖尿病や高血圧などが及ぼす腎機能低下への影響を理解し，腎機能悪化予防のための自己管理を積極的に取り入れることができるよう支援する。

3 | 重症度分類 G1A3，G2A3，G3aA2，G3bA1 （表 4-24 の　　のステージ）

　医療者から透析導入の可能性を示唆される段階であるにもかかわらず，危機感をあまりもたない人が多い。インフルエンザへの罹患など，腎機能悪化要因によって急に進行することもあるため，透析の必要性や原理について徐々に説明を行う。

　尿毒症症状の出現と悪化が自覚できるように，**症状マネジメント**の方法を指導する。また，利き手でないほうの手（右利きの人は左手）はシャントを造設する可能性があるので，採血は行わないように指導する。

4 | 重症度分類 G4 〜 G5A1，G3b 〜 G5A2，G3a 〜 G5A3 （表 4-24 の　　のステージ）

　浮腫，悪心，息切れなど尿毒症症状が出現するため，**症状の緩和**に努める。また，血液透析のためのバスキュラーアクセス作成や腹膜透析カテーテル挿入による**透析導入準備**，ならびに**透析導入**を行う。この際，透析導入によるショックや不安などの心理社会的変化

表4-26　CKD患者の症状マネジメントの項目とその確認を促す質問

浮腫	足の甲やむこうずね，手の甲がむくんでいませんか。足の甲が張る感じはありませんか
血圧	高くなることはありませんか。毎日測定しましょう
尿の変化	尿量，尿の色，性状（泡立ちなど）の変化はありませんか
体重増加	急激な体重増加（糖尿病の場合は減少も注意）はありませんか
口臭	不快な口臭や異常な口臭はありませんか
貧血	すぐに疲れたり，階段の上り下りなどで息切れしませんか
肺水腫・心不全	横になると息苦しく，起きていたほうが楽ではありませんか。かぜでもないのに咳が出ませんか
消化器症状	食欲はありますか，吐き気やムカムカ感はありませんか
精神症状	よく眠れますか

が生じるため，本人の訴えに耳を傾けるようにする。

2. 症状マネジメント

　CKDは，かなり進行しないと自覚症状が現れない。症状マネジメントにおいては，たとえ症状が乏しくても，自身が，自分の腎臓の場所を確認して意識できるように支援することが重要になる。また，検査値と自分のからだの変化を結びつけて，病気を自分のものとしてとらえられるように話をする。その際の症状マネジメントの項目とその確認を促す質問を表4-26に示す。

　早期の慢性糸球体腎炎などは検尿だけが参考となるため，尿の泡立ちを尋ねるのもよい。たんぱく尿は，排尿後，尿の泡立ちがなかなか消失しないという特徴がある。排尿後に尿の状態を確認するように伝え，少しでも腎臓に関心をもってもらうようにする。

　比較的早期に現れる自覚症状は，足背の浮腫や倦怠感である。浮腫の確認では，足背のむくみの有無について口頭で質問するだけでなく，靴下を脱いでもらい，一緒に足背を押しながら確認することが必要である。本人が，自分のからだの変化を確認する方法を覚えられるように支援する。

3. 意思決定支援

　CKD患者の場合，大きな意思決定が必要な場面は，重症化した際の**腎代替療法の選択**であるが，この点については後述する（本節-E-3「意思決定支援」参照）。

　そのほか，CKD患者にとって意思決定が必要な場面は，健診で腎臓の悪化を指摘されてから医療機関を受診するときであろう。「医療機関を受診すると，病気であることが確定してしまう」という心理的負担を抱えることもある。そのような心理には，今までの健康観や人生観が大きくかかわっていることもあるため，まずは，対象者の心理を理解するように努める。

4. 日常生活の援助と健康学習支援

　CKD は，日常生活の管理が病状進行に大きく影響する。特に，塩分の過剰摂取，喫煙習慣，肥満，メタボリックシンドローム，高血圧，糖尿病，鎮痛薬の多用，CKD の家族歴，65 歳以上の人は注意を要する。CKD 患者にとって必要な生活や食事指導については，日本腎臓学会がマニュアルを出しているため参考にするとよい[66]。

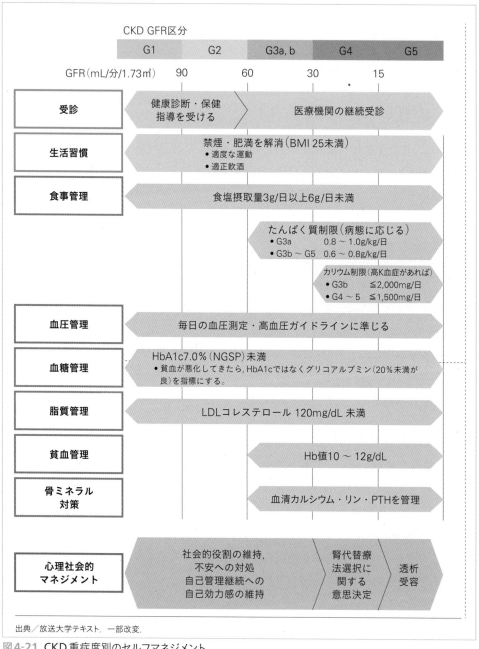

出典／放送大学テキスト．一部改変．

図4-21 CKD重症度別のセルフマネジメント

「慢性腎臓病 生活・食事指導マニュアル～栄養指導実践編～」（日本腎臓学会）に記載されている塩分摂取や血糖，脂質管理などの目標値に心理社会的マネジメントなどを加えた，CKD重症度別の**セルフマネジメント**について図4-21に示す。

1 対象理解とアセスメント

CKDの進行予防のための生活習慣の改善について支援する際には，まず，対象者を理解することに努める。対象者が腎臓の働きや腎臓病について知っていること，理解したり実行しているセルフマネジメントの内容やその必要性について確認すると同時に，「ふだんから大切にしていることは何ですか」などのわかりやすい言葉で，本人の生きがいや大切にしていること，人生観などについても確認する。その際，この質問は，その人がその人らしい生活を継続するための大切な情報であることを必ず伝える。

2 受診勧奨

CKDの場合，健診で尿から蛋白が出ていることを指摘されて初めてわかることが多い。そのため，継続して健康診断を受診すること，特定保健指導の対象者であれば，その指導を必ず受けるように支援する。また，蛋白尿が1＋以上になった場合は，医療機関（かかりつけ医や腎臓専門医）を受診するよう勧める（図4-22）。

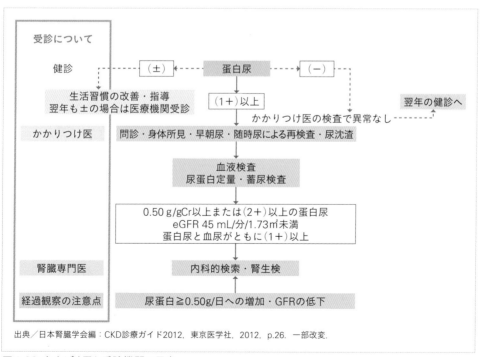

出典／日本腎臓学会編：CKD診療ガイド2012．東京医学社，2012，p.26．一部改変．

図4-22 たんぱく尿と受診機関の目安

　腎臓がどこにあるか，からだに触れながら説明したり，検査値を見ながら説明したりする。検査値では，特に eGFR やクレアチニン，蛋白尿についてわかりやすく説明を行う。集団教育として，「腎臓病教室」や「そらまめ教室」など，腎臓や腎臓病，日常生活の留意点などの講義や調理教室を定期的に行うことも効果的である。

4 生活習慣の改善

　運動，肥満解消，節酒，禁煙，感染予防などが必要である。

❶運動，肥満解消

　CKD 患者は，メタボリックシンドローム予防・改善を目的として，腎臓病や糖尿病性腎症における運動禁止・制限が必要な場合を除いて，適度な運動が推奨されている。

　BMI 25 未満を目標とし，BMI 値がそれ以上の場合は肥満解消が必要となる。集団を対象にした肥満対策教室ではネーミングが大切である[67]。たとえば，「メタボ教室」とすれば，メタボであると自覚していない人は参加せず，メタボであると自覚している人でも，教室

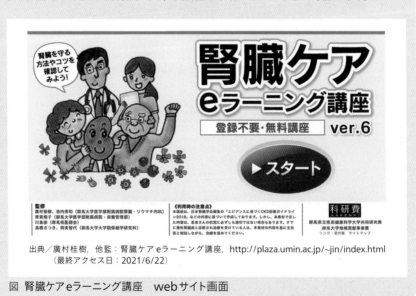

Column 腎臓ケアeラーニング講座

　個人や集団で自宅で学習できる e ラーニングなども開発されている（**図**）。『腎臓ケア e ラーニング講座』は，200 ページ以上の構成で，腎臓の働きや検査，内服薬，食事療法，糖尿病との関係など，13 項目について学ぶことができる。学習の動機づけを高めるために「ケラー（Keller）の ARCS モデル」を踏まえた工夫がなされ，自分の検査値を入力して eGFR を計算したり，受講証を印刷することなどが可能である。

出典／廣村桂樹，他監：腎臓ケア e ラーニング講座．http://plaza.umin.ac.jp/~jin/index.html
（最終アクセス日：2021/6/22）

図　腎臓ケアeラーニング講座　webサイト画面

に参加することでメタボであることを知られたくないなどの理由から敬遠されるようである。肥満解消の楽しさを強調するようなネーミングにするなどの工夫をする。

❷節酒

多量の飲酒は腎機能を悪化させる要因となる。多量飲酒とは1日当たりの純アルコール量が60gを超えることを指し，アルコール度数約15%の日本酒2.7合，アルコール度数約5%のビール1500mLなどがそれに当たる。

5 ┃ 食事管理

▶塩分　CKDにおいて最も重要な食事管理は減塩である。CKD重症度分類G1～G2で高血圧がない場合は減塩の緩和も可能であるが，それ以外の場合は食塩摂取量を3g/日以上6g/日未満に抑える。

▶たんぱく質　CKD重症度によるたんぱく質制限は図4-21のとおりであるが，低栄養やエネルギー量不足などに陥らないように注意する。

▶カリウム　高カリウム血症があればカリウム制限も行うが，非透析患者は血清カリウムを測定しながら必要に応じて制限を行う。カリウムは水溶性のため，野菜は細かく切ってから流水にさらしたり，下ゆでをして，そのゆで汁を廃棄してから調理をするなどの工夫で，食品に含まれるカリウムの量を20～60%減らすことができる[68]。しかし，電子レンジによる加熱や無水調理では，カリウムは減らないので注意する。

▶リン　骨ミネラル対策として血清リン値が高くならないようにする。たんぱく質が多い食品はリンも多いため，たんぱく質の適量摂取に努める。練り物，レトルト食品などの加工食品や炭酸飲料には，食品添加物として無機リンが含まれており，体内に吸収されやすいので避けたほうがよい。

CKD患者は，尿量が1日1500mL以上ある場合は飲水制限は必要ない。1日500～1500mLの場合は，心不全・肺水腫予防のために1日の飲水量をその尿量分にする。

6 ┃ 血圧測定・管理

自宅で血圧測定を行い，夜間高血圧や早朝高血圧などの血圧日内変動を確認することは，CKDの悪化予防策のために重要である。まずは，目標値を伝える前に，血圧計を保有しているか確認する。

CKD患者の心血管疾患発症抑制，末期腎不全進展抑制の観点から，表4-27の値が降圧目標とされている。

5. 心理・社会的支援

CKD患者は，年単位に及ぶ長期間の治療が必要であり，食事，運動，薬物療法などの継続にストレスを感じることも少なくない。

特に食事制限に関する負担感は大きく，今までどおりに好きなものを食べられないこと

表4-27 CKD患者への降圧療法

		75歳未満	75歳以上
糖尿病（−）	蛋白尿（−）	140/90mmHg 未満	150/90mmHg 未満
	蛋白尿（＋）	130/80mmHg 未満	150/90mmHg 未満
糖尿病（＋）		130/80mmHg 未満	150/90mmHg 未満

- 75歳未満では，CKDステージを問わず，糖尿病および蛋白尿の有無により降圧基準を定めた。
- 蛋白尿については，軽度尿蛋白（0.15g/gCr）以上を「蛋白尿あり」と判定する。
- 75歳以上では，起立性低血圧やAKIなどの有害事象がなければ，140/90mmHg未満への降圧を目指す。

出典／日本腎臓学会編：エビデンスに基づくCKD診療ガイドライン2018，東京医学社，2018，p24.

や，家族と同じ味付けや献立が食べられないこと，外食でメニューを選ぶのが難しいことなどのストレスが生じることがある。そのため，自己管理が継続できるように，達成しやすい目標を立て，**自己効力感**が維持できるよう支援する。

また，腎臓病が原因で仕事の変更を余儀なくされたり，家事などの家族内役割が困難になるなど，社会的役割を変更せざるを得ないこともある。特に，透析導入による影響は大きい。なるべく腎機能の悪化や合併症の発症を予防して，社会的役割が維持できるよう支援する。

また，病気そのものへの漠然とした不安や透析導入に対する不安，経済的不安などを抱くこともある。本人の訴えに耳を傾け，腎臓病があってもその人らしさを保ち，有意義で充実した人間関係を築いていけるよう支援する。

6. 地域・多職種連携

CKDは，早期発見・早期治療が重要である。そのためには，一般市民はもとより，健康診断や特定健康診査を実施する保険者，行政，その保健指導に携わる保健師，管理栄養士・栄養士，薬剤師などの医療従事者，そして腎臓病を専門としない地域のかかりつけ医などの多職種の連携が必要となる。

日本腎臓学会による「生活習慣病からの新規透析導入患者の減少に向けた提言」には，CKDの発症や重症化を予防するための適正体重の維持などに関する国民への提言，特定健康診査の検査項目に血清クレアチニン検査を追加すべきであるという国への提言，さらに，都道府県や保険者などへの提言が記されており[69]，地域や多職種が連携することの重要性が伝わってくる。

2018（平成30）年度からの「第3期特定健康診査計画期間に向けての特定健診・保健指導の実施」（厚生労働省）において，血清クレアチニン検査から計算するeGFRは国民にわかりやすい腎機能の評価であるため，特定健康診査で実施すべきであるという意見であったが，尿たんぱく検査で一定程度，腎機能を評価できるため，血清クレアチニン検査を詳細な健診の項目に追加することになった[70]。

ただし，血清クレアチニン検査を特定健康診査に入れるのは任意ということであるため，特定健康診査に血清クレアチニン検査が入っていない場合，まずは尿たんぱく検査の結果だけで指導を行うことになる。日本腎臓学会からは，腎健診からの医療機関紹介基準（案）

表4-28　かかりつけ医から腎臓専門医・専門医療機関への紹介基準

原疾患	蛋白尿区分		A1	A2	A3
糖尿病	尿アルブミン定量（mg/日）尿アルブミン/Cr 比（mg/gCr）		正常	微量アルブミン尿	顕性アルブミン尿
			30 未満	30～299	300 以上
高血圧 腎炎 多発性嚢胞腎 その他	尿蛋白定量（g/日）尿蛋白/Cr 比（g/gCr）		正常（−）	軽度蛋白尿（±）	高度蛋白尿（＋～）
			0.15 未満	0.15～0.49	0.50 以上
GFR 区分（mL/分/1.73㎡）	G1 正常または高値	≧90		血尿＋なら紹介, 蛋白尿のみならば生活指導・診療継続	紹介
	G2 正常または軽度低下	60～89		血尿＋なら紹介, 蛋白尿のみならば生活指導・診療継続	紹介
	G3a 軽度～中等度低下	45～59	40 歳未満は紹介, 40 歳以上は生活指導・診療継続	紹介	紹介
	G3b 中等度～高度低下	30～44	紹介	紹介	紹介
	G4 高度低下	15～29	紹介	紹介	紹介
	G5 末期腎不全	＜15	紹介	紹介	紹介

上記以外に，3 カ月以内に 30％以上の腎機能の悪化を認める場合は速やかに紹介。
上記基準ならびに地域の状況等を考慮し，かかりつけ医が紹介を判断し，かかりつけ医と腎臓専門医・専門医療機関で逆紹介や併診等の受診形態を検討する。
作成：日本腎臓学会，監修：日本医師会。
出典／日本腎臓学会編：エビデンスに基づく CKD 診療ガイドライン 2018．東京医学社，2018，p4．一部抜粋．

が出されている（表4-28）。これは，尿たんぱく検査の結果だけで指導を行う，市町村や企業などの特定健康診査の指導にあたる保健師らにも参考となる。これによると，CKD 重症度分類 G3b 以降の人は，すべて腎臓専門医を紹介することが推奨されている。

　また，もともと糖尿病があり，医療機関で継続した診療を受けている人が，腎機能悪化に伴い糖尿病性腎症患者になった場合，糖尿病と腎臓病の医師や看護師が連携して支援する必要がある。

Ⓓ 透析療法と共にある生活の理解とアセスメント

1. 透析療法と共にある生活の特性

1 ｜ 腎代替療法の選択

　末期腎不全となった人は，その後の人生をどのように過ごしていくか，自ら決定しなけ

ればならない。治療を継続していく決定をしたとき，現在は，①**血液透析**（hemodialysis；HD），②**腹膜透析**（peritoneal dialysis；PD）といった透析療法，③**腎移植**（kidney transplant）という，3つの療法選択がある。しかし，2014（平成26）年に日本透析医学会より発表された「維持血液透析の開始と継続に関する意思決定プロセスについての提言」[71]からも推察できるように，治療を継続せず，ありのままの余生を生きるということも選択の一つとしてある。

❶血液透析

体外循環を用いて人工腎臓へ血液を導き，半透膜である透析膜を介することにより，からだにたまった尿毒素や余分な水分を体外へ除去した後に，浄化された血液をからだに戻すというサイクルを繰り返し行う治療である。これを通常，1回4時間，週3回，医療機関に通院しながら行う。

❷腹膜透析

生体膜である腹膜を透析膜として介し，血液の浄化を行う治療である。これを在宅で自身や家族の助けを借りながら行っていく。医療機関への通院は，通常月2回程度である。

2 │ 様々な心理的負担のなかにある透析患者

透析療法を導入するまでには様々な葛藤や不安・恐怖がある。仕事や家族との生活，周囲の人たちとのかかわりなどに対する不安や，自分は今後どうなってしまうのだろうという恐怖を抱えているものである。**透析患者の心理的負担**に関して**表4-29**に示す。

また，透析を導入した後も日常生活の制限や食事の制限，飲水量の管理といったセルフマネジメントが必要不可欠となる。さらに，血液透析であれば**バスキュラーアクセス**，腹膜透析であれば腹膜透析カテーテルといったボディイメージの変化への適応や，それらの管理も必要となってくる。セルフマネジメントを怠ると，様々な合併症へつながってしまう。透析患者は，このような心理的負担と闘いながら生活を送っている。

しかしながら，こういった心理的負担を抱えながらも，医師や看護師といった医療従事者，また，家族・友人など周囲のサポートを受けつつ，人それぞれ経過に差があるものの，日常生活の一部として透析療法と共に生きる方法を自分なりに模索している。

表4-29 透析患者の心理とそれに関係する負担

❶健康の喪失と死の恐怖	❹透析に関係して生じる人間関係の問題
❷健康によって支えられていた自信の喪失	❺合併症の恐怖，苦痛
❸それまでの生活を失うこと	❻透析を生涯続けなければならないこと
(1) 生活の制約，生活パターンの変更	
(2) 社会的役割と家庭内の立場の変化	
(3) 透析とセルフケアの負担	

出典／春木繁一：透析患者の精神医学的問題，横浜医学，35（2）：63-77，1984．堀川直史：透析を受ける患者の心理とその特徴，臨牀透析，24（10）：1363-1368，2008．を基に作成．

2. 看護アセスメント

　透析療法と共に生きる人が，いかに合併症を起こさず，自己管理を無理なく継続できるようにするか考え，不安や恐怖といったものを軽減できるように支援することが重要となる。そのためには，本人の認識や状況によりアセスメント内容も千差万別のため，様々な側面を考慮した，一人ひとりに合わせた看護アセスメントが必要となる。また，透析療法の看護アセスメントでは，血液透析と腹膜透析で異なる部分もあるため，それぞれの特性を理解し，アセスメントを行う必要がある。看護アセスメントの内容を次に示す。

目的	アセスメント項目		備考
	中項目	小項目	
身体的側面	○症状 ①不均衡症状	●症状の有無，いつからあるか，その程度を把握する。 ●頭痛，悪心・嘔吐，筋痙攣	●主に血液透析で出現する症状
	②透析時の変調 ③感染徴候 ④透析を行うためのアクセスの状態	●血圧上昇・低下，不整脈，腹痛 ●炎症反応，栄養状態 ●血液透析：バスキュラーアクセス（閉塞，狭窄，腫脹，感染，スチール症候群，静脈高血圧） 　腹膜透析：腹膜透析カテーテル出口部（発赤，腫脹，潰瘍形成などの感染徴候）	●早期では，全身状態には出現せずに，局所的に感染徴候が出現するため，日々の観察が重要
	○体重，血圧，検査データ	●DW(注1)の設定状況，透析効率の算出，栄養状態（nPCR(注2)，GNRI(注3)など）の算出，透析条件	
日常生活面	○食事・水分	●食事内容，治療に合った適切な栄養指示量の理解度と実施状況。水分制限の理解度と実施状況。	
	○体重・血圧管理	●日々の体重・血圧測定の重要性の理解度と実施状況。自己管理ノートの活用の有無など	
	○服薬	●内服薬の理解度（特に薬効や服薬時間）と管理状況	●内服薬のなかには，食直前や直後に内服しないと効果のないものがあるため
	○透析を行うためのアクセス	●バスキュラーアクセス周囲や腹膜透析カテーテル出口部の清潔保持状況，異常の有無	
心理的側面	○恐怖や不安	●死への恐怖や，喪失体験による悲観的感情の有無	●患者の不安を和らげたり，不適切な日常生活を是正するためには，患者との信頼関係が必要不可欠なものとなる
	○日常生活管理や透析機械に拘束されることのストレス	●透析についてのレディネス，知識不足の有無，患者-看護師間の信頼関係の有無	
社会的側面	○ソーシャルサポート	●家族構成，家族や周囲の人（職場，入所施設など）の理解度と支援内容 ●その他の社会的役割の有無と透析による影響	
	○社会資源	●障害者手帳交付の有無，社会保険制度の利用可否，介護支援専門員との連携方法	

注 1）DW：ドライウエイト；適正体重。
注 2）nPCR：normalized protein catabolic rate；標準化たんぱく異化率。
注 3）GNRI：geriatric nutritional risk index；栄養学的リスク評価。

3. 看護の目標

1 症状マネジメントと全人的看護

透析療法における看護の目標で大事なことは，透析による合併症を起こさないように日常生活を送り，QOLを維持できるように支援することである。特に，透析導入期には，治療による不均衡症候群の出現や，今までの日常生活の破綻による不安や恐怖，バスキュラーアクセスや腹膜透析カテーテルによるボディイメージの変化により精神的苦痛をきたしやすくなっている。そういった不安や苦痛を緩和するためにも，しっかりと症状マネジメントができるように援助することを目指して，全人的な看護を行う。

2 心理的負担への援助

透析患者はこれまで述べたような心理的負担を抱えながら生活している。しかし，治療が長期になると，信頼関係は良好になっていく半面，患者-看護師の関係性が恒常化してくることにより，対象者が様々な心理的負担を抱えていることを忘れてしまうこともある。また，透析療法と共に生きる方法を模索している対象者へ「わがまま」のレッテルを貼ってしまう医療者も少なくない。透析患者は，常に心理的負担を抱えていることを看護師は理解し，受けとめ，協力者となっていかなければならない。

E 透析療法を行いながら生きる人への看護介入

1. 看護の概要

1 高齢者看護でもある透析看護

わが国で透析療法を新たに導入した人は2020（令和2）年末で4万744人[72]，平均年齢をみると70.9歳[73]であった。高齢者の透析療法導入が増加し，年々高齢化が進展している現状である（図4-23）。そのため，透析患者への看護は慢性疾患患者への看護であるとともに，高齢者看護でもあるといえる。年を重ねるごとに様々な合併症のリスクが高まる高齢透析患者を，個別性を見いだしながら，その人に合った看護を提供することも重要な看護の一つとなる。

2 療法選択の自己決定支援

導入期の療法選択も重要な看護の一つであるといえる。CKD患者が腎代替療法を選択しなければならないとき，インフォームドコンセントは非常に重要となる。しかし，医師の限られた診療のなかで本人に満足のいく説明と自己決定を促すのはとても困難といえ

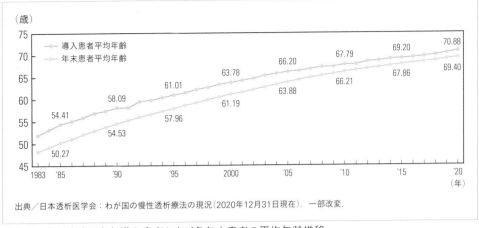

（歳）

凡例：
— 導入患者平均年齢
— 年末患者平均年齢

54.41　58.09　61.01　63.78　66.20　67.79　69.20　70.88

50.27　54.53　57.96　61.19　63.88　66.21　67.86　69.40

1983　'85　'90　'95　2000　'05　'10　'15　'20（年）

出典／日本透析医学会：わが国の慢性透析療法の現況（2020年12月31日現在）．一部改変．

図4-23 透析療法の各年導入患者および各年末患者の平均年齢推移

る。そこで，看護師が外来や入院中の人々の思いに寄り添い，対象者が必要とする情報を提供しながら，腎代替療法を自己決定していくための支援が必要不可欠となる。自己決定支援では，導入期にあるCKD患者の年齢や職業，家族背景，日常生活背景といったバックグラウンドを考慮した療法選択が求められる。また，本人の認知度や治療環境への配慮といった，個々に適した療法を選択していく必要があり，それらについての思いを本人と家族から聴くなどしてとらえ，できるだけ希望に沿った療法選択を自己決定できるようにしていくことが必要となる。

2. 症状マネジメント

透析療法には，血液透析と腹膜透析がある。この2つの治療は，同じ透析療法でも違った特性をもっているため，各療法を受けている人々に起こりやすい症状マネジメントを行う必要がある。

1　血液透析患者の症状マネジメント

血液透析は体外循環を行っており，からだの循環動態に及ぼす影響が大きい。そのため，透析中に様々な合併症が起こるリスクも高くなっている。このリスクを回避し，日々の透析を本人に適した治療へ導くためには，身体の状態，水分出納バランス，検査値，内服状況，透析条件，透析中の経過，透析終了後の状態などを常にモニタリングし，アセスメントしていくことが必要である。これを怠ると，**不均衡症候群**や**血圧の変調**，**不整脈**といった合併症をもたらし，身体への負担が大きくなり，透析に対する恐怖や不安を与えてしまう。表4-30に症状の定義や機序，出現形態，対策について示した。

2　腹膜透析患者の症状マネジメント

腹膜透析は在宅療法のための治療で，通院頻度も1か月に1～2回と医療者の介入頻

表4-30 血液透析の症状マネジメント

症状の定義	症状の機序	出現形態	対策
不均衡症候群	血液透析では血液だけ浄化され，ほかの身体各部の毒素や電解質は血液によって2次的に浄化されている。よって，血液と各臓器の間には濃度差が生じ様々な症状を呈する。	頭痛，悪心・嘔吐，筋痙攣（下肢に多い），倦怠感，意識障害	症状や透析効率のアセスメントを行い，透析効率の検討（ダイアライザー選定，血流量，透析処方の変更など），高張液の補液などを行う。本人には，飲水量，食事の工夫を行うよう指導する。
血圧の変調（低下）	除水による血液量の減少や血漿浸透圧の低下。また，体外循環そのものによる場合もある。	欠伸，悪心，冷汗，意識消失，ショック症状	血液量の減少に対してはDW設定の適正化や体重増加量の見直しを検討する。血漿浸透圧の低下に対しては高ナトリウム透析や高張液の補液を検討し，体外循環血液量についてはダイアライザーの膜面積の検討を行う。
血圧の変調（上昇）	透析開始時から血圧の上昇を認める場合の多くは体液量の増加によるものである（体液量依存性高血圧）。また，透析後半の血圧上昇は，腎血流量の減少により，腎からレニンが分泌されることにより起こるものが多い（レニン依存性高血圧）。	頭痛，悪心，眩暈，後頭部から肩にかけての痛み。無症状のことも多くある。	体液量依存性高血圧の場合は，過剰に貯留した水分を透析により除水することで改善される。また，DWの適正化を検討する。レニン依存性高血圧の場合は，降圧薬（ACE阻害薬，ARB）使用を検討する。
不整脈	不整脈の原因は様々だが，透析に伴う体液量の減少や，電解質バランスの急激な変化が原因と考えられている。また，心筋への石灰沈着が刺激伝導障害を起こして不整脈を起こすこともある。	期外収縮，上室性頻脈，発作性心房細動，心室頻拍，心室細動など	透析間の体重増加量の適正化，血圧管理，異所性石灰化の予防などを行う。また，透析中の薬剤の検討も必要。

度が少ないため，自己管理や家族の管理が重要となる。そのため，看護師は通院時に全身状態の確認や検査値の確認を行うとともに，自己管理状況の把握，合併症である腹膜炎，腹膜透析カテーテルの出口部の発赤・潰瘍・感染やカテーテルトラブル，腹膜硬化症の徴候を見逃さないよう観察し，アセスメントすることが重要となる。

3. 意思決定支援

　医療者は，常に本人・家族にとってより良い治療方法の選択ができるように支援していかなければならない。慢性腎臓病の人のなかには，透析療法の選択は「人生の終わり」「死んだほうがまし」と訴える人が少なからずいる。そういった人に対し，看護師は確かな知識をもち，**対象者との信頼関係**を築くことで少しでも本人の意思決定を促せるような支援が求められる。そのためには，対象者の背景や日常生活を把握し，腎代替療法の利点・欠点と照らし合わせたうえで情報提供を行い，繰り返し話し合うことで，本人やその家族にとってより良い療法選択ができていくものである。

　また，意思決定支援は，一度療法を選択したからといって終わりではなく，その後も対象者の状態や役割の状況によって，ほかの療法を選択することも可能である。たとえば，

緊急で血液透析導入をした人々へは，導入後に療法選択についてしっかりと説明し，血液透析の継続か，腹膜透析へ移行するか，または，腎移植を行うかといった療法選択の場を設け，意思決定を支援していくことが必要となる。

4. 日常生活の援助と健康学習支援

透析患者は日常生活において，食事（具体的な目標値に関しては，図4-21参照）や体重，服薬，バスキュラーアクセスや腹膜透析カテーテル（本節-C-2「症状マネジメント」参照）といった様々な管理を強いられている。また，それらの管理を行うために一つひとつの管理項目について自身で学習していかなければならない。なかには，不適切な知識のもとで自己管理を行い，なかなか適切な知識の習得や行動ができない人もいる。そのような場合，本人の生きがいに焦点を当てながら，セルフマネジメントをしやすくする方法であるEASE（イーズ）プログラム[®74]などを活用しながら，日常生活の援助と健康学習支援を行っていく（図4-24）。

EASE（イーズ）プログラム[®]のように，看護師と対象者が協同して日常生活の改善や学習を行っていくことが重要である。また，協同することにより，患者−看護師間の信頼関係が良好になり，病いと闘っている人にとって支えになるような支援を行うことが必要である。

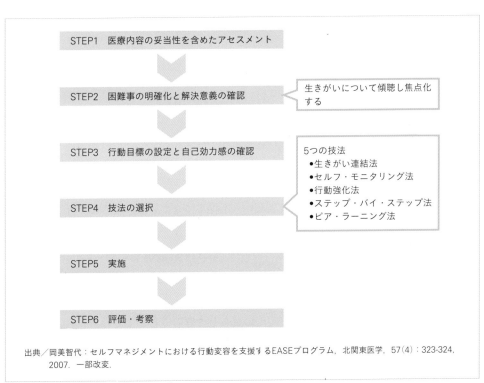

出典／岡美智代：セルフマネジメントにおける行動変容を支援するEASEプログラム，北関東医学，57（4）：323-324，2007．一部改変．

図4-24 EASE（イーズ）プログラム[®]ver.3のアクションプランと技法

5. 心理・社会的支援

　透析患者は，特に導入期では前出表4-28で示したように，健康の喪失と死の恐怖，健康によって支えられていた自信の喪失，それまでの生活を失うなど，様々な心理的負担[75]があることを看護師は理解し，次のような支援を行うことが重要である[76]。

　①できるだけ良い身体状態をつくり維持する。

　②身体的な自覚症状を緩和する。

　③一つひとつの身体的ケアをていねいに行う。

　④正しい情報提供を行う。

　⑤喪失をできるだけ少なくするための工夫を行う。

　これらは，看護師が日頃から行っていることであるが，そのまま重要な心理的ケアとなる。看護師は，対象者の様々な心理的負担を理解し，不安や葛藤を繰り返す人へ心理的ケアを絶えず行い，寄り添うことにより，不安や葛藤，恐怖からも脱却させられるように支援していくことが重要となる。

　このような心理的支援と同時に，社会的支援も必要不可欠となる。なぜなら，透析を導入することで，これまでの日常生活の破綻や社会的役割の変化が生じ，今後の生活への不安や恐怖へとつながっていくからである。こういった不安や恐怖を取り除くために，社会制度の説明やMSWの介入を早期に行っていくことが社会的支援の一助となる。また，看護師は対象者を取り巻く環境にも配慮し，家族や周囲のソーシャルサポートを強化し，社会復帰や在宅療養への支援を行い，**安心して透析療法を受けられる環境をつくる**ことが重要となる。

6. 地域・多職種連携

　透析患者を取り巻く環境は医師・看護師だけでなく，図4-25に示すような様々な職種と連携することで成り立っている。これまでも述べてきたように，透析療法を導入する人は高齢者も多い。血液透析では維持透析施設への通院や透析のない日の過ごし方が困難であったり，腹膜透析では治療を行うための手技の習得に時間がかかったりと困難事が多くある。また，自己管理や食事摂取ができない人も増えてきている。そのようななか，早期退院を目指すために，看護師が本人やその家族，住宅環境を把握し，管理栄養士，薬剤師，リハビリテーション科といった専門職に情報提供を行い，連携をとることが重要となる。また，対象者の居住している地域との連携も必要不可欠である。前項で述べたように，MSWが早期に介入することによって対象者に適した社会保障制度を見いだし，本人とその家族が安心して透析療法導入後の自宅での暮らしを営むことができる。

　腎代替療法で利用可能な社会保障と手続き[77]を表4-31に示した。これらの社会保障制度を活用し，介護支援専門員や訪問看護・介護，施設入所といった各種サービスを利用することで，対象者の豊かな透析ライフを現実のものにできるのである。

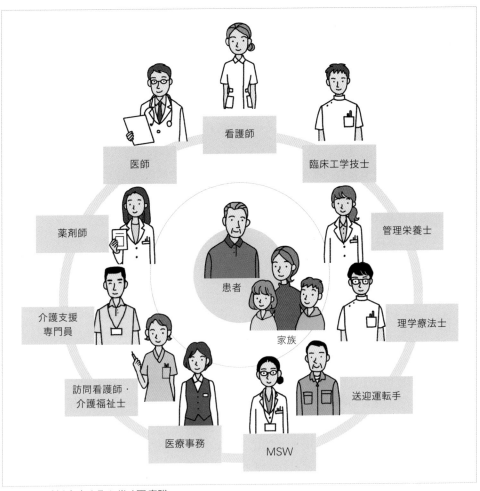

図4-25 透析患者を取り巻く医療職

表4-31 腎代替療法で利用可能な社会保障と手続き

利用できる制度	申請の目安	申請窓口	備考
身体障害者3級・4級	Cr 5以上，移植時	市町村役場の福祉担当	指定医が「身体障害者診断書・意見書」作成。福祉係に申請（1〜2か月で判定がおりる）。
身体障害者1級（障）	Cr 8以上，透析開始，移植時	市町村役場の福祉担当	3級から1級へ変更の場合は再度手続きが必要となる。
特定疾病療養受療証	透析開始時	各健康保険組合の事務所・担当	申請した月より適用。健康保険が変わると，再度，手続きが必要となる。
重度障害者医療費助成制度	透析開始時	市町村役場の福祉担当	
障害者総合支援法のなかの自立支援医療（18歳以上更生医療，18歳未満育成医療）	シャント作製，PDカテ挿入のような透析準備時，移植日決定後	市町村役場の福祉担当	更生医療は身体障害者手帳所持者。
限度額適用認定証	入院前，入院時に医療費が高額になった場合	各健康保険組合の事務所・担当	入院の同月中に申請（月が変わると前月分は認定されない）。
障害年金	透析開始3か月経過後	日本年金機構	

出典／山田美穂：透析および腎移植にかかる費用，透析ケア，臨時増刊：32，2012．一部改変．

F 家族へのケア

　CKD は不可逆的に進行していく慢性病であり，徐々に悪化する病状に応じて日常生活の制限は多岐にわたり厳しくなっていく（図 4-21 参照）。その実践の大部分は，本人と家族によって家庭で行われており，日々の生活の流れのなかで長期的に継続・実践していくことは容易ではない。また，CKD ステージ G4 以降に行われる腎代替療法の選択は，本人の余生を決定づけるため，本人も家族も納得したうえで療法選択ができるよう，支援していくことが重要となる。また，Oka らによると，透析患者が認識しているセルフマネジメントに最も影響力のある支援者は，医師や看護師よりも家族であった[78]。

　このように CKD 患者の支援には，家族の協力・理解は不可欠であり，本項では日常生活管理の継続・実践に向けての家族へのケア，腎代替療法選択における家族へのケア，透析導入後の家族へのケアについて，紹介する。

1 日常生活管理の継続・実践に向けた家族へのケア

❶家庭での生活をイメージした指導

　教育的支援の留意点はいろいろあるが，継続・実践に向けて，看護師は患者の家庭での生活をイメージしながら指導すると効果的である。たとえば，単に食事制限のエネルギーやグラム数，〜しなければならないといったような原則を指導するのではなく，家族の食生活をアセスメントしたうえで，具体的にどのように工夫すれば**対象者の食事制限と家族の食生活が調和**できるのかを，本人や家族と一緒に考えていく。看護師は本人や家族の語りを引き出し，その家族の食生活をイメージする。そして，イメージしたその家族の食生活に，食事制限を具体的に置き換えながら指導する。食事制限を守りつつ，その家族が大切にしてきた食生活を崩さずに，しかも負担が少なく，継続できる具体的な指導となることが理想である。

　1 日 3 食，塩分，たんぱく質，カリウム，リン，水分制限を守って毎日料理することは，時間的・精神的に負担であることは否めない。費用はかかるが，食事制限の目的と好みに合った治療用特殊食品（食塩調整用食品，たんぱく質調整用食品，エネルギー調整用食品など）を上手に取り入れると，献立作りや調理が手軽になる。また，時には治療食の宅配の利用を勧めてみるのも，一案である。

❷継続している問題状況の解消に向けて

　CKD のように，不可逆的に病状が徐々に悪化して生命の危機に陥りやすい人や家族の支援において，対象者と家族，各々が疾患や療養状況についてどのように受けとめているのか，互いに語り合う機会を設けることは，意味深い。自分の考えを言葉で表現することは，自分を見つめる機会となり，相手の言葉を聴くことで認識の変化が始まる。これによって，継続している問題状況を新たな視点で見つめ直し，問題状況のとらえ方の変化や問題

解決につながることを期待したい。

2 腎代替療法選択における家族へのケア

腎代替療法には血液透析，腹膜透析，腎移植がある。もう少し詳しく説明すると，生体腎移植のドナーは原則として親族に限られ，血液透析には自宅で行うという選択肢もあり，腎代替療法選択における家族の存在は大きい。また，「見合わせ」（腎代替療法の非開始，継続中止のこと）という選択肢もあり，その場合は看取り（死）と向き合っていくこととなる。

❶療法選択における看護師の基本姿勢

本人の意見と家族の意見は，必ずしも一致するとは限らない。本人には「家族にこれ以上，迷惑をかけたくない」といった気遣いがあったり，「家族だから，言わなくてもわかっているはず」といった互いの思い込みから，意見交換が十分に行われていないことも少なくない。よって看護師は，本人と家族が同じ情報をもって互いの意見を十分に交換し，本人と家族の揺れる気持ちとその過程を支え，未来を見据えて最善の選択ができるように支援していく。

家族内で十分に検討することを促すが，必要であれば看護師がその機会を設けることもある。本人も家族も自身の意見やニーズを言葉で表現することで，互いのことを知ることができ，理解へとつながっていく。時に，看護師は本人または家族の代弁者となり，意思疎通の促進を図ることもあるが，看護師はだれにも加担せず中立であることを忘れてはならない。

❷療法選択における支援方法

腎代替療法選択に関する説明は，本人と家族がそろって聞けるように計画する。看護師は本人・家族の受けとめや理解度などを確認してから情報提供を行うが，その内容は本人の生活状況に結びつけ，どの療法を選択すると仕事や日常生活にどのような変更が必要となるのか，メリット・デメリット，開始に必要な準備などを具体的に説明する。

長期にわたって食事制限や内服などをしっかり行ってきた本人・家族ほど，腎代替療法を選択せざるを得ないことへのショックは大きく，受容が難しいことがある。看護師は本人・家族のこれまでの努力を評価しつつ，残っている腎機能の理解，腎代替療法への思いなどを傾聴し，受容のペースに合わせて情報提供を行っていく。

患者会や家族交流会などへの参加や，各療法の実施場面を見学することは，有意義である。実際の生活をイメージすることができ，生活上の困難事や不安の内容が具体的に明らかとなるため，合意形成へのアプローチがしやすくなる。そして，いつでも相談に応じることや，その際の連絡先などを伝え，本人も家族も納得した療法選択が行えるよう，支援していく。

3 透析導入後の家族へのケア

決定した腎代替療法を実施していく生活に慣れるまでは，様々なストレスが生じる。血

液透析導入および継続によって生じる家族の生活の諸相を明らかにした水町は，「家族は透析導入により，一度は未来を失ったと感じるが，透析と歩む人生を引き受け，日常の営みに新たな価値を見出し，共に過ごす時間を感じることによって，喪失した未来を取り戻していた。家族員は，葛藤，苦悩，喪失を伴いながら，家族自身がセルフケアを行い，変化し，価値観を変えて透析と共にある生活を継続していた」，そして「透析者を含めた家族支援に求められていることは，家族としての苦悩に耳を傾け，家族がとらえた意味を肯定し，変化を促し，支えることである」と述べている[79]。

Ｇ その他の慢性腎臓病と看護のポイント

ネフローゼ症候群

1. 疾患概念

ネフローゼ症候群は，腎臓の糸球体毛細血管壁の障害による**大量の尿たんぱく**と，これに起因する**低たんぱく血症**を特徴とした症候群である。

2. 誘因・原因

原因疾患によって，次の 2 つに大別される。
- **一次性**（原発性）**ネフローゼ症候群**：腎炎などによって糸球体そのものが障害される。成人におけるネフローゼ症候群の 70 ～ 80 ％を占める。
- **二次性**（続発性）**ネフローゼ症候群**：自己免疫疾患や糖尿病性腎症といった全身疾患や，感染症，薬剤などに起因して，糸球体に病変が生じる。

3. 病態生理

糸球体毛細血管壁に機能障害が生じると，たんぱく透過性が亢進して大量のたんぱく尿が生じる。これによって低アルブミン血症・低たんぱく血症となり，血漿膠質浸透圧が低下して浮腫が生じる。また，肝臓でのアルブミン合成の増大に伴う**脂質異常症**や，免疫グロブリンの低下による**易感染性**なども出現する。

4. 症状・臨床所見

主症状は**浮腫**である。早期は眼瞼など局所で見られ，下肢や仙骨部へと広がり，進行すると**胸水や腹水**を伴う全身性に拡大する。浮腫に伴って，易感染性，腹部膨満，呼吸困難などが出現する。**血栓症**も起こしやすく，下肢の浮腫に左右差がある場合は，下肢深部静脈血栓症を疑う。

5. 検査・診断・分類

主な検査項目や目的などは次のとおりであり，表 4-32 に診断基準を示す。
- 尿検査：尿たんぱく，尿比重，尿沈渣，尿潜血
- 血液検査：総たんぱく，アルブミン，BUN，Cr，GFR，総コレステロール，LDL コレステロール，中性脂肪，赤血球，凝固検査，免疫グロブリンなど
- 胸部 X 線，超音波検査：胸水や腹水の評価などに用いる。
- 腎生検：病型の確定診断や治療方針の決定に用いられる場合が多い。

6. 治療

病型によって異なる部分もあるが，安静療法，食事療法，薬物療法が基本となる。
- 安静療法：たんぱく尿や浮腫の改善のために行われる。過度の安静は血流うっ滞を招くので，安静度は症状の改善に伴って徐々に緩和される。
- 食事療法（表 4-33）：塩分制限は浮腫の軽減，たんぱく質制限は腎機能低下を抑制する効果がある。エネルギー摂取は，たんぱく質制限を行ううえでの窒素バランスを保つために必要である。
- 薬物療法：**副腎皮質ステロイド薬**が主体で用いられ，易感染性など様々な副作用には注意

表4-32 成人ネフローゼ症候群の診断基準

❶蛋白尿：3.5g/日以上が持続する。
（随時尿において尿蛋白・尿クレアチニン比が 3.5g/gCr 以上の場合もこれに準ずる）
❷低アルブミン血症：血清アルブミン値 3.0g/dL 以下，血清総蛋白量 6.0g/dL 以下も参考になる。
❸浮腫
❹脂質異常症（高 LDL コレステロール血症）

注 1）上記の尿蛋白量，低アルブミン血症（低蛋白血症）の両所見を認めることが本症候群の診断の必須条件である。
注 2）浮腫は本症候群の必須条件ではないが，重要な所見である。
注 3）脂質異常症は本症候群の必須条件ではない。
注 4）卵円形脂肪体は本症候群の診断の参考となる。
出典／成田一衛監：エビデンスに基づくネフローゼ症候群診療ガイドライン 2020，東京医学社，2020，p.1.

表4-33 ネフローゼ症候群の食事療法

	塩分	たんぱく質	エネルギー
微小変化型ネフローゼ症候群	6g/日以下程度	1.0～1.1g/kg 標準体重/日	35kcal/kg 標準体重/日
微小変化型ネフローゼ症候群以外のネフローゼ症候群		0.8g/kg 標準体重/日	

出典／厚生労働省難治性疾患克服研究事業進行性腎障害に関する調査研究班難治性ネフローゼ症候群分科会：ネフローゼ症候群診療指針，日腎会誌，53（2）：78-122，2011．を基に作成.

が必要である。投与は初期大量，漸減，少量維持により長期間行われることが多く，自己判断でやめたりせずに正確な服用の継続に向けた服薬指導が必要である。病状に応じて利尿薬，降圧薬，抗血栓薬などを併用する。

7. 予後

病型ごとに異なる。たとえば，一次性ネフローゼ症候群に該当する微小変化型ネフローゼ症候群の寛解率は 90％以上だが，再発率は 30～70％である。

8. ネフローゼ症候群と共にある生活の理解とアセスメント

再発や急性増悪による入退院を繰り返しやすく，職場や家庭，社会での役割遂行は影響を受ける。また，食事や内服などの自己管理は，長期継続が求められるため，退院後の自己管理に向けた患者教育は重要である。疾患や安静度，食事療法，薬物療法に対する受けとめや理解度，今までの実践状況などについて，家族も含めて情報収集を行い，退院後の生活のなかでの継続・実践の可能性や阻害要因について，アセスメントを行う。

9. ネフローゼ症候群と共に生きる人への看護介入

- 急性期：浮腫に伴う苦痛の緩和，安静の保持と保温，感染や症状増悪の早期発見，皮膚・粘膜の清潔保持などに努め，治療が確実に行われるように支援する。
- 回復期：病状に応じた安静と，急性期に準じた支援を行いつつ，退院後の自己管理に向けた受けとめや理解度を確認しながら，指導を行う。
- 寛解期：定期受診を促し，自己管理継続に向けた工夫・コツの紹介と困難事の解決に努め，適時傾聴や励ましなどを行う。

10. 家族へのケア

退院後は家庭で自己管理が行われるため，家族にも安静，食事療法，薬物療法に関する指導は必要である。説明は本人と家族が一緒に聞けるように計画し，家族の受けとめや理解度なども確認する。家庭での自己管理継続は，家族にとってもストレスである。阻害要因や予測できる困難事は入院中の解決を目指し，ストレスへの対処や折り合いがつけられるような方策を一緒に考えていく。

IX 2型糖尿病

A 疾患の概要

1. 疾患概念

- 糖尿病とは，**インスリン**作用不足による慢性の**高血糖**状態を主徴とする代謝疾患群である。糖尿病は，「1型」「2型」「その他の特定の機序，疾患によるもの」「**妊娠糖尿病**」の4つに分類される。日本では糖尿病患者の95%が2型糖尿病である。
- 2型糖尿病は，インスリン分泌低下を主体とするものと，インスリン抵抗性*が主体で，それにインスリンの相対的不足を伴うものなどがある。

2. 誘因・原因

- 2型糖尿病は，インスリン分泌の低下やインスリン抵抗性をきたす複数の遺伝因子に過食（特に高脂肪食）や運動不足，肥満，ストレス，喫煙などの環境因子と加齢が加わってインスリン作用不足を生じて発症する。
- 家系内血縁者に糖尿病があることが多い。
- 発症年齢は40歳以上に多いが，最近では生活習慣の変化から若者の発症も増加している。
- 肥満または肥満の既往のある場合が多い。

3. 病態生理

- 2型糖尿病は，環境因子によって誘導されるインスリン抵抗性の増大をインスリン分泌で代償できないために，慢性の高血糖が誘発された状態である。
- 耐糖能異常の初期にはインスリン追加分泌が見られ，さらに進展すると追加分泌が低下し，高血糖が高度になる頃には基礎インスリン分泌も低下する。
- 日本人の2型糖尿病ではインスリン分泌低下が特徴的である。
- インスリン抵抗性とインスリン分泌低下が重なり，インスリン作用不足に陥って高血糖をきたす。
- 高血糖は，糖毒性によりインスリン抵抗性増大やインスリン分泌低下を悪化させ，さらに耐糖能が低下するという悪循環が生じる。

4. 症状・臨床所見

- 2型糖尿病は多くの場合，無症状か症状があっても軽い。
- 高血糖症状として，口渇，多飲，多尿，易疲労感が生じる。
- インスリン作用不足により尿糖が排泄されるため，エネルギー不足となり体重減少をきたすことがある。
- 経口血糖降下薬やインスリンの副作用では，**低血糖**が最も重大であり，そのほか乳酸アシドーシスや浮腫・心不全，肝障害などがある。また，インスリンはカリウムを細胞外から細胞内に取り込む作用があるため，低カリウム血症の原因となる。
- 合併症（網膜症，腎症，神経障害）が生じると全身に多様な症状が生じる。

5. 検査・診断・分類

- 糖尿病の診断は，高血糖が慢性に持続していることを証明することによって医師が行う。
- 糖尿病は血糖値とHbA1cを検査し，いずれかが確認されると糖尿病型と判定する（表4-34）。

6. 治療

- 基本的に，食事療法，運動療法，薬物療法を組み合わせてコントロールする。
- 食事療法，運動療法が中心となる。薬物療法では，経口薬や注射薬は，少量から始め，血糖コントロールの状態を見ながら徐々に増量する。体重減少や生活習慣の改善による血糖コントロールの改善に伴って糖毒性が解除されると，経口薬や注射薬の減量・中止が可能になることがある。
- 食事療法では適正なエネルギー量で栄養素のバランスが良い食事を摂る。また，食後血糖の変動を少なくするために，1日の指示エネ

---

* **インスリン抵抗性**：血中のインスリン濃度に見合ったインスリン作用が得られない状態をいう。

表4-34　糖尿病型の基準

血糖値
①早朝空腹時血糖（FBG）≧126mg/dL
②75gOGTT（糖負荷試験）2時間値≧200mg/dL
③随時血糖値≧200mg/dL

HbAlc
HbAlc ≧ 6.5%

ルギー量を朝・昼・夕の3回の食事に均等に分割し，食事時間は一定の間隔をあけて規則的に摂る。

- 糖尿病の治療目標は，健康な人と変わらないQOLの維持・寿命の確保である。
- 運動療法の実施は食後高血糖是正のために，食後1時間頃が望ましいとされているが，日常生活のなかで実施可能な時間に行ってよい。低血糖を防止するために，個人の通常の生活パターンや薬物療法の種類を考慮して運動の時間帯を決める。インスリンや経口血糖降下薬を使用している人は，低血糖を起こす可能性があるため空腹時の運動は避ける。
- 病歴が長く，インスリン分泌が重度に低下した場合には，インスリン療法により糖毒性を解除することでインスリンが不要になることもあるが，必要に応じてインスリン療法を継続する。
- 経口薬では，その機序として，インスリン分泌非促進系，インスリン分泌促進系がある。
- 注射薬では，インスリン，GLP-1受容体作動薬がある。
- 2つ以上の異なる成分を合わせた配合薬や配合注射の使用が拡大している。

7. 予後

- 糖尿病細小血管合併症（網膜症，腎症，神経障害）および動脈硬化性疾患（冠動脈疾患，脳血管障害，末梢動脈疾患）の発症・進展の予防，サルコペニアやフレイルといった併存症の予防・管理が重要である。
- 合併症予防には，血糖だけではなく，体重，血圧，血清脂質の良好なコントロール状態の維持，禁煙が重要である。

B　2型糖尿病と共にある生活の理解とアセスメント

1. 2型糖尿病と共にある生活の特性

1 ｜ 2型糖尿病の特徴

　2型糖尿病は，インスリン抵抗性が増大し，それを十分に代償できないインスリン分泌低下が存在すると高血糖となり発症する。このように，発症した段階ですでにインスリン分泌不全が生じており，その後もゆっくりではあるがインスリン分泌不全は進行する。したがって，一般的に罹病期間が長くなるにつれて，食事療法や運動療法だけでは血糖をコントロールできなくなる。そこで，薬物療法が必要となり，インスリンを含む多剤併用療法が必要となることが多い。

　このように，2型糖尿病は進行性であり，治癒することはなく，一生付き合っていかなければならない慢性疾患である。糖尿病に伴う急性合併症や慢性合併症は個人のQOLを低下させる。したがって，まず発症を予防し，発症後は合併症の発症を予防し，合併症発

症後はその重症化を予防することにより，健康な人と変わらない QOL の維持と寿命を確保することが糖尿病医療の目標となる。

このように，2 型糖尿病やその合併症発症，さらに合併症重症化を予防するためには，代謝のコントロールが重要である。代謝のコントロールを目指す糖尿病治療の基本は，食事療法，運動療法，薬物療法である。

これらの治療は，個人によって毎日営まれる 24 時間の生活のなかで，個人によって実施されるものである。個人の 2 型糖尿病の病態に応じて，適切な食事量や運動量が示され，薬が処方されたとしても，食事療法・運動療法・薬物療法を行うのはその人自身である。子どもの頃から身につけ，社会生活を営むなかで培ってきた生活習慣を少なからず変更する必要が生じ，それが一生続くことに，2 型糖尿病と共にある生活の特性がある。

2 ｜ 2 型糖尿病をもつ人の身体的側面

2 型糖尿病は，発症初期など，インスリン作用不足が軽度の場合は自覚症状が現れにくい。自覚症状がないことは，自分のからだの中の変化に気づいたり，病気であることを実感したり，自分のこととしてとらえることを難しくする。からだの不調がないため，生活習慣を変更することの優先順位は低くなり，治療を中断することにつながる。

早期に良好な血糖コントロールを達成し，維持することができれば，長期予後の改善が期待できるため，自覚症状がなくても，生活習慣を変更することが発症初期の重要な課題となる。また，その生活習慣を継続することが求められる。成人および高齢者の血糖コン

目　標	コントロール目標値[注4]		
	血糖正常化を目指す際の目標[注1]	合併症予防のための目標[注2]	治療強化が困難な際の目標[注3]
HbA1c（%）	6.0未満	7.0未満	8.0未満

治療目標は年齢，罹病期間，臓器障害，低血糖の危険性，サポート体制などを考慮して個別に設定する。

注1）　適切な食事療法や運動療法だけで達成可能な場合，または薬物療法中でも低血糖などの副作用なく達成可能な場合の目標とする。
注2）　合併症予防の観点からHbA1cの目標値を7%未満とする。対応する血糖値としては，空腹時血糖値130mg/dL未満，食後2時間血糖値180mg/dL未満をおおよその目安とする。
注3）　低血糖などの副作用，その他の理由で治療の強化が難しい場合の目標とする。
注4）　いずれも成人に対しての目標値であり，また妊娠例は除くものとする。

出典／日本糖尿病学会編・著：糖尿病治療ガイド2020-2021，文光堂，2020，p.33.

図4-26 血糖コントロール目標（65歳以上の高齢者については図4-27参照）

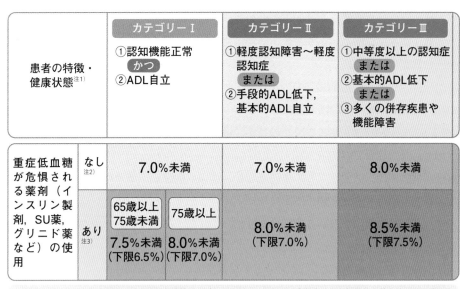

患者の特徴・健康状態[注1]	カテゴリーⅠ ①認知機能正常 かつ ②ADL自立	カテゴリーⅡ ①軽度認知障害〜軽度認知症 または ②手段的ADL低下，基本的ADL自立	カテゴリーⅢ ①中等度以上の認知症 または ②基本的ADL低下 または ③多くの併存疾患や機能障害
重症低血糖が危惧される薬剤（インスリン製剤，SU薬，グリニド薬など）の使用 **なし**[注2]	7.0%未満	7.0%未満	8.0%未満
あり[注3]	65歳以上75歳未満 7.5%未満（下限6.5%）／ 75歳以上 8.0%未満（下限7.0%）	8.0%未満（下限7.0%）	8.5%未満（下限7.5%）

治療目標は，年齢，罹病期間，低血糖の危険性，サポート体制などに加え，高齢者では認知機能や基本的ADL，手段的ADL，併存疾患なども考慮して個別に設定する。ただし，加齢に伴って重症低血糖の危険性が高くなることに十分注意する。

注1) 認知機能や基本的ADL（着衣，移動，入浴，トイレの使用など），手段的ADL（IADL：買い物，食事の準備，服薬管理，金銭管理など）の評価に関しては，日本老年医学会のホームページ（http://www.jpn-geriat-soc.or.jp/）を参照する。エンドオブライフの状態では，著しい高血糖を防止し，それに伴う脱水や急性合併症を予防する治療を優先する。
注2) 高齢者糖尿病においても，合併症予防のための目標は7.0%未満である。ただし，適切な食事療法や運動療法だけで達成可能な場合，または薬物療法の副作用なく達成可能な場合の目標を6.0%未満，治療の強化が難しい場合の目標を8.0%未満とする。下限を設けない。カテゴリーⅢに該当する状態で，多剤併用による有害作用が懸念される場合や，重篤な併存疾患を有し，社会的サポートが乏しい場合などには，8.5%未満を目標とすることも許容される。
注3) 糖尿病罹病期間も考慮し，合併症発症・進展阻止が優先される場合には，重症低血糖を予防する対策を講じつつ，個々の高齢者ごとに個別の目標や下限を設定してもよい。65歳未満からこれらの薬剤を用いて治療中であり，かつ血糖コントロール状態が図の目標や下限を下回る場合は，基本的に現状を維持するが，重症低血糖に十分注意する。グリニド薬は，種類・使用量・血糖値等を勘案し，重症低血糖が危惧されない薬剤に分類される場合もある。

【重要な注意事項】 糖尿病治療薬の使用にあたっては，日本老年医学会編「高齢者の安全な薬物療法ガイドライン」を参照すること。薬剤使用時には多剤併用を避け，副作用の出現に十分に注意する。
出典／日本糖尿病学会編・著：糖尿病治療ガイド2020-2021，文光堂，2020，p.104.

図4-27 高齢者糖尿病の血糖コントロール目標（HbA1c値）

トロールの目標を図4-26，27に示した。

糖尿病合併症には，高度のインスリン作用不足によって起こる急性合併症と，長期間の高血糖によって起こる慢性合併症がある。

急性合併症には，**糖尿病性ケトアシドーシス**（本節-E-1「1型糖尿病」参照），**高浸透圧高血糖状態**，感染症がある。生活するうえでは，だれしも，かぜをひいたり，下痢をしたりすることがある。2型糖尿病をもつ人がこのようなかぜや下痢に罹患した場合は，糖尿病性ケトアシドーシスや高浸透圧高血糖状態を発症する可能性がある。これらは，意識障害をきたし，重度の場合は昏睡となる。したがって，速やかに受診するなどして薬物療法を調整したり，食事・水分の摂取方法を工夫したりするなど，特別な対応が求められる。高浸透圧高血糖状態は，高齢の2型糖尿病をもつ人が，感染症や高カロリー輸液，経管栄養，手

IX 2型糖尿病 267

術，利尿薬，ステロイド投与などにより高血糖をきたした場合に発症しやすい。糖尿病をもつ人は，好中球貪食能などが低下しており，肺結核や肺炎，尿路感染，皮膚感染症をはじめ，あらゆる感染症にかかりやすい。特に血糖コントロールが不良な場合には，感染症が遷延し重症化しやすい。

慢性合併症には，糖尿病に特有な合併症（糖尿病細小血管合併症）である3大合併症（**糖尿病網膜症，糖尿病性腎症，糖尿病性神経障害**）と，糖尿病に高頻度な動脈硬化性疾患（冠動脈疾患，脳血管障害，末梢動脈疾患）がある。このほか，糖尿病性足病変，感染症，皮膚疾患，歯周疾患，がん，認知症などがある。

糖尿病網膜症は，網膜症なし，単純網膜症，増殖前網膜症，増殖網膜症の4つの病期がある。高度に進行すると，硝子体出血や網膜剝離を起こして視力障害に陥る。血管新生緑内障は，高率に失明につながる末期合併症である。糖尿病をもつ人の視力障害には，白内障によるものもある。

糖尿病性腎症は，尿中アルブミン値あるいは尿たんぱく値と糸球体濾過（GFR）により，第1期（腎症前期），第2期（早期腎症期），第3期（顕性腎症期），第4期（腎不全期），第5期（透析療法期）に分類される。早期腎症期ではたんぱく尿はないが軽微なアルブミン尿が認められる。

糖尿病性神経障害では，主として両足の感覚・運動神経障害と自律神経障害を主とする多発神経障害と，単神経障害がある。多発神経障害のほうが高頻度にみられる。自律神経障害は，障害部位によって多彩な症状を呈する（無自覚性低血糖，起立性低血圧，無痛性心虚血，無力性膀胱，消化管運動機能低下による悪心・嘔吐・下痢・便秘，勃起障害など）。

このような慢性合併症が出現すると，糖尿病網膜症により視力低下をきたしたり，糖尿病性神経障害による感覚・運動神経障害により足にしびれが出たり，糖尿病性腎症により透析療法が必要になることがある。また，心筋梗塞や脳梗塞，足壊疽による下肢切断なども起こる。このように，糖尿病の合併症が重症化すると，生活に大きな影響をもたらす障害をもつこととなる。このような段階では，障害があっても，自分らしく生きることができるように生活を再構築することとなる。

このほか糖尿病では，高血糖による好中球貪食能の低下や，血行障害，神経障害などにより，感染症や創傷治癒遅延が生じる。手術などの観血的治療を受ける際は，術後の創感染などへの十分な感染症対策が重要である。また，手術侵襲により術後高血糖となるため，より厳密な血糖コントロールが必要とされる。

糖尿病をもつ人が感染症や消化器疾患などによって発熱や下痢，嘔吐をきたし，血糖コントロールが著しく困難に陥った状態を**シックデイ**という。食欲不振によって食事摂取量が低下しても血糖は高いことが多い。対応を誤ると急速に症状が悪化し，著しい高血糖が起こったりケトアシドーシスに陥ったりすることがあるため，食事摂取量や内服薬量，インスリン投与量について特別の注意が必要である。したがって，主治医や医療機関には早めに連絡することや，十分な水分の摂取により脱水を防ぐようにすること，嘔吐・下痢が激しく食事がとれない場合など，症状が強いときは受診が必要であること，インスリン注

射をしている場合には，自己判断でインスリン注射を中断しないことなどを説明する。食欲がないときは，消化のよい食物をできるだけ摂取し，絶食しないように指導する。

3 ｜ 2型糖尿病をもつ人の心理的側面

糖尿病をもつことそのものが個人の心理的負担になる。また，糖尿病をもつ人は日常生活を営むなかで糖尿病の自己管理を行う。日常生活においては，多くのストレスフルな出来事があるが，これらにうまく対処できないと自己管理はうまくいかない。

生活習慣は，一人ひとりが長い間培ってきた固有のものであり，自分らしさそのものである。治療のためとはいえ，それを変化させることは自分らしさの喪失体験ともなる。また，糖尿病の自己管理の方法が複雑で病気に毎日が支配されているように感じ，うんざりしてしまうこともある。さらに，罹病期間が長くなるにつれて，療養行動の努力が成果としてすぐに現れないことが多くなる。したがって，治療法が強化されるときは，「こんなにがんばっているのに」「自分がきちんと実行しなかったからだ」などの悔しさや後悔，罪悪感が生じる。

また，糖尿病をもつ人が抱くことが多い感情として，低血糖や重症合併症に対する不安がある。インスリン注射が導入されるときは，治療費に対する不安や，注射・低血糖の恐怖などが生じる。失明や末期腎不全，下肢切断などの重症合併症が現れると，悲嘆反応が生じ，食欲不振や不眠などが出現することもある。

糖尿病をもつ人に心理的問題が生じる状況として，診断時や治療が変更になるとき，血糖コントロールが極めて不良であったり不安定なとき，重症合併症をきたしたとき，精神科的疾患や摂食障害を伴ったときなどである。

診断時は，健康を喪失するため糖尿病であることの否認や，悲しみ，抑うつ，不安や怒りなどの悲嘆反応が生じ，これらが個人の日常生活に影響を及ぼす。また，食事療法や運動療法，薬物療法などを日常生活に取り入れることも心理的負担となる。

治療法が変更になるときは，病気が悪化したことを実感し，がんばってきたのに成果が出なかったという落胆の気持ちや，療養に失敗したという後悔・罪悪感を抱きやすい。特にインスリン治療開始時は，経口薬とは違い，重篤な病気になったという衝撃を受けたり，もっときちんと指示を守るべきだったと後悔の念にさいなまれたりする。また，注射を打つという行動を生活に取り入れるという負荷がかかる。

血糖コントロールが極めて不良・不安定なときは，うまくコントロールできないことに無力感を感じ，不安な気持ちが強くなる。

重症合併症をきたし，治療によって回復しないと告知されたり，身体障害者であると宣告されたときは悲嘆反応が起きるため，適切な支援が必要である。

うつ病などの精神科的疾患や摂食障害を合併すると，療養行動が負担になり，精神面の悪化の原因になることもある。

　2型糖尿病は，複数の遺伝因子に，過食や運動不足，肥満，ストレス，喫煙などの環境因子と加齢が加わり発症する。特に，過食や運動不足などの生活習慣が悪いために糖尿病になるというイメージが社会には強くある。このような特定の属性に対して刻まれる「負の烙印」をスティグマという。したがって，2型糖尿病をもつ人は，「生活をコントロールできない」人という偏見が生じやすい。そのような偏見を感じることにより，糖尿病をもつ人は2型糖尿病を隠そうとしてしまうことがある。そのため，職場でおやつを勧められても断ることができなかったり，規則正しい時間に昼食を摂りたいのに言い出しにくかったり，外出先でインスリン注射を打つことを躊躇することがある。

　2014（平成26）年6月から改正道路交通法が施行され，低血糖によって車の運転に支障のある個人が，運転免許証の取得や更新時に虚偽申告した場合の罰則規程が新設されたが，インスリン注射をしているすべての人が運転してはいけないということではない。2型糖尿病による低血糖の恐れがある場合は，運転前に血糖測定をすることや危険な場所での作業や機器操作に注意するなど，対処する必要がある。

　看護職は，社会に正しい知識を普及し，スティグマをなくす活動によって糖尿病であることを隠さずにいられる社会づくりを目指すとともに，個人の自己管理を支援することが重要である。

2. 看護アセスメント

目的	アセスメント項目		備考
	中項目	**小項目**	
疾患の経過	○疾患の経過	• 身長，体重，体重の推移 　20歳時の体重，過去の最大体重とその年齢など体重の経過 • 糖尿病の診断時期 • 初診では過去の健診結果 • 高血糖症状の発現時期 • 治療の継続状況（治療中断の有無，中断の原因，治療再開のきっかけ）	• 診断時には，すでに糖尿病を発症しているので，発症前からの経過を知る。
	○治療内容	• 食事療法の内容と実施状況 • 運動療法の内容と実施状況 • 経口薬の内容と服薬状況 • 自己注射（インスリン，GLP-1受容体作動薬）の内容と実施状況 • これまでの糖尿病の治療内容，教育経験，栄養指導，糖尿病教室受講歴	• すでに治療を受けている場合は，治療内容とその実施状況について確認する。
	○合併症，そのほか	• 慢性合併症の有無（糖尿病性神経障害，糖尿病網膜症，糖尿病性腎症，糖尿病足病変，脳血管障害，冠動脈疾患，末梢動脈疾患） • 糖尿病・糖代謝を引き起こす可能性のある疾患の有無 • 肥満，高血圧，脂質異常症の有無と経過 • 女性の場合は，妊娠・出産歴（何歳で妊娠・出産したか，妊娠時の尿糖・高血糖の有無）	

目的	アセスメント項目		備考
	中項目	小項目	
疾患の経過	○家族歴	• 血縁者に糖尿病の者はいないか（ある場合は，発症年齢，治療内容，合併症の有無） • 肥満の家族歴の有無	
	○喫煙歴	• 禁煙の取り組み	
身体的側面	○症状 ①持続する高血糖の症状 ②高血糖時に出現する症状 ③低血糖症状 ④慢性合併症の症状	• 症状の有無，いつからあるのか，生活への支障の程度を把握する。 • 口渇，多飲，多尿，体重減少，倦怠感 • 皮膚や神経のピリピリ感，ボーっとした感じ，疲れ • 低血糖の経験があるか • あくび，冷汗，動悸，痙攣，意識消失 • 視力低下，貧血，浮腫，尿量減少，足のしびれ感，歩行時下肢痛，勃起障害，無月経，発汗異常，便秘，下痢などがあるか • 足の状態（足潰瘍・足壊疽） • 履物の状態（足に合ったもの） • 口腔内の状態 • 皮膚の観察	• 症状から，糖尿病の程度，血糖コントロールの状態，合併症の有無を知ることができる。 • 高血糖状態の症状の出現は発症後 3〜5 年経過している可能性が高い。
	○検査データ ①体格や体重の推移 ②血糖コントロールの指標 ③そのほかのコントロール指標 ④合併症の検査と指標	• BMI，体重の推移 • HbA1c • 血糖値（空腹時，食後 2 時間，随時） • グリコアルブミン（GA），1,5-AG（1,5 −アンヒドログルシトール） • 血圧，血清脂質（LDL コレステロール，HDL コレステロール，中性脂肪，non-HDL コレステロール） • 眼底，尿中アルブミン，尿たんぱく，クレアチニン，BUN，eGFR，ABI，アキレス腱反射，振動覚，尿酸，肝機能，血算，胸部 X 線，心電図など	• 血糖コントロール指標では，HbA1c によって主要な判定が行われる。過去 1〜2 か月の平均血糖値を反映する。
日常生活面	○生活リズム	• 生活リズム（食事，活動，睡眠） • 1 日のスケジュール，活動内容	• その人特有の生活習慣を把握する。
	○食習慣	• 食事回数と規則性，その理由 • 食事開始時間と終了時間 • 外食・中食，間食 • だれと食べるか，調理担当者 • 早食いの傾向の有無 • 摂取エネルギー／消費エネルギー比 • 嗜好（食塩，食物繊維をとっているか，味つけ，油の多い食品，砂糖類［菓子やジュース］，果物，飲酒の頻度・時間・内容と量，健康食品の利用，好き嫌い）	
	○活動と休息	• 運動習慣とその内容 • 日常生活の活動状況（家事，外出，仕事内容，趣味，育児，介護） • 睡眠時間とその内容	
	○モニタリング	• 血糖測定，血圧測定	
	○フットケア	• 方法，実施内容	

目的	アセスメント項目		備考
	中項目	小項目	
心理的側面	○糖尿病とともに歩むことの思いや感情	● 糖尿病の病態と治療の理解 ● 糖尿病に対する誤解や否定的感情（患者の言動，表情，情緒） ● 治療や今後または将来への不安 ● 自己管理への意欲 ● 生きがい ● 人生や生活上の目標 ● 得意なことや強み	● 糖尿病とともに歩むことの思いや感情は，糖尿病発症時，糖尿病療養行動，身体状況の変化と治療変更時などに，様々に変化するので，その特徴を知る。
	○心理的状態やストレス	● ストレスとコーピング ● 抑うつ，不安 ● 睡眠（入眠困難・中途覚醒・熟眠感） ● 心理面において問題になりやすい時期	
社会的側面	○家族役割	● 家族構成，家族内の患者の役割	
	○社会役割	● 社会での役割，職業，余暇の活動	
	○経済的状況	● 世帯収入，生活保護需給など	

3. 看護の目標

　糖尿病の治療目標[80]は，血糖，体重，血圧，脂質代謝の良好なコントロール状態と適正体重の維持および禁煙遵守を行うことの維持により，糖尿病の合併症の発症，進展を阻止し，ひいては予防することによって，健康な人と変わらない QOL の維持と寿命を確保することである。

　看護においても，健康な人と変わらない QOL の維持と寿命の確保という目標は同じであるが，2 型糖尿病をもつ人が糖尿病と共に生き，生活に折り合いをつけ，その人らしい生活を営めるように療養支援をすることが，主な役割となる。

　たとえば，「からだの変化に気づいて，からだをいたわる」「糖尿病であることを否定しない」「糖尿病とうまく付き合う」「自己管理に自信をもつ」「インスリンによる調整方法を療養生活に取り込む」などが具体的な目標となる。

C 2型糖尿病と共に生きる人への看護介入

1. 看護の概要

1 | 糖尿病自己管理教育 / 支援と療養支援

　2 型糖尿病をもつ人の看護の中心となるのは，糖尿病自己管理教育 / 支援と療養支援である。糖尿病治療の基本は，食事療法，運動療法，薬物療法であり，毎日の食習慣や運動習慣，服薬やインスリンの自己注射などのセルフケア行動を自己管理できるように教育・

支援する必要がある。

アメリカ糖尿病教育者協会（American Association of Diabetes Educators：AADE）は「AADE 7つのセルフケア行動」として，①健康的なコーピング，②健康的な食事，③活動的であること，④モニタリング，⑤薬の使用，⑥リスクの低減，⑦問題解決をあげている[81]。

2 | 食事療法を行う人の支援

2型糖尿病における食事療法の目的は，まず，健常者同様の日常生活を営むのに必要な栄養素を摂取することである[82]。次に，糖尿病の代謝異常を是正し，合併症の発症と進展を抑制することである[83]。

したがって，糖尿病の食事は制限ではなく，健康食であるといえる。しかし，個人の食習慣が健康的な食事から離れたものであれば，食習慣の大きな変更を余儀なくされることになり，制限食と感じてしまうことになる。そのため，個人の食習慣を詳細に把握し，「何」を「どのように」変更するかを一緒に考えることが重要となる。

3 | 運動療法を行う人の支援

運動療法は，骨格筋への糖の取り込みを促進し，血糖を下げる効果があるとともに，継続することで，インスリン抵抗性が改善し，血糖値の是正と合併症の予防が期待できる。有酸素運動とレジスタンス運動は，どちらも2型糖尿病をもつ人の血糖コントロールに有効であり，併用することでさらに効果が期待できる[84]。有酸素運動には，ウォーキングやジョギング，サイクリングがある。レジスタンス運動は，骨格筋に負荷を与える運動であり，自分の体重を利用したスクワットや，チューブ，ダンベル，マシンを用いて行われる。有酸素運動は，中強度で週に150分かそれ以上，週に3日以上，運動しない日が2日間以上続かないように行い，レジスタンス運動は連続しない日程で週に2〜3回行うことが勧められる。また，日常の座位時間が長くならないようにして，軽い活動を合間に行うことも効果的である[85]。しかし，運動習慣がない人にとっては負担が大きく，継続的な実施には困難が伴う。最初は，通勤や家事の時間を利用するなど，日常生活で取り入れられることから始める。

運動療法を開始する際には，心血管疾患の有無や程度，糖尿病合併症，膝などの整形外科的疾患などの有無を確認して，安全に留意する。

4 | 薬物療法を行う人の支援

2型糖尿病における薬物療法は，十分な食事療法や運動療法を2〜3か月間行っても良好なコントロールが得られない場合に開始する[86]。また，インスリン療法はインスリン以外の薬物療法によって血糖コントロールができない場合や，高血糖による糖毒性を解除する目的で行われる。図4-28に病態を，表4-35に血糖降下薬の特徴を示した。

薬物療法には，経口薬と注射薬がある。

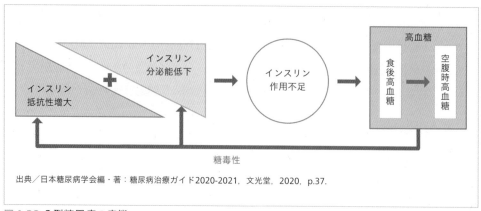

出典／日本糖尿病学会編・著：糖尿病治療ガイド2020-2021，文光堂，2020，p.37.

図4-28 2型糖尿病の病態

表4-35 2型糖尿病の血糖降下薬の特徴

機序		種類	主な作用	単独投与による低血統のリスク
インスリン分泌非促進系		ビグアナイド薬	肝臓での糖産生抑制	低
		チアゾリジン薬	骨格筋・肝臓でのインスリン抵抗性改善	低
		α-グルコシダーゼ阻害薬（α-GI）	腸管での炭水化物の吸収分解遅延による食後血糖上昇の抑制	低
		SGLT2阻害薬	腎臓でのブドウ糖再吸収阻害による尿中ブドウ糖排泄促進	低
インスリン分泌促進系	血糖依存性	DPP-4阻害薬	GLP-1とGIPの分解抑制による血糖依存性のインスリン分泌促進とグルカゴン分泌抑制	低
		GLP-1受容体作動薬	DPP-4阻害薬による分解を受けずにGLP-1作用増強により血糖依存性のインスリン分泌促進とグルカゴン分泌抑制	低
	血糖非依存性	スルホニル尿素（SU）薬	インスリン分泌の促進	高
		速効型インスリン分泌促進薬（グリニド薬）	より速やかなインスリン分泌の促進・食後高血糖の改善	中
インスリン製剤		①基礎インスリン製剤（持効型溶解インスリン製剤，中間型インスリン製剤） ②追加インスリン製剤（超速効型インスリン製剤，速効型インスリン製剤） ③超速効型あるいは速効型と中間型を混合した混合型インスリン製剤 ④超速効型と持効型溶解の配合溶解インスリン製剤	超速効型や速効型インスリン製剤は，食後高血糖を改善し，持効型溶解や中間型インスリン製剤は空腹時高血糖を改善する。	高

食事，運動などの生活習慣改善と1種類の薬剤の組み合わせで効果が得られない場合，2種類以上の薬剤の併用を考慮する。
作用機序の異なる薬剤の組み合わせは有効と考えられるが，一部の薬剤では有効性および安全性が確立していない組み合わせもある。詳細は各薬剤の添付文書を参照のこと。
出典／日本糖尿病学会編・著：糖尿病治療ガイド2020-2021，文光堂，2020，p.38.

経口薬には，インスリン分泌非促進系（ビグアナイド薬，チアゾリジン薬，α-グルコシダーゼ阻害薬［α-GI］，SGLT2 阻害薬），インスリン分泌促進系（スルホニル尿素薬［SU 薬］，速効型インスリン分泌促進薬，DPP-4 阻害薬）の 2 種類がある。それぞれに乳酸アシドーシスや低血糖などの副作用がある。また，これらは，病状によって組み合わせて服用するため，種類と量が増え，服用方法が複雑になりがちである。配合剤により，各単剤による併用療法と比べ，使用する製剤の種類および数が減少し，アドヒアランスの向上が期待できる。また，注射薬も併用するため，看護職は，血糖パターンを観察し，個人の生活に合わせた無理のない治療計画となるように他職種と連携して調整することが重要である。

インスリン療法は，インスリン投与によってインスリンの作用不足を補う生理的な方法である。その一方，インスリンは劇薬であるため，少量でも低血糖を起こし致死量となることがある。したがって，インスリンを子どもの手に届くところに置かないなど，注意を促す必要がある。

インスリン製剤には，超速効型インスリン製剤，速効型インスリン製剤，中間型インスリン製剤，混合型インスリン製剤，配合溶解インスリン製剤，持効型溶解インスリン製剤がある。

インスリン製剤は注射薬ではあるが，糖尿病の場合は自分で皮下注射ができる。そのために，自己注射の手技はもちろん，その保管方法についても指導する。自己注射しやすい保管方法を考慮して，キット製剤（インスリン薬液と注入器が一体化した製剤，注入器はディスポーザブル）やカートリッジ製剤（専用カートリッジと専用注入器の組み合わせが決まっている）が一般的となっている。

インスリン注射は原則として，清潔操作を厳守し，食事の 30 分前（速攻型）あるいは食直前（超速効型・配合溶解），就寝前や 1 日 1 回（持効型），混合型は製剤によって食直前か食事の 30 分前に皮下に行う。インスリンを自己注射する場合は皮下注射であり，吸収速度を速めるようなこと（温める，揉むなど）をしないように指導する。食直前か食事 30 分前に打つインスリン注射を忘れて食事を摂り始めた場合，食事を中断してインスリンを注射する。インスリン注射は，脂肪組織萎縮や硬結などを防止するため，2 〜 3cm ずつずらして打つ。インスリン吸収は腹壁，肩・上腕，殿部，大腿の順に早い。インスリン製剤の保管は，バイアル，未使用のキットやカートリッジは，冷蔵庫で保管する。使用開始後のキットやカートリッジは室温で保管する（直射日光は避ける）。

インスリン以外の注射薬に GLP-1 受容体作動薬がある。注射薬ではあるがインスリンではない。血糖値に合わせてインスリン分泌を促進し，グルカゴンを抑制する作用があるため，GLP-1 受容体作動薬単独の使用では低血糖は起きない。GLP-1 受容体作動薬も自己注射が可能である。持効型溶解インスリン製剤と GLP-1 受容体作動薬の配合注射薬は，低血糖および体重増加のリスクを抑えながら血糖コントロールを改善する。

セルフモニタリングは，主体的に，選択的に何らかの情報をモニタリングする活動である[87]。糖尿病は自覚症状がない場合もあるが，口渇や多飲・多尿，易疲労感を感じてからだの変調に気づくことや，血糖自己測定（self-monitoring of blood glucose；SMBG）や体重測定をすることで，からだの状態をモニタリングすることは，生活を調整するうえで有用である。また，皮下間質液のグルコース濃度を1分ごとに測定し15分ごとに自動的に記録することで血糖変動の把握を可能とする，間歇スキャン式持続血糖測定（intermittently viewed continuous glucose monitoring；iCGM）の使用が広がっている。

特に，薬物療法が必要な場合，血糖の変化も大きく，薬剤の血糖降下作用により低血糖をきたすため，SMBGによるモニタリングは有用である。インスリンを自己注射する人には，保険診療によってSMBGが認められている。薬物療法時のセルフモニタリングの意義[88]として，次の3点がある。

❶薬物療法の効果を実感でき，治療の継続に関心を向ける。
❷薬物療法時，個人が問題の早期発見・対処ができる。
❸生活活動と薬物の作用・副作用の関係を実際の生活状況で確認し，多様な生活状況に応用していく。

6 予防的フットケア

糖尿病足病変は，糖尿病性神経障害や末梢血流障害を有する糖尿病をもつ人の下肢に生じる感染，潰瘍，深部組織の破壊性病変である。神経障害のため発見が遅れ，重篤になりやすい。靴下の着用など外傷予防に努め，靴ずれや深爪などに注意する。足病変が進行すると長期入院になったり，歩行障害になったり，下肢切断となる場合があることから，個人のQOLに大きな影響が及ぶ。足病変で最も重要な看護の役割は予防的フットケアを行うことである。神経障害や血流障害があるなど，足病変のハイリスク要因がある場合には，足と靴の定期的な点検を行い，本人や家族に爪切りやフットケアの方法を指導する。また，本人や家族では実施できなかったりリスクが高い場合は，爪・皮膚・胼胝（たこ）のケアを行う。フットケアを通じて，その人自身も自分のからだをよく観察することになり，からだに関心をもてるようになるという効果もある。

▌ 2. 症状マネジメント

2型糖尿病は，特に初期は自覚症状がないことが多い。しかし，高血糖が持続すると，口渇・多飲・多尿・易疲労感が生じる。これらにより夜間の不眠や作業効率の低下を生じ，症状による不快感や生活への支障が出る。多尿を抑えるために水分を控えると脱水になる可能性があるため，エネルギーのない飲料による水分摂取を促す。これらの症状を緩和するには，血糖コントロールが重要であることを説明する。

薬物療法の副作用である低血糖は，血糖値が急速に降下したときに起こる。インスリン製剤が最も危険であるが，SU薬による低血糖は遷延しやすいので，注意を要する。発汗，不安，動悸，頻脈，手指振戦，顔面蒼白などの交感神経刺激症状と，頭痛や眼のかすみ，空腹感，眠気（生あくび）などの中枢神経症状があり，痙攣・昏睡に至る。グルコース（ブドウ糖），あめ，角砂糖などを必ず携行し，低血糖と感じたらすぐに摂取するよう，低血糖の予防法・対処法を指導する。

3. 意思決定支援

2型糖尿病をもつ人における意思決定支援として，治療の選択がある。特に，薬物療法は，多剤を併用して最適な血糖パターンを得る必要がある。たとえば，血糖コントロールとして，強化インスリン療法が必要となるため，毎食前（3回）と就寝前（1回）の1日4回インスリン注射をする治療を医師が計画しても，仕事の都合でどうしても昼食前のインスリンが打てないこともある。その場合は別の治療計画を提案し，利点と欠点をよく説明したうえで個人が選択することが大切である。

この過程においては個人のエンパワメントが目標となる。**エンパワメント**は，医療者との共同作業を通じてその人が十分に情報を理解したうえで主体的な意思決定を行えるよう促すことに焦点がある[89]。

このほか，合併症が生じた場合の治療選択の際の意思決定支援もある。たとえば，糖尿病性腎症により透析療法が必要となった場合に，血液透析もしくは腹膜透析の選択について意思決定する必要がある。あるいは，透析療法そのものを選択しないこともあるかもしれない。

看護には，個人やその家族の日常生活や社会的役割，価値観などをよく知り，生活と治療を調整し，個人の意向に沿った治療選択ができるように支援することが求められる。個人やその家族と日頃から信頼関係を築き，話し合うことが重要である。また，重要な局面では診察時に立ち会い，その人の生活に合わせた治療ができるように支援する。

4. 糖尿病自己管理教育/支援

1 糖尿病自己管理教育/支援の効果

2型糖尿病をもつ人には，個別教育や集団教育を組み合わせた**糖尿病自己管理教育/支援**（Diabetes Self-management Education; DSME, Diabetes Self-management Support; DSMS）が行われる。教育/支援の内容は食事や運動，服薬や自己注射，モニタリング，フットケア，ストレスマネジメントなどである。個別でも集団でも効果があるが，2型糖尿病をもつ人における血糖コントロールに対する集団教育と個別教育は組み合わせて実施するとより効果が高く，HbA1cが高い群に行ったほうが血糖降下の効果が高い[90]。

このように有用な糖尿病自己管理教育であるが，ここで重要なことは，教える側と学ぶ側の立ち位置である。「教育」というと，知識があって権威のある教師が生徒に教えるという固定化したイメージがつきまとう。医師や看護職など教育する側は，医療の専門職であり，研究に基づいた最新の情報や豊富な経験をもっており，患者とは情報量に差がある。しかし，実際の生活に適応させ，実施するのは本人やその家族であるため，生活に関するその人固有の情報は，当事者である本人や家族が最も詳しい。したがって，糖尿病自己管理教育／支援は，本人・家族と医療者が対等に協働してこそ成果が得られるといえる。このように，「教育」という言葉のイメージにつきまとう上下関係を，成人学習支援の概念に基づき対等な関係に転換すること（図4-29）が，糖尿病自己管理教育／支援に求められる。

表4-36に成人学習者の特徴を示した。学校教育のように，教える側が決められた内容を学ぶ側に教育するのではなく，その人のもつ問題と課題から出発し，その人の経験を生かして解決策を考えることを支援する態度が，看護職に必要な姿勢である。

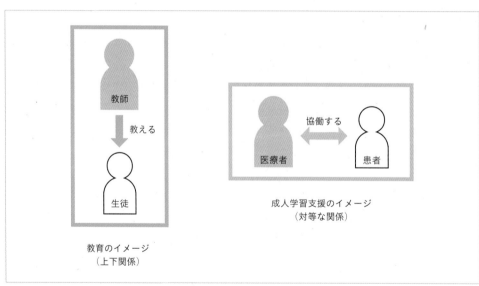

図4-29 教える人と学ぶ人の関係

表4-36 成人学習者の特徴

- 経験があり，それを学習の資源とする。
- 日々の仕事で生じる問題や課題の解決に向けて学習しようとする。
- 何をどのように学習するかを自分で決める。

❶多理論統合モデル

多理論統合モデル（トランスセオレティカルモデル）は，喫煙や肥満，運動不足など，不健康な習慣的行動を時間的変化でとらえ，様々な既存の多理論を統合して有効な介入を示したものである（図4-30）。2型糖尿病をもつ人においては，運動療法に対する行動科学的介入として広く用いられ，活動量の増加やHbA1cの改善などの効果が確認されている。食事においても，総エネルギーや塩分，食事時間など，具体的な行動を決めて適用するとよい。

多理論統合モデルには，「変化ステージ」「意思決定のバランス」「自己効力感」「変化プロセス」の4つの構成要素がある。

変化プロセスは，変化ステージを次の段階へ進めるために有効な介入方法を導く。意識高揚，感情的経験，環境の再評価，自己の再評価は感じ方や考え方にアプローチするものである（認知的方略）。一方，自己の解放，逆条件づけ，援助関係，強化マネジメント，刺激のコントロールは行動にアプローチするものである（行動的方略）。行動変化が始まるまでの準備期以前は「運動をしないことは問題である」と意識化したり，「糖尿病なんてたいした病気じゃない」から，「糖尿病が悪化したら大変だ」へと，感情の変化を促す技法が有用である。行動を開始した行動期以降は，再発のきっかけとなる要因から遠ざけることなどが有用である。すでに医療を受けている人は，準備期以降にあることが多い。たとえば，外来の糖尿病をもつ人のほとんどは「甘いものを食べてはいけない」とわかってい

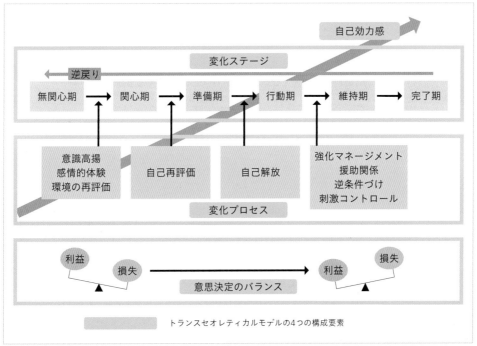

図4-30 トランスセオレティカルモデル

る。しかし，甘いものを目の前にすると食べてしまい，行動が以前のステージへ逆戻りしてしまう。このような場合は，甘いものを目の届くところに置かない，コンビニエンスストアの前を通らずに帰宅するなど，再発のきっかけとなる要因から遠ざかるよう指導する。

❷自己効力感

自己効力理論では，人はある行動が望ましい結果をもたらすと予測し（結果予期），その行動がうまくできるという自信をもつとき（効力予期），その行動をとる可能性が高くなると考える（図4-31）。この「その行動がうまくできるという自信（効力予期）」を自己効力感といい，これを高めることで行動を始めたり，継続しやすくなる可能性がある。自己効力感は，習慣となっている行動を変え，さらに変化した行動を維持するために重要な要素である。前述の多理論統合モデルにも，自己効力感が活用されている。そのほか，様々な健康行動理論にも組み込まれるようになっており，糖尿病自己管理教育と療養支援を行ううえで活用できる。

自己効力感は，表4-37に示す4つの情報源から高まると考えられている。個人の行動変化やその維持を支援する際には，これら4つの情報源を使って，健康に良いと思われる行動をとるように個人に働きかけるとよい。

たとえば，自己の成功体験では，必ず到達できるような小さな目標を個人に立ててもらい，それが達成できたら，少しずつ目標を上げていくようにかかわる。自分自身の成功体験は，4つの情報源のなかで最も効力感を高めるものといわれている。

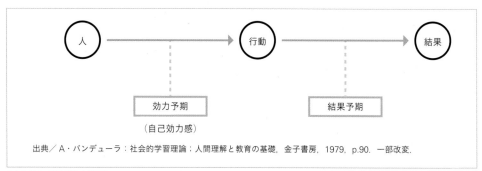

出典／A・バンデューラ：社会的学習理論：人間理解と教育の基礎，金子書房，1979，p.90．一部改変．

図4-31 自己効力理論

表4-37 自己効力感の情報源とその内容，方法

情報源	内容	方法の例
自己の成功体験	これまでに同じか，似たようなことをうまくできた経験があること	到達できる目標を設定し成功体験をもてるようにする
代理的経験	他の人がうまくやるのを見ることで，自分でもやれそうだと思うこと	患者同士の交流をもつ機会をつくる
言語的説得	「あなたならできる」と人から言われること	「あなたならできる」と言葉に出して励ます
生理的・情動的体験	その行動をすることで，生理的状態や感情面で変化が生じること	行動をすることで，「気持ちいい」「楽しい」という感覚がもてるようにする

代理的経験では，個人と同様の状況にある人がその行動をうまく実施するのを見てもらうと効果的である。たとえば，同じ状況にある人を紹介して話をしてもらったり，糖尿病性腎症の人にたんぱく質制限食の料理教室講師となってもらったりするなどである。入院中や外来において，糖尿病教室などの集団指導の場で交わされた個人どうしの会話が代理的経験となることも多い。

言語的説得では，個人が少しでもその行動を実施した場合，それに気づき，具体的に褒めて励ますとよい。

生理的・情動的体験では，行動することでからだが楽になったと実感できるようになったり，運動によって筋肉痛になったとしても，運動したことの成果であると前向きにとらえられたりするようにかかわるとよい。

▌5. 心理・社会的支援

2型糖尿病とともにある生活の特性で述べたように，社会の糖尿病に対する理解はまだ進んでいない。このようななかで，糖尿病と共に長い人生を生きることは簡単なことではない。低血糖や合併症に対する心配は尽きず，日々の生活の多くが2型糖尿病にかかわることで占められると，うつ症状や不安障害が表面化することもある。糖尿病とうつ病は相互に作用し，悪化させる。不安障害はストレスとなり，療養行動を妨げ，QOLの低下をもたらす。

このような問題にアプローチするためには，多職種チームによって患者中心のケアを行う協働ケアが必要である。アメリカ糖尿病協会（ADA）は，2016年に発表した「糖尿病をもつ人の心理社会的ケアに関する意見声明」において，最適な治療成果と心理的安寧（あんねい）を得るために患者中心のケアが不可欠である[91]と述べた。そのなかで，糖尿病を専門とする看護職や医師には，すべての患者の心理的なアセスメントとケアを行うことが推奨されている。さらに，心理的な問題が大きい場合には，精神科医や臨床心理士に相談して，できるだけ早期に専門的な心理カウンセリングなどにつなげることが推奨されている。

▌6. 地域・多職種連携

2型糖尿病をもつ人が長期にわたり療養生活を送るためには，多職種の医療者がかかわり，支援することが必要となる。

同じ施設で働く医師や看護職，管理栄養士，薬剤師，臨床検査技師，理学療法士，社会福祉士，公認心理師だけではなく，保健所や福祉事務所の保健師や社会福祉士，職場の産業医や保健師と連携をとることが重要である。

また近年では，1人暮らしや経済的な問題を抱え，治療を中断する人が多いことが課題となっている。訪問看護師との連携も活発に行われており，今後，ますます重要となる。

表4-38 家族アセスメント

❶家族構成	3）ストレス対処
❷家族役割や勢力	4）家族の価値観
❸家族の発達段階	5）家族の適応力・問題解決能力
❹家族関係の質	6）親族や地位社会との関係・家族の資源
❺家族が直面している健康問題とその発生経緯	❼家族の糖尿病や病気についてのとらえ方
❻家族システム	❽家族の期待・希望
1）コミュニケーション	❾家族の介護力
2）感情処理の仕方	

出典／宗像恒次：最新行動科学からみた健康と病気, メヂカルフレンド社, 1996, p.148. 一部改変.

D 家族へのケア

　2型糖尿病をもつ人と同様，家族もまた，家族の一員が糖尿病であると診断を受けると大きなショックを受ける。家族も，集団指導や個別指導を通じて，糖尿病自己管理教育や療養支援を受け，糖尿病をもつ人と共に，食事療法や運動療法，薬物療法に取り組むことになる。

　しかし，長期にわたる経過においてはそれらの取り組みが結果につながらないことも多い。また，最も努力する必要のある人が療養行動の後戻りをすると，家族は悲しみや怒りを感じ，場合によってはかかわりをやめてしまうこともある。

　すべての家族が糖尿病をもつ人のことを考えて，一生懸命，療養に取り組むとも限らないため，家族は多様であることを理解することも重要である。表4-38に家族アセスメントの項目例を示した。家族を糖尿病をもつ人を支える資源としてみるのではなく，家族全体のありようをみることで家族の支援につながる。

E その他の内分泌・代謝疾患と看護のポイント

1. 1型糖尿病

1. 疾患概念

- インスリン合成分泌細胞である膵β細胞の破壊によりインスリンの絶対的欠乏が生じて，高血糖をきたすものを1型糖尿病という。
- 若年発症が多いが，あらゆる年齢層に起こり得る。

2. 誘因・原因

ヒト白血球抗原（HLA）などの遺伝因子にウイ

ルス感染などの誘因・環境因子が加わって起こる。

3. 病態生理

主に自己免疫を基礎にした膵β細胞の破壊性病変により，インスリン欠乏が生じて発症する。

4. 症状・臨床所見

- インスリン分泌不全が重度であると，著しい高血糖とともに，口渇，多飲，多尿，体重減

少などを呈し，糖尿病ケトアシドーシス*を
きたす。

- インスリン自己抗体，抗グルタミン酸脱炭酸
  酵素（GAD）抗体などの膵島自己抗体が陽性
  であれば1型糖尿病と診断可能である。
- ただし，特発性であれば，自己抗体は陰性で
  ある。

5. 検査・診断・分類

- 膵島の破壊に基づく進行性の重度なインスリ
  ン分泌不全を判定する。
- 成因別に自己免疫性と特発性に分類される。
- 発症進行様式により，劇症・急性・緩徐進行
  性に分類される。
- 1型糖尿病であっても，発症初期には食事療
  法と運動療法で良好な血糖値が得られる場合
  （インスリン非依存状態）がある。

6. 治療

- 通常はインスリンの絶対的な欠乏に至るた
  め，インスリン療法の適応となる。したがっ
  て，1型糖尿病が疑われる場合には，直ちに
  インスリン治療を開始する。
- 1型糖尿病をもつ人が長期にわたり良好な血
  糖コントロールを続けるには，インスリンを
  基礎分泌と追加分泌の生理的なパターンに近
  づけるため，強化インスリン療法やインスリ
  ンポンプを用いた治療を行う。
- 食事療法，運動療法も組み合わせてコント
  ロールする。
- 膵・膵島移植療法も行われる。

7. 予後

- 1型糖尿病をもつ人の死亡率は一般国民の死
  亡率よりも高いといわれているが，近年改善
  している。
- 罹病期間の長い1型糖尿病では，2型糖尿病
  と同様に，糖尿病細小血管合併症（網膜症，腎症，
  神経障害）および動脈硬化性疾患（冠動脈疾患，
  脳血管障害，末梢動脈疾患）の有病率が，予後決
  定因子として重要である（それぞれの合併症につ
  いては本節-B-1-2「2型糖尿病をもつ人の身体的側面」

参照）。

8. 1型糖尿病と共にある生活の理解とアセスメント

- 突然の発症で，即インスリン治療が始まるこ
  とが多く，医師からの「一生，インスリン注
  射をすることになる」という説明に衝撃を受
  け，絶望感を抱くことがある。
- なぜ，自分がこんな病気になったのかと苦悩
  することに寄り添う。
- 病気やインスリンに対するその人の思いを傾
  聴する。
- 生活習慣が原因ではないにもかかわらず，2
  型糖尿病と混同されるつらさがある。
- 低血糖の不安をアセスメントする。
- 学校や職場などの社会生活を営む場からの理
  解や支援体制，および療養と社会生活を両立
  する上での困難はないか確認する。

9. 1型糖尿病と共に生きる人への看護介入

- 社会の偏見を感じ，糖尿病であることを知ら
  れるのを嫌がる気持ちがあることを理解す
  る。
- 1型糖尿病はインスリンの絶対的欠乏の状態
  である。インスリン注射の中断は，著しい高
  血糖をもたらすため，治療を継続できるよう
  にかかわる。
- 食べたいものを食べられるよう，血糖パター
  ンをマネジメントできるように支援する。
- 低血糖に対して対処できるように支援する。
- 学校や職場の職員と連携して治療を生活に組
  み込めるよう支援する。
- 長い年数にわたり自己管理を続けていること
  も多く，個人の考え方や方法をもっているの
  で，十分にとらえて支援する。

10. 家族へのケア

- 家族も低血糖の対処を行えるようにする。
- インスリン治療についての理解を深める。
- 健常者と変わりない生活ができることを伝
  え，家族にも心理的支援を行う。

---

* **糖尿病性ケトアシドーシス**：極度のインスリン欠乏と，コルチゾールやアドレナリンなどインスリン拮抗ホルモン
の増加により引き起こされ，傾眠から昏睡に至る意識障害が現れる。インスリンが絶対的に欠乏している1型糖
尿病に起こりやすい。インスリン作用欠乏による著しい高血糖とケトーシス，代謝性アシドーシス，脱水が生じる。

2. 高尿酸血症（痛風）

1. 疾患概念

- 高尿酸血症とは，血清尿酸値が 7.0mg/dL を超えるものをいう。
- 痛風は 30 ～ 60 歳（壮年期）に多く，95％以上が男性である。女性では閉経後にみられる。

2. 誘因・原因

- 血清尿酸値の上昇の原因は明確ではない。
- プリン体を多く含む食品や飲料の多量摂取が誘因となる。
- アルコール摂取は，肝臓での代謝系亢進に伴う肝エネルギー消費の上昇に由来する内因性プリン体分解の亢進，血中乳酸濃度の上昇による腎臓での尿酸排泄の低下，アルコール飲料中に含まれるプリン体の負荷などの機序によって血清尿酸値を上昇させる。

3. 病態生理

- 尿酸はプリン体代謝の最終産物で，プリン体は核酸の構成成分である。消化管で吸収された核酸の一部は再利用され，残りは酸化されて尿酸となる。体内では大部分が近位尿細管で再吸収され，10％が尿中に排泄される。正常な場合，尿酸は体内に残らない。
- 高尿酸血症は，プリン体異常による尿酸の産生異常や排泄障害により，血中尿酸濃度が上昇した状態である。
- 高尿酸血症が基礎疾患にあり，尿酸塩が体内組織に沈着して関節炎を生じたものが痛風である。

4. 症状・臨床所見

- 無症候性のこともある。
- 痛風は，飲酒やストレスなどによって，激烈な痛みを伴う急性痛風関節炎（痛風発作），痛みを伴わない皮下結節（痛風結節），腎障害（痛風腎），尿路結石などが誘発される。

5. 検査・診断・分類

- 血清尿酸値を測定する。
- 尿酸代謝のメカニズムから，①産生過剰型，②排泄低下型，③混合型に分類される。

6. 治療

- 関節炎や痛風結節を認める場合や，腎障害，尿路結石，高血圧，虚血性心疾患，糖尿病，メタボリックシンドロームなどがある場合は，薬物治療を行う。
- 無症候性の場合は，血清尿酸値が 8.0mg/dL 以上で生活指導を開始し，効果が見られない場合，薬物療法を行う。
- 生活指導では，プリン体含有量の多い食物（鶏レバー，白子，マイワシなど）を制限する。

7. 予後

高尿酸血症は，脳卒中による死亡率と相関していることが知られており，高血圧の危険因子である。また，メタボリックシンドロームでも尿酸値は上昇する。これらのことから，複合リスク因子として高尿酸血症をとらえる必要がある。

8. 高尿酸血症と共にある生活の理解とアセスメント

- 高尿酸血症は，関節炎や痛風結節が出現しなければ自覚症状はないため，食事や飲酒などの注意をすることは簡単ではない。しかし，脳卒中や高血圧との関連があるため，注意を要する。
- プリン体含有量が多い食品が好物であったり，付き合いなどで飲酒が必要な場合があるかを確認する。

9. 高尿酸血症と共に生きる人への看護介入

- 血清尿酸値をコントロールの指標とするよう指導し，定期受診によって血清尿酸値をモニターするように支援する。
- 尿酸を排出しやすくし，尿路結石を予防するため，十分な水分摂取を指導し，1 日 2000mL 以上の尿量を目標とする。
- 肥満がある場合は，減量を支援する。
- 適度な有酸素運動を指導する。ただし，過度な運動は血清尿酸値の上昇や痛風発作の原因となるため，控えるよう指導する。
- 生活の場において厳密な低プリン体食を毎日摂ることは難しいため，目安として1 日 400mg を超えないように，プリン体含有量の高い食品の理解を促す。
- 飲酒については，1 日当たり日本酒 1 合もしくはビール 500mL，ウイスキーであれば

60mL 以内にする。
- 痛風発作の予防以上に多疾患にまたがる病態が隠れている症候群であるという認識がもてるようにかかわる。

10. 家族へのケア

- 無理な制限をするよりも，肥満予防の観点から，健康な食生活を家族で実施するように支援する。

3. 脂質異常症（高脂血症）

1. 疾患概念

- 血清脂質において，臨床的に問題になるのはコレステロールと中性脂肪である。
- 高 LDL コレステロール血症，低 HDL コレステロール血症，高トリグリセリド（TG）血症のいずれかを満たす病態をいう。
- これらのほか，様々な脂質異常を加え，脂質異常症という。

2. 誘因・原因

- 油の多い食事や間食，野菜不足，飲酒といった食生活と，運動不足や肥満，不規則な生活，喫煙といった生活習慣が原因となる。
- 遺伝的要素，家族性の場合もある。
- 原因不明のものもある。

3. 病態生理

- 脂質異常症は，**リポたんぱく質**の過剰産生やその受容体の欠損・異常，各代謝経路（食事由来の外因性，組織由来の内因性，コレステロール逆転送系）における分解酵素の欠損や異常などにより起こる。

4. 症状・臨床所見

- 初期は無症状のことが多く，非常に発見されづらい。だるさや疲れやすさを感じる程度のため，気づかない間に動脈硬化の症状が進行する。多くの場合，健診により発見される。

5. 検査・診断・分類

- 脂質異常症のスクリーニングのための診断基準は，空腹時採血により表4-39 のように決められている。
- 脂質異常症は，体質・遺伝子異常に基づいて発症し，ほかの基礎疾患を否定できる原発性と，ほかの基礎疾患に基づいて生じる続発性に分けられる。

6. 治療

- 脂質異常症をきたし得る原疾患がある場合は，その治療を行う。
- 個人のリスクを評価して治療方針を決定する。
- 生活習慣の改善（禁煙，体重管理，食事，塩分，アルコール，運動）が基本となる。
- 生活習慣の改善で脂質管理が不十分な場合

表4-39 脂質異常症の診断基準（空腹時*採血）

LDL コレステロール	140mg/dL 以上	高 LDL コレステロール血症
	120〜139mg/dL	境界域高 LDL コレステロール血症**
HDL コレステロール	40mg/dL 未満	低 HDL コレステロール血症
トリグリセライド	150mg/dL 以上	高トリグリセライド血症
Non-HDL コレステロール	170mg/dL 以上	高 non-HDL コレステロール血症
	150〜169mg/dL	境界域高 non-HDL コレステロール血症**

* 10 時間以上の絶食を「空腹時」とする。ただし水やお茶などカロリーのない水分の摂取は可とする。
** スクリーニングで境界域高 LDL-C 血症，境界域高 non-HDL-C 血症を示した場合は，高リスク病態がないか検討し，治療の必要性を考慮する。
● LDL-C は Friedewald 式（TC − HDL-C − TG/5）または直接法で求める。
● TG が 400mg/dL 以上や食後採血の場合は non-HDL-C（TC − HDL-C）か LDL-C 直接法を使用する。ただしスクリーニング時に高 TG 血症を伴わない場合は LDL-C との差が＋30mg/dL より小さくなる可能性を念頭においてリスクを評価する。
出典／日本動脈硬化学会編：動脈硬化性疾患予防ガイドライン 2017 年版，日本動脈硬化学会，2017，p.26.

は，薬物療法が行われる。

7. 予後

- 脂質異常症が続くと，動脈硬化が進行し，心筋梗塞や脳梗塞といった重篤な合併症を引き起こす恐れがある。

8. 脂質異常症と共にある生活の理解とアセスメント

- 早期は無症状のことが多く，健診などで偶然指摘されることも少なくない。
- 病気の自覚をもてないまま，食事療法や運動療法を実践することになり，心理的負担が大きいといえる。

9. 脂質異常症と共に生きる人への看護介入

- 健診や定期的受診などを支援する。

- 適切な脂質管理目標値を維持できるよう，食事や運動などの生活習慣の改善を支援する。
- 脂質は，飽和脂肪酸の過剰摂取に注意し，植物油や青魚に多く含まれる EPA や DHA などのω-3 系多価不飽和脂肪酸の摂取を増やす。
- 高 LDL コレステロール血症に対しては，脂質制限の強化とコレステロール制限を行い，抗酸化ビタミン（ビタミンA・C・E）を含む食品の摂取を勧める。
- 薬物療法を行っている場合は，飲み忘れの予防をし，副作用について説明する。

10. 家族へのケア

- 家族性である場合もあるため，家族で脂質異常症をコントロールできるよう，健康な生活習慣の維持を支援する。

4. 肥満症

1. 疾患概念

- 肥満とは，脂肪組織に脂肪が過剰に蓄積した状態をいう。
- 肥満は，成因によって，基礎疾患がなく原因不明の**原発性肥満**と，肥満を一症候とする基礎疾患が存在する**二次性肥満**（症候性肥満）に分類される。肥満の9割は原発性肥満である。二次性肥満は，内分泌性肥満，中枢性肥満，遺伝性肥満，薬剤性肥満に分類される。
- 脂肪蓄積部位によって，内臓脂肪型肥満と皮下脂肪型肥満に分類される。
- 肥満症は，肥満関連疾患のうち1つ以上を有し，健康障害の予防・治療に医学的な減量が必要な病態である。

2. 誘因・原因

- 原発性肥満は，エネルギー代謝の制御にかかわる遺伝因子，環境因子，食習慣，運動不足，精神的因子などの様々な要因が組み合わさって起こる。
- 二次性肥満は，肥満を惹起する基礎疾患によりもたらされる。

3. 病態生理

- 肥満が発症・悪化するのは，「摂取エネルギー

量＞消費エネルギー量」の場合である。
- エネルギー代謝調節系に影響するものとして，遺伝因子と環境因子がある。

4. 症状・臨床所見

- 肥満症自体に症状はない。
- 日本肥満学会では肥満症を構成する「肥満に起因ないし関連する健康障害」として**耐糖能障害**（2型糖尿病・耐糖能異常など），脂質異常症，高血圧，高尿酸血症・痛風，冠動脈疾患，脳梗塞，非アルコール性脂肪性肝疾患，月経異常・不妊，睡眠時無呼吸症候群・肥満低換気症候群，運動器疾患，肥満関連腎臓病をあげている。

5. 検査・診断・分類

- 肥満の判定には BMI（体重 [kg] ÷身長 [m]²）を用いる。WHO の診断基準では BMI が 30 以上であるが，日本では 25 以上を肥満とする。BMI が 22 のとき，最も疾病の発症率・合併率が低いとされる。

6. 治療

- 蓄積した脂肪を減少させ，合併する肥満関連疾患を改善させる。
- 肥満の主な原因が過食であることから，食事療法を中心に，運動療法，薬物療法，行動療法，

外科治療（胃内腔縮小術）を行う。二次性肥満においては原因疾患に対する治療が優先される。

- 食事療法では，体脂肪を減らすことを目的とし，摂取エネルギー量を少なくする（標準体重［kg］× 25［kcal］）。体重の減少に合わせて摂取エネルギー量を設定する。

7. 予後

- 放置すると動脈硬化を起こす。特に，高血圧，脂質異常症，糖尿病を同時に発症することが多く，**死の 4 重奏**とよばれ，冠動脈疾患による死亡率が高くなるといわれている。

8. 肥満症と共にある生活の理解とアセスメント

- 肥満症の人は，肥満であることから低い自尊心をもったり，減量自体のストレスにより，心理的負担が大きい。社会生活が営めるよう，心理的サポートをする。

9. 肥満症と共に生きる人への看護介入

- 目標体重を明確にし，体重測定をして，セルフモニタリングを支援する。
- 正しい減量知識が得られるように支援する。
- 肥満に伴う合併症の予防，悪化要因をアセスメントし，その人自身で自己管理できるよう指導する。
- 食事療法，運動療法，薬物療法，行動療法を継続できるように支援する。
- 個人が減量しようとしている努力や，生活習慣を改善しようとしている姿勢を評価し，維持できるよう支援する。

10. 家族へのケア

- 生活習慣が同じであることから，家族も肥満である場合があるため，家族も一緒に支援する。
- 一度減量しても，逆戻りすることも多いため，諦めることのないよう支援する。

5. 高血圧

1. 疾患概念

血圧は，各心周期に従い，収縮期血圧（systolic blood pressure；SBP）と拡張期血圧（diastolic blood pressure；DBP）が測定される。また，診察室血圧（医療施設等で測定された血圧）と診察室外血圧（家庭で測定された血圧や自由行動下血圧）があり，それらにより高血圧は，図4-32 のように診断される。また，血圧値は，表4-40 のように分類される。

2. 誘因・原因

- 高血圧の約 90 ％は原因がわからない本態性高血圧である。本態性高血圧は遺伝因子と生活習慣などの環境因子が関与する。環境要因としては，過剰な塩分摂取，肥満，過剰飲酒，精神的ストレス，自律神経の調節異常，運動不足，野菜や果物不足，喫煙などがあげられる。
- 二次性高血圧は，特定の原因による高血圧をいう。腎血管性高血圧，腎実質性高血圧（糖尿病性腎症等），内分泌性高血圧（原発性アルドステロン症，褐色細胞腫）などがある。

3. 病態生理

血圧は，心臓から送り出された血液が動脈の内壁を押す力のことである。心臓が血液を押し出す力と血管の拡張で決まり，血管の弾力性も関係する。また，血圧は，腎臓や神経系，内分泌系，血管内皮からの物質など，多くの因子によって調整されている。

4. 症状・臨床所見

- 自覚症状はほとんどない。
- 高血圧で，頭痛，動悸・息切れ，肩こり・めまい，胸痛，浮腫などの症状が現れた場合は，合併症が起こっている可能性がある。

5. 検査・診断・分類

- 高血圧診断は診察室血圧と診察室外血圧により，4 つ（①正常血圧，②白衣高血圧，③仮面高血圧，④持続性高血圧）に分類できる。
- 診察室血圧に基づく高血圧の診断は，少なくとも 2 回以上の異なる機会における血圧値によって行う。
- 家庭血圧，および自動血圧計による 24 時間自由行動下血圧の測定は，高血圧，白衣高血

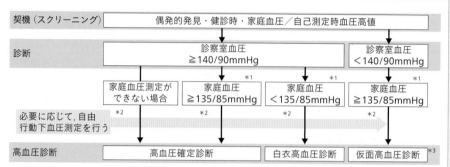

契機（スクリーニング）	偶発的発見・健診時・家庭血圧／自己測定時血圧高値		

診断　　診察室血圧 ≧140/90mmHg　　診察室血圧 <140/90mmHg

家庭血圧測定ができない場合	家庭血圧 ≧135/85mmHg *1	家庭血圧 <135/85mmHg *1	家庭血圧 ≧135/85mmHg *1

必要に応じて，自由行動下血圧測定を行う *2 *2 *2 *2

高血圧診断　　高血圧確定診断　　白衣高血圧診断　　仮面高血圧診断 *3

*1 診察室血圧と家庭血圧の診断が異なる場合は家庭血圧の診断を優先する。自己測定血圧とは，公衆の施設にある自動血圧計や職域，薬局などにある自動血圧計で，自己測定された血圧を指す。
*2 自由行動下血圧の高血圧基準は，24時間平均130/80mmHg以上，昼間平均135/85mmHg以上，夜間平均120/70mmHg以上である。自由行動下血圧測定が実施可能であった場合，自由行動下血圧値のいずれかが基準値以上を示した場合，高血圧あるいは仮面高血圧と判定される。またすべてが基準値未満を示した場合は正常あるいは白衣高血圧と判定される。
*3 この診断手順は未治療高血圧対象にあてはまる手順であるが，仮面高血圧は治療中高血圧にも存在することに注意する必要がある。

出典／日本高血圧学会高血圧治療ガイドライン作成委員会編：高血圧治療ガイドライン2019，2019，p.20.

図4-32 血圧測定と高血圧診断手順

表4-40 成人における血圧値の分類

分類	診察室血圧（mmHg）		家庭血圧（mmHg）	
	収縮期血圧	拡張期血圧	収縮期血圧	拡張期血圧
正常血圧	<120　　かつ	<80	<115　　かつ	<75
正常高値血圧	120-129　かつ	<80	115-124　かつ	<75
高値血圧	130-139　かつ／または	80-89	125-134　かつ／または	75-84
Ⅰ度高血圧	140-159　かつ／または	90-99	135-144　かつ／または	85-89
Ⅱ度高血圧	160-179　かつ／または	100-109	145-159　かつ／または	90-99
Ⅲ度高血圧	≧180　　かつ／または	≧110	≧160　　かつ／または	≧100
（孤立性）収縮期高血圧	≧140　　かつ	<90	≧135　　かつ	<85

出典／日本高血圧学会高血圧治療ガイドライン作成委員会編：高血圧治療ガイドライン2019，2019，p.18.

圧，仮面高血圧の診断と薬効，薬効持続時間の判断に有用である。

6. 治療

- 高血圧治療の目的は，高血圧の持続によってもたらされる脳心血管病の発症・進展・再発を抑制し，死亡を減少させること，また，高血圧者がより健康で高いQOLを保った日常生活ができるように支援することである。
- 高血圧の人は血圧値と血圧以外の危険因子，高血圧性臓器障害の有無によって脳心血管病のリスクが低リスク，中等リスク，高リスクの3群に層別化される。
- 高血圧治療は，生活習慣の修正（第1段階）と降圧薬治療（第2段階）により行われる。

- 生活習慣の修正では，減塩，食事パターン，適正体重の維持，運動，節酒，禁煙等が有効である。減塩目標は食塩6g/日未満である。
- 降圧薬（Ca拮抗薬，ARB，ACE阻害薬，少量利尿薬，β遮断薬）を，積極的な適応や禁忌もしくは慎重使用となる病態や合併症の有無に応じて，選択する。

7. 予後

- 血管壁は弾力性があるが，高血圧状態が長く続くと血管は次第に厚く硬くなる。これが高血圧による動脈硬化であり，大血管・小血管に起こる。脳出血や脳梗塞，大動脈瘤，腎硬化症，心筋梗塞，眼底出血などの原因となる。
- 高血圧が続くと，心臓肥大が起こり，心不全

になることもある。
- 高血圧の人の予後は，高血圧のみならず，高血圧以外の危険因子と高血圧に基づく脳心腎疾患など臓器障害の程度が関与する。

8. 高血圧と共にある生活の理解とアセスメント

- 通常，高血圧はあまり自覚症状がなく，QOLに及ぼす影響は少ないが，高血圧を意識すること自体がQOLを障害する。
- 習慣化した生活習慣を変えることは簡単なことではないことを理解し，小さな行動変化をとらえてアセスメントする。
- 外見からは病気であることがわからないため，仕事などで負荷がかかった際に，周囲の人々からからだをいたわる配慮を得ることが難しいことを理解する。
- 降圧薬の副作用が強いと，服薬を中止してしまうことがある。症状をよく聞き，薬剤の変更を行うなどして，血圧をコントロールする。

9. 高血圧と共に生きる人への看護介入

- 高血圧の人が健常者と変わらぬ日常生活を送ることができるように支援する。
- 生活習慣の修正ができ，それが継続するように，高血圧のリスクと生活習慣是正の有益性について話し合う。
- モニタリングが重要であるため，家庭血圧の測定と記録が習慣づくように支援し，その評価をフィードバックする。
- 降圧薬を使用する場合は，服薬回数・服薬錠数をできるだけ単純にし，服薬を長期間続けられるようにする。服薬忘れがある場合は，その原因・理由について話し合い，副作用や心配なことについて明らかにし，対処する。

10. 家族へのケア

- 生活習慣の改善，特に減塩は家族で取り組めるように支援する。
- 長期にわたって継続する必要があるため，その困難をいたわる。
- 高血圧をもつ人と家族の間に取り組みや意識の差が生じ，家族が疲弊する場合があるため，心理的支援を行う。

X 全身性エリテマトーデス

A 疾患の概要

1. 疾患概念

全身性エリテマトーデス（systemic lupus erythematosus：SLE）は，DNA-抗DNA抗体などの免疫複合体が組織に沈着することにより起こる全身性炎症性病変を特徴とする自己免疫疾患で，寛解と増悪を繰り返しながら慢性の経過をたどることが多い。20～40歳代の女性に好発する。

2. 誘因・原因

一卵性双生児でのSLEの一致率は少なくとも25％程度はあり，何らかの遺伝的素因を背景に，環境因子が加わって発症するものと推測されている。環境要因としては感染，性ホルモン，紫外線，薬物などがある。

3. 病態生理

自己のDNAに対する抗DNA抗体が産生され，抗原であるDNAと結合し，免疫複合体が形成される。この免疫複合体が組織に沈着し，補体系の活性化などを介して炎症が惹起され組織障害が起こる。Ⅲ型アレルギーが関与している。

4. 症状・臨床所見

顔面紅斑（**蝶形紅斑**，頬部紅斑，耳介部・手指の紅斑），円板状皮疹（ディスコイド疹），日光過敏症，口腔

内潰瘍（無痛性で口腔あるいは鼻咽腔に出現），関節炎（非破壊性），漿膜炎（胸膜炎・心膜炎）などの様々な症状が出現する。最も多い臓器病変は腎障害で，多くはループス腎炎を合併し，腎不全に進行することがある。脱毛やレイノー現象も特徴的で，そのほか，発熱や胸膜炎や心膜炎，間質性肺炎がある場合は呼吸困難や咳嗽が，ループス腎炎やネフローゼ症候群により低アルブミン血症がある場合は浮腫が，中枢神経ループス（CNSループス）の場合は意識障害や痙攣，精神神経障害がみられることもある。

表4-41 全身性エリテマトーデスの診断基準（1997年改訂SLE診断基準）

1	頬部紅斑	
2	円板状皮疹	
3	光線過敏症	
4	口腔内潰瘍	無痛性で口腔あるいは鼻咽腔に出現
5	関節炎	2関節以上で非破壊性
6	漿膜炎	胸膜炎あるいは心膜炎
7	腎障害	0.5g/日以上または3＋以上の持続的蛋白尿か細胞性円柱の出現
8	神経学的病変	痙攣発作あるいは精神障害
9	血液学的異常	溶血性貧血，4,000/mm^{3}未満の白血球減少，1,500/mm^{3}未満のリンパ球減少または10万/mm^{3}未満の血小板減少
10	免疫学的異常	DNA抗体陽性，抗Sm抗体陽性又は抗リン脂質抗体陽性（抗カルジオリピン抗体，ループスアンチコアグラント，梅毒反応偽陽性）のいずれか
11	抗核抗体陽性	

上記項目のうち4項目以上を満たす場合，全身性エリテマトーデスと診断する。
出典／難病情報センターホームページ：診断基準. https://www.nanbyou.or.jp/entry/215（最終アクセス日：2021/9/3），一部改変.

表4-42 全身性エリテマトーデスの重症度分類SLEDAIスコア

重みづけ	項目	定義
8	痙攣	最近発症。代謝性，感染性，薬剤性は除外
8	精神症状	現実認識の重度の障害による正常な機能の変化。幻覚，思考散乱，連合弛緩，貧困な思想内容，著明な非論理的思考，奇異な，混乱した，緊張病性の行動を含む。尿毒症，薬剤性は除外
8	器質的脳障害	見当識，記憶，その他の知能機能障害による認知機能の変化，変動する急性発症の臨床所見を伴う。注意力の低下を伴う意識混濁，周囲の環境に対する継続した注意の欠如を含み，かつ以下のうち少なくとも2つを認める：知覚障害，支離滅裂な発言，不眠症あるいは日中の眠気，精神運動興奮。代謝性，感染性，薬剤性は除外
8	視力障害	SLEによる網膜の変化。細胞様小体，網膜出血，脈絡膜における漿液性の滲出あるいは出血，視神経炎を含む。高血圧性，感染性，薬剤性は除外
8	脳神経障害	脳神経領域における感覚あるいは運動神経障害の新出
8	ループス頭痛	高度の持続性頭痛：片頭痛様だが，麻薬性鎮痛薬に反応しない
8	脳血管障害	脳血管障害の新出。動脈硬化性は除外
8	血管炎	潰瘍，壊疽，手指の圧痛を伴う結節，爪周囲の梗塞，線状出血，生検又は血管造影による血管炎の証明
4	関節炎	2関節以上の関節痛あるいは炎症所見（例：圧痛，腫脹，関節液貯留）
4	筋炎	CK・アルドラーゼの上昇を伴う近位筋の疼痛／筋力低下，あるいは筋電図変化，筋生検における筋炎所見

4	尿円柱	顆粒円柱あるいは赤血球円柱
4	血尿	＞5赤血球/HPF。結石，感染性，その他の原因は除外
4	蛋白尿	＞0.5g/24時間。新規発症あるいは最近の0.5g/24時間以上の増加
4	膿尿	＞5白血球/HPF。感染性は除外
2	新たな皮疹	炎症性皮疹の新規発症あるいは再発
2	脱毛	限局性あるいはびまん性の異常な脱毛の新規発症あるいは再発
2	粘膜潰瘍	口腔あるいは鼻腔潰瘍の新規発症あるいは再発
2	胸膜炎	胸膜摩擦あるいは胸水，胸膜肥厚による胸部痛
2	心膜炎	少なくとも以下の1つ以上を伴う心膜の疼痛：心膜摩擦，心嚢水，あるいは心電図・心エコーでの証明
2	低補体血症	CH50，C3，C4の正常下限以下の低下
2	抗DNA抗体上昇	Farr assayで＞25％の結合，あるいは正常上限以上
1	発熱	＞38℃，感染性は除外
1	血小板減少	＜100,000血小板/mm^3
1	白血球減少	＜3,000白血球/mm^3，薬剤性は除外

4点以上を対象とする。
出典／難病情報センターホームページ：重症度分類. https://www.nanbyou.or.jp/entry/215（最終アクセス日：2021/9/3）

5. 検査・診断・分類

　検査では，白血球減少や血小板減少，補体（CH50, C3, C4）低下，尿円柱（顆粒円柱あるいは赤血球円柱），血尿，たんぱく尿，抗ds-DNA抗体上昇，抗核抗体上昇，γ-グロブリン上昇，LE細胞陽性，ワッセルマン反応偽陽性が認められる。腎障害がある場合は腎生検が診断と治療方針の決定に重要となることがある。

　SLEの診断には1997年に改訂されたアメリカリウマチ学会による分類基準[92], [93]（表4-41）が，また病気の重篤度を示す指標としてはSLEDAI（SLE disease activity index）[94]（表4-42）がよく用いられる。SLEは全身的に多彩な症状がみられ，症状により重篤度が異なるため，SLEDAIでは重篤な症状に高い点数が設定されており，評価に反映されている。

6. 治療

　増悪因子を避ける。治療薬として，副腎皮質ステロイド薬や免疫抑制剤などをまず用いる。また近年，生物学的製剤（抗体医薬品）やヒドロキシクロロキンなども使用可能となっている。腎不全が進行すると透析導入となる場合もある。また，発熱や関節炎に対しては対症療法としてアセトアミノフェンやNSAIDsを使用する。

7. 予後

　現在は，早期診断・早期治療が可能となったことにより予後は著しく改善し，5年生存率は95％以上である。ループス腎炎，中枢神経ループス，抗リン脂質抗体症候群，間質性肺炎，肺胞出血，肺高血圧症などの病態が予後を左右する。死因は，従来は腎不全であったが，近年では日和見感染症による感染死が第1位となっている。

Column 疾患名の由来

　全身性エリテマトーデス（systemic lupus erythematosus）の「systemic」は全身性という意味で，全身の臓器に影響を及ぼす可能性があるという特徴を指す。「lupus」はラテン語で「狼」を意味し，蝶の形をした頬の発疹が「狼にかまれたような」症状に似ていることに由来するといわれる。「erythematosus」は紅斑（エリテマ）症を意味している。SLEに由来する中枢神経症状や腎炎は，「CNSループス」「ループス腎炎」など「ループス」を付けて表現される。

全身性エリテマトーデスと共にある生活の理解と
アセスメント

1. 全身性エリテマトーデスと共にある生活の特性

　SLE の人々のなかには，ある日突然，高熱や呼吸困難などの症状が出現してすぐに入院となる場合がある。SLE と診断された後は，大量の副腎皮質ステロイド薬（ステロイド）や免疫抑制剤による治療が開始される。長期間の入院加療が必要となる場合も少なくなく，それまでの暮らしとは一変した入院生活が始まる。これほど急激で重篤な症状ではないにしろ，ほとんどの人は診断後，症状を抑えるためにステロイドや免疫抑制剤などの薬物治療を受けることになり，病気との慢性的な付き合いが始まる。

　ここでは，病気と付き合いながら日常生活を送るうえで感じる生きづらさとアセスメントについて述べる。主に入院加療を必要とするような症状を示す活動期と，外来に通院しながら治療を行っている活動性の低い非活動期に分けて考える。

1 ｜ 活動期の生活の特性

　急性の活動性の高い病態としては CNS ループスや肺胞出血や間質性肺炎，肺高血圧症や心膜炎，心筋炎，抗リン脂質抗体症候群による血栓症，ループス腎炎，ループス腹膜炎，ループス腸炎などがあり（図4-33)，緊急入院が必要となることが多い。初発の場合は早急に診断と病態の把握が必要となる。

　身体症状は，呼吸困難や神経障害による意識障害，痙攣，視野障害，頭痛やしびれ，血痰，腹痛などが出現する。SLE の人々は，それぞれの症状に対して苦痛と不安を抱えながら入院生活を送ることになるが，このような急性増悪期は生命に危険が及ぶ場合もあるため，致命的になり得る危機を乗り越えることが最優先となる。

　通常は，ステロイド高用量や免疫抑制剤の内服，もしくは，ステロイドパルス（メチルプレドニゾロン点滴）やシクロホスファミドパルス（エンドキサン®点滴）など，高用量の免疫抑制剤の点滴治療が開始されるが，重篤な感染症や骨粗鬆症，糖尿病などの副作用が出現し，ADL が著しく制限されたり，致死的な状況に陥る場合がある。このような副作用を抑えるために，感染症予防薬（ST 合剤や抗結核薬）や骨粗鬆症の予防薬（ビスホスホネート製剤）などの追加服用が開始され，多くの薬剤の服用が始まる。

　SLE の人々は，病気が改善するかどうかという不安や薬の副作用についての不安，長期入院が学業や仕事に支障をきたすことによる社会復帰への不安などを抱えることになる。

2 ｜ 非活動期の生活の特性

　活動期と外来に通院しながら治療を行っている活動性がそれほど高くない非活動期の症

状が明確に分かれているわけではないが，通院中にしばしば見られる症状としては，微熱や全身倦怠感，脱毛や日光過敏，蝶形紅斑などの皮疹，関節痛，ループス腸炎に伴う下痢・腹痛などがある（図4-33）。

　また，ループス腎炎により低アルブミン血症となり浮腫を伴うこともある。ループス腸炎やループス腎炎も非活動期の場合は活動期に比べて使用するステロイドや免疫抑制剤の使用量は少なく，学業や仕事を継続しながら通院で内服調整を行うことが多いが，活動性が高くなると入院治療が必要な場合が多い。

　また，特に若い女性の場合，皮疹や脱毛，浮腫などの症状によるボディイメージの変容は社会生活で様々な問題を抱え得る。ステロイドの副作用である**満月様顔貌**（ムーンフェイス）や中心性肥満も心理的負担となり，自己判断でステロイドを減量・中断する場合もしばしばみられる。その結果，症状が再燃したり，ステロイド離脱症状が出現して危険状態となることもある。学校や職場で必ずしも周囲の人の理解が十分あるわけでなく，病気であることを伏せながら社会生活を送っている人も多い。たとえば紫外線を避けたり，感染予防のためマスクを着用することが必要な場合など，病気を伏せていると社会的な付き合いを行ううえで実行しにくく悩む場面がしばしば見られる。また女性の場合，結婚や妊娠・出産ができるかどうかの不安も伴う。特に妊娠・出産については配偶者にも病気について十分理解してもらい，医師や看護師を含む医療チームで計画的に行うことが重要である。さ

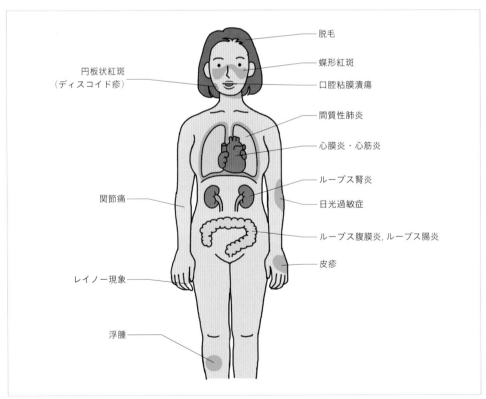

図4-33　SLEの代表的な症状

らに，病気を抱えて生活を送る人々のなかには，学業や仕事がこれまでのように続けられなくなる場合もあり身体的，精神的，社会的のみならず経済的な負担も伴うことが多く，家族への負担も大きい。

　これら生きづらさをまとめると，①病気の悪化・進行に対する不安，②ステロイドや免疫抑制剤など薬の副作用に対する不安，③ボディイメージの変容による心理的負担，④周囲の病気に対する理解の不足，⑤増悪因子や感染予防のための日常生活への支障，⑥結婚や妊娠・出産に対する不安，⑦仕事や社会生活への影響，⑧家族への負担などがあげられる。

2. 看護アセスメント

目的	アセスメント項目		備考
	中項目	小項目	
身体的側面	○既往歴	●遺伝的背景：家族内での自己免疫疾患の有無	●検査値異常だけで無症状の場合から重篤な状態まで様々な症状を示すため，病態と出現している症状とを関連づけてアセスメントしていく ●診断基準のうち4項目以上当てはまるとSLEと診断される ●重症度分類にはSLEDAIスコアが用いられる
	○症状	●症状の有無，いつからあるのか，生活への支障の程度を確認する	
	①全身症状	●発熱	
	②皮膚・粘膜症状	●蝶形紅斑，円板状皮疹，頭髪の脱毛，日光過敏症，口腔内潰瘍，鼻粘膜潰瘍，消化管潰瘍，四肢の冷感，しびれ感，レイノー現象	
	③筋・関節症状	●筋肉痛，関節炎，筋力低下	
	④心・循環器症状	●心膜炎，肺高血圧症	
	⑤呼吸器症状	●間質性肺炎，肺出血，肺梗塞，胸膜炎	
	⑥腎症状	●急性進行性糸球体腎炎，ネフローゼ症候群，急性腎不全，慢性腎不全	
	⑦精神・神経症状	●痙攣発作，精神症状，器質性脳障害，脳神経障害，多発性神経炎，意識障害，脳血管障害，脊髄障害，無菌性髄膜炎，視力障害，ループス頭痛	
	⑧血液症状	●溶血性貧血	
	⑨血管系症状	●血管炎	
	⑩合併症	●悪性腫瘍，感染症，糖尿病，高血圧，心筋梗塞，脳梗塞，圧迫骨折，骨壊死，DIC	
	○検査データ		
	①血液検査	●白血球，ヘモグロビン，血小板，リンパ球数，C反応性たんぱく（CRP），クレアチニン，C3，C4，CH50，抗核抗体，抗2本鎖DNA抗体価，抗DNA抗体，抗U1-RNP抗体，抗Sm抗体，抗SS-A抗体，抗SS-B抗体，血清梅毒反応，抗カルジオリピン抗体，抗CLβ2GP1抗体，ループスアンチコアグラント	
	②尿検査	●尿定性，沈査，血尿，1日のたんぱく量	
	③骨・関節系	●X線検査，CT検査	
	④呼吸・循環器系	●胸部X線検査，胸部CT，呼吸機能検査，血液ガス分析，心電図，心エコー，心臓カテーテル検査，血管造影	
	⑤腎・泌尿器系	●腎機能検査，腎生検，尿の性状，尿量	
	⑥消化器系	●X線造影検査，内視鏡検査，腹部CT検査	
	⑦脳神経系	●頭部CT検査，頭部MRI検査，髄液検査，脳波検査	
	⑧病理組織検査	●皮膚生検，腎生検	
	○バイタルサイン	●体温，脈拍，血圧，呼吸数と呼吸の性状，SpO₂	●感染やSLEの症状の把握ができる

目的	アセスメント項目		備考
	中項目	小項目	
日常生活の側面	○食生活	● 食事回数と摂取量，内容，食欲，水分量，食事時間	● 再燃を繰り返すおそれのある SLE の増悪因子がどの程度生活に影響を及ぼしているかを把握する
	○嗜好品	● 飲酒，喫煙	
	○排泄	● 排尿回数と性状	
	○活動	● 1 日の生活リズム，活動量，運動量	
	○睡眠	● 睡眠時間，寝つき，中途覚醒，目覚めの状況	
	○感染予防行動	● 手洗いや含嗽，口腔ケアなどの清潔行動，入浴ができているか	
	○趣味，セルフケア	● どのような趣味，余暇活動が行えているか ● 日常生活のなかで，できること，できないことを把握する	
	○環境要因	● 紫外線，ストレス，疲労，妊娠，出産，喫煙	
心理的側面	○疾患に対する理解と受容	● 疾患および増悪因子，治療およびその副作用をどのように理解し，受けとめているか	● SLE と診断されたばかりのときは特に精神的なショックが大きく，病気を受容できないことがある
	○価値観	● どんな価値観をもっているか，大切にしていることは何か	
	○対処方法	● これまで問題にどのように対処してきたか	
	○心理状態	● 不安，抑うつ，精神的な問題の有無や程度	
社会的側面	○家族の状態，キーパーソン	● 家族構成，家族内の患者の役割，疾患や治療に対する家族の理解と受けとめ方，家族内での協力体制	● SLEDAI スコア 4 点以上が医療費助成の対象
	○社会的役割	● 就業の有無と業務内容，勤務時間，労働量，職場環境	
	○ソーシャルサポート	● 友人，同僚，コミュニティなどのサポートの有無	
	○将来設計	● 本人，家族の将来設計	
	○経済状態	● 医療保険の種類，民間保険の加入状況，医療費の生活への負担，世帯主はだれか，仕事をいつまで休むことができるか	

3. 看護の目標

①診断時：苦痛を伴う多彩な症状の緩和，診断を受けたことによる精神的ショックを軽減できる。疾患および治療について理解・受容し，積極的に治療に取り組むことができる。

②活動期：身体的苦痛および再燃による心理的苦痛を緩和することができる。

③非活動期（かんかい）：寛解と再燃を繰り返す疾患であることや病気と付き合いながら生きることの必要性を，本人・家族共に理解することができる。病気をセルフマネジメントしながら治療を継続することができる。

C 全身性エリテマトーデスと共に生きる人への看護介入

1. 看護の概要

SLE は多彩な臓器病変が生じる疾患であるということを念頭に置き，どのような症状が

出やすいのかを説明する。症状によっては生命にかかわる場合があるため，早期発見・早期治療に努めることが非常に重要である。SLEと共に生きる人が疾患に対する理解を深め，セルフマネジメントを行いながら病気とうまく付き合っていけるような支援が必要である。また，本人は多くの不安を抱えながら生活していかなければならないため，安心して話せる場を提供することも重要である。

2. 症状マネジメント

SLEは全身の様々な臓器に影響を及ぼす可能性があるため，障害されやすい臓器とよく見られる症状を理解し，見逃さないように日常生活での注意とともに患者へのセルフマネジメント支援が重要である。また，患者はステロイドや免疫抑制剤を服用している場合が多いため，副作用に対する注意についての理解も必要である。さらに，SLEは急速に重篤な病状になる場合もあり，症状マネジメントとともに，異常の早期発見と早期受診につなげることが重要となる。

1 ｜ 発熱

悪寒戦慄（おかんせんりつ）を伴うときは保温に努め，悪寒が消失してから冷罨法を行う。解熱するとともに発汗が多量に見られるため，病衣の交換と同時に全身の保清，歯磨きなどの口腔ケアを行う。発熱は，SLEやその合併症以外に感染症など様々な可能性があるため，医師に相談するように指導する。

2 ｜ 全身倦怠感，易疲労感

十分な栄養補給を行い，睡眠を確保して体力の消耗を防ぎ，心身の安楽を図る。ふだんと異なる状態の場合は，病状が悪化している可能性もあるので，主治医に相談するように勧める。

3 ｜ 皮膚・粘膜症状

鼻背を中心に両頬部に左右対称性に広がる蝶形紅斑（ちょうけいこうはん）や，顔面や耳介，頭部，関節背面などによく見られる円板状紅斑が特徴的である。日光過敏もSLEに特徴的で，SLEの増悪因子でもあり紫外線を避けるように指導が必要である。また，頭髪の脱毛も見られることがあり，不安になる患者も多く，病状が良くなれば改善することを伝える。

さらに，血流低下により手指などに皮膚の色調変化（レイノー現象）をしばしば認める。寒冷刺激で増悪するため，家事や洗面時は冷水を使用せず，温湯や手袋を使用する。寒い時期や，冷蔵庫・冷凍庫の中のものを取り扱うときは手袋を使用する。カイロを使用したり室温を工夫したりして保温に努める。過度な疲労やストレスも避け，また喫煙は末梢循環に悪影響を与えるため禁煙は必須となる。

4 | 筋肉痛, 筋力低下, 関節痛

筋肉痛や筋力低下が著しいときは, 安静を保ち, 転倒には注意する。SLE の関節炎は一般には骨破壊を伴わないが, 疼痛緩和のために薬剤調整を含め医師と相談する。

5 | 心臓・肺の症状

心臓を包む膜に炎症 (心外膜炎) を起こして心嚢液がたまることがあり, 肺でも胸膜に炎症が起こり胸膜炎を合併し胸水がたまることがある。またまれに, 間質性肺炎や肺胞出血, 肺梗塞なども見られる。これらは重篤な病態であるため, 発熱や咳, 呼吸困難, 血痰, 胸痛, 背部痛などの呼吸器症状や胸部症状がある場合は, すぐに受診が必要である。

6 | 腎障害

腎障害が起こる割合は高い。進行すると尿からたんぱくが漏れ出て足や顔など全身に浮腫が見られ, 胸水や腹水がたまる場合もある。浮腫や呼吸苦, 腹部膨満などの症状だけでなく, 初期に現れるたんぱく尿や尿中赤血球など, 尿検査異常を見逃さないようにする。

7 | 神経症状, 精神症状

痙攣や意識消失, 脳血管障害, 脊髄障害, 無菌性髄膜炎, 末梢神経障害など, 多彩な神経症状が起こる場合がある。重篤な病状が多いため, 呼吸循環状態や意識状態を確認しながらすぐに診察が必要である。抑うつ症状や失見当識, 妄想, 混迷など精神症状も現れることがあり, 言動を含めふだんと異なる様子が見られないか注意を払い, 受診を勧める。

8 | 消化器症状

胃・十二指腸では治療薬に起因する病変が多く, 小腸や大腸は血管炎に起因する消化器病変 (ループス腸炎) が多いといわれる。ループス腸炎は, 小腸にみられる強い浮腫が特徴的で腸管壁肥厚や腹水などを認めることが多いため, 腹痛や腹部膨満に注意を要する。炎症性腸疾患に伴うたんぱく漏出症候群により下痢症状が出現することもあり, 腹部症状があれば早めに主治医に相談を行う。

9 | 治療薬とその副作用

非ステロイド系抗炎症薬 (NSAIDs) やステロイド, 免疫抑制剤が治療薬の中心で, 最近はヒドロキシクロロキンや生物学的製剤 (抗体医薬品) も使用可能となっている。まずステロイドが基本であるが, 長期に服用すると副作用が出現しやすくなるので, ここでは, 対症療法としてよく使われる NSAIDs とステロイドの副作用 (図 4-34) について解説する。

❶NSAIDs の副作用

胃酸の分泌が増えたり, 胃粘膜の血流が悪くなくなったりすることで, 胃炎や胃潰瘍を

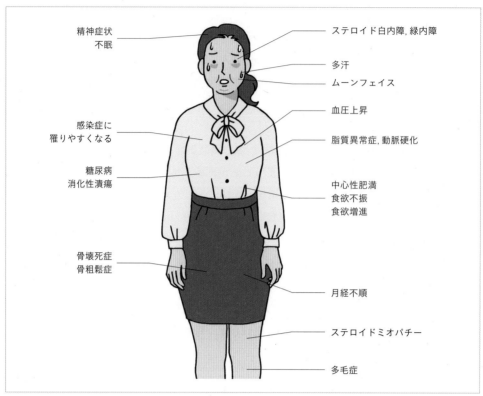

図4-34 ステロイドの副作用

起こす場合がある。

▶ 症状　腹痛や悪心，さらには吐血や下血など，消化管出血が生じる場合がある。

▶ 予防　COX-2選択的阻害薬という胃腸障害の副作用が少ないNSAIDsを使用したり，プロトンポンプ阻害剤など予防効果のある胃薬を併用したりする。胃腸症状が少しでもあれば，すぐに受診するように説明を行う。またNSAIDsの服用は，アスピリンを代表とするNSAIDsにより誘発されるアスピリン喘息のある患者では禁忌である。

❷ ステロイドの副作用

　ステロイドには注意すべき副作用が多くあるが，自己判断でステロイドの服用を中止・減量しないよう指導を行う。

（1）易感染性・感染症

　抵抗力（免疫力）が低下し細菌やウイルス，真菌などによる感染症に罹りやすかったり，感染症が治りにくくなったりする場合がある。また，結核やニューモシスチス肺炎，サイトメガロウイルス感染症など，本来は体内に常在する微生物が病原性を発揮して発症する日和見感染症が起こることもある。免疫抑制状態の患者では，急速に症状が悪化して重篤化することがあるため，ふだんは見られない症状が出ていないか十分注意を払い，いつもと異なる症状がある場合はすぐに医療機関への受診を促す。

▶ 予防　手洗いやうがい，マスク着用，口腔ケア，皮膚の清潔を保つ，バランスの取れた

食事と十分な睡眠をとり，疲れ過ぎないなど，日常生活指導も重要である。

いくつかの感染症についてのマネジメント例を以下にあげる。

①呼吸器感染症

▶ 症状　肺炎や気管支炎などで，症状としては咳嗽，痰，発熱，呼吸困難感などが見られる。

▶ 予防　マスク着用や手洗い，うがい，人との距離を保つ，人混みへの不必要な外出を避けることなどが重要である。禁煙も大切である。また主治医に相談のうえ，可能ならば重症化の予防のためワクチン接種を行う。

②尿路感染症

病原体の侵入経路は，血中から腎臓に入る血行性と，尿道から膀胱へ逆流する上行性がある。

▶ 原因　原因菌としては，大腸菌が最も多く，それ以外では腸内細菌が多い。

▶ 症状　尿痛，頻尿，残尿感，血尿，尿混濁，発熱など。

▶ 対策　水分を摂り排尿をがまんせず，陰部を清潔に保つ。

③口腔内感染症（口腔カンジダ症）

カンジダ・アルビカンスという真菌が原因の口腔内感染症で，口腔粘膜に痛みや味覚障害が出ることもある。カンジダ菌は口腔内常在菌の一種であるが，ステロイドや免疫抑制剤の使用，糖尿病，全身衰弱など免疫力の低下により常在菌間のバランスが崩れ，カンジダ菌が増殖し，病原性を発揮する。

▶ 症状　白苔という乳白色苔状の斑点が口腔粘膜にみられる。

▶ 対策　毎食後の歯磨きや含嗽などで，口腔内を清潔に保つ。義歯にもカンジダが付着しやすいため，食後は外して義歯ブラシなどで歯垢やぬめりを取り除く。

そのほか，消化器感染症や蜂巣炎など様々な感染症を含め，日常生活での注意点として，十分な睡眠，バランスの良い食事，疲れ過ぎないことなどが重要で，ふだんと異なる症状があれば，重症化しないように早めに医療機関に相談することが大切である。

（2）骨粗鬆症

骨粗鬆症は骨量が減って骨が弱くなり，圧迫骨折や大腿骨頸部骨折などが起こりやすくなる疾患であるが，ステロイドは骨粗鬆症のリスク因子の一つである。

▶ 治療　ステロイド骨粗鬆症については，治療ガイドラインがあり，既存骨折の有無，年齢，ステロイド量，骨密度により薬物治療の必要性が示されている。治療は，ビスホスホネート（BP）製剤や活性化ビタミン D3 製剤，副甲状腺ホルモン剤，抗 RANKL 抗体など異なる機序の薬剤がある。

その中でも BP 製剤は服薬方法が「1週間に1回」や「1か月に1回」など数種類あり，飲み間違いに注意が必要である。BP 製剤の副作用に顎骨壊死があり，抜歯などの処置時には必ず医師に服用の有無を伝える必要がある。飲み方にも注意が必要で，食後に服用すると薬の吸収が低下するため，起床時の空腹時に多めの水（約 180mL）で服用する。横になると薬の成分が逆流し食道が薬に曝され，炎症や潰瘍を起こす恐れがあるため，服用後

30分は横にならないようにする。

▶対策　日常生活での注意としては，食事でカルシウムやビタミンD，ビタミンKなどの栄養素を摂取することがまず重要で，特にビタミンDは体内でもつくられるものの日光が必要なため，紫外線を避けないといけない場合は活性化ビタミンD製剤の服用について検討が必要となる。また，喫煙はカルシウムの吸収を妨げるので禁煙が必要である。

(3) 骨壊死症

　ステロイドによる骨壊死は大腿骨頭に生じる場合が多い。痛みを伴わないことも多いが痛みが強くなるときは歩行困難になる。診断にはMRIを行い，手術が必要になる場合もあるが，まず転倒しないように注意が必要である。また，アルコール多飲や喫煙も大腿骨頭壊死のリスク因子である。

(4) 高血圧

　高血圧や浮腫を引き起こすことがあり，塩分を摂り過ぎないように食事に注意する。

(5) 糖尿病

　糖代謝異常やステロイド糖尿病が生じる可能性がある。

▶予防　必要なエネルギーを考慮し，バランスの良い食事を心がける，また間食を控える。

(6) 脂質異常症，動脈硬化

　血中のLDL-コレステロールや中性脂肪が上昇し，動脈硬化の原因となる。ステロイドは食欲増進作用もあり，予防として体重が増えないように食事管理が重要となるが，改善しなければ治療薬を使用する場合も多い。

(7) 満月様顔貌(ムーンフェイス)，中心性肥満

▶症状　顔が丸くなる（満月様顔貌），体幹は肥満になるが四肢はそれに比べて細い（中心性肥満）などの症状がみられる。

▶対策　ステロイドの減量とともに徐々に改善するが，エネルギーを摂り過ぎないように食事管理も重要である。

(8) 筋力低下

　筋力が弱くなるため転倒には注意する。一般的にはステロイドの減量とともに改善するが，特に高齢者の場合は活動性や意欲が低下しないよう，可能な範囲でリハビリテーションとなるような運動を生活の中に取り入れることが必要である。

(9) 精神症状，不眠

　睡眠障害のほか，気分が高揚したり，抑うつ症状など精神症状が出ることがあり，言動の変化に注意が必要である。不眠については，寝つきが悪いのか，早朝覚醒するのか，中途覚醒するか，眠りが浅いかを確認し，睡眠の質を保つために眠剤の処方について主治医に相談することも必要である。

▶対策　日常生活としては，夜遅くまでパソコンや携帯電話を見ないなど，眠りやすい環境を調整することも必要である。

（10）白内障と緑内障

　白内障や緑内障が起こることがあり，定期的に眼科を受診して視力の変化や目のかすみなど異常がないか確認する。

（11）消化性潰瘍

　胃潰瘍や十二指腸潰瘍が起こりやすいとの報告がある。暴飲暴食を避けることや禁煙は重要である。

（12）皮膚の脆弱化

　ステロイドの長期服用者では，表皮が菲薄化しているため皮膚が脆弱（ぜいじゃく）になっており，簡単に傷つき，剝脱することがある。

▶対策　テープを剝がすなどのケア時には，皮疹，粘膜への力の加わり具合を配慮しながら，ていねいに処置する。または，皮膚に負担のないテープの選択をすることも大事である。口腔粘膜に症状がある場合は，柔らかい毛の歯ブラシを勧める。長期間のステロイドの服用により，皮膚が薄くなったり，皮下出血を起こしやすくなったりする。掻きむしらないことや傷ができたときにはすぐに消毒し清潔に保つことが重要である。

（13）副腎不全

　われわれのからだでは，プレドニゾロン換算で 2.5 〜 5mg 程度のステロイドホルモンが生理的に分泌されているが，長期間ステロイドを服用していると，本来副腎から産生されている生体のステロイドホルモンがつくられなくなっている場合がある。この状態でステロイドの服用を急に中断すると体内のステロイドホルモンが不足し，頭痛や悪心，血圧低下，倦怠感，脱力だけでなく，ショックや意識障害など重篤な状態になる場合がある。ステロイドは自己判断で減量・中止しないように指導する。

（14）その他の副作用

　にきび（ステロイドざ瘡）や血栓症，月経不順など，図 4-34 などの様々な症状が起こる場合があるので，気になる症状があれば早めに医師や看護師に相談するように説明しておく。

▌3．意思決定支援

　意思決定支援では，いずれの過程においても，SLE と共に生きる人の認知力や理解力に合った説明方法が選択されているかを確認することが必要である。正しく情報が伝わり理解され，自らの意思を表出できるように支援することが重要になる。たとえば，SLE の治療にはステロイドが不可欠であるが，ステロイド治療のメリット・デメリットを十分に説明し，本人が理解しているかを確認することが大事である。医療者側の感情や意見を押しつけるのではなく双方向に確認しながら，本人が正しい情報を得て自分の意思で判断を行うことができているかどうかを見きわめることがポイントである。個々のニーズに合わせて支援できるよう医療者側も柔軟な対応が必要となる。

4. 日常生活の援助と健康学習支援

　疾患の正しい理解と疾患管理は，SLE と共に生きる人が自らの病気をどのように認識しているか，理解能力・実践能力・健康観・人生観・性格などについてできるだけ把握し，その程度に応じた指導から始まるといえる。知識を提供するときは焦らずに，その人が受け入れることができる段階に沿ったものとすることが，本人のもつ力を引き出し，自らの力で歩み始めることにつながる。

　SLE の増悪因子について，日常生活での留意点とセルフマネジメントについて説明する。

❶日光

　紫外線には SLE を増悪させる働きがあるため，海水浴や日光浴，スキーなどで皮膚に直接日光が当たることだけは絶対に避ける。日常生活では，主治医に相談のうえ有効な日焼け止めや，日傘・帽子を使用し，肌を露出するような服は避ける。

❷寒冷

　レイノー症状，皮膚潰瘍，皮膚毛細血管炎のある人は，血流障害が悪化するため，特に寒冷刺激を受けないようにする。日常生活では，冬季は室内でも手袋や厚い靴下を着用する。炊事・洗濯ではできるだけ温湯を使い，木綿の手袋の上にゴム手袋を着用する。夏季は冷房の効き過ぎに注意する。

❸けが，病気，抜歯，手術

　SLE ではステロイドや免疫抑制剤の影響により感染に対する抵抗力が落ちている場合が多い。軽いかぜ，傷，歯肉炎などでも治りにくい状態で，健康な人は感染しない細菌でも感染する場合がある。日常生活では，小さな傷もきちんと消毒し，高用量のステロイドや免疫抑制剤を服用している場合，食事はできるだけ生ものを避け，火を通す。歯磨き，含嗽をこまめに行い，からだも清潔にする。感染症状が疑われるとき，病気やけがをしたときは，早めに医師の診察を受け，その際，必ず自分は SLE であることを告げ，お薬手帳を持参する。

❹ステロイドの中断

　自己判断によるステロイドの減量・増量・中断は症状の再発や増悪の原因になる。また，ステロイド離脱症候群による副腎不全症状が起こる可能性があり，危険である。決められた量を決められた時間に服用することが必須である。

❺予防接種

　ステロイドや免疫抑制剤を服用中の人に生ワクチンは禁忌である。ワクチン接種時は必ず主治医と相談する。

❻妊娠・出産

　原則的に病気の活動性が安定し，ステロイドも低用量で重篤な臓器病変がない場合，妊娠・出産は可能であるが，妊娠を希望する場合は必ず主治医と相談する。育児のサポートが得られやすい状況での出産が望ましい。

5. 心理・社会的支援

1 社会復帰に向けての支援

SLE と共に生きる人は，突然発症し SLE との診断を受け，重篤な症状で命の危険にさらされることもある。また，危険を脱しても多くの薬を使用し，その副作用に悩むことも多い。退院が可能となっても自宅で療養，あるいは学校や職場に通いながら通院を続けることになる。症状が比較的軽度な状況で発症した場合でも，中等量～少量のステロイドや免疫抑制剤を服用し，予防薬も同時に追加となることが多い。通学中の場合は学校の担当者と，また就労に関しては職場の上司や同僚，産業医などと十分な環境調整が必要である。医療者は多職種協働により，本人だけでなく家族も含め，できる限りもとの暮らしに近づけるように支援することが重要である。

2 心理的支援

SLE は若年女性の発症が多く，満月様顔貌や食欲増進による体重増加，中心性肥満，多毛などボディイメージの変容に対する精神的苦痛を伴うことが多い。自己判断でステロイドの減量・中断といった服薬アドヒアランスの低下を招くおそれがあるため，不安や心配な気持ちをしっかり傾聴し，理解する必要がある。そのためには，開かれた質問（オープンエンドクエスチョン，自由回答式）と閉じた質問（クローズドエンドクエスチョン，はい・いいえ方式）など言語的コミュニケーションと共に，表情や態度などを使った非言語的コミュニケーションもうまく活用し，本人の気持ちを引き出すことが重要である。

倦怠感や痛みにより ADL が低下し日常生活を自分一人で十分に行えない場合もあるため，必要に応じて援助をしていくことが大切である。SLE と共に生きる人の年齢は比較的若いため，羞恥心や自分のことができないことに対する苛立ちなどを抱えている場合も多い。それらのことに配慮しながら，声かけなどを行うことが重要になる。

SLE の症状やステロイドによる精神症状が出てくる可能性もあるので，本人と話をするなかで，抑うつ状態や情緒不安定，異常な言動など，違和感に気がついた場合は，主治医や精神科医，心療内科医，精神看護専門看護師（リエゾンナース），臨床心理士と連携しながら支援できるよう調整することが必要である。

3 セルフケアを維持するための支援

SLE と共に生きる人がセルフケアを維持するうえで重要なことは，動機づけである。何が動機づけになるかは人によって異なるため，看護師は悩みや不安を理解しようとする姿勢で接し，その人の話をしっかりと傾聴することが動機づけの方向性の発見につながる。そして，本人の心情や感情を理解し受容すること，感じていること・考えていることを本人の気持ちになって共感することが大事である。このやりとりによって，その人の気持ち

は整理され，やる気や目的意識が生まれ自己決定につながっていく。

▌6. 地域・多職種連携

　病気や生活上の工夫に関する情報を交換する場や，同じ病気をもつ者どうしで不安や悩みを共有できる場である患者会についての情報提供は有用である。患者会は会費がかかるため躊躇_{ちゅうちょ}されることもあるが，病気を正しく理解して病気とうまく付き合いながらより良い人生を送れるように患者の視点に立って活動する患者会の役割を十分伝えることも大切である。自分自身のからだや病気を理解するために医療講演会や相談会，機関紙の配布，情報交換会などを開催している。また，薬剤についてや経済面など日々の暮らしの中で困ることがある場合は，薬剤師やMSWなどそれぞれの専門職が患者のニーズに合わせて協力して支援を行う。

　SLEは**指定難病**の一つとして認定されており，医療費の自己負担分の一部を国と都道府県が公費負担するという助成を受けることができる。医療費助成を受けるには，診断書（臨床調査個人票）などを添えて住民票のある都道府県へ申請が必要となる。また，医療費助成の申請に必要な診断書を記載することができるのは，都道府県知事が指定した指定医に限定される。原則としてSLEと診断され，「重症度分類SLEDAI」に照らして病状の程度が一定程度以上を満たした場合に限るが，重症度分類等に該当しない軽症者でも高額な医療を継続することが必要な人は，医療費助成の対象となる場合がある。自己負担上限額（月額）は，前年の市町村民税額（所得割）に応じて決まっている（表4-43）。

表4-43　医療費助成における自己負担上限額（月額）　　　　　　　　　　　　（単位：円）

階層区分	階層区分の基準 （　）内の数字は 夫婦2人世帯の場合における 年収の目安		自己負担上限額 （外来＋入院）（患者負担割合：2割）		
			一般	高額かつ長期[※]	人工呼吸器等 装着者
生活保護	―		0	0	0
低所得Ⅰ	市町村民税 非課税 （世帯）	本人年収 〜80万円	2,500	2,500	1,000
低所得Ⅱ		本人年収 80万円超〜	5,000	5,000	
一般所得Ⅰ	市町村民税 課税以上7.1万円未満 （約160万円〜約370万円）		10,000	5,000	
一般所得Ⅱ	市町村民税 7.1万円以上25.1万円未満 （約370万円〜約810万円）		20,000	10,000	
上位所得	市町村民税25.1万円以上 （約810万円〜）		30,000	20,000	
入院時の食費			全額自己負担		

※　「高額かつ長期」とは，月ごとの医療費総額が5万円を超える月が年間6回以上ある者（例えば医療保険の2割負担の場合，医療費の自己負担が1万円を超える月が年間6回以上）。

出典／難病情報センター：指定難病患者への医療費助成制度のご案内，https://www.nanbyou.or.jp/entry/5460 （最終アクセス日：2021/9/3）

D 家族へのケア

　SLE は，発症後，急速に重篤な状態になる人もいれば，寛解・増悪を繰り返しながらしだいに状態が悪くなる人もおり，症状も経過も様々である。苦痛を抱える本人と同様に，家族も不安や心配を抱えながら生きていくことになる。

　症状の寛解・増悪に伴って，本人だけでなく家族の生活も変更を余儀なくされることも多い。家族が直面した危機にどう対処できるかは，与えられたストレスの大きさだけでなく，家族の適応能力や過去に危機を乗り切ってきた経験の有無にも左右される。

　家族には，病気の状態には変動があり社会生活にも影響を及ぼす場合があるが，暮らしていかないといけないこと，また，定期受診や服薬の重要性を理解し協力してもらい，精神的に支援してもらえるように説明する必要がある。また，病気を抱えた本人が生活者としてより良い人生を送ることができるよう，医療者と共に一つひとつ課題を解決していく必要があることを理解してもらうことが重要である。

XI 関節リウマチ

A 疾患の概要

1. 疾患概念

　関節リウマチ（rheumatoid arthritis：**RA**）は関節滑膜を病変の首座とする慢性炎症性疾患であり，滑膜が存在する関節にのみリウマチの変化が起こる。関節の滑膜細胞が増殖して持続的に炎症が起こり，進行すると骨・軟骨破壊が進行し ADL が低下する（図4-35）。関節破壊の進行は発症2年ぐらいまでの早期では非常に早いといわれており，早期診断・早期治療が必要である。好発年齢は30～50歳代で，男女比は，1：3～4と女性に多く，日本での患者数は70万人以上といわれている。

2. 誘因・原因

　疾患の多発家系が存在することや一卵性双生

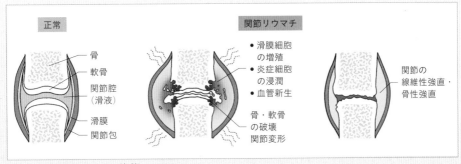

図4-35 関節リウマチの病態

児における発症の一致率が二卵性双生児に比べて高いことなどから，遺伝要因が発生に関連することがわかっている。RA と関連する遺伝子領域としては HLA-DR4 や HLA-DRB1，またゲノムワイド関連解析（GWAS）から PADI4 が RA の疾患関連遺伝子であることが明らかとなっている。環境要因としては，喫煙，腸内細菌叢の変化，歯周病の原因菌であるポルフィロモナス・ジンジバリス（porphyromonas gingivalis）の感染との関連が指摘されている。また，出産を契機に発症したり，増悪することもある。妊娠中は症状が改善することが多い。

3. 病態生理

罹患関節の病理組織では，滑膜細胞の増殖，リンパ球浸潤，血管新生が見られる。増殖した滑膜組織から TNFα や IL-6 などの炎症性サイトカインの産生が亢進し，さらに滑膜細胞の増殖や炎症が促進されパンヌス（pannus）が形成される。軟骨を破壊するたんぱく分解酵素 MMP-3 の産生が亢進され，また RANKL による破骨細胞の分化誘導が起こり関節破壊が進行する。産生亢進された IL-6 は血流を介して肝臓に作用し急性期たんぱく質（CRP，血清アミロイド A たんぱく，フィブリノーゲンなど）の産生が亢進する。産生亢進された IL-6 は微熱や全身倦怠感の原因ともなる。

4. 症状・臨床所見

典型的な症状は，朝のこわばり（morning stiffness）や，滑膜が存在する関節の腫脹・疼痛などの**関節症状**である。また，炎症は関節だけでなく全身性に生じるため，炎症が強い場合は全身倦怠感や微熱もみられる。進行すると，

腱断裂による指の伸展障害や手指のスワンネック変形やボタン穴変形，尺側偏位など関節の変形が起こり機能障害が生じる（図 4-36）。肋骨や胸椎，腰椎など，滑膜が存在しない関節にはリウマチの変化は起こらないが，頸椎の環軸関節や顎関節には滑膜が存在するため，環軸椎亜脱臼などリウマチによる病変が生じる可能性がある。**関節外症状**としては，リウマトイド結節，慢性炎症に伴う貧血，腎臓や消化管など多臓器にアミロイド沈着が起こる二次性アミロイドーシス，間質性肺炎などがある（図 4-37，Column「関節外症状と悪性関節リウマチ」）。また，皮膚潰瘍や指趾壊疽，心膜炎・心筋炎，胸膜炎，臓器梗塞など重篤な内臓病変を合併する場合があり，このような血管炎を合併したリウマチを悪性関節リウマチとよぶ。リウマトイド因子（RF）や免疫複合体が高値で補体が低値となることが多い。

5. 検査・診断・分類

血液検査では，診断の際には主に RF や抗シトルリン化ペプチド（CCP）抗体が，炎症の程度は CRP や血沈（ESR）で，軟骨破壊のマーカーとしては MMP-3 が使用される。画像的に評価する際は X 線や関節エコー，MRI が用いられる。診断には 2010 年に提唱されたアメリカリウマチ学会／ヨーロッパリウマチ学会の分類基準が一般的に用いられている（図 4-38）[95]。疾患活動性を評価する総合指標としては DAS28（disease activity score 28）がよく用いられ，その構成項目には 28 関節の腫脹関節点数と圧痛関節点数，患者全般評価（PGA）および CRP もしくは ESR が含まれる。DAS28 値によりリウマチの病勢を高・中・低疾患活動性・寛解に分けることができ，薬剤の効果判定や治療方針を決

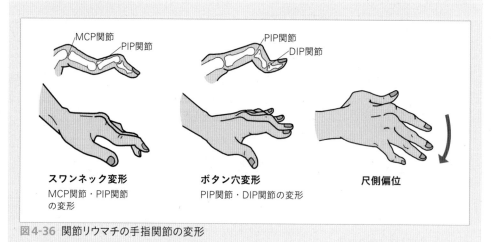

スワンネック変形
MCP関節・PIP関節の変形

ボタン穴変形
PIP関節・DIP関節の変形

尺側偏位

図 4-36 関節リウマチの手指関節の変形

めるうえで有用となる（図4-39）。X線上の関節破壊の程度についてはスタインブロッカー（Steinbrocker）の病期分類（表4-44）が，機能障害の程度はスタインブロッカーの機能分類（表4-45）がよく用いられる。さらに機能障害の程度については HAQ（health assessment questionnaire）（表4-46）もよく使われる。

6. 治療

RA の治療の4本柱は，①基礎療法，②薬物療法，③手術療法，④リハビリテーション療法である。薬物療法は滑膜炎を改善して寛解を目指すために，手術療法は滑膜病変を除去して炎症を抑えたり，破壊された関節の機能を再建するために，リハビリテーション療法は関節の可動域の確保・拡大や筋力強化，関節の機能の回復に必要であるが，治療の効果を上げるために

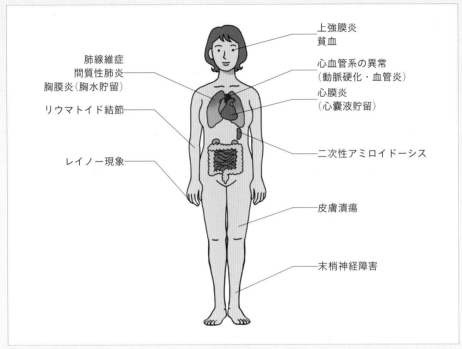

肺線維症
間質性肺炎
胸膜炎（胸水貯留）

上強膜炎
貧血

心血管系の異常
（動脈硬化・血管炎）

心膜炎
（心嚢液貯留）

リウマトイド結節

二次性アミロイドーシス

レイノー現象

皮膚潰瘍

末梢神経障害

図4-37 関節リウマチの関節外症状

Column 関節外症状と悪性関節リウマチ

　リウマトイド結節は肘や膝関節の外側など直接外部から圧迫される部位にできやすい皮下結節で，RA の活動性が強いときや RF 値が高い場合にできやすく，病勢が改善すると消失することが多い。慢性炎症に伴う貧血や，二次性アミロイドーシスによる消化器症状や腎障害など，病勢のコントロールが不良の場合，多臓器にアミロイド沈着が起こる場合がある。RA の中で血管炎を伴う場合を**悪性関節リウマチ**（malignant RA；MRA）とよび，国の指定難病となっている。MRA では関節炎と共に多発性神経炎や皮膚潰瘍，指趾の壊疽，上強膜炎，胸膜炎や心筋炎，腸や肺，心筋などの臓器梗塞を起こすことがある。心嚢液や胸水貯留，発熱，胸痛，浮腫，咳，呼吸困難などの重篤な全身症状がしばしば見られ，早急に治療が必要となる。

この基準は，まず，1つ以上の関節に腫脹を認めることから始まり，その後，他の関節腫脹をきたす疾患の除外が必要となる。関節腫脹をきたす疾患はたいへん多く，この段階で医師の専門性が問われることになる。他疾患を除外でき，X線上で骨びらんがあればRAと診断でき，なければ第2段階の評価に進む。

①関節病変（小関節・大関節の腫脹・圧痛），②血清学的検査（RF・抗CCP抗体），③症状の持続期間（6週以上・未満），④炎症の状態（CRP・ESR）の4項目について，重みを付けて（関節病変では小関節のほうが大関節より点数が高いなど）点数化して加算し，計10点満点の6点以上をRAと診断する。

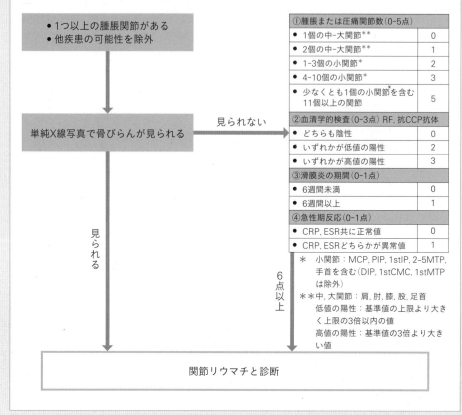

図4-38 関節リウマチの分類基準（アメリカリウマチ学会／ヨーロッパリウマチ学会）

は，本人が食生活や睡眠など日常の体調管理をする基礎療法も不可欠である。薬物療法については，メトトレキサート（MTX）を代表とする抗リウマチ薬と生物学的製剤（表4-47）が中心であるが，近年，JAKという細胞内のシグナル伝達を抑えるJAK阻害剤（表4-48）も使用可能となっている。また対症療法として，消炎鎮痛薬，一時的に炎症を抑えるまでの間，副腎皮質ステロイド薬を使用することもある。現在の治療は，これらの治療手段を用いて，「Treat to Target（T2T）」（目標達成に向けた治療）という治療指針に従って行われている。T2Tの基本骨格は，①症状のコントロール，②関節破壊の進行抑制，③身体機能の正常化や社会活動への参加を通じてQOLを最大限まで改善することであり，まず炎症を取り除くことが重要であるが治療は患者と医師の合意に基づいて行われるべきであることが明記されている（図4-40，Column「関節リウマチの治療目標は「寛解」」）[96], [97]。

7. 予後

早期診断・早期治療の開始と有効な治療薬の開発によりADLは著しく改善しつつある。死因としては感染症や呼吸器疾患，腎疾患が上位を占める。

　診断が確定すれば，次は RA の疾患活動性（病勢）の評価が必要である．まず関節を触診し，腫脹関節数と圧痛関節数を数える．CRP もしくは ESR を血液検査で測定して客観的な数値を調べる．さらに患者自身の状態を，患者全般評価（patient global assessment：PGA）として VAS スケール（図 3-7 参照）を用いて測定する．ただ，どれか 1 つの項目だけでは活動性の評価には不十分で，これらの項目を加味した総合的指標 DAS28 がよく用いられる．DAS28 の値により，疾患活動性が高・中・低疾患活動性，臨床的寛解（炎症反応と自覚的他覚的症状の消失した状態）に分けられる．RA の治療目標は寛解であるが，高齢者や，合併症があり治療薬が十分に使用できない場合は，低疾患活動性を目指す．

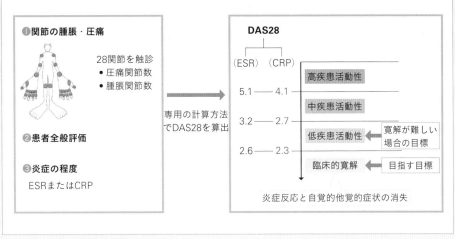

図 4-39　疾患活動性の評価（DAS28）

表 4-44　スタインブロッカーの病期分類

Stage	所見
Ⅰ：初期	X 線上，骨破壊像がない X 線上，骨粗鬆症はあってよい
Ⅱ：中期	X 線上，骨粗鬆症がある．軽度の軟骨下骨の破壊はあってもなくてもよい．軽度の軟骨破壊はあってもよい 関節変形はない．関節可動域の制限はあってよい 関節近傍の筋萎縮を認める リウマトイド結節，腱鞘炎などの関節外軟部組織の病変はあってよい
Ⅲ：進行期	X 線上，軟骨，骨破壊像がある 亜脱臼，手の尺側偏位，関節過伸展などの関節変形が見られる．繊維性，骨性強直は見られない 広範な筋萎縮が見られる リウマチ結節，腱鞘炎などの関節外軟部組織の病変はあってよい
Ⅳ：末期	繊維性，骨性強直が見られる Stage Ⅲ の項目を満たす

出典／Steinbrocker, O., et al.：Therapeutic Criteria in rheumatoid arthritis, J Am Med Assoc, 140（8）：659-662, 1949. をもとに作成.

表4-45 スタインブロッカーの機能分類

Class	状態
I	不自由なし
II	制限はあるが，普通の活動はできる
III	仕事，身の回りの動作に大きな制限がある（要介助）
IV	寝たきりか車椅子，身の回りのことがほとんどできない

出典／Steinbrocker, O., et al.：Therapeutic Criteria in rheumatoid arthritis, J Am Med Assoc, 140（8）：659-662,
1949. をもとに作成.

表4-46 HAQ（健康評価質問表）

カテゴリ	質問	難なくできる（0点）	少し難しい（1点）	かなり難しい（2点）	できない（3点）
❶衣類着脱，身支度	•靴紐を結びボタンかけも含め自分で身支度ができますか？	☐	☐	☐	☐
	•自分で洗髪できますか？	☐	☐	☐	☐
❷起床	•肘なし，背もたれの垂直な椅子から立ち上がれますか？	☐	☐	☐	☐
	•就寝，起床の動作ができますか？	☐	☐	☐	☐
❸食事	•皿の肉を切ることができますか？	☐	☐	☐	☐
	•茶碗やコップを口元まで運べますか？	☐	☐	☐	☐
	•新しい牛乳パックの口を開けられますか？	☐	☐	☐	☐
❹歩行	•戸外の平坦な地面を歩けますか？	☐	☐	☐	☐
	•階段を5段昇れますか？	☐	☐	☐	☐
❺衛生	•身体全体を洗いタオルで拭くことができますか？	☐	☐	☐	☐
	•浴槽につかることができますか？	☐	☐	☐	☐
	•便座に座ったり立ったりできますか？	☐	☐	☐	☐
❻伸展	•頭上にある約2.3kgの袋に手を伸ばして下に降ろせますか？	☐	☐	☐	☐
	•腰を曲げて床にある衣類を拾えますか？	☐	☐	☐	☐
❼握力	•自動車のドアを開けられますか？	☐	☐	☐	☐
	•広口のビンのふたを開けられますか？	☐	☐	☐	☐
	•蛇口を開けたり閉めたりできますか？	☐	☐	☐	☐
❽活動	•用事や買い物で出かけることができますか？	☐	☐	☐	☐
	•車の乗り降りができますか？	☐	☐	☐	☐
	•掃除機をかけたり庭掃除など，家事ができますか？	☐	☐	☐	☐

❶～❽の各カテゴリの最も高い点を採用し，その合計/8を指数とする
出典／Matsuda, Y., et al.：Validation of a Japanese version of the Stanford Health Assessment Questionnaire in
3,763 patients with rheumatoid arthritis, Arthritis Rheum, 49（6）：784-788, 2003. をもとに作成.

表 4-47 関節リウマチの薬物治療で用いられる生物学的製剤

薬効分類	TNF α阻害薬					IL-6 阻害薬		CTLA4-Ig 製剤
商品名	レミケード®	エンブレル®	ヒュミラ®	シンポニー®	シムジア®	アクテムラ®	ケブザラ®	オレンシア®
薬品名	インフリキシマブ	エタネルセプト	アダリムマブ	ゴリムマブ	セルトリズマブペゴル	トシリズマブ	サリルマブ	アバタセプト
構造	抗ヒトTNFα抗体	TNF受容体Fc融合たんぱく	ヒト型抗ヒトTNFα抗体	ヒト型抗ヒトTNFα抗体	ペグヒト化抗ヒトTNFα抗体Fab, 断片製剤	ヒト型抗IL-6受容体抗体	ヒト型抗ヒトIL-6受容体抗体	T細胞選択共刺激
用法用量	初回, 2週, 6週投与後, 4～8週に1回	週に1回もしくは2回	2週に1回	4週に1回	初回, 2週, 4週投与後, 2週もしくは4週に1回	IV：4週に1回 SC：2週に1回	2週に1回	IV：4週に1回 SC：週に1回
投与経路	点滴静注	皮下注射	皮下注射	皮下注射	皮下注射	点滴静注 皮下注射	皮下注射	点滴静注 皮下注射
併用 MTX	必須	どちらでも可	どちらでも可	併用の有無で用法用量に違いあり	特になし	どちらでも可	どちらでも可	どちらでも可

(2021 年 4 月末現在)

表 4-48 JAK 阻害剤

商品名	ゼルヤンツ®	オルミエント®	スマイラフ®	リンヴォック®	ジセレカ®
薬品名	トファシチニブ (Tofacitinib)	バリシチニブ (Baricitinib)	ペフィシチニブ (Peficitinib)	ウパダシチニブ (Upadacitinib)	フィルゴチニブ (Filgotinib)
用量 (すべて内服)	5mg を 1 日 2 回	4mg を 1 日 1 回	150mg を 1 日 1 回	15mg を 1 日 1 回	200mg を 1 日 1 回
JAK 特異性	JAK1, 2, 3	JAK1, 2	JAK1, 2, 3, TYK2	JAK1	JAK1

Column 関節リウマチの治療目標は「寛解」

　2010 年，アメリカリウマチ学会／ヨーロッパリウマチ学会は RA 治療の基本的指針として，「Treat to Target（T2T）」（目標達成に向けた治療）という概念と 10 個のリコメンデーションを提唱した。T2T とは，「設定した治療目標に向かって，厳密な疾患管理，すなわちタイトコントロールをしていくアプローチ法」であり，将来の関節破壊を防止するためには極めて重要なプロセスで，RA のアウトカム改善に最も効果的といわれている。

　治療のゴールは，まず，臨床症状や徴候が消失した状態である臨床的寛解を達成することである。寛解達成が難しいような進行した患者や長期罹患患者の場合は，低疾患活動性が当面の目標となる。治療目標を達成するまでは少なくとも 3 か月ごとに薬物治療を見直すべきで，治療方針の決定には関節所見を含む総合的疾患活動性指標（DAS28 など）を用いて評価を行う。また，治療方針の決定の際には，関節破壊などの構造的変化や身体機能障害も併せて考慮すべきである。さらに，「治療は患者とリウマチ医との合意に基づいて行われるべきである（shared decision making）」と明記されており，そのためには看護師を含めた医療者の支援が重要である。目標とすべき 3 つの寛解とは，①臨床的寛解（炎症反応と腫れや痛みなどの症状が消失した状態），②構造的寛解（関節破壊の進行が抑制された状態），③機能的寛解（身体機能が維持された状態）である。

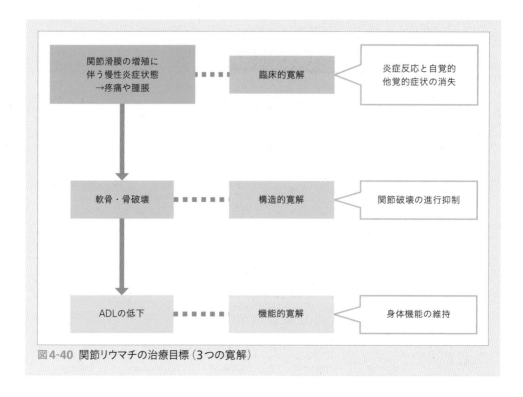

図4-40 関節リウマチの治療目標（3つの寛解）

Ⓑ 関節リウマチと共にある生活の理解とアセスメント

1. 関節リウマチと共にある生活の特性

　RA の人々は，ある朝起きると両手にこわばりを感じたり，関節の痛みや腫れに気がついたりする。症状のある日とない日があり，最初は使い過ぎによる痛みだろうか，そのうち治るだろうとあまり気にしなかったが，痛みや腫れは引かず，日常生活に支障をきたし始め不安になり，医療機関を受診する。

1 | 将来への不安

　RA の好発年齢は 30 ～ 50 歳代で女性の割合が多いが，学生や就職したばかりの若年者や高齢発症の人もいる。診察室で病名を告げられたとき，「治りますか？」と医師に尋ねるが，「完治」との言葉はもらえず，「症状は改善します。関節リウマチの原因となっている炎症を抑えて痛みや腫れをなくし，関節破壊や合併症を起こさないように最適な治療を一緒に考えていきましょう」と説明を受ける。病気についての説明のほか，合併症や治療薬，その副作用などの説明を受け，以降，RA と付き合う生活が始まる。発症直後は，これからどのような経過をたどるか予測がつかずとまどい，不安になり，また，学業や仕事との両立に苦慮することが多い。さらに，薬剤や検査代を含めた医療費が大きく生活にの

しかかってくる。RAと診断された人は，病気の悪化・進行，薬の副作用，費用面，社会生活面など様々な問題に直面しながら暮らしていかなければならない。

痛みがそれほど強くない場合，RAの人々はしばしば副作用を懸念し，薬の服用を躊躇する。あるいは，少し症状が改善すると自己判断で薬を減量したり中断してしまうこともよくある。診察時にRAの人に「薬が余っているので今回，処方はいいです」と言われたときは，服薬アドヒアランスについて見直す必要がある。自己判断での薬の減量・中止によりコントロールが悪くなる場合，なかにはステロイドなど急に服薬を中断すると離脱症状が現れ，生命にかかわる場合もある。医師や看護師，薬剤師が何度も説明を行い，理解や同意を得たうえで薬を服用し続けることになるが，「薬はいつまで続けないといけないのですか？」とRAの人々の不安は続く。

RAの人々の生きづらさをまとめると，①痛みのつらさと日常生活への支障，②薬剤の効果や副作用に対する不安，③仕事や社会生活への影響，④経済的負担，⑤家族への負担，⑥結婚や出産に対する心配，⑦関節の変形など外見上の変化による心理的負担，⑧病気の悪化や進行に対する不安などがあげられる。

2 ｜ 治療に対する不安

T2Tに則り，将来の関節破壊を抑制しADLの低下を防ぐためのより良い治療選択が行われるが，病気や治療の必要性を理解し受け入れるという「心の準備」が十分整っていない場合は，進んでいく治療と心の乖離が続く。医療職とのコミュニケーションが十分図られ自身の不安や心配を表出でき，その対応がなされる場合はその乖離は改善する可能性はある。その一方で，医療職とのコミュニケーションがうまくとれない場合は最適な治療が行われていても本人の満足度が低く，「この選択でいいの？」との疑問が残り，不安な気持ちが続く。また，医療職はしばしばリウマチという病気を中心に考える傾向がある。日常診療は治療結果や治療方針を説明するだけで時間が過ぎてしまい，個人の日々の暮らしの様子や生活での課題，個人の思いまで深く聴くことが難しい場合が多い。このような状況のなか，本人が意思決定のプロセスに参加し，納得して治療を受けてもらうためには，疾患活動性の評価や治療薬などについて患者教育を行うことが重要であり，看護職を含む医療チームが果たす役割は大きい[98]。治療は患者とリウマチ医の合意に基づいて行われるべきという患者と医師との"shared decision making"（共同意思決定）というT2Tの基本理念を実践するうえでも，看護師には知識や技術だけでなく心理面も含め包括的な支援が求められる。

2. 看護アセスメント

目的	アセスメント項目		備考
	中項目	小項目	
身体的側面	○既往歴	• 遺伝的背景：家族内での自己免疫疾患の有無	• 関節変化の進行度はスタインブロッカーの病期分類を使用
	○症状	• 症状の有無，いつからどの関節にどの程度の症状があるのか，生活への支障の程度も確認する	
	①全身症状	• 微熱，倦怠感，体重減少，食欲不振	
	②関節症状	• 多発関節痛（手関節，肘関節，肩関節，股関節，膝関節，中足趾関節など），関節炎（腫脹，圧痛，発赤，熱感），関節の変形・拘縮，朝のこわばり	
	③関節外症状	• 皮下結節，貧血，間質性肺炎，上強膜炎，血管炎，リンパ節腫脹	• 機能障害度はスタインブロッカーの機能分類を使用
	○検査データ		
	①血液検査	• RF，抗 CCP 抗体，赤沈，CRP，MMP3	• RF，抗 CCP 抗体は診断時に有用
	②尿検査	• 尿たんぱく，尿潜血	• 赤沈，CRP，MMP3 は活動性の評価に有用
	③骨・関節系	• 関節エコー，関節液検査，滑膜生検，MRI 検査	
	④呼吸・循環器系	• 胸部 X 線検査	
	○バイタルサイン	• 体温，脈拍，血圧，呼吸数と呼吸の性状，SpO_2	• 感染や RA の症状の把握ができる
日常生活の側面	○食生活	• 食事回数と摂取量，内容，食欲，水分量，食事時間	• 喫煙は RA のリスク因子でもあり，呼吸器感染症を引き起こすリスクも高くなるため，禁煙が望ましい
	○嗜好品	• 飲酒，喫煙	
	○排泄	• 排尿，排便回数と性状	
	○活動	• 1 日の生活リズム，活動量，運動量	
	○睡眠	• 睡眠時間，寝つき，中途覚醒，目覚めの状況	
	○感染予防行動	• 手洗いや含嗽，口腔ケアなどの清潔行動，入浴ができているか	
	○趣味，セルフケア	• どのような趣味，余暇活動が行えているか	• ADL の困難度についての指標として HAQ が使用される
		• 日常生活で，できること・できないことを把握する	
		• 自助具の使用の有無	
	○環境要因	• ストレス，感染，寒冷，疲労，妊娠や出産の予定	
心理的側面	○疾患に対する理解と受容	• 疾患および増悪因子，治療およびその副作用に対しての理解と受けとめ方	• RA と診断されたばかりの時は特に精神的なショックが大きく，病気を受容できないことがある
	○価値観	• どのような価値観をもっているか，大切にしていることは何か	
	○対処方法	• これまで問題にどのように対処してきたか	
	○心理状態	• 不安，抑うつ，精神的な問題の有無や程度	
社会的側面	○家族の状態，キーパーソン	• 家族構成，家族内での本人の役割，疾患や治療に対する家族の理解と受けとめ方，家族内での協力体制	• ADL が自立していても，様々な場面でサポートの必要性があるため，しっかり聞いておく
	○社会的役割	• 就業の有無と業務内容，勤務時間，労働量，職場環境	
	○ソーシャルサポート	• 友人，同僚，コミュニティなどのサポートの有無	
	○将来設計	• 本人，家族の将来設計	
	○経済状態	• 医療保険の種類，民間保険の加入状況，医療費の生活への負担，世帯主はだれか，仕事をいつまで休むことができるか	

3. 看護の目標

①RAやその治療法などを理解したうえで，自身の治療に対して意思決定ができる（リウマチ医とのshared decision making：共同意思決定）。

②病気の状態や薬の副作用について理解し，症状のコントロールなどセルフマネジメントができる。

③身体機能を改善し社会活動への参加も含めてQOLを最大限まで向上することができる。

④病気と付き合いながら，精神的・社会的にも最適な暮らしができる。

C 関節リウマチと共に生きる人への看護介入

1. 看護の概要

　RAと共に生きる人々は，病気による痛みや動作の不自由さ，病気の進行による関節破壊や変形，薬剤による副作用，将来の不安など，多くの問題を抱えている。そのなかで，病気と付き合いながら最適な暮らしができるようになるには，RAについて正しい知識をもち，本人と医療者が合意のうえで治療を進めることができるようになること，病気の状態について理解しセルフマネジメントができることが重要である。そのためには，看護師は本人の理解度を確認しつつ，RAに対する正しい知識を提供するとともに，自己管理能力を高め治療に積極的に参画していけるよう支援することが重要である。また，家族からも十分理解が得られ，共に治療に取り組んでもらえるように支援していく必要がある。

　RAと共に生きる人々の視点に軸を据えてケアを行ううえで，看護師の役割は非常に大きい。2012年，ヨーロッパリウマチ学会はRAを含む慢性炎症性関節炎患者の診療における看護師の役割についてのリコメンデーションを提唱した[99]。そのなかには知識の提供だけでなく疾患管理への参画，心理面の支援など，様々な看護師の役割が掲げられている。今後，RAと共に生きる人々のQOLの向上のためにできるだけ実践に向けて進めていく必要がある。

2. 症状マネジメント

1 痛みのマネジメント

　RAの症状としては全身倦怠感や微熱などもあるが最もつらいのは痛みであり，疼痛緩和が重要となる。また，進行すると関節の変形が生じるため生活上のケアが必要である。

　関節の痛みは大きく3つに分類できる。1つ目は，発赤・腫脹・熱感を伴う部位に起こる**侵害受容性疼痛**であり，滑膜炎が起こっている関節で産生される発痛物質（化学的刺激）

や，物理的刺激が侵害受容器に加わることによって起こる痛みである。この痛みを抑えるには抗リウマチ薬（DMARDs）で炎症を抑えることが治療の中心となるが，痛みが強くDMARDsの効果が出るまでに時間がかかる場合は，即効性に炎症による痛みを抑えるためにNSAIDsや少量の副腎皮質ステロイド薬を使うことがある（副腎皮質ステロイド薬については本章X-C-2-9「治療薬とその副作用」参照）。

2つ目はリウマチによる手根管症候群などの神経の刺激により神経組織に異常興奮が起こることによって発生する**神経障害性疼痛**である。RAの活動性が高く，滑膜炎が原因となっている場合は治療を強化する必要があるが，機械的な痛みについてはNSAIDs，神経障害性疼痛治療薬などを使用する。

さらに，RAでは抑うつ症状，疲労感，不眠などが起こる割合が健常者より多く，**心因性疼痛**が起こる可能性がある。心因性疼痛は，説明し得る器質的病変がないにもかかわらず訴えられる痛みや，非器質的疼痛に含まれる痛みである。この場合はカウンセリングや認知行動療法，運動療法など薬物以外の治療法も有効である可能性がある。また，これらの痛みの原因が重複することもあり，一人ひとり痛みの原因を把握し，適切な対処が必要となる。

2 | 全身症状のマネジメント

関節痛以外に全身倦怠感，微熱などが続く場合は，関節で起こっている炎症が全身性に波及している可能性があり，治療を強化して炎症が起こっている元の滑膜炎を改善することが必要である。

痛みや倦怠感のために，安静にし過ぎてしまうことがあるが，必要以上に安静にすると関節が動かなくなり，筋力が低下することがある。症状の程度や関節可動域に合わせて，医師や理学療法士など専門職の指導のもとリウマチ体操など適度な運動を行う（図4-41，Column「リウマチ体操」参照）。また，急性で炎症が強いときは冷罨法がよいが，動かさないことによる痛みの場合は温罨法がよい。冷房や寒い季節の外出には注意が必要である。関節に負担がかかる行為や動作をできるだけ避けて関節を保護するように心がけ，必要な場合は自助具を利用する。

3 | 身体的・精神的ストレスのマネジメント

疲れやかぜなどの身体的・精神的ストレスは，RAの症状を悪くすることがあるため，睡眠を十分とり，心理面については個人に合ったストレス発散法を見つけるように説明する。また，不安や心配事は1人で抱え込まず家族や友人，医療従事者，場合によっては専門職に相談するよう説明する。一人ひとりが病気と付き合いながら，どのようにすれば日々最適な暮らしができるのかを，看護師がRAと共に生きる人々の視点に立って考えていくことが必要である。

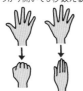 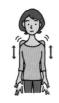 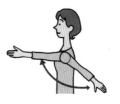

勢いをつけず，ゆっくりと両手の指を
しっかり開いて5秒数える

開いた手を
ゆっくりと
握って5秒
数える

開いた手をでき
るだけまっすぐ
に閉じて5秒数
える

肩の力を抜いて，両肩を上
げたり下げたりする

両腕を肩の高さまでゆっくり
前に上げ，からだの後ろへ引
くようにゆっくり下げる

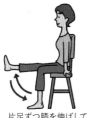 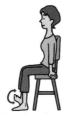 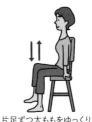

片足ずつ膝を伸ばして，
そのまま5秒数える

片足ずつ足首を回す

片足ずつ太ももをゆっくり
上げたり下げたりする

図4-41 リウマチ体操（例）

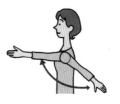

慢性期の疾患を抱える人
と医療・看護のあり方

慢性期にある人
と家族の理解

慢性期看護の
理解

慢性期看護の
展開

4

慢性期にある人・
家族への看護

Column リウマチ体操

　RA によって炎症を起こした関節に痛みや腫れがあると，からだを動かさないほう
がいいのではないかと思いがちである。安静にしてからだを動かさないようにしてい
ると，関節可動域が狭くなってしまうことがある。1 日に数回はからだの全関節の動
く範囲で曲げ伸ばしする運動を行い，関節の拘縮を予防する必要がある。

　ただし，個人により関節可動域や関節の変形，拘縮などの違いがあり，頸椎亜脱臼
など動かすと危険な場合もある。リウマチ体操を始める場合は，どの運動を，何回ぐ
らいすればいいのかを主治医や理学療法士に相談してから実施する。

● **実施の際の注意点**

- 入浴後など関節を温めた後に行うと運動がしやすく，効果的である。
- 運動は正しい姿勢で行う。
- 肩の力を抜く。
- リラックスして行う。
- 姿勢を伸ばす。
- 立位が保持しにくい場合は椅子に座って行う。
- 運動はゆっくり行い，勢いを付けない。
- 痛みのない程度で，できるところまで曲げたり伸ばしたりしてみる。
- 運動の量は，翌日に痛みや疲れを残さない程度にする。痛みが残る場合はやり過
  ぎであり，回数を減らす。
- 無理をしない程度に毎日続ける。

3. 意思決定支援

　RA の治療法を選択する場合，医師は本人と情報を共有し，共同意思決定を行わなければならない。しかしながら，実臨床の場では，患者は医師の説明を聞いても理解できず，共同意思決定ができない場合がしばしばある。それゆえ，看護師は，本人，場合によっては家族に対しても，意思決定を行ううえで必要な知識や技術を，理解度を確かめながら提供する必要がある。その人の立場に立ち，心理的・社会的側面も配慮し，本人や家族の心情や状況を思いやり，双方向にコミュニケーションをとりながら説明していく。この過程を実践することにより，①病気についての理解が深まる，②医師―患者間のコミュニケーションにより信頼関係を構築できる，③意思決定やそのプロセスに参加できる，④治療や医療者に対する患者満足度が向上する，⑤アドヒアランスが上がる，といった利点がある。

4. 日常生活の援助と健康学習支援

　RA の治療の一つに基礎療法がある。基礎療法とは，本人が日常生活のなかで行う治療である。RA の悪化を引き起こさないように正しい知識を習得し，病気と付き合うことが基本となる。日常生活のなかで心がけなければならない次のような留意点を理解し，実践してもらうことが重要である。

❶適度な運動

　痛みや倦怠感のために，安静にし過ぎてしまうことがある。必要以上に安静にすると，関節が動きにくくなり，筋力が低下するだけでなく，心臓や肺の機能の低下にもつながる。症状の程度や関節可動域に合わせて，医師の指導に従い適度な運動やリウマチ体操を行う。

❷保温

　関節を冷やさないようにすることで，リウマチの痛みは和らぐ。日頃から服装などを工夫すると同時に，夏季はなるべく冷房を避け，ひざ掛けなどを利用する。冬季は外出に注意し，関節が痛むときは，カイロや湯たんぽ，温浴で関節を温める。

❸睡眠

　睡眠障害は痛みと関連する場合がある。十分な睡眠をとり，倦怠感や疲労感が強いときには時間を決めて午睡をとる。

❹禁煙

　喫煙は RA の発症の環境要因の一つとして関連性が指摘されている。呼吸器感染症のリスクを高めることにもなるため，できるだけ禁煙を勧める。

❺ストレスの軽減

　疲れやかぜなどのからだのストレスや精神的ストレスは，RA の症状を悪化させることがある。個人に合ったストレス発散法をみつけておく。また，不安や心配事は 1 人で抱え込まず家族や友人，医療従事者に相談するよう説明する。

❻関節保護

（1）関節への負担を避ける

　自分でできると思った動作でも，関節に負担がかかる行為や動作はできるだけ避けるように説明する。たとえば荷物を持つときは，小さな関節より大きな関節を使うようにする。軽い荷物は肘にかけるか，あるいは手先ではなく手のひらを使い両手で持つようにする。少し重い荷物は，肩からかける，リュックサックのような両肩にかけられるもの，あるいはキャスター付きのカートに入れて運ぶと，手の関節にかかる負担が避けられる。茶碗やカップなどは指先で持たず，片方の手のひらで受けながら，両手で持つようにする。手首を小指側に曲げないようにするなど，関節に負担のかからない動かし方を工夫し，習慣づけるようにする。指ではさんだり，つまんだりする動作は，指先に負担をかけるため避けることが望ましい。ペンやスプーン，フォークなど，細くてつまむことが難しい場合は，柄を太くする自助具（フォームラバーなど。図 4-42）を使うと，握りやすくなる。自助具には様々な大きさがあるため，用途に応じて使用することができる。不自由だから使うのではなく，関節を守り変形を予防するという，前向きな目的をもって利用するように伝える。

（2）生活スタイルの変更

　生活スタイルは和式から洋式に変更する。たとえば，畳や布団の生活を椅子やベッドに替えるだけでも関節にかかる負担は変わってくる。また，高い枕は首に負担がかかるため低いものにする。長時間うつむいて読書をする姿勢も首に負担がかかる。卓上譜面台を使用し，うつむく角度を小さくすることで負担を減らすことができる。掛布団は軽い羽毛布団を使用すると，関節の負担を軽減させるだけでなく，保温力もあるため関節保護に有用である。布団干しは関節の負担になるので布団乾燥機を使用する。トイレも和式から洋式にすることで膝にかかる負担は軽減され，手すりを付けることで立ち上がりも楽に行うことができる。

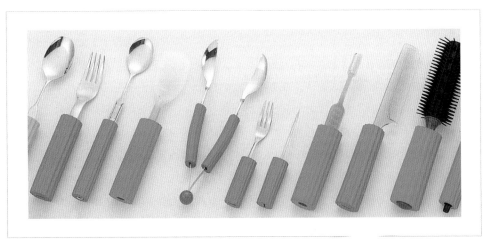

図4-42　自助具（例）

❼ 食事

RA だからといって食べてはいけないものはなく，バランスの良い食事を摂ることが大切である。ただし，肥満は関節の負担になり生活習慣病を引き起こすので注意を要する。骨粗鬆症ではカルシウムを，貧血を起こしている場合は鉄分をしっかり摂ることを心がけてもらう。メトトレキサート（MTX）を服用している場合は，肝障害を起こす可能性があるアルコールは避けるように指導する。また，葉酸を多く含むケールの粉末や青汁を服用するとMTXの効果が減弱するため控えるように説明する。

❽ 口腔ケア

RA の発症に歯周病の主な原因菌との関連が示唆されている。歯磨きや含嗽を行い，口腔内を清潔に保つように指導することは，RA の発症予防だけでなく，呼吸器感染などの感染症を予防するためにも重要である。

▎5. 心理・社会的支援

RA では不安を抱える人が多く，なかには抑うつ傾向が見られる場合もある[100), 101)]。抑うつ傾向をもつ人の割合は，RA と診断された直後のほうが，診断を受けて時間が経過した人より高く[102)]，診断時にうまく病気の受け入れができるように支援することが重要である[103), 104)]。不安は発症時に限らず，どの時期でも存在する。日本リウマチ友の会の「リウマチ白書」によると，「現在，不安に思うこと」という問いに対する返答から，RA になった期間の長さにかかわらず，「病気の悪化や進行」「日常生活動作の低下」「薬の副作用や合併症」など様々な不安を抱えていることがわかる（図4-43）。また，RA は女性の罹患率が高く，仕事や結婚など自身の人生設計に不安を感じるケースもしばしば見られる。

心理的支援を行う場合，カウンセラーや心療内科医など専門職への紹介が必要な場合があるため，目の前にいる人々が抱える心理面の問題に対して必要に応じて医療チームで検討する。心理的支援では，不安や心配を傾聴し，受容と共感の姿勢でかかわる。本人の言葉や感情を自分の価値観で判断せず，ありのままに肯定的に受け入れ（受容），感情を共有しながら相手の心理状態や考えを理解していくこと（共感的理解）により信頼関係を築いていく。この際に必要なのがコミュニケーションスキルである。言語的コミュニケーションだけでなく，表情やしぐさなどの非言語的コミュニケーションも取り入れながら会話を進めると，より信頼関係が築きやすくなる。不安や心配によって治療を受け入れることができない人も，信頼関係を築くことで解決はできなくとも心理的な負担が軽減され，治療に向き合ってくれる可能性が高まる。

このような，RA と共に生きる人々の気持ちをくみ取りながらケアを行うことは重要で，本人が病気と向き合う姿勢は治療効果にも影響する。RA と向き合いながら仕事や家事，子育て，社会生活に積極的に参加する人も多く，本人が冷静に RA と付き合っていける心構えをもてるように，精神的サポートを心がける必要がある。どんなに小さなことでも不安や心配は自分１人で抱えないでもよいこと，いつでも医療者が共にいることを理解して

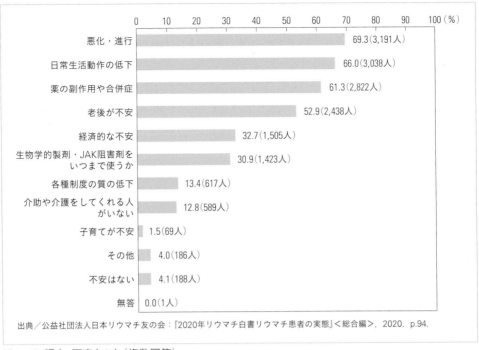

出典／公益社団法人日本リウマチ友の会：『2020年リウマチ白書リウマチ患者の実態』＜総合編＞，2020，p.94.

図4-43　現在，不安なこと（複数回答）

もらう。本人・家族の訴えを聴き，共に疾患・治療に対して前向きに取り組めるよう支援することが重要である。

　RAと共に生きる人々の妊娠や出産については，主治医と相談のうえ計画的に進める必要がある。妊娠中は症状が軽減することがあるが，出産後は症状が再燃することが多い。妊娠を計画する時点で，薬剤の中止の必要性を含め主治医と十分に相談する。

▌6.　地域・多職種連携

　RAの治療は生物学的製剤やJAK阻害剤など高い有効性を示す薬剤が開発され普及してきたこともあり，より多くの人で寛解達成が可能となってきたものの，その一方で高額な治療費が必要となる。いったん寛解に達しても，治療費を払い続けることができなくなり，治療を中止せざるを得ないケースもしばしば見られる。少しでも経済的な負担を軽減するために公的医療・福祉制度を活用し，継続して治療を受けられるようにする必要がある（表4-49）。

　公的医療・福祉制度の多くは，本人や家族が自ら申請し，手続きを行わないと利用することができない。また，様々な制度があることから，どのような支援を受けられるのかがわかりにくい。ほとんどの病院には医療相談室や医療連携室などの窓口が設置されているため，相談できることを伝える。窓口ではMSWや退院支援を担当する看護師などが，個々の状況に合わせて支援の内容や制度の利用方法などについて対応している。また，そのような窓口がない場合には，居住地区の地域包括支援センターを紹介する。地域包括支援セ

表4-49 関節リウマチの公的医療・福祉制度

高額療養費制度	医療費の負担が1か月につき一定額（自己負担限度額）を超えた場合に，超えた分が保険者から払い戻される制度。自己負担限度額は所得や年齢に応じて決められている。
限度額適用認定証	加入している健康保険組合などから，事前に「限度額適用認定証」を発行してもらうと，医療機関の窓口での支払いが自己負担限度額だけで済む。
高額療養費貸付制度	高額療養費の見込み額の8〜9割を無利子で貸し付ける制度
傷病手当金制度	職域保険から支給される給付金の一つで，病気休業中に被保険者とその家族の生活を保障する制度。 【支給の条件】 ①病気・けがのため療養中（自宅療養を含む）であること ②今まで行っていた仕事に就けないこと ③3日以上仕事を休んだとき（3日続けて休んだ後の4日目から支給）
治療用装具療養費の支給	けがや病気の治療のために，医師の指示に基づいて治療用装具を作製した場合に，装具費用の一部を療養費として請求することができる。RAの場合は，各種装具のほか，スプリントやサポーターなどが対象。申請すると，療養費として後日支給される。
医療費助成制度	指定難病に対する医療費助成制度で，現在，333疾患がその対象になっている。RAのなかでも，治療の難しい悪性関節リウマチは対象疾患に含まれている。
医療費控除	家計を一つにする家族が，1年間に支払った医療費が10万円または年間所得（給与所得控除の金額）の5％を超えた場合には，超えた分を確定申告で医療費控除として申告すると，税金が還付される。ただし，申告額は200万円が限度。
身体障害者福祉制度 身体障害者手帳の交付	RAが原因で日常生活動作が不自由などの障害が残った場合，市町村の窓口で申請手続きを行うと障害の程度に応じた「身体障害者手帳」が交付される。身体障害者手帳の交付申請手続きには，都道府県の指定医による身体障害者診断書が必要になる。
自立支援医療	身体障害者手帳をもつ人の障害の程度を軽くしたり，進行を防ぐために行う治療にかかる医療費を補助する制度。障害者医療費助成制度の対象にならない人が利用できる。RAの場合は，人工関節置換術など整形外科的な手術が対象になる。
介護保険制度	介護保険のサービスは，原則65歳以上の人に給付されるものであるが，40〜64歳でも特定の疾病によって介護が必要な場合は給付が受けられる。RAは，特定の疾病の一つとされているので，40歳以上なら申請できる。 介護保険のサービスには，介護や看護スタッフの派遣，福祉用具の貸与・給付，住宅改修費の支給などがある。

ンターでは介護や福祉の相談に応じている。RAでは，症状が強い場合や関節の変形が進行した場合は外出が難しいことも多く，相談窓口に出向くのも容易でない場合もあるが，福祉制度を利用することでより良い生活を送れるようになる可能性もあるため，最適な治療を継続していけるよう，看護師が専門職と相談しながら支援する。

D 家族へのケア

RAと共に生きる人々は，日常生活を続けながら治療を受けることになるため，家族や職場など周囲の人の理解と協力が必要となる。関節痛が増強したり手足の関節に変形が始まると，発症前には簡単にできた動作が自由にできず，何をするのにも時間がかかり，また満足がいくようにできなくなる。このような日常生活の変化は，本人が一番もどかしく

思っており，将来どうなるのかという不安も重なって，精神的にもストレスが増す。このようなストレスは病気を悪化させる原因にもなる。そのため，家族や周囲の人は，身近にいる本人のつらい思いや不安感を共感的に理解し，思いやりをもってかかわる必要がある。

RA は慢性疾患であるため，継続的な支援が必要である。RA と共に生きる人々の身体的・精神的負担を支えていくには家族も本人同様に病気の知識をもち，どのように病気と付き合っていけばいいかを共有する必要がある。意思決定を行う場面でも本人がいつでも家族に相談できるような準備をしておくべきである。そのためには看護師は，可能な限り家族にも，RA という病気を正しく理解してもらえるように情報提供を行い，本人が必要としていることを医療者と共に支援できるようにすることが必要である。このような環境を整えることは，患者に安心感を与え，精神的な負担を軽くするだけでなくアドヒアランスの向上，さらには QOL の向上につながると考えられる。本人が治療を続け，QOL を高めようとする意欲への最大の励ましにつながると考えられる。

Ⓔ その他の運動器疾患と看護のポイント

ギラン-バレー症候群

1. 疾患概念

ギラン-バレー症候群は，急性の運動麻痺をきたす自己免疫性の末梢神経障害で，四肢の筋力低下を特徴とする。多くの場合，呼吸器あるいは消化器感染の後に発症する。末梢神経の髄鞘に対する自己抗体が産生されて，運動神経，感覚神経が障害される。従来，脱髄性多発神経炎と考えられてきたが，近年は軸索障害をきたす軸索障害型の存在も認識されるようになった。男女比 3：2 で男性に多く，発症年齢は 20 〜 30 歳代をピークとして，幼小児期から 90 歳代まで分布する。

2. 誘因・原因

約 70％が発症前 4 週間以内に先行感染を有する。同定できた症例では，カンピロバクター・ジェジュニ（*Campylobacter jejuni*：*C.jejuni*）が多い。そのほか，サイトメガロウイルス，エプスタイン-バー（Epstein-Barr）ウイルスも見られる。約 60％の患者の血液中に，末梢神経の構成成分である糖脂質（特にガングリオシド）に対する抗体が認められる。

3. 病態生理

病態については，ウイルスや細菌感染などが契機になり自己免疫反応が起こるためと考えられている。ガングリオシドなどの糖脂質は末梢神経の髄鞘を構成していることと，血清中に各種抗糖脂質抗体が出現する場合が報告されていることから，一部の例では抗糖脂質抗体が標的となる抗原部位に特異的に結合し，末梢神経障害を引き起こすと考えられる。

4. 症状・臨床所見

主症状は筋力低下である。急性に，左右対称に生じ，重度の場合は四肢麻痺となる。数日〜2 週間にわたって進行し，極期に達する。眼球運動麻痺や顔面神経麻痺，球麻痺などの脳神経症状，各種の感覚障害が見られる。一般的には感覚障害は運動障害に比べて軽度であるが，痛みを伴うことがある。呼吸筋麻痺や著明な不整脈や起立性低血圧などの自律神経障害が見られることがあり，人工呼吸管理が必要な場合がある。腱反射は低下することが多い。

5. 検査・診断・分類

　血液検査では急性期の血清中に抗糖脂質抗体を認めることがある。髄液検査では，髄液内の細胞浸潤は認められないものの，組織障害によるたんぱくの上昇が起こるたんぱく細胞解離（細胞数は正常，たんぱく量は増加）が，症状の進行に伴って認められる。また，神経伝達速度検査や筋電図異常も見られる。

6. 治療

　発症してからなるべく早く治療を開始することが重要である。①単純血漿交換療法，②免疫グロブリン大量静注療法，③呼吸筋の麻痺に対しては人工呼吸器を用いる。呼吸筋の麻痺や食事がうまく飲み込めない・ろれつが回らないなどの球麻痺や，不整脈や血圧変動などの自律神経障害は致死的になることがあり，このように重症な場合は，集中治療室で厳重に全身管理を行う必要がある。極期を過ぎ，全身状態が安定してきたら早期にリハビリテーションが必要となる。

7. 予後

　重篤な例では，数日で呼吸筋麻痺にまで及ぶが，多くの場合2～3か月以内にかなり回復し，6か月以内にはほぼ完全に日常生活を遂行できるようになる。予後は一般的に良いが，呼吸筋麻痺で死亡する例や，6か月を過ぎても日常生活が困難なほどの後遺症を残すこともある。予後不良因子としては，①高齢者，②先行感染で下痢がある，③発症時やピーク時に高度の麻痺がある（特に人工呼吸を要する呼吸筋麻痺がある），④筋電図で軸索障害の所見があるなどがあげられる。

8. ギラン-バレー症候群と共にある生活の理解とアセスメント

　ギラン-バレー症候群の人は，健康で普通に生活していた状態から，突然手足が麻痺し，自分ではどうすることもできなくなり，大変なショックを受ける。まったく予想していなかった事態で，これからどうなるか不安に駆られる。たとえば，職場や仕事のことや家族の生活がこれからどうなるのかなどという不安から，職場や社会に1人とり残されていくという激しい焦燥感に駆られることもあるだろう。重症の場合には，まったくの無力感・喪失感，時には恐怖と絶望，怒り，欲求不満などに陥る。手が麻痺すればかゆい部分を掻くこともできず，症状が重ければ寝返りも打てない。人工呼吸器が装着された場合には，話すことも意思を伝達することもできない。意識がしっかりしているだけに，激しいフラストレーションと情緒不安が生じる。この病気を受け入れ，自分から前向きに積極的になれるような環境をつくり，本人がこの病気を「絶対に治す」という強い気持ちをもつよう支援していかなければならない。

9. ギラン-バレー症候群と共に生きる人への看護介入

　ある日突然動けなくなった本人の精神的なショックや不安は大きい。そばに家族や友人がいるだけで精神的な支えになるため，できるだけ家族との時間をつくるように配慮することが必要である。手に麻痺がある場合は本人自身では何もできないため，援助が必要となる。また，構音障害がある場合は，意思を伝えることができないため，50音順表で意思の疎通を図る。よく使用する言葉はカードを作成し，残存機能を活用し「はい」「いいえ」で意思伝達ができるようサポートする。日時がいつでもわかるよう，目の届く範囲内にカレンダーや時計を置くことも重要である。

　ギラン-バレー症候群の主な死亡原因は，①呼吸筋麻痺，②自律神経障害，③肺梗塞で，これらの徴候があれば緊急の対応が必要である。脳神経麻痺（球麻痺，両側顔面神経麻痺）がある場合は，特に人工呼吸器が必要になる可能性が高いため，事前の準備と注意深い呼吸状態の観察が必要となる。嚥下障害がある場合には絶食とし，誤嚥や窒息予防が重要である。適宜，吸入やタッピング，体位変換や吸引を施行し痰の喀出に努める。また，顔面神経麻痺がある場合は眼の清潔や角膜の保護，嚥下障害がある場合は口腔ケアや吸引を実施する。リハビリテーションも重要で，早期から理学療法士と連携をとり，急性期では関節可動域の訓練，回復期は筋力増強訓練を本人の病状に応じてプログラムを実施していく必要がある。

　自律神経障害がある場合は，血圧の急激な変化や突然の徐脈，致死性不整脈が起こり，突然死を起こす可能性がある。発症早期から心電図モニターを装着し，酸素飽和度やバイタルサインの測定とともに心電図モニターの変化から緊急度を判断しなければならない。

　肺梗塞は，下肢の完全麻痺が回復して少し動けるようになった頃に生じることが多い。入院

時から弾性ストッキングを着用し予防に努めると同時に、胸痛や背部痛、呼吸困難などの症状に留意が必要である。

10. 家族へのケア

本人と同様に、急に動けなくなった本人を目の当たりにした家族も混乱する。しっかりと、病状や今後の経過について理解できるように説明し、納得したうえで治療を進めていけるよう援助しなければならない。安心して頼れる家族や友人がただ一緒にいるだけでも精神的な支えになる。本人の置かれている状況を理解し、精神的に支えられるのは、家族や友人である。家族には、本人の不安、恐れ、フラストレーションなどを共に分かち合いながら受けとめること

が重要であることを理解してもらう。また、病気や今後の治療計画などについて本人だけでなく家族も理解できるよう、特にこの病気はピークを過ぎれば回復に向かい、元の生活に戻れる可能性もあることを医師から説明を受けられるように調整を行う。また医療者は、本人や家族を支援し、困ったときはいつでも相談ができることを知ってもらう。本人のショックは大きいが、職場や家庭のことなどは心配せず、安心して療養できる体制をつくってもらうようにする。からだが動かせず、眠っているように見えるときも、枕元の話し声はよく聞こえ、意識はしっかりしているので、本人を落ち込ませるようなことは絶対に話さないよう周囲の人に説明を行う必要がある。

XII 筋萎縮性側索硬化症 (ALS)

A 疾患の概要

自分の意思でからだを動かすとき、脳からの運動の指令は、運動ニューロン（上位運動ニューロン，下位運動ニューロン）をとおして筋に伝わる（図4-44）。**筋萎縮性側索硬化症**（amyotrophic lateral sclerosis；**ALS**）は、運動ニューロンが選択的・進行性に変性・消失し

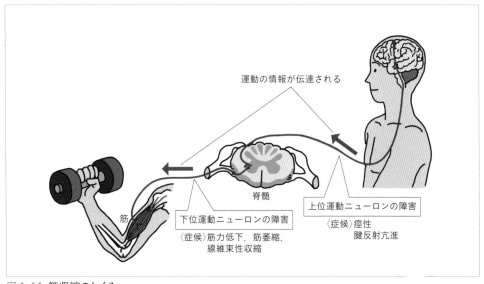

運動の情報が伝達される

脊髄

上位運動ニューロンの障害
〈症候〉痙性
腱反射亢進

下位運動ニューロンの障害
〈症候〉筋力低下，筋萎縮，
線維束性収縮

筋

図4-44 筋収縮のしくみ

表4-50 上位・下位運動ニューロン徴候

	a. 脳神経領域	b. 頸部・上肢領域	c. 体幹領域 (胸髄領域)	d. 腰部・下肢領域
上位運動ニューロン徴候	下顎反射亢進 口尖らし反射亢進 偽性球麻痺 強制泣き・笑い	上肢腱反射亢進 ホフマン反射亢進 上肢痙縮 萎縮筋の腱反射残存	腹壁皮膚反射消失 体幹部腱反射亢進	下肢腱反射亢進 下肢痙縮 バビンスキー徴候 萎縮筋の腱反射残存
下位運動ニューロン徴候	顎，顔面 舌，咽・喉頭	頸部，上肢帯，上腕	胸腹部，背部	腰帯，大腿，下腿，足

出典／難病情報センター：筋萎縮性側索硬化症（ALS）（指定難病2），https://www.nanbyou.or.jp/entry/214（最終アクセス日：2021/9/8）

ていく疾患である。上位運動ニューロン，下位運動ニューロンの徴候を表4-50に示し，次に疾患の概要を述べる。

1. 疾患概念

ALSでは，運動ニューロンが選択的・進行性に変性・消失し，全身の筋萎縮，筋力低下が進行する。中年期以降に発症することが多く，男女比では男性がやや多い。ALSの人のほとんどが家族歴のない孤発性ALSだが，約5％は家族歴を伴う家族性ALSである。

2. 誘因・原因

- 神経栄養因子欠乏，自己免疫異常，グルタミン酸過剰，フリーラジカルによる酸化ストレス，遺伝子変異，重金属，過激な運動など，いくつかの仮説がある。
- 家族性ALSの原因遺伝子はいくつか同定されている。

3. 病態生理

- 上位運動ニューロンと下位運動ニューロンが変性・消失する。
- 脊髄の**側索**の変性，脊髄前角細胞の萎縮が起こる。
- 病理組織所見として，TDP-43陽性封入体の出現がいわれている。

4. 症状・臨床所見

- 運動神経の変性により，腱反射亢進，痙縮，病的反射，**筋萎縮**，**線維束性収縮**（線維束性攣縮）が出現する。四肢・体幹および呼吸筋の**筋力低下**，球麻痺・偽性球麻痺が徐々に進行する。
- すべての随意運動が麻痺すると，完全閉じ込

め状態（totally locked-in state；TLS）といわれる状態になる。

5. 検査・診断・分類

- 筋力や反射などの神経学的診察，血液生化学検査，針筋電図，末梢神経伝導速度検査，筋生検，髄液検査，頭部・脊髄MRIなどを行い，上位運動ニューロンと下位運動ニューロンの両方の障害があること，進行性の経過であること，ほかの類似の症状を示す疾患が除外されることで診断される。
- 上肢もしくは下肢の筋力低下から発症するタイプや，球麻痺から発症するタイプ，前頭側頭型認知症を伴うタイプなど，病型は多様である。

6. 治療

- 根本的な治療法は，現時点でない。
- グルタミン酸拮抗薬であるリルゾールや抗酸化薬であるエダラボンが，進行を遅らせる薬として使用されている。そのほかにも臨床試験が行われている。
- 呼吸障害や嚥下障害などに対して対症療法が行われる。

7. 予後

- 病状は寛解することなく進行し，予後は人工呼吸器を装着しないのであれば2〜5年といわれているが，個人差がある。死因は，誤嚥性肺炎や呼吸不全などである。

慢性期の疾患を抱える人
と医療・看護のあり方

慢性期にある人
と家族の理解

慢性期看護の
理解

慢性期看護の
展開

4

慢性期にある人・
家族への看護

1. 筋萎縮性側索硬化症と共にある生活の特性

ALS では，運動ニューロンの変性・消失により，徐々に全身の筋力が低下する。それに
より，図 4-45 に示したような障害が生じる。ALS と共に生きる人は，病状の進行に伴い，
活動することの困難さが増大する。歩行や食事，排泄といった日常生活上の活動，学業や
就業の継続，家事，趣味の活動や他者との交流など，徐々に様々な活動が困難になる。関

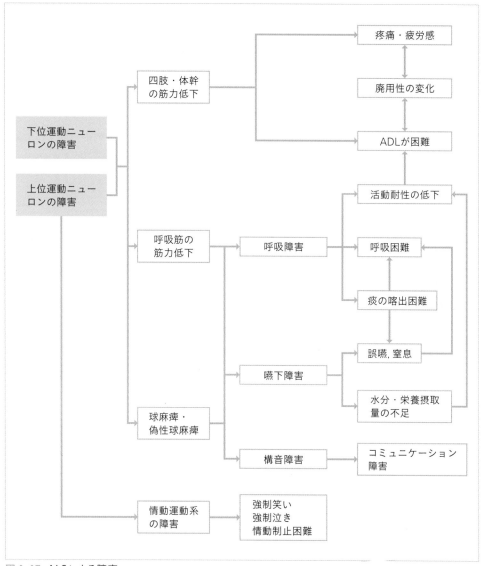

図 4-45 ALS による障害

節痛など動けないことから生じる苦痛もある。活動が困難になることで，生活範囲が狭小化したり，役割が変化したりすることもある。就業の継続が困難になれば，経済的問題も発生する。病状は進行し続けるため，様々な喪失を体験しつつ，病状の進行に応じて活動を調整することになる。

　ろれつが回らないなどの構音障害が進めば，意思の伝達にも支障をきたすため，思いやニーズを円滑に表出できないことや他者に伝わりにくいことへの苛立ち，ニーズが満たされない苦しさを抱えることもある。機器の活用など多様なコミュニケーション手段はあるが，それを使いこなすことが必要となる。

　病状が進行すると，生命維持にかかわる呼吸や嚥下も障害される。低栄養や呼吸困難，誤嚥性肺炎（ごえんせい）などへの対応が求められ，また，症状に伴う苦痛や不安もある。そのようななかで，気管切開や**人工呼吸器の装着**，胃瘻造設（いろう）などの，呼吸障害や嚥下障害に対する医療処置を行うか否か，生死にかかわる意思決定も求められるため，今後の病状の進行を考慮しつつ，どう生きるのかを考えなければならない。

　ALSと共に生きる人と同様，その家族も，今後の病状の進行や生活への不安を抱えながら，病状の進行に応じて生活を調整することになる。介護や医療処置が必要な状態になれば，その技術の習得や，介護および医療的管理を生活に組み入れるための調整が必要となる。生計の問題や家庭内での役割の変更もある。医療処置にかかわる意思決定においても，家族としての意見を求められるため，今後どう生きていくのか，家族の立場で考えなければならない。

2. 看護アセスメント

目的	アセスメント項目	
	中項目	小項目
身体的側面	症状 ○運動障害の程度	症状の有無・障害の程度，体重減少，廃用性変化の程度 • 徒手筋力テスト（MMT），関節可動域，歩行状態，関節痛や痙縮による不快感・疼痛など
	○呼吸障害の程度	• 呼吸数，呼吸回数，呼吸音，動作時の息切れ・呼吸困難感・朝方の頭痛・睡眠不足などの自覚症状，痰の喀出量・頻度・性状，経皮的酸素飽和度（SpO₂），動脈血ガス分析，呼吸機能検査，胸部X線検査など
	○嚥下障害の程度	• むせの有無，流涎の有無，舌の萎縮，食事摂取量・形態・所要時間，水分摂取量，飲み込みにくさなどの自覚症状，栄養状態（BMI，血液検査データなど），排泄量・性状，嚥下機能検査（改訂水飲みテストや嚥下造影検査）など
	○構音障害の程度	• ろれつ，発語の明瞭さ，会話の様子，舌の動きなど
日常生活面	○ADL・IADL	• ADL・IADLの実施状況・所要時間・疲労感，残存機能，介助方法，生活リズム，居住環境など
	○コミュニケーション	• コミュニケーション方法，コミュニケーションに関する困難感，残存機能（入力スイッチの検討など），コミュニケーション機器使用に対する思いなど
心理的側面	○不安 ○病気・病状の受け止め	• 病気や予後に対する発言・理解，睡眠状況など • 病状や今後の経過に関する理解，医療処置の実施に対する思い，医師からの説明内容，情報収集行動など

目的	アセスメント項目	
	中項目	小項目
社会的側面	○家族役割	● 家族構成・関係，家族内での役割・変化，家族の健康状態，家族の生活状況，家族の疾患の理解・受けとめ，介護の現状・介護に対する思いなど
	○経済状況	● 就業の有無，収入源，家計の状況，医療費助成など制度の活用状況など
	○活動参加	● 職場環境・仕事の内容，余暇活動，外出の有無など
	○地域連携	● 地域のサービス提供状況，社会資源の利用状況・利用に対する思い，近隣住民との人間関係・支援，災害に対する準備状況・地域の災害対策など

▌3. 看護の目標

①症状緩和や二次障害の予防等の病状管理，病状進行や今後の生活への不安等に対応し，心身を安定させる。

②病状の進行に伴い生じる生活への支障に対応する。また，安全，安定，充実した生活を継続できるよう，支援体制を構築する。

③病状の進行およびそれに伴い必要となる医療処置について理解・検討し，医療処置の実施や今後の療養に関して決定する。

看護は，上記のことを，保健・医療・福祉サービスにかかわる各職種・機関と協働して支援する。

Ⓒ 筋萎縮性側索硬化症と共に生きる人への看護介入

▌1. 看護の概要

1 ▏進行する病状と生活の影響への対応

　看護職として，ALS と共に生きる人の病状に応じて支援できるよう，また，病状の進行を予測して対応ができるよう，継続的に病状を把握する必要がある。病状が進行すると，様々な活動に困難を生じるため，病状把握とともに，疾患による生活への影響も把握する。重症度のスケールとして，ALS 機能評価スケール（ALS functional rating scale：ALSFRS-R）（表4-51）があり，日常生活における障害の程度の把握に役立つ。

　生活を送るうえで，心身が安定していることが基盤となるため，身体的・精神的サポートを行う。ALS と共に生きる人と家族は，今後の病状の進行や生活に対する不安などを抱えているであろうが，身体状態が安定していることや，生活が安定して継続できていることは，不安の緩和にもつながる。病状や生活への影響のアセスメントに基づき，症状緩和に努めることや，残存機能発揮の支援，日常生活上の困難や介護上の問題，経済的問題などに対応する。

表4-51 ALS機能評価スケール

ALSFRS-R （ALS functional rating scale） 各項目で該当する数字ひとつに○をつけてください		
1. 言語	4	会話は正常
	3	会話障害が認められる
	2	繰り返し聞くと意味がわかる
	1	声以外の伝達手段と会話を併用
	0	実用的会話の喪失
2. 唾液分泌	4	正常
	3	口内の唾液はわずかだが，明らかに過剰（夜間はよだれが垂れることがある）
	2	中程度に過剰な唾液（わずかによだれが垂れることがある）
	1	顕著に過剰な唾液（よだれが垂れる）
	0	著しいよだれ（絶えずティッシュペーパーやハンカチを必要とする）
3. 嚥下	4	正常な食事習慣
	3	初期の摂食障害（時に食物を喉に詰まらせる）
	2	食物の内容が変化（継続して食べられない）
	1	補助的なチューブ栄養を必要とする
	0	全面的に非経口性または腸管性栄養
4. 書字	4	正常
	3	遅い，または書きなぐる（すべての単語が判読可能）
	2	一部の単語が判読不可能
	1	ペンは握れるが，字を書けない
	0	ペンが握れない

5. 摂食動作：胃瘻の設置の有無により，（1）（2）いずれかの一方で評価する

（1）（胃瘻なし）食事用具の使い方

	4	正常
	3	いくぶん遅く，ぎこちないが，他人の助けを必要としない
	2	フォーク・スプーンは使えるが，箸は使えない
	1	食物は誰かに切ってもらわなければならないが，何とかフォークまたはスプーンで食べることができる
	0	誰かに食べさせてもらわなければならない

（2）（胃瘻あり）指先の動作

	4	正常
	3	ぎこちないがすべての指先の作業ができる
	2	ボタンやファスナーをとめるのにある程度手助けが必要
	1	介護者にわずかに面倒をかける（身の回りの動作に手助けが必要）
	0	まったく指先の動作ができない
6. 着衣，身の回りの動作	4	障害なく正常に着る
	3	努力を要するが（あるいは効率が悪いが）独りで完全にできる
	2	時折，手助けまたは代わりの方法が必要
	1	身の回りの動作に手助けが必要
	0	全面的に他人に依存
7. 寝床での動作	4	正常
	3	いくぶん遅く，ぎこちないが，他人の助けを必要としない
	2	独りで寝返ったり，寝具を整えられるが非常に苦労する
	1	寝返りを始めることはできるが，独りで寝返ったり，寝具を整えることができない
	0	自分ではどうすることもできない

表4-51（つづき）

8. 歩行	4	正常
	3	やや歩行が困難
	2	補助歩行
	1	歩行は不可能
	0	脚を動かすことができない
9. 階段をのぼる	4	正常
	3	遅い
	2	軽度に不安定，疲れやすい
	1	介助を要する
	0	のぼれない

呼吸（呼吸困難，起坐呼吸，呼吸不全の3項目を評価）

10. 呼吸困難	4	なし
	3	歩行中に起こる
	2	日常動作（食事，入浴，着替え）のいずれかで起こる
	1	坐位あるいは臥床安静時のいずれかで起こる
	0	極めて困難で補助呼吸装置を考慮する
11. 起坐呼吸	4	なし
	3	息切れのため夜間の睡眠がやや困難
	2	眠るのに支えとする枕が必要
	1	坐位でないと眠れない
	0	まったく眠ることができない
12. 呼吸不全	4	なし
	3	間欠的に補助呼吸装置（BiPAP など）が必要
	2	夜間に継続的に補助呼吸装置（BiPAP など）が必要
	1	1日中（夜間，昼間とも）補助呼吸装置（BiPAP など）が必要
	0	挿管または気管切開による人工呼吸が必要

ALSFRS-R　評価日

	項目	点数
1	言語	
2	唾液分泌	
3	嚥下	
4	書字	
5	摂食動作（食事／指先）	
6	着衣，身の回りの動作	
7	寝床での動作	
8	歩行	
9	階段をのぼる	
10	呼吸困難	
11	起坐呼吸	
12	呼吸不全	
	合計点数（48点満点）	

出典／大橋靖雄，他：筋萎縮性側索硬化症（ALS）患者の日常活動における機能評価尺度日本版改訂 ALS Functional Rating Scale の検討，脳と神経，53（4）：346-355，2001．一部抜粋．

呼吸障害や嚥下（えんげ）障害が進行すると，栄養・水分の摂取不足や，窒息，誤嚥性（ごえんせい）肺炎などのおそれも生じる。病状の進行を予測し，事前に対処方法について関係者間で話し合うことや，対応が遅れて状態が悪化しすぎないよう，予防的・啓発的にかかわる必要がある。

2 ｜ 医療処置の意思決定への支援

呼吸障害や嚥下障害が進行すると，気管切開や人工呼吸器の装着，経管栄養などの医療処置を行わないと生命の維持が困難になる。そのため，ALS と共に生きる人は，医療処置を行うか否か，生命にかかわる意思決定を求められる。生命維持にかかわる医療処置を行った後も病状は進行しつづけるため，その後の人生も考え了解できる決定ができるよう支援する。病状の進行を予測しながら，ALS と共に生きる人が進行する病状に向き合い，どう生きるかを考える機会をもつことや，決定に必要な情報をタイムリーに提供するなどの支援が考えられる。

3 ｜ 療養支援体制の構築

ALS では，全身の筋力低下が進行するため，徐々に様々な活動が困難になる。生活上の困難をできる限り補えるよう，病状の進行に応じて，福祉用具の活用や人的サービスの活用など，社会資源を活用して生活を調整していく必要がある。また，医療的な管理が必要となる状況もある。そのため，保健・医療・福祉にかかわる多職種で，長期の療養生活を継続的に支援できる体制を構築することが必要である。看護職は，保健・医療・福祉と幅広く活動しているため，多職種間での協働を推進する役割がある。

2. 症状マネジメント

1 ｜ 四肢・体幹の筋力低下のマネジメント

筋力が低下することで活動が制限されるが，活動をできる限り継続できるよう機能維持を図る必要がある。関節拘縮（こうしゅく）など，使用しないことでの廃用性変化を生じることもあるため，その予防として関節の自動・他動運動やストレッチの実施，ADL の継続が考えられる。ただし，筋肉の疲労の蓄積は病状の悪化をもたらすため，疲労感などを把握し疲れ過ぎないよう活動を調整する。また，過活動・活動不足になることもあるため，ALS と共に生きる人と家族の活動に対する思いを把握しつつ，活動を調整できるよう指導する。

肩こりや関節の痛み，痙縮（けいしゅく）の不快感や痛みなど，四肢・体幹に苦痛を生じることもあるため，症状の緩和に努める。不動による苦痛の例として，シーツのしわが当たることで不快感を生じることがある。しかし，自分でからだを動かして対処することが困難であったり，コミュニケーション障害により訴えが円滑に伝わらなかったりすると，苦痛を強いられることになる。看護職には細やかな観察や対応が求められる。症状緩和の方法としては，寝具の工夫，体位変換，マッサージ，温罨法などがある。抗痙縮薬や鎮痛薬，湿布薬など

が処方された場合は，薬物を効果的に使用できるよう支援する。

2 呼吸障害のマネジメント

ALS では，呼吸にかかわる横隔膜や肋間筋などの筋力低下により，肺活量が減少し，胸郭のコンプライアンスが低下する。低換気となり，高二酸化炭素血症が進む。また，痰の喀出力も低下することで，気道内の分泌物の除去が困難になることや，嚥下障害による誤嚥により，呼吸困難が悪化することもある。呼吸障害により呼吸苦が生じれば不安や不眠が引き起こされ，また，活動耐性が低下することで，活動量も減少する。

呼吸障害にかかわる症状の観察や肺活量などの定期的な検査で呼吸障害の程度を把握し，呼吸機能の維持や悪化の予防，呼吸困難の緩和，今後の医療処置の検討，呼吸障害の程度に応じた活動の調整などの対応が必要となる。

呼吸筋においても廃用性の変化が生じるため，その予防は大切である。肺の弾性，胸郭の柔軟性を維持するために，深呼吸や，呼吸にかかわる関節の可動域訓練，ストレッチなどを実施する。気道クリーニングについては，体位ドレナージやスクイージング，機器を用いた咳の介助（mechanically assisted coughing：MAC），吸引などの排痰の援助がある。悪化の要因となる呼吸器感染の予防として，手洗いや口腔ケアにも努める。喫煙者に対しては，禁煙を勧めたい。

呼吸補助の方法は，**非侵襲的陽圧換気療法**（non-invasive positive pressure ventilation：NPPV），気管切開下陽圧換気（tracheostomy positive pressure ventilation：TPPV）がある。TPPV と NPPV の適応，利点および欠点については，**表 4-52** に示す。NPPV や TPPV の導入については，ALS と共に生きる人の意思決定が必要である。双方とも利点・欠点はあるが，

表4-52 TPPVとNPPVの適応，利点および欠点

	適用	利点	欠点
NPPV	・球麻痺が軽い患者（咳ができる，分泌物が少ない） ・軽度な呼吸障害の患者	・非侵襲である ・すぐに呼吸補助が開始できる ・食事や会話ができる ・感染の機会は相対的に少ない	・換気効率が悪い ・患者の協力が必要 ・気道の直接吸引ができない ・マスクに対する違和感やマスクの圧迫による皮膚の発赤や潰瘍の発生
TPPV	・%VC が 40％を切った時点で呼吸困難感などの臨床症状をみながら気管切開の時期を決めていく ・NPPV が限界あるいは継続困難になり，TPPV を希望したとき	・換気効率に優れる ・痰の吸引が容易	・侵襲的である ・気切孔の作製に時間と手間がかかる ・痰の分泌が増える ・清潔操作が必要 ・気管チューブの定期的な交換が必要 ・気道内出血のリスクがある ・気管切開部の感染，肉芽による痛み，出血

出典／中島孝編：ALS マニュアル決定版，日本プランニングセンター，2009，p.79-80，p.86-89　小松素明，他：筋萎縮性側索硬化症（ALS）患者の呼吸管理：気管切開の時期に関する検討，公立八鹿病院雑誌，（13）：19-22，2004．を基に作成.

NPPV であれば，マスクフィッティングや皮膚トラブルへの対応などが必要である。また，安全・適切に機器を使用できるよう，機器の管理方法の習得を支援する。

呼吸障害が進行しても TPPV を選択しない場合は，最期を迎えるまで呼吸困難への対応が必要となる。努力様呼吸であっても血中二酸化炭素が蓄積しているためか苦しくないという人もいれば，常に真綿で首を絞められているようだ，溺れ<ruby>溺<rt>おぼ</rt></ruby>れているようだと表現する人もおり，人によって呼吸困難感は異なる。苦しい最期を迎えることは看取る家族の後悔につながることもある。ALS と共に生きる人が感じている苦痛を把握し，緩和を図る必要がある。方法としてはオピオイドなど薬物の使用や酸素の投与がある。酸素投与時は，呼吸が抑制され，二酸化炭素分圧が上昇するおそれがあることを理解して対応する。

3 嚥下障害のマネジメント

病状が進行すると，咀嚼<ruby>咀嚼<rt>そしゃく</rt></ruby>筋や舌筋，咽頭筋群など嚥下<ruby>嚥下<rt>えんげ</rt></ruby>にかかわる筋力が低下し，食物をかみ砕きにくい・飲み込みにくいといった症状が現れ，いずれ経口摂取が困難になる。上肢・体幹の筋力低下により摂食の動作も困難になると，食事に時間がかかるようになり，疲労感も増し，食事摂取量が低下する。また，呼吸筋の低下により痰や異物の喀出<ruby>喀出<rt>かくしゅつ</rt></ruby>も困難になるため，誤嚥<ruby>誤嚥<rt>ごえん</rt></ruby>や窒息のリスクも高まる。

食事により十分な栄養を確保できなくなると，筋萎縮や体力に影響する。嚥下障害に対しては，嚥下の機能に応じて，食材を軟らかくする，とろみを付けるなど，咀嚼や飲み込みがしやすいよう食事形態を工夫したり，飲み込みやすい姿勢に整えるなど摂取方法を工夫したりすることで，経口摂取量を維持する必要がある。水分についても，脱水のおそれがあるため，水分にとろみを付けるなどして水分量を確保する。嚥下機能や栄養状態について定期的にアセスメントを行い，病状の進行に応じた栄養確保の方法を検討する必要がある。また，共に暮らす家族が食事の援助を行うこともあるため，食事方法を伝え，安全に食事を摂取できるようにする。

食事形態の変更や食事内容の制限があると，食事の楽しみが減少したり，会食など交流に影響したりすることも考えられる。食事を楽しむことも配慮し，嗜好などについても考慮する。

嚥下障害が進行すると，水分や栄養を確保する手段の検討が必要となる。水分や栄養確保のための医療処置としては，経鼻経管栄養，胃瘻<ruby>胃瘻<rt>いろう</rt></ruby>からの経管栄養，CV ポートなどの経静脈栄養がある。呼吸障害に対する医療処置と同様，嚥下障害に対する医療処置についても，ALS と共に生きる人の意思決定が必要となるため，意思決定への支援が必要である。また，在宅で過ごす場合，各医療処置に対して在宅で管理できるよう，管理方法の指導を行う。

唾液の飲み込みにくさがあると，流涎<ruby>流涎<rt>りゅうぜん</rt></ruby>や誤嚥を生じる。唾液量を減らす薬剤の使用など対処方法を検討できるよう，症状を把握する。窒息のリスクも考えられるため，吸引など緊急時の対応について調整する。誤嚥への対策として，喉頭気管分離術，気管食道吻合術

などの誤嚥防止術が行われることもある。

4 ┃ 構音障害のマネジメント

　構音障害が進行すると，しゃべりにくくなったり，ろれつが回りにくくなり，発語も不明瞭となる。呼吸障害が進行すると，呼気を十分出せなくなり，発声や長時間の会話が困難になる。また，上肢の筋力低下により，書字やジェスチャーなどで表現することも困難になる。さらに病状が進行すると，極めてコミュニケーションがとりにくい最小コミュニケーション状態（minimal communication state：MCS）に，すべての随意運動が麻痺すると，完全閉じ込め状態（totally locked-in state：TLS）といわれる状態になる。このように，ALSと共に生きる人は，病状の進行とともに意思の伝達に支障を生じるようになる。そのため，病状の進行に応じて**コミュニケーション手段を工夫**することが必要になる。

　コミュニケーション手段としては，手指の機能が維持されていれば筆談や指文字が可能である。ほかに，視線を合わせて文字を読み取る透明文字盤や「あいうえお」の母音の口の形を読み，子音を読み上げて文字を拾う（あ行の口の形であれば，あかさたなと読み上げ，該当の文字のところで合図をしてもらい，1文字ずつ拾っていく）などの口文字盤，意思伝達装置などの手段がある。近年はパソコンのフリーソフトやアプリケーションも開発されている。YESのときは眼球を動かすなどの合図を決める，頻回に要望するものについては，その内容を書いたカードを提示し示せるようにするなどの工夫もできる。コミュニケーションをとる双方が，方法を習得することが必要な場合もあるので，コミュニケーション手段を確保する必要性の理解を得つつ，習得の大変さにも配慮し，根気よく取り組めるよう支援する。パソコンなどを使用するときは，眉や指などわずかに残された動きをとらえて入力する方法があるので，残存機能をとらえて，入力スイッチを工夫する。用事があるときに呼ぶためのコールもスイッチの工夫が必要である（図4-46）。自分で対処することが困難になり，大声を出して人を呼べない状況の人にとって，コールは命綱でもある。確実にコールできるよう，スイッチのセッティングに習熟する。TLSになった場合の方法として，脳波や脳血流量などの生体現象を用いたスイッチもある。

　意思がなかなか伝わらず，時間もかかることで，感情的になることもあるかもしれないが，意思が伝わりにくいこと，双方向のコミュニケーションをとりづらいことの苦痛を思い量って対応する。

▌3. 医療処置の意思決定支援

　療養の経過のなかで，ALSと共に生きる人とその家族は，役割の変更や療養の場など様々な意思決定を求められるが，生命にかかわる意思決定として，呼吸障害や嚥下障害の進行に対する医療処置がある。病状の進行した先は，本人や家族にとって未体験であるが，今後も病状は進行することを認識したうえで，呼吸障害や嚥下障害が重篤な状態になる前に，医療処置を行うか否か，意思決定を求められる。

意思伝達装置

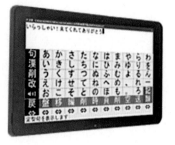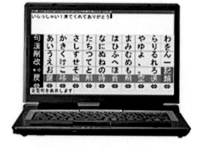

写真／株式会社日立ケーイーシステムズ

文字盤

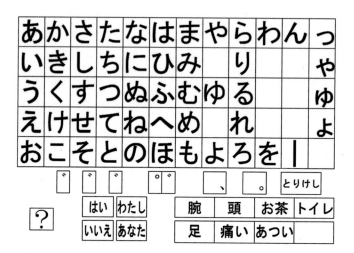

スイッチ

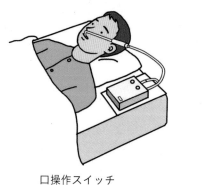

口操作スイッチ　　　　　　　　　　　手操作スイッチ

図4-46　コミュニケーション支援用具（例）

　嚥下障害に対しては，主に胃瘻造設についての意思決定が求められる。内視鏡的胃瘻造設術（PEG）の実施に際しては，呼吸障害が悪化する危険性があるため，努力性肺活量（％FVC）が50％以上であることが推奨されている。胃瘻造設を延命ととらえ，否定的な感情を抱いている人もいる。しかし，QOLの観点からALSにおいて栄養状態を整えることの

利点もあるため，十分に情報を提供することが必要である。

　呼吸障害に対しては，気管切開，NPPV，TPPV についての意思決定が求められる（図4-47）。NPPV には限界があり，いずれは TPPV を検討することになるが，現状では一度装着した TPPV をはずすことはできない。TPPV を装着して生きている間も病状は進行するため，病状の進行も踏まえてどう生きるのかを考えることになる。このように医療処置の決定は，ALS と共に生きる人と家族に生きる意味を問いかけることになる。

　急な症状の悪化により苦痛のなかで医療処置を受けることを決定すると，熟考できなかったことへの後悔が生じることがある。自分はどう生きていきたいのか，自分の価値観・人生観に基づいた決定ができるよう，ALS と共に生きる人の思いや考えを問いかけ，言語化して表出する機会をもつ。表出することは，思いや考えの整理になったり改めて気づきを得たりすることにもなる。医療処置について思いや考えを吐露し，検討できる時間を確保できるように，症状の進行を予測して対応する。

　ALS と共に生きる人にとって，これまでできていたことが今日はできないなどの病状の進行を突き付けられる体験は，進行性であることを実感し，今後の病状の進行に目を向ける機会となることもある。ALS と共に生きる人の日々の体験を問い，それに伴う思いに耳を傾けることは，その人にとって現状の認識を深めることにもつながる。

　告知による衝撃が大きく，今後について考えられないときなどは，情報を提供されても生かせないかもしれないが，今後について具体的に検討しているときは情報を必要とするため，検討できるよう適切かつ十分な情報を提供する。また，決定が与える影響を具体的にイメージできるよう，決定した後の生活など具体的な問いを投げかけ，共に考える。具体的に考えて今後の見通しをもつことは決定の一助になる。いったん決定しても，状況の変化により揺れ動くこともあるため，相談に乗る姿勢は常に示す。医療処置に対する本人

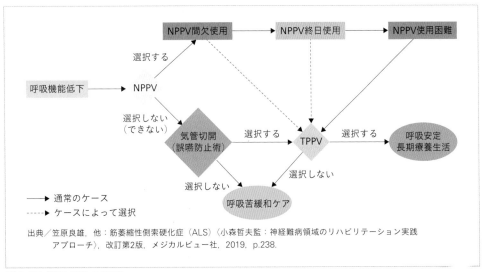

図4-47　呼吸補助の選択

出典／笠原良雄，他：筋萎縮性側索硬化症（ALS）〈小森哲夫監：神経難病領域のリハビリテーション実践アプローチ〉，改訂第2版，メディカルビュー社，2019，p.238.

XII　筋萎縮性側索硬化症（ALS）　　337

の意思が明確である場合は，状態が悪化し救急搬送された際などに医療処置の意向を伝えられるようにする。

医療処置の選択については家族の意向も影響する。ALS と共に生きる人と家族で互いの思いを話し合えるとよいが，その内容は厳しいものであるため，話し合うことを避けることもある。家族の思いも確認し，場合によっては話し合うきっかけや場を設けるなどの調整を行う。現実として，家族が介護を担うことが多く，家族の介護への不安や，家族への負担を考えることが，決定に影響する。療養生活を支えるサービスの活用・充実を図り，家族に対しても，今後について具体的に考える機会をもち，見通しをもてるよう支援する。

┃ 4.　日常生活の援助と健康学習支援

四肢・体幹の筋力低下，呼吸障害や低栄養による活動耐性の低下が進行することで，ALS と共に生きる人は ADL が困難になる。軽度の支障から一部に介助が必要となり，いずれは全介助へと進む。病状が進行するなかでも自立・自律した生活を送ることができるよう，もっている力を生かして，できる限り自分のペースで，安全に ADL を実施できるよう共に方法を検討する。

たとえば，巧緻動作が難しければ，ボタンが少ない服にする，箸の代わりにフォークを使う，スプーンは握りやすいよう柄を太くするなどの工夫をすることで，更衣や摂食の動作を自立して実施できる。下肢の挙上が十分できず転倒のリスクが高まることに対しては，生活環境を整えるなどの予防方法を検討できる。一連の動作のなかで何ができて何ができないのか，どうすればできるようになるのか，安全を確保できるかを，もっている力を把握して検討する。ADL の実施に呼吸苦や疲労感を生じることもあるため，無理をしていないか，疲労が蓄積していないかなどについて把握することも必要である。

社会資源を活用して，日常生活を整えることもできる。起き上がりが難しければ電動ベッドを使用する，夜間の排尿は集尿器を利用するなど，福祉用具を活用することもあれば，室内の移動がしやすいよう段差を解消するなど居住環境を整備することも考えられる。

ADL が自力で困難な部分は，介助して ADL に対するニーズを充足する。病状の進行に応じて，ALS と共に生きる人のもっている力を把握し，適切な介助方法を見いだし，変更していく。介護者への介助方法の指導も必要である。できることまで介助することで，廃用性変化を助長するおそれがあるため，介助し過ぎないように，介助方法や活動の調整を図る。

在宅においては，無理なく生活を継続できるよう介護の調整が必要である。1 日 24 時間の過ごし方，1 週間の過ごし方，1 〜数か月の過ごし方など，訪問サービスや通所サービス，一時的入院・入所の利用も含めて，具体的に検討する。また，呼吸障害や嚥下障害が進行すれば，吸引や人工呼吸器の管理，胃瘻の管理など，医療的管理が必要になり，呼吸苦や窒息のリスクを抱えて生活することもある。管理方法や緊急時の対処など，介護者への教育が必要である。それだけでなく，呼吸器感染の予防など，悪化の予防や日常的な

健康管理も必要である。たとえば，食事摂取量の不足や腹圧のかけにくさ，不動などで，便秘を生じることがある。排便の確認など日々のモニタリングを行うことや，食事内容の工夫，緩下剤（かんげ）の使用など，安定した体調で日々を過ごせるよう，介護者への教育や，日常生活に健康管理を組み込めるよう調整を図る必要がある。

　生活上の介助が必要となるなど大変さは生じるが，日々をできる限り安楽に過ごすことができるよう苦痛の除去を図ることや，過ごしやすい居室の整備，外出手段を検討して生活範囲を拡大するなど，ALS と共に生きる人と家族にとっての QOL も検討する。

■ 5. 心理・社会的支援

1 │ 心理的支援

　ALS と共に生きる人と家族は，確定診断がつくまでの不安や，今後の病状進行や療養生活の不安，死の不安など，様々な不安を抱く。現時点では根本的な治療法がない難病であること，進行性であるという病気の性質は，希望をもちにくく，なぜ自分がという怒りや悲嘆ももたらす。病気の経過のなかで，その人個々の心理に沿った支援を行うためにも，何をどう説明され，それをどう理解し，現状をどう受けとめているのかを，言語だけでなく，表情や態度，睡眠状況や食欲などの状態からもとらえる必要がある。また，その人のもつ対処能力や価値観，家族など支援者のかかわりについても把握し，その人自身のもつ力に応じた支援を検討する必要がある。現代は情報にアクセスしやすく，インターネットなどで新しい治療法を調べ，様々な情報に一喜一憂することもある。良い方向へ向かう希望を大事にしながら，目前のことに対応できるよう支援する。

　精神的な衝撃や混乱により情緒が安定していない場合は，自身で思いを整理するための時間をもつことや，思いを整理する機会として，話すきっかけや話しやすい環境をつくり思いの表出を促すことで，その人のもつ力を発揮できるようにする。また，なぜ不安なのか明確になることで対応を見いだせることもあるため，現状を問いかけつつ思いを傾聴し，客観視する機会をもつ。不安の根底に，仕事の継続や家計，介護など，対応が必要な課題があるのであれば，その対応を共に検討する。課題への対応にめどがつけば安心を得られるかもしれない。状況によっては抗不安薬，抗うつ薬などの薬剤の使用も検討されるので，不安や不安が及ぼしている生活への影響について把握する。

　自分でできることが減ることや，家庭や職場での役割が変化することなど，ALS と共に生きる人は，様々な喪失を体験する。また，自分の思うように活動できないはがゆさや苛立ち，他者の介助を受けざるを得ないこと，介助者に対する申しわけなさなどを感じることもあり，これらにより自尊感情が低下するかもしれない。他者のぞんざいな対応によってその思いが強化されることもあるため，看護者は自分がそのような対応をされたいか考え，尊重した態度で接することを心がける必要がある。また，本人に決めてもらう機会をもつなど，自律を尊重したかかわりも大事である。

ALS の症状により，社会生活も影響を受ける。仕事においては，通勤や職場内での移動，仕事の内容など，調整が必要である。ラッシュの時間帯を避けて通勤するなどの工夫をして，できる限り長く仕事を続けた人もいる。仕事内容だけでなく，就業時間内の食事や排泄をどうするかといった問題もあるため，上司や同僚の理解を得て，調整することで継続できる方法を探る。そのためにも，ALS と共に生きる人自身が職場に相談ができるよう，仕事内容を確認したり，どのような工夫ができるか，何を職場に相談するのかを話し合ったりして，支援する。退職を余儀なくされると経済的問題も生じるため，医療費の助成や障害年金など，活用できる社会資源を MSW と協力して検討する。

コミュニケーション障害による社交面への影響や，生活範囲が狭くなることで，孤独感や疎外感を抱くこともある。外出や社会参加についても相談し，社会とのつながりをもてるよう支援する。インターネットや SNS など，つながる手段もあるので，活用する場合は支援する。患者会の活動に参加することも社会とつながる機会であるので，患者会についても紹介する。患者会は，当事者から情報を得たり，相談したりできる場でもある。

6. 地域・多職種連携

ALS は，病状の進行に応じて生活を調整する必要があり，また，療養生活が長期にわたることもあるため，ALS と共に生きる人と家族を継続的に支援する体制を構築する必要がある。

筋力が低下し，日々の生活が徐々に困難になるため，病状の進行に応じて，療養生活を支援するサービスの活用を検討する。ベッドや車椅子などの福祉用具の貸与・給付，段差の解消などの住宅改修，訪問診療，訪問入浴や訪問看護・介護・リハビリテーションなど訪問サービスの利用，デイケア・デイサービスなどの通所サービスの利用，一時的入院・入所などが考えられる。サービスの活用にあたっては，多機関・多職種がかかわることになるが，支援する職種としては医師（専門医，かかりつけ医），保健師（保健所，市町村），看護師（病院，訪問），障害福祉課など行政の担当者，MSW，ケアマネジャー，介護職，理学療法士・作業療法士・言語聴覚士，薬剤師，管理栄養士・栄養士，医療機器業者などがある。

ALS と共に生きる人を支える制度としては，2015（平成27）年1月1日から施行された「難病の患者に対する医療等に関する法律（難病法）」がある。ALS は，医療費の負担軽減を図る，医療費助成の対象疾病（指定難病）の一つであり，重症度分類（表4-53）で2以上または軽症であっても高額な医療を継続することが必要な者が医療費助成の対象となる。

介護保険法においては，ALS は特定疾病であるため，40歳から対象となる。40歳未満の場合は，障害者の日常生活及び社会生活を総合的に支援するための法律（障害者総合支援法）によるサービスを利用できる。障害者総合支援法では，重度訪問介護，療養介護，短期入所，日常生活用具給付・貸与，補装具費の支給などのサービスがある。介護保険制度

表4-53 ALSの重症度分類

1. 家事・就労はおおむね可能。
2. 家事・就労は困難だが，日常生活（身の回りのこと）はおおむね自立。
3. 自力で食事，排泄，移動のいずれか1つ以上ができず，日常生活に介助を要する。
4. 呼吸困難・痰の喀出困難あるいは嚥下障害がある。
5. 気管切開，非経口的栄養摂取（経管栄養，中心静脈栄養等），人工呼吸器使用。

2以上を対象とする。
※重症度分類の適応における留意事項
1. 病名診断に用いる臨床症状，検査所見等に関して，診断基準上に特段の規定がない場合には，いずれの時期のものを用いても差し支えない（ただし，当該疾病の経過を示す臨床症状等であって，確認可能なものに限る。）。
2. 治療開始後における重症度分類については，適切な医学的管理の下で治療が行われている状態であって，直近6か月間で最も悪い状態を医師が判断することとする。
3. なお，症状の程度が上記の重症度分類等で一定以上に該当しない者であるが，高額な医療を継続することが必要なものについては，医療費助成の対象とする。
出典／難病情報センター：筋萎縮性側索硬化症（ALS）（指定難病2）．https://www.nanbyou.or.jp/entry/214（最終アクセス日：2021/9/8）

を利用している場合は，介護保険のサービスを優先して使うことになるが，介護保険にないサービスは障害者総合支援法サービスを利用できる。訪問看護は医療保険制度でも利用できる。過疎地域など，地域によっては提供できるサービスが限られていることもあるため，居住地域で提供可能なサービスを把握し，情報を提供できるようにする。また，サービスがないからといって諦めるのではなく，どうすればよいのかを考える視点ももちたい。保健所では相談・支援，地域のネットワークづくりなどに取り組んでいるので，保健所保健師につなぐことも大事である。ほかに，難病法に基づく療養生活環境整備事業の一つとして都道府県および指定都市に設置されている難病相談支援センターなど，相談する窓口があるので，都道府県の整備状況を把握し，適切な機関につなぐ。

経済的問題に対しては，傷病手当金，障害年金・障害基礎年金，福祉手当，生活保護などが検討できる。身体障害者手帳の取得による税金の控除もある。MSWなど適切な職種や機関につなぎ，その後の状況を把握する。

窓口が一本化されておらず，複雑多岐にわたる，保健・医療・福祉の制度を活用して生活するには，ALSと共に生きる人と家族への，活用できる制度に関する情報提供や手続きの支援が必要である。家族以外の他者の介護を受けることに対する抵抗がある人もいるため，制度活用に対する思いを確認しつつ，安定した生活を送るためにもサービス活用の調整を図る。

また，各々のサービスにかかわる専門職間の協働も必要である。多職種協働においては，各職種の専門性を互いに尊重すること，情報を共有するしくみをつくること，連携を図りやすいよう顔の見える関係をつくることが重要である。たとえば，福祉職で医師と話がしにくいなど，職種によってはその専門性の違いからコミュニケーションがとりにくいこともある。医療処置の意思決定支援では，1人の支援者で抱えるには責任が重く，関係者間で支え合えることが大切である。互いの専門性の違いを認識したうえで，ALSと共に生きる人と家族を中心に据え，話し合える，支え合える関係の構築に努める。

地域で生活するうえで，機器の故障など緊急時の対応や，災害時の備えについても検討

が必要である。災害時はライフラインが途切れることが考えられるため，停電時の電源確保や，最初の数日間の自助に必要な物品の確保など，対応を検討する。緊急時は近隣住民と協力できるとよいが，病気について詮索されたくないなどの理由から近隣と疎遠になっているかもしれない。平常時の関係がいざというときに生きてくることもあるため，近隣との関係についても把握する。

D 家族へのケア

　ALS は，根本的な治療法がなく，進行すると日常生活に介助が必要になり，呼吸や嚥下という生命にかかわる機能にも障がいが生じるため，ALS と共に生きる人の家族は，予後や今後の生活への不安，死の恐れなど，様々な思いを抱えながら生きることになる。家族が現実を直視できないこともあるため，家族が疾患や治療などに関する説明をどう理解し，どう受けとめているかとらえ，また，ALS と共に生きる人に対する思いやかかわりなどもとらえ，支援を検討する。

　確定診断がつき，病気について医師から説明されると，家族も混乱し，病気に対する理解が困難かもしれない。家族の理解の状況を確認し，わかりやすく説明することや，今後について具体的に考える機会をもち，具体的なイメージをもてるようにする。医師とのコミュニケーションがとりにくいようであれば，わからないことを医師に質問できるよう，話す機会を調整する。

　病状が進行すれば，日常生活に介助が必要になるため，在宅での療養生活を支える家族は介護技術を習得することが必要となる。吸引や経管栄養などの医療処置の管理技術の習得も必要かもしれない。療養生活を無理なく継続できるよう，在宅での生活に適した方法を共に考え，不安なく実施できるよう指導する。また，介護にかかわる家族の健康状態を把握し，健康維持を図る。1 人に負荷がかからないよう，家族間の協力体制も確認する。訪問サービスや在宅難病患者一時入院事業など社会資源の活用も促したいが，活用できる社会資源がわからないことがある。社会資源に対する理解やサービス活用に対する思いを確認し，適切な社会資源の活用につなげる。

　役割の変更や生活の変化もあると考えられる。子どもの養育が必要な時期であれば，父親・母親としての役割もある。父親・母親としてどう役割を担うかも共に考えたい。

　コミュニケーションの難しさや，相手の心情を思って話題に触れにくいなど，ALS と共に生きる人への接し方の悩みを家族が抱えることもある。コミュニケーション障害があれば，思いを汲み取り切れない申しわけなさを抱えるかもしれない。ALS と共に生きる人とその家族の間に入って調整することが必要なこともある。

　医療処置を受けないことを選択すると，呼吸苦をそばで見ていることのつらさや，決定したことに対する後悔が，家族に生じるかもしれない。そのときにできる限り苦痛の緩和を図り最期まで生きることができるよう家族と共に援助することや，グリーフケアが必要

である。

E　その他の神経難病と看護のポイント

重症筋無力症

1. 疾患概念

　重症筋無力症（myasthenia gravis；MG）は，**神経筋接合部**の障害で自己免疫疾患である。骨格筋の筋力低下が主症状で，眼瞼下垂や四肢の筋力低下などが生じる。男女比では女性が多い。膠原病など，ほかの自己免疫疾患を合併することがある。

2. 誘因・原因

- 自己免疫疾患であり，自己抗体は**アセチルコリン受容体**（AChR）抗体が主であり，ほかに筋特異的受容体型チロシンキナーゼ（MuSK）抗体などがある。
- 増悪因子として，過労や精神的ストレス，感染，不適切な薬剤使用などがある。

3. 病態生理

- 運動細胞の末端から神経伝達物質が放出され，筋細胞の受容体に結合することで筋は刺激されるが，その受容体に対する自己抗体がつくられ受容体に結合することで，神経伝達物質が筋細胞の受容体に結合されず，刺激伝導が障害されると考えられている。

4. 症状・臨床所見

- 初発症状として，**眼瞼下垂**，**複視**などの眼症状が出現することが多い。四肢の筋力低下，構音障害や嚥下障害などの球症状，顔面筋力低下，重症では呼吸障害を呈することもある。
- 運動を続けると筋力が低下する（易疲労性）が，休息によって回復することや，夕方に症状が悪化すること（日内変動）がある。
- 過労や感染などが誘因となり筋力低下が悪化することがある（筋無力症**クリーゼ**）。

5. 検査・診断・分類

- 眼筋に限局する**眼筋型**と**全身型**に大別される。
- 検査として，眼筋の易疲労性試験，アイスパッ

ク試験，**エドロホニウムテスト**（テンシロンテスト），誘発筋電図検査，血液検査（自己抗体の検査），画像検査（胸腺の検査）などがある。症状や検査結果から判定する。

6. 治療

- 治療は，免疫療法，対症療法となる。
- 胸腺腫が合併していれば胸腺摘除術が行われる。
- 免疫療法としては，副腎皮質ステロイド薬や免疫抑制剤の内服，ステロイドパルス療法，血液浄化療法，免疫グロブリン静注療法がある。
- 対症療法としては，コリンエステラーゼ阻害薬の内服がある。
- 重症例では，呼吸管理が必要となる。

7. 予後

- 寛解率は高くはないが，予後は比較的良好で，約半数は日常生活に支障がないくらいに症状が改善する。治療によって改善しないことや増悪もあり得る。
- 長期にわたる免疫療法の副作用に注意が必要である。

8. 重症筋無力症と共にある生活の理解とアセスメント

- 筋力低下や易疲労性により，ADLに困難をきたすため，ADLの実施状況や疲労などについて把握する。家事や仕事などへの影響もあるため，社会生活についても把握する。
- 長期的な治療となることが多いため，治療の継続や薬物の副作用への対応が必要となる。疾患や治療に対する理解や対応状況を把握する。
- 増悪の不安，妊娠や出産，育児，仕事の継続などへの不安を抱えていることがある。表出できる機会をもち，不安の内容について把握する。

9. 重症筋無力症と共に生きる人への看護介入

- 筋力低下や易疲労性によりADLに支障があれば，その支障に応じた介助，活動の調整を行う。
- 四肢の筋力低下，眼瞼下垂や複視により転倒などの危険があるため，環境整備や生活上の注意を説明するなど，安全に生活できるようにする。
- 増悪につながる因子があるため，増悪の予防と早期発見・対処を行う。また，感染予防や薬物の管理など，増悪を予防できるよう，生活指導を行う。
- 副腎皮質ステロイド薬を長期に服用する場合，糖尿病や感染，抑うつなどを生じることがあるため，状態を把握し，予防，早期発見・対処に努める。
- 不安の傾聴に努め，不安について共に整理し，対応を検討する。

10. 家族へのケア

- 家族の疾患，治療などに対する理解や思いを確認し，健康管理や日常生活の介助などに，家族が協力できるよう支援する。
- 家族内の役割が変化することもあるため，変化の状況を把握し，支援する。
- 家族も不安を抱えていることがあるため，傾聴し，不安の内容に応じて支援する。

文献

1) 日本呼吸器学会COPDガイドライン第5版作成委員会編：COPD（慢性閉塞性肺疾患）診断と治療のためのガイドライン，第5版，メディカルレビュー社，2018，p.1-133.
2) 厚生労働省：性別にみた死因順位（第10位まで）別死亡数・死亡率（人口10万対）・構成割合. http://www.mhlw.go.jp/toukei/saikin/hw/jinkou/kakutei21/dl/10_h6.pdf（最終アクセス日：2022/10/7）
3) Alfageme, I., et al.：Clinical efficacy of anti-pneumococcal vaccination in patients with COPD, Thorax, 61（3）：189-195, 2006.
4) 日本呼吸ケア・リハビリテーション学会呼吸リハビリテーション委員会ワーキンググループ，他編：呼吸リハビリテーションマニュアル；運動療法，第2版，照林社，2012，p.20-55.
5) Schols, A, M., et al.：Weight loss is a reversible factor in the prognosis of chronic obstructive pulmonary disease, Am J Respir Crit Care Med, 157（6）：1791-1797, 1998.
6) 日本呼吸ケア・リハビリテーション学会呼吸リハビリテーション委員会，他編：呼吸リハビリテーションマニュアル；患者教育の考え方と実践，照林社，2007，p.75-152.
7) COPD情報サイト：COPDアセスメントテスト（CAT）. http://www.gold-jac.jp/support_contents/cat.html.（最終アクセス日：2017/2/24）.
8) 一ノ瀬正，他：日本における慢性閉塞性肺疾患（COPD）患者自覚症状および治療実態調査，呼吸，33（8）：813-823, 2014.
9) Kunik, M. E., et al.：Surprisingly high prevalence of anxiety and depression in chronic breathing disorders, Chest, 27（4）：1205-1211, 2005.
10) Ng, T. P., et al.：Depressive symptoms and chronic obstructive pulmonary disease-Effect on mortality, hospital readmission, symptom burden, functional status, and quality of life, Archives of Internal Medicine, 167（1）：60-67, 2007.
11) 日本呼吸器学会 肺生理専門委員会在宅呼吸ケア白書COPD疾患別解析ワーキンググループ編：在宅呼吸ケア白書；COPD（慢性閉塞性肺疾患）患者アンケート調査疾患別解析（千葉県），日本呼吸器学会，2013，p.5-9.
12) Crooks, M. G., et al.：Objective Measurement of Cough Frequency During COPD Exacerbation Convalescence, Lung, 194（1）：117-120, 2016.
13) Sumner, H., et al.：Predictors of objective cough frequency in chronic obstructive pulmonary disease, Am J Respir Crit Care Med, 187（9）：943-949, 2013.
14) ELNEC-Jクリティカルケアカリキュラム開発研究会：ELNEC-Jクリティカルケアカリキュラム指導者用ガイド2016. http://lifestyle-related.hs.med.kyoto-u.ac.jp/project%20-%20elnec.html（最終アクセス日：2017/3/23）.
15) Garcia-Aymerich, J., et al.：Risk factors of readmission to hospital for a COPD exacerbation；a prospective study, Thorax, 58（2）：100-105, 2003.
16) 日本口腔衛生学会，他：循環器病の診断と治療に関するガイドライン（2009年度合同研究班報告）；禁煙ガイドライン（2010年改訂版）. http://tobacco-control-research-net.jp/data/document/JCS2010murohara.h.pdf（最終アクセス日：2017/3/23）
17) Casaburi, R., et al.：Improvement in exercise tolerance with the combination of tiotropium and pulmonary rehabilitation in patients with COPD, Chest, 127（3）：809-817, 2005.
18) Petty, T. L., et al.：Ambulatory oxygen therapy, exercise, and survival with advanced chronic obstructive pulmonary disease（the Nocturnal Oxygen Therapy Trial revisited），Respir Care, 45（2）：204-211；discussion 211-203, 2000.
19) Wakabayashi, R., et al.：Presence of in-home caregiver and health outcomes of older adults with chronic obstructive pulmonary disease, J Am Geriatr Soc, 59（1）：44-49, 2011.
20) 日本アレルギー学会喘息ガイドライン専門部会監，「喘息予防・管理ガイドライン2021」作成委員作成：喘息予防・管理ガ

イドライン 2021，協和企画，2021.

21）厚生労働省：平成 15 年保健福祉動向調査の概況；アレルギー様症状. http://www.mhlw.go.jp/toukei/saikin/hw/hftyosa/hftyosa03/kekka1-1.html（最終アクセス日：2017/8/17）

22）佐藤利，他：気管支喘息患者の社会生活の実態；我が国の気管支喘息の実態調査から，日本呼吸器学会雑誌，39（9）：643-649，2001.

23）「喘息予防・管理ガイドライン 2015」作成委員会：喘息予防・管理ガイドライン 2015，協和企画，2015，p.25-276.

24）Muraki, M., et al.：Comparison of the Asthma Health Questionnaire-33-Japan and the Short-Form 36-Item Health Survey for Measuring Quality of Life in Japanese Patients with Asthma, Allergology International, 57（4）：339-346, 2008.

25）足立満，他：日本における喘息患者実態電話調査，アレルギー，51（5）：411-420，2002.

26）Waalkens, H. J., et al.：Cessation of long-term treatment with inhaled corticosteroid（budesonide）in children with asthma results in deterioration, Am Rev Respir Dis, 148（5）：1252-1257, 1993.

27）池田賢，他：気管支喘息の診断と治療；トータルコントロールを目指して，日本呼吸ケア・リハビリテーション学会誌，18（3）：197-202，2008.

28）Sunyer, J., et al.：Risk factors for asthma in young adults；Spanish group of the European community respiratory health survey, Eur Respir J, 10（11）：2490-2494, 1997.

29）廣佐古進，他：気管支喘息・実地診療の最前線；治療／具体的な診療上の問題点にどう対処するか　急性増悪，発作時の対応の実際，Medical Practice, 29（4）：659-665，2012.

30）Melam, G. R., et al.：Effect of Different Positions on FVC and FEV$_1$ Measurements of Asthmatic Patients, J Phys Ther Sci, 26（4）：591-593, 2014.

31）日本呼吸器学会咳嗽に関するガイドライン第2版作成委員会，他：咳嗽に関するガイドライン，第2版，日本呼吸器学会，2012，p.42.

32）足立満，他：日本における喘息患者実態電話調査 2011，アレルギー・免疫，19（10）：1562-1570，2012.

33）Smoliga, J. M., et al.：Exercise induced bronchoconstriction in adults；evidence based diagnosis and management, Bmj, 352：h6951, 2016.

34）大林浩幸：高齢者の呼吸器疾患；現在のトピックと未来への展望；臨床に役立つ Q&A　高齢者に吸入指導する際の注意点や工夫を教えてください，Geriatric Medicine, 54（11）：1139-1142，2016.

35）Demissie, K., et al.：Infant and maternal outcomes in the pregnancies of asthmatic women, Am J Respir Crit Care Med, 158（4）：1091-1095, 1998.

36）Murphy, V. E.：Managing asthma in pregnancy, Breathe（Sheffield, England）, 11（4）：258-267, 2015.

37）Rosenkranz, M. A., et al.：Neural circuitry underlying the interaction between emotion and asthma symptom exacerbation, Proceedings of the National Academy of Sciences of the United States of America, 102（37）：13319-13324, 2005.

38）Huovinen, E., et al.：Asthma in relation to personality traits, life satisfaction, and stress；a prospective study among 11000 adults, Allergy, 56（10）：971-977, 2001.

39）Strine, T. W., et al.：Impact of depression and anxiety on quality of life, health behaviors, and asthma control among adults in the United States with asthma, 2006, Journal of Asthma, 45（2）：123-133, 2008.

40）中澤次夫：わが国の喘息死の動向，アレルギー，53（11）：1112-1118，2004.

41）Miura, Y., et al.：Prevalence and clinical implication of metabolic syndrome in chronic heart failure, Circ J, 74（12）：2612-2621, 2010.

42）Okura, Y., et al.：Impending epidemic；Future projection of heart failure in Japan to the year 2055, Circ J, 72（3）：489-491, 2008.

43）日本臓器移植ネットワーク：移植に関するデータ. http://www.jotnw.or.jp/data/（最終アクセス日：2022/6/28）

44）Rutledge, T., et al.：Depression in Heart Failure A Meta-Analytic Review of Prevalence,Intervention Effects, and Associations With Clinical Outcomes, J Am Coll Cardiol, 48（8）：1527-1537, 2006.

45）神田清子：がん化学療法に伴う味覚閾値の変化に関する研究，日本がん看護学会誌，15（2）：52-61，2001.

46）日本炎症性腸疾患協会（CCFJ）編：潰瘍性大腸炎の診療ガイド，第3版，文光堂，2016，p.16-23.

47）難病情報センター：クローン病. http://www.nanbyou.or.jp/entry/219（最終アクセス日：2021/2/5）

48）難病情報センター：特定医療費（指定難病）受給者証所持者数. http://www.nanbyou.or.jp/entry/5354（最終アクセス日：2022/10/7）

49）R・J・ハヴィガースト著，荘司雅子監訳：人間の発達課題と教育，玉川大学出版部，1995，p.122-152.

50）横山薫：IBD における食事・栄養療法の考え方〈日比紀文監修：チーム医療につなげる！IBD 診療ビジュアルテキスト〉，羊土社，2016，p.182-184.

51）日本消化器病学会編：炎症性腸疾患（IBD）診療ガイドライン 2020，改訂第2版，南江堂，2020，p.36-37.

52）前掲書 71），p.74-77.

53）日本炎症性腸疾患協会（CCFJ）編：クローン病の診療ガイド，第2版，文光堂，2016，p.106-111.

54）横山薫：IBD の長期予後〈日比紀文監：チーム医療につなげる！IBD 診療ビジュアルテキスト〉，羊土社，2016，p.66-67.

55）Byrne, C. M., et al.：Patient and clinician preferences for surgical and medical treatment options in ulcerative colitis, Colorectal Disease, 16（4）：285-292, 2014.

56）Byrne C. M., et al.：Patient preferences between surgical and medical treatment in Crohn's disease, Disease of the colon and rectum, 50（5）：586-597, 2007.

57）布谷麻耶，鈴木純恵：炎症性腸疾患患者の生物学的治療選択に関する意思決定プロセス，日本看護科学会誌，36：121-129，2016.

58）五十嵐正広，他：潰瘍性大腸炎の再燃因子に関する検討，日本大腸肛門病学会雑誌，44（5）：586，1991.

59）水澤英洋，他：脊髄小脳変性症・多系統萎縮症診療ガイドライン，南江堂，2018，p.2.

60) 難病情報センター：多系統萎縮症（1）線条体黒質変性症. https://www.nanbyou.or.jp/entry/221

61) 日本腎臓学会編：CKD 診療ガイド 2012，東京医学社，2012，p.1.

62) 日本透析学会編：図説 わが国の慢性透析療法の現況 2015 年 12 月 31 日現在，日本透析医学会，2016，p.27.

63) 高橋敦彦：総合検診受診者における慢性腎臓病の認知度，食塩摂取量，総合検診，40（5）：504-511，2013.

64) 林正健二編：内部環境調節機能障害／性・生殖機能障害〈ナーシンググラフィカ　健康の回復と看護⑥〉，メディカ出版，2015，p.127-147.

65) 岡美智代：CKD〈慢性腎臓病〉看護ケアガイド，照林社，2020，p.18-52.

66) 日本腎臓学会監：医師・コメディカルのための慢性腎臓病　生活・食事指導マニュアル. https://cdn.jsn.or.jp/guideline/pdf/H26_Life_Diet_guidance_manual.pdf（最終アクセス日：2017/5/1）

67) 坂根直樹：肥満症の克服；地域社会との連携，肥満研究，22（1）：17-22，2016.

68) 黒川清監：腎臓病食品交換表，医歯薬出版，2016，p.170.

69) 日本腎臓学会編：生活習慣病からの新規透析導入患者の減少に向けた提言：CKD（慢性腎臓病）の発症予防・早期発見・重症化予防. https://cdn.jsn.or.jp/guideline/pdf/2016-jsn-lifestyle-related-disease.pdf（最終アクセス日：2017/5/1）

70) 厚生労働省：保険者による健診・保健指導等に関する検討会；第三期特定健康診査等実施計画期間に向けての特定健診・保健指導の実施について（これまでの議論の整理）. http://www.mhlw.go.jp/file/05-Shingikai-12401000-Hokenkyoku-Soumuka/0000149238.pdf（最終アクセス日：2017/5/1）.

71) 日本透析医学会血液透析療法ガイドライン作成ワーキンググループ，透析非導入と継続中止を検討するサブグループ：維持血液透析の開始と継続に関する意思決定プロセスについての提言，日本透析医学会雑誌，47（5）：269-285，2014.

72) 日本透析医学会：わが国の慢性透析療法の現況（2020 年 12 月 31 日現在）. https://docs.jsdt.or.jp/overview/file/2020/pdf/2020all.pdf（最終アクセス日：2022/10/7）

73) 前掲 72）.

74) 岡美智代：セルフマネジメントにおける行動変容を支援する EASE プログラム，北関東医学，57（4）：323-324，2007.

75) 堀川直史：透析患者の心理と心理的ケア，透析ケア，21（12）：1154-1155，2015.

76) 前掲書 75），1161-1162.

77) 山田美穂：透析および腎移植にかかる費用，透析ケア，臨時増刊：32，2012.

78) Oka, M., Chaboyer, W.：Dietary behaviors and sources of support in hemodialysis patients, Clinical nursing research, 8（4）：314-317，1999.

79) 水町淑美：成人期に血液透析を受けている者の家族の生活の諸相，日本腎不全看護学会誌，18（1）：54-61，2016.

80) 日本糖尿病学会編著：糖尿病治療ガイド 2020-2021，文光堂，2020，p.31.

81) American Association of Diabetes Educators：An Effective Model of Diabetes Care and Education：Revising the AADE7 Self-Care Behaviors®, The Diabetes Educator, 46（2）：139-160，2020.

82) 前掲書 80），p.54.

83) 前掲書 80），p.54.

84) 日本糖尿病学会編著：糖尿病診療ガイドライン 2019，南江堂，2019，p.57.

85) 前掲書 84），p.61.

86) 前掲書 84），p.69.

87) 日本糖尿病教育・看護学会編著：糖尿病に強い看護師育成支援テキスト，日本看護協会出版会，2008，p.76.

88) 前掲書 87），p.76.

89) Marrero, D.G., Ard, J., et al.：Twenty-first century behavioral medicine；a context for empowering clinicians and patients with diabetes：a consensus report, Diabetes Care, 36（2）：463-470，2013.

90) Carole, A., et al.：Diabetes self-management education for adults with type 2 diabetes mellitus；A systematic review of the effect on glycemic control, Patient Education and Counseling, 99（6）：926-943，2016.

91) Young-Hyman, D., et al.：Psychosocial Care for People With Diabetes；A Position Statement of the American Diabetes Association, Diabetes Care, 39（12）：2126-2140，2016.

92) Tan, E. M., et al.：The 1982 revised criteria for the classification of systemic lupus erythematosus, Arthritis Rheum, 25：1271-1277, 1982.

93) Hochberg, M. C.：Updating the American College of Rheumatology revised criteria for the classification of systemic lupus erythematosus, Arthritis Rheum, 40：1725, 1997.

94) Bombardier, C., et al.：Derivation of the SLEDAI；A disease activity index for lupus patients. The Committee on Prognosis Studies in SLE, Arthritis Rheum, 35：630-640, 1992.

95) Aletaha, D., et al.：2010 Rheumatoid arthritis classification criteria：an American College of Rheumatology/European League Against Rheumatism collaborative initiative, Ann Rheum Dis, 69：1580-1588, 2010.

96) Smolen, J. S., et al.：Treating rheumatoid arthritis to target；recommendations of an international task force, Ann Rheum Dis, 69：631-637, 2010.

97) 竹内勤：2010 年における関節リウマチ診療の ABC，治療学，44（10）：1081-1085，2010.

98) M P T de Wit, et al.：Treating rheumatoid arthritis to target；the patient version of the international recommendations, Ann Rheum Dis, 70：891-895, 2011.

99) van Eijk-Hustings, Y., et al.：EULAR recommendations for the role of the nurse in the management of chronic inflammatory arthritis, Ann Rheum Dis, 71（1）：3-9, 2012.

100) Dickens, C., et al.：Depression in rheumatoid arthritis：a systematic review of the literature with meta-analysis, Psychosom, 64（1）：52-60, 2002.

101) Hyrich, K., et al.：Baseline comorbidity levels in biologic and standard DMARD treated patients with rheumatoid arthritis：results from a national patient register, Ann Rheum Dis, 65（7）：895-898, 2006.

102) Sharpe, L., et al.：The course of depression in recent onset rheumatoid arthritis：the predictive role of disability, illness perceptions,

pain and coping, J Psychosom Res, 51（6）：713-719, 2001.

103）Sheehy, C., et al.：Depression in rheumatoid arthritis：underscoring the problem, Rheumatology（Oxford）, 45（11）：1325-1327, 2006.
104）Groarke, A. et al.：The role of perceived and actual disease status in adjustment to rheumatoid arthritis, Rheumatology, 43（9）：1142-1149, 2004.

参考文献

・国立がん研究センターがん情報サービス：がんと仕事のQ&A. http://ganjoho.jp/public/support/work/qa/index.html（最終アクセス日：2017/6/19）
・荒木信夫, 他：脳卒中ビジュアルテキスト, 第4版, 医学書院, 2015.
・田村綾子, 他：脳神経ナース必携　新版　脳卒中看護実践マニュアル, 第2版, メディカ出版, 2015.
・石川ふみよ, 他：高次脳機能障害をもつ人へのナーシングアプローチ〈ナーシング・プロフェッショナル・シリーズ〉, 医歯薬出版, 2013.
・本田哲三：高次脳機能障害のリハビリテーション；実践的アプローチ, 医学書院, 第3版, 2016.
・難病センターホームページ http://www.nanbyou.or.jp/entry/169.
・日本神経学会：パーキンソン病治療ガイドライン. http://plaza.umin.ac.jp/neuro/files/inside/tebiki/tebiki.pdf
・柏原健一, 他：みんなで学ぶパーキンソン病, 南江堂, 2013.
・織茂智之監：患者のための最新医学　パーキンソン病, 高橋書店, 2013.
・山永裕明, 野尻晋一：図説　パーキンソン病の理解とリハビリテーション, 三輪書店, 2010.
・日本腎不全看護学会：腎不全看護, 第5版, 医学書院, 2016.
・斎藤明：わかるから学べる！療法選択サポートブック；透析スタッフが働きかける！患者が納得！, 透析ケア, 21（12）：2015.
・河原仁志, 中山優季編：快をささえる難病ケア　スターティングガイド, 医学書院, 2016.
・川村佐和子監, 中山優季編：［改訂版］ナーシング・アプローチ　難病看護の基礎と実践；すべての看護の原点として, 桐書房, 2016.
・祖父江元編：アクチュアル　脳・神経疾患の臨床　すべてがわかるALS（筋萎縮性側索硬化症）・運動ニューロン疾患, 中山書店, 2013.
・日本ALS協会編：新ALSケアブック；筋萎縮性側索硬化症療養の手引き, 第2版, 川島書店, 2013.
・川口有美子, 小長谷百絵編：在宅人工呼吸器ケア実践ガイド；ALS生活支援のための技術・制度・倫理, 医歯薬出版, 2016.
・厚生労働省難治性疾患克服研究事業　平成17年度〜19年度「特定疾患患者の生活の質（QOL）の向上に関する研究」班ALSにおける呼吸管理ガイドライン作成小委員会編：筋萎縮性側索硬化症の包括的呼吸ケア指針；呼吸理学療法と非侵襲的陽圧換気療法（NPPV）第一部, 2008.
・山口武典編：脳梗塞の予防と再発防止〈インフォームドコンセントのための図説シリーズ〉, 改訂第3版, 医薬ジャーナル社, 2012.

1 訪問看護の利用者に関する訪問看護と病院の外来看護の連携で適切なのはどれか。 (106回AM65)

1. 訪問看護報告書は外来看護師に提出する。
2. 利用者の個人情報の相互共有に利用者の承諾書は不要である。
3. 利用者が使用している医療材料の情報を外来看護師と共有する。
4. 訪問看護師から外来看護師に利用者の外来診察の予約を依頼する。

2 アギュララが提唱した危機（クライシス）を回避する要因で正しいのはどれか。 (109回PM66)

1. 情緒的サポート
2. 適切な対処機制
3. 問題志向のコーピング
4. ソーシャルインクルージョン

3 フィンク, S. L. の危機モデルの過程で第3段階はどれか。 (107回PM33)

1. 防衛的退行
2. 衝　撃
3. 適　応
4. 承　認

4 慢性心不全の患者の急性増悪を疑うのはどれか。 (100回AM54)

1. 体重の減少
2. 喘息様症状
3. 下肢の熱感
4. くも状血管腫

5 慢性心不全患者の生活指導で，心臓への負担を少なくするのはどれか。 (108回AM48)

1. 肺炎球菌ワクチン接種の回避
2. 蛋白質を制限した食事
3. 食直後の散歩
4. 排泄後の休息

6 すくみ足の軽減パーキンソン病患者がすくみ足を軽減させる練習をするときに，看護師が行う助言で適切なのはどれか。 (100回PM65)

1. 歩行器を使うよう勧める。

2. メトロノームを使うよう勧める。

3. 補助者と手をつないで歩くよう勧める。

4. 歩行時はかかとから足をつくよう勧める。

---

7 糖尿病末梢神経障害による感覚障害のある患者へのフットケア指導で適切なのはどれか。**2つ選べ**。 (108回 AM88)

1. 両足部を観察する。　　　　　2. 熱めの湯をかけて洗う。

3. 靴ずれしない靴を選ぶ。　　　4. なるべく素足で過ごす。

5. 爪は足趾の先端よりも短く切る。

---

8 関節リウマチで療養している人への日常生活指導で適切なのはどれか。 (105回 PM80)

1. 床に座って靴下を履く。

2. 2階にある部屋を寝室にする。

3. 水道の蛇口をレバー式にする。

4. ボタンで着脱する衣服を選択する。

5. 寝具はやわらかいマットレスにする。

1　解答 3

×1：訪問看護報告書は，かかりつけ医との連携を図るための書類である。訪問看護指示書を交付したかかりつけ医に提出し，利用者の健康状態の経過や療養生活の状況を報告するものである。

×2：通常は訪問看護サービス開始時の契約書などで，関係施設と連携を図るために情報共有されることを説明し，利用者の承諾を文書により得たうえで情報共有を行う。

×4：外来診察の予約は，通常，利用者や家族，介護者などが行う。

2　解答 2

○2：アギュララは，危機を回避する３つのバランス保持要因について提唱した。１つ目は出来事に関する現実的な知覚，２つ目は適切な社会的支持，３つ目が適切な対処機制である。

3　解答 4

×1：防衛的退行は第２段階。危機を意味するものに対して，自らを守る時期である。

×2：衝撃は第１段階。最初の心理ショックの時期。

×3：適応は第４段階。建設的な方法で積極的に状況に対処する時期である。

○4：危機の現実に直面する時期。

4　解答 2

×1：体内水分が貯留するため体重は増加する。

×3：下肢の冷感が生じる。

×4：くも状血管腫は門脈圧亢進による。非代償性肝硬変で生じやすい。

5　解答 4

×1：感染（とくに呼吸器）リスクを回避するため，インフルエンザや肺炎球菌に対するワクチンの接種を勧める。

×2：たんぱく質の制限は必要ない。慢性心不全ではナトリウム制限が重要である。

×3：食事により腸管の血液需要が増し，腸と筋肉の両方に供給する血液循環能力を超えることがあるため，食直後の運動は避ける。

○4：排泄時，過度の努責は血圧上昇を招き，心負荷を増大させるため，休憩を取るように指導する必要がある。

6　解答 2

×1：歩行器を押そうとして上体が前のめりになり，よけいに足が前に出にくくなる。

○2：床に線を引くなどの視覚刺激や，メトロノームや音楽など聴覚刺激によるリズムを利用することが効果的である。

×3：突進歩行の場合である。

×4：かかとから足をつくようにして大きく一歩を出すことも一つであるが，すくみ足を「軽減させる練習」では，2を優先する。

7　解答 1, 3

○1：糖尿病性末梢神経障害があると，足部の創傷に患者は気づかない。糖尿病性壊疽を避けるため，患者自身による観察の習慣づけは重要である。

×2：温度感覚の鈍麻により，熱傷を起こすおそれがある。

×4：靴下を着用して外傷予防に努める。

×5：深爪に注意し，趾先と同じ長さにする。

8　解答 3

×1：靴下は椅子に座って履くようにし，膝関節に負担がかからないようにする。

×2：階段昇降は膝関節への負担が大きい。可能な範囲で生活を１階にまとめることが望ましい。

×4：手指が変形し，ボタンがかけにくくなる。

×5：柔らかいマットレスでは，寝返りが打ちにくいため。

索引

新体系看護学全書

経過別成人看護学**❸**

慢性期看護

2017年12月 6 日	第1版第1刷発行	定価(本体2,800円+税)
2021年12月20日	第2版第1刷発行	
2024年 1 月31日	第2版第3刷発行	

編　集　黒江　ゆり子©　　　　　　　　　　　　　　　　　〈検印省略〉

発行者　亀井　淳

発行所　**株式会社 メヂカルフレンド社**

https://www.medical-friend.jp
〒102-0073　東京都千代田区九段北3丁目2番4号　麴町郵便局私書箱48号
電話　(03) 3264-6611　振替　00100-0-114708

Printed in Japan　落丁・乱丁本はお取り替えいたします
ブックデザイン│松田行正(株式会社マツダオフィス)
印刷│奥村印刷(株)　製本│(株)村上製本所
ISBN 978-4-8392-3387-7　C3347　　　　　　　　　　000672-047